Kurt Wirsing

Psychologisches Grundwissen für Altenpflegeberufe

Kurt Wirsing

Psychologisches Grundwissen für Altenpflegeberufe

Ein praktisches Lehrbuch

5., vollständig überarbeitete
und erweiterte Auflage

BELTZ

PsychologieVerlagsUnion

Anschrift des Autors:
Dipl.-Psych. Kurt Wirsing
Gastager Weg 14
83329 Waging am See

Lektorat: Karin Ohms

Wissenschaftlicher Beirat der Psychologie Verlags Union:
Prof. Dr. Walter Bungard, Lehrstuhl Psychologie I, Wirtschafts- und Organisationspsychologie,
Universität Mannheim, Schloss, Ehrenhof Ost, 68131 Mannheim
Prof. Dr. Dieter Frey, Institut für Psychologie, Sozialpsychologie, Ludwig-Maximilians-Universität
München, Leopoldstr. 13, 80802 München
Prof. Dr. Ernst-D. Lantermann, Universität Kassel, GH, FB 3, Psychologie, Holländische Straße 56,
34127 Kassel
Prof. Dr. Rainer K. Silbereisen, Friedrich-Schiller-Universität Jena, Institut für Psychologie,
Lehrstuhl für Entwicklungspsychologie, Am Steiger 3, 07743 Jena
Prof. Dr. Hans-Ulrich Wittchen, Max-Planck-Institut für Psychiatrie, Kraepelinstraße 10,
80804 München

1. Auflage 1984, Beltz-Verlag, Weinheim
2., überarbeitete Auflage 1985, Beltz-Verlag, Weinheim
3. Auflage 1986, Psychologie Verlags Union, München-Weinheim
4. Auflage 1993, Psychologie Verlags Union, Weinheim
Sonderausgabe 1997, Beltz-Verlag, Weinheim
5., vollständig überarbeitete und erweiterte Auflage 2000, Psychologie Verlags Union, Weinheim

Besuchen Sie uns im Internet:
http://www.beltz.de

Umschlaggestaltung: Dieter Vollendorf
Umschlagfoto: Juliane Zitzlsperger
Druck und Bindung: Druckhaus „Thomas Müntzer", GmbH, Bad Langensalza

© 1984, 2000 Beltz – Psychologie Verlags Union, Weinheim

ISBN 3-621-27456-1

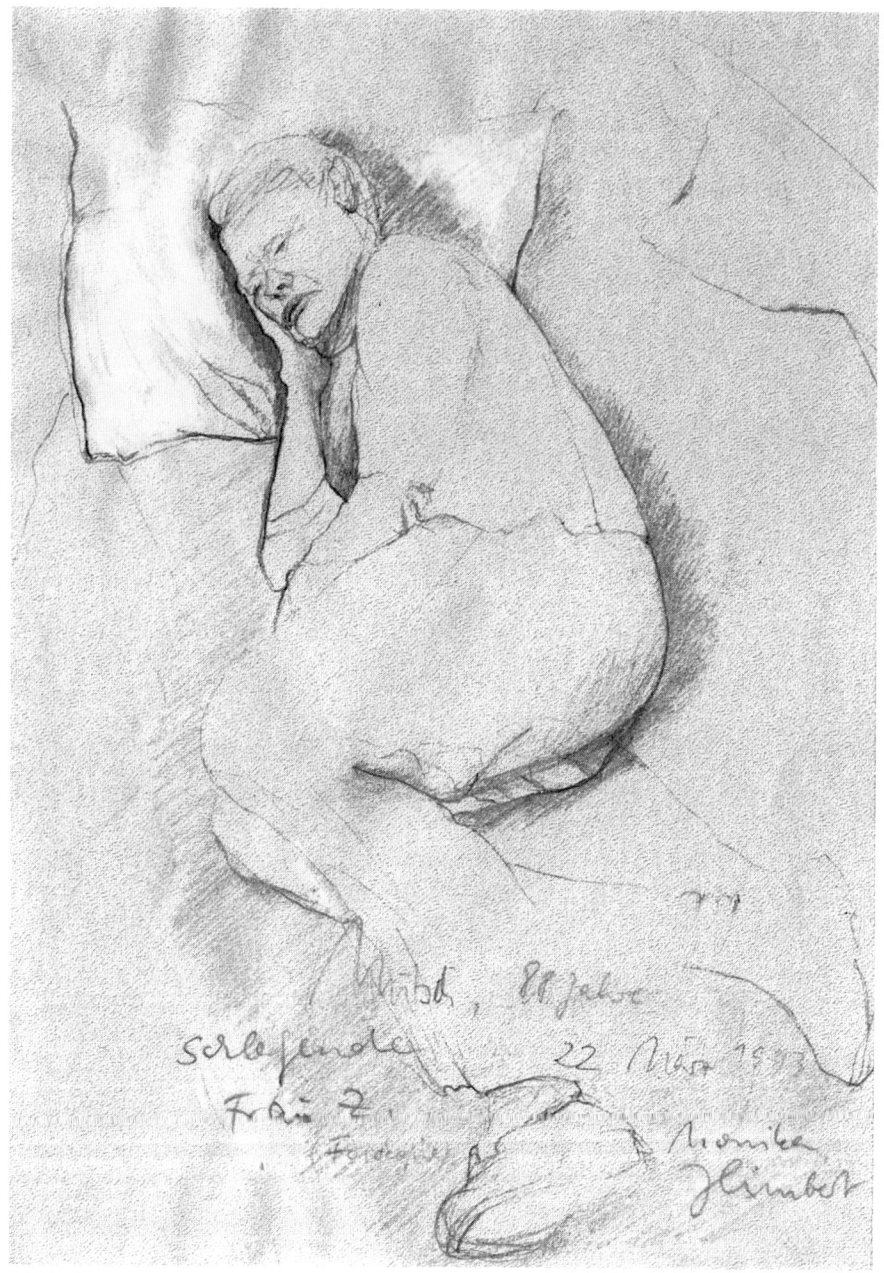

Schlafende Frau Z., 88 Jahre

Monika Himbert 1993

Vorwort

Entwicklungs- und erfahrungsreiche Jahre sind seit dem Zeitpunkt der ersten Auflage dieses Buches (1984) ins Land gegangen. Seinerzeit wurde eher zögerlich von der unaufhaltsamen demografischen Entwicklung Kenntnis genommen, die zu einer immer älter werdenden Bevölkerung führt.

Zwischenzeitlich wurden „Die Alten" (wieder-)entdeckt:

> Von der Konsumgüterindustrie als Vertreter eines finanzgepolsterten Marktsegments: „Forever young" heißt der Lockruf der Werbeabteilungen für die Zielgruppe der „Jungen Alten".

> Von den Politikern als zunehmend stärker werdendes Wählerpotential, das die einzelnen Parteien für sich zu gewinnen suchen („Die Grauen", „Sechzig plus" etc.)

> Von der Gesundheitsindustrie als dankbare Abnehmer von „Jungbrunnen-Mixturen", von Dienstleistungen in „Senioren-Residenzen", von Medikamenten und Sanitätsbedarf.

> Auch von der Psychologie und Pflegewissenschaft als zukunftsträchtiges Forschungs- und Arbeitsgebiet, was zur Einrichtung mehrerer gerontopsychologischer Universitätsinstitute führte.

> Nicht zuletzt aber haben „Die Alten" sich selbst entdeckt und suchen in vielerlei Initiativen nach neuen und selbstbestimmten Lebensformen im Alter.

Alter hat jedoch auch andere Gesichter, denen Altenpflegerinnen alltäglich begegnen: Angst, Schmerzen, Verwirrung, Hoffnungslosigkeit und andere leidvolle Begleiter chronischer Krankheiten des Körpers und der Seele. Eine immer größer werdende Anzahl hochbetagter Menschen – genannt die „alten Alten" – ist körperlich und psychisch pflegebedürftig. Es ist Beziehungspflege, die neben der medizinisch-pflegerischen Versorgung notwendig wird, um die Not demenz- und psychisch kranker alter Menschen zu lindern. Das gilt sowohl für die stationäre wie auch die ambulante Altenpflege.

Rüstige, körperlich noch leidlich gesunde und geistig rege alte Menschen sind selten geworden im Berufsalltag der Altenpflegerinnen.

Es ist daher an der Zeit, dass es mit den krassen Fehleinschätzungen und kränkenden Abqualifizierungen der professionellen Altenpflege, wie sie in einem Gerichtsentscheid noch 1993 nachzulesen waren, ein Ende hat:
„Aber auch als Altenpfleger braucht der Kläger Krankenpflegern nicht gleichgestellt zu werden, mag auch die Ausbildung zum Altenpfleger umfangreiche Kenntnisse im Bereich Medizin und Pflege vermitteln. Dies ändert nichts daran, dass die Aufgabe des Krankenpflegers in der Betreuung kranker Menschen jeden Alters liegt, während der Altenpfleger alte, in der Regel gesunde Menschen zu versorgen hat" (Oberlandesgericht Düsseldorf).

Die Enquete-Kommission „Demographischer Wandel" des Deutschen Bundestages schlug 1994 indes bereits andere Töne an:
„Bisher sind die Altenpflegerinnen die einzige Berufsgruppe, die gezielt und speziell für den Umgang mit alten Menschen und für die Erbringung der für sie als erforderlich und sinnvoll erachteten sozial-pflegerischen und pflegerischen Leistungen ausgebildet sind."
Das Altenpflegegesetz (im September 1999 dem Bundestag zur Beschlussfassung vorgelegt), mit der grundsätzlichen Regelung einer dreijährigen Ausbildungsdauer, war daher längst überfällig und ein wichtiger Schritt in die Richtung.

Zweifelsohne wurde im vergangenen Jahrzehnt ein zunehmend differenziertes und qualifiziertes Dienstleistungsangebot im Altenpflegebereich entwickelt. Keineswegs überall ist jedoch die altenpflegerische Neuzeit eingekehrt. Allzuoft beklagen Altenpflegerinnen im persönlichen Gespräch auch heute noch wahrhaft mittelalterliche Zustände.
Die Pflegeversicherung mit ihrer Stärkung der marktwirtschaftlichen Konkurrenz und des kundenorientierten Servicecharakters der Dienstleistung Altenpflege brachte einen enormen Innovationsschub. Sie erweist sich aber als janusköpfig, da die Beziehungspflege, die Gespräche mit alten Menschen, beschäftigungstherapeutische Angebote, Sterbebegleitung und andere sozialpflegerische Tätigkeiten nicht angemessen bezahlt werden. Und gerade Beziehungspflege macht einen wesentlichen Schwerpunkt qualifizierter Altenpflege aus.
In vielen Seminaren, Weiterbildungskursen und Workshops sind mir professionell pflegende Frauen und Männer begegnet, die mich einen Blick in die Schatzkiste ihrer pflegerischen Erfahrungen werfen ließen. Sie haben mich gelehrt, die Beziehungspflege als Herzstück altenpflegerischen Handelns zu schätzen.
Nicht nur bei der bisherigen gemeinsamen Seminararbeit, auch bei der Überarbeitung meines Lehrbuches, sind mir die Blickwinkel und Anregungen meiner Lebensgefährtin und Kollegin Claudia Reinhardt ein steter Quell an fruchtbaren Impulsen gewesen.
Peter Nemetschek hat mich während meiner Ausbildung in systemischer Supervision und Organisationsentwicklung den „Dreh" zu einer lösungsorientierten, wertschätzenden und kreativen Haltung und das Wissen um den „Cosmic joke" gelehrt.
Karin Ohms von der Psychologie Verlags Union danke ich für ihre geduldige Unterstützung bei der Entwicklung dieser gänzlich neu überarbeiteten Auflage.

Waging am See, im Herbst 1999   Kurt Wirsing

Einleitung

Niemand kann euch etwas eröffnen,
das nicht schon im Dämmern eures
Wissens schlummert.

(Khalil Gibran)

Das vorliegende Lehrbuch wendet sich in erster Linie an die Lernenden und Lehrenden der Fachschulen und Fachseminare für Altenpflege. Auch die Teilnehmerinnen von Altenpflegehelferkursen, ehrenamtliche Helferinnen und pflegende Angehörige können sich die psychologischen Grundkenntnisse verschaffen, die für einen verständnisvollen Umgang mit alten Menschen hilfreich sind.

Mit der praxisnahen Aufbereitung und Darstellung des Lernstoffes will ich aber auch „altgediente" Berufspraktikerinnen ermuntern, wieder einmal aus psychologischen Blickwinkeln auf ihre tägliche Arbeit zu schauen und sich Anregungen zu holen.

Die vielen Krankenschwestern, die in Altenheimen, in der ambulanten Altenpflege, in psychiatrischen Kliniken und Allgemeinkrankenhäusern mit alten Menschen arbeiten, möchte ich ebenfalls dazu einladen, ihre Psychologiekenntnisse um gerontopsychologische Aspekte zu erweitern.

Ich verwende die weibliche Form der Berufsbezeichnungen, da die Altenpflege mit großer Mehrheit von Frauen geleistet wird. Auch wenn ich weiß, dass zunehmend mehr Männer sich für eine Tätigkeit in diesem Arbeitsfeld entscheiden.

Bei der Überarbeitung und Aktualisierung des Buches habe ich folgenden Gesichtspunkten besonderes Augenmerk geschenkt:

➤ **Dem Altenpflegegesetz (Geplantes Inkrafttreten August 2000),**
  das für die Ausbildung in der Altenplege vorschreibt, dass sie „die Kenntnisse, Fähigkeiten und Fertigkeiten vermitteln (soll), die zur selbständigen und eigenverantwortlichen Pflege einschließlich der Beratung, Begleitung und Betreuung alter Menschen erforderlich sind. Dies umfasst insbesondere (nach § 3):
  1. die sach- und fachkundige, den medizinisch-pflegerischen Erkenntnissen entsprechende, umfassende und geplante Pflege,
  2. die Mitwirkung bei der Behandlung kranker und behinderter alter Menschen einschließlich Ausführung der ärztlichen Verordnungen,
  3. die Erhaltung und Wiederherstellung individueller Fähigkeiten im Rahmen geriatrischer und gerontopsychiatrischer Rehabilitationskonzepte,
  4. die Gesundheitsvorsorge einschließlich der Ernährungsberatung,
  5. die umfassende Begleitung Schwerkranker und Sterbender,

6. die Betreuung und Beratung alter Menschen in ihren persönlichen und sozialen Angelegenheiten,
7. die Hilfe zur Erhaltung und Aktivierung der eigenständigen Lebensführung einschließlich der Förderung sozialer Kontakte und
8. die Anregung und Begleitung von Familien- und Nachbarschaftshilfe und die Beratung pflegender Angehöriger. "

Das Lehrbuch bietet mit seinen fachlichen Inputs und Reflexionsangeboten eine breite Basis, um die für dieses Tätigkeitsspektrum erforderlichen gerontopsychologischen Kenntnisse, Fähigkeiten und Fertigkeiten praxisnah zu erwerben.

➤ **Dem derzeitigen Stand der in den einzelnen Bundesländern bestehenden Leitbilder und Stoffverteilungspläne für die Altenpflegeausbildung.**
Das Altenpflegegesetz gibt zwar den Rahmen für die Altenpflegeausbildung bundesweit vor, lässt den Ländern in einer Öffnungsklausel jedoch Experimentiermöglichkeiten und Spielraum für eigene Modellversuche. Einige Länder haben ihre bestehenden Curricula innerhalb der letzten Jahre weiterentwickelt, in anderen Ländern wird gerade an Neukonzeptionen gearbeitet. Eingebunden in den Rahmen des Altenpflegegesetzes, wird man auch weiterhin im Sinne von „Best practice" voneinander lernen und die Qualität der Altenpflegeausbildung ausbauen können.
Nach Sichtung der vorliegenden Lehrpläne ist mein Lehrbuch in seinem Grundaufbau nach wie vor aktuell und deckt im gerontologischen Lernbereich den Prüfungsstoff des Faches Alternspsychologie, Gesprächsführung und Psychohygiene hinreichend ab. Praxisnah werden zudem gerontopsychiatrische Grundkenntnisse vermittelt, die für den Umgang mit psychisch veränderten alten Menschen hilfreich sind.
Alternspsychologisches Wissen soll im Sinne einer angewandten Gerontologie dabei mit helfen, lösungsorientierte Blickwinkel zu entwickeln und das pflegerische Alltagshandeln zu bereichern. Bei der Behandlung der einzelnen Themenschwerpunkte dieses Lehrbuches ist daher eine enge Zusammenarbeit mit den verschiedenen Fachgebieten (Pflege, Medizin, Beschäftigungstherapie usw.) wünschenswert, um das vielgepriesene Wort von der „Ganzheitlichkeit" in der Altenpflege mit Leben zu füllen.
Empfehlenswert sind gemeinsame Projektarbeiten sowie eine inhaltliche und zeitliche Verzahnung des Lernstoffes.
Eine wesentliche Schlüsselqualifikation für Altenpflegeberufe – die Fähigkeit zu kooperativem Verhalten (Teamarbeit) – kann auf diese Weise schon modellhaft von der Ausbildungsinstitution vorgelebt werden.

➤ **Den aktuellen Entwicklungen und Tendenzen im Berufsfeld der Altenpflege.**
Die Einführung der Pflegeversicherung und des Gesundheitsstrukturgesetzes führen zu tiefgreifenden Veränderungen der Rahmenbedingungen, unter denen zukünftig Altenpflege stattfindet. Altenpflegerinnen werden

häufiger als bisher in ambulanten Diensten arbeiten, pflegende Angehörige unterstützen und beraten. Es wird noch gründlicher jede Pflegehandlung zu dokumentieren sein, der Zeitdruck möglicherweise zunehmen. Die alten Menschen werden erst dann in Einrichtungen der stationären Altenhilfe kommen, wenn sie aufgrund vielfältiger Krankheiten und Behinderungen sowie dementer Entwicklungen auf umfassende Pflege angewiesen sind. Schwerstpflegefälle bestimmen schon heute zunehmend die stationäre Altenpflege.

Neu in das Lehrbuch aufgenommen habe ich daher: Psychologische Aspekte der Grund- und Behandlungspflege (AEDL, Pflegeprozess, Aggression und Versöhnung, Inkontinenz), Verhaltensbeobachtung und Dokumentation, Biografiearbeit, Psychohygiene und Selbstpflege, Arbeitspsychologische Aspekte zu den Themenbereichen Qualitätsmanagement, Führungsverhalten und Teamentwicklung.

Das Kapitel Sterben und Tod wurde um Betrachtungen zur notwendigen und heilsamen Trauerarbeit von Altenpflegerinnen ergänzt.

Die besonderen Herausforderungen für Pflegekräfte im Umgang mit an Demenz erkrankten alten Menschen machten eine erweiterte Darstellung der Auswirkungen dieser Krankheit auf den Pflegeprozess und der therapeutischen Möglichkeiten notwendig.

➤ **Den Rückmeldungen von Lehrenden und Lernenden,**
die mich dankenswerterweise auf einige inhaltliche Unklarheiten und manche „Sprachungetüme" in den bisherigen Auflagen hingewiesen haben.

„Hauptsätze, Hauptsätze" hat der frühere Bundespräsident Herzog ausschweifenden Rednern ins Stammbuch geschrieben; ich habe mich daher bemüht, das Buch von unhandlichen Schachtelsätzen und unnötigen Fremdwörtern zu entrümpeln.

Andererseits geht in der Altenpflege der Trend in Richtung Fachsprache. Derzeitige Spitzenreiter: Validation, Basale Stimulation, Biografiearbeit und Kinästhetik. Die Verwissenschaftlichung der Pflege wird uns hier zukünftig noch Nachschub liefern. Mir gefallen auch so wunderschöne Wort-Bilder wie Wertschätzung, Behandlung/Heilende Hände oder Achtsamkeit, denn sie drücken – wörtlich genommen – alles Wesentliche aus.

➤ **Den Meinungen der berufserfahrenen Altenpflegerinnen und Krankenschwestern,**
die mich in vielen Weiterbildungsseminaren, Praxisbegleitungen und Supervisionen an ihrem reichen Erfahrungsschatz teilnehmen ließen.

Mir wurden dabei immer mehr die Augen dafür geöffnet, dass es um den Erwerb „gesunder Grund-Haltungen" geht, aus denen heraus jede Altenpflegerin ganz individuell das für ihre Persönlichkeit „richtige" Verhalten entwickeln kann.

Möglichen Wünschen nach Lieferung einfacher Rezepte in Form einer „Instant-Psychologie" möchte ich daher weiterhin nicht entsprechen. Die

Leserinnen und Leser können stattdessen vielfältige Anregungen für ihre praktische Arbeit mitnehmen.

> **Den Bedürfnissen, Sichtweisen und Meinungen der alten Menschen,**
> die ich im Rahmen praktischer Hospitationen wahrgenommen habe und die den Dreh- und Angelpunkt der Altenpflege ausmachen.
> Viele Anregungen verdanke ich auch dem Gedankenaustausch mit gesunden alten Menschen, die einige Kapitel (insbesondere zur Biografiearbeit und zu den Psychologischen Aspekten in der Grund- und Behandlungspflege) mit ihrer Lebenserfahrung „Korrektur gelesen" haben.

Neben der reinen Wissensvermittlung möchte ich noch zur (Weiter)-Entwicklung folgender **Schlüsselqualifikationen** ermuntern:

> situationsgerechtes Verhalten und Kreativität in der Bewältigung der berufsspezifischen Anforderungen,
> Achtsamkeit für die eigenen Bedürfnisse und Begrenzungen, um die psychischen Herausforderungen im Berufsfeld der Altenpflege gesund zu bewältigen,
> Humor, der für alle Beteiligten oft in die richtige Richtung führt,
> ganzheitliche Sichtweise von Altenpflege als gleichermaßen medizinisch-pflegerischer wie sozial-pflegerischer Tätigkeit,
> Offenheit für eine selbstkritische Betrachtung des eigenen Verhaltens im Umgang mit alten Menschen und Arbeitskolleginnen,
> Neugier auf andere Menschen und Lust am Fragen nach dem Woher und Wohin,
> Freude am Experimentieren mit neuen Erfahrungen,
> vertiefte Beschäftigung mit den vorgestellten Themenkreisen in Fort- und Weiterbildung.

Ich hoffe, einen Weg der Darstellung gefunden zu haben, der Sie auf ihrem Weg in der Altenpflege weiterbringt. Psychologie soll kein Lernstoff sein, den Sie lediglich für Prüfungen pauken müssen, um ihn dann möglichst rasch wieder zu vergessen.

Wir lernen bekanntlich besonders effektiv, wenn uns der Lernstoff auch gefühlsmäßig anrührt, uns schmunzeln lässt und nachdenklich macht. Die Zitate, Geschichten und Bilder sollen dazu beitragen.

Psychologisches Grundlagenwissen können Sie allerdings zur Verbesserung ihrer sozialen Handlungsfähigkeit in der Berufspraxis nur dann angemessen nutzen, wenn Sie alle drei Straßen des Lernens gehen:

> **Die Straße der Informationsaufnahme (Wissen)**
> Auf dieser Straße, die das Lernen konkreter Fakten und Informationen einschließt, gewinnen Sie mehr „Durchblick" durch den Erwerb von fachlichen Kenntnissen. Sie werden auf diese Weise sensibler für die Fülle und Buntheit menschlicher Verhaltensmöglichkeiten.

- **Die Straße des Verhaltenstrainings (Handeln)**
  Konkretes Erproben theoretischer Konzepte ermöglicht Ihnen erst deren Umsetzung in soziale Fertigkeiten. Ihr Verhaltensspielraum wird durch Einüben neuer Verhaltensmöglichkeiten, soweit sie zu Ihnen passen, erweitert. Ihnen gelingen dadurch neue Blickwinkel auf alte Probleme.

- **Die Straße der Selbsterfahrung (Fühlen)**
  Auf dieser Hauptstraße für soziales Lernen können Sie lernen, sich selbst mit ihren Bedürfnissen, Gefühlen, Möglichkeiten und Begrenzungen besser wahrzunehmen. Sie können auf dieser Straße das Fachwissen mit ihrem Herzwissen verknüpfen.
  Unter Herzwissen verstehe ich ihre innere (Grund-)Haltung im Umgang mit alten Menschen, die sich aus ihren persönlichen Wertvorstellungen und spirituellen Kraftquellen speist.

Dies ist der Königsweg, denn:

Das wichtigste Instrument in der Pflege alter Menschen sind Sie selbst.

Kapitel 1

Wahrnehmung:
Jeder baut sich seine Welt

*Die wirkliche Entdeckungsreise
besteht nicht im Besuch ferner
Länder, sondern im Erwerb
neuer Augen.*

(Marcel Proust)

Auch Sie werden mit ihren ganz unverwechselbaren und einmaligen Augen dieses Buch lesen. Bei ihrer Entdeckungsreise durch die Landschaft der Alternspsychologie werden Sie ihre Blicke auf manche Sehenswürdigkeit werfen und sich sagen: Ja, das ist neu und wichtig für mich, ich will etwas davon mitnehmen in meinen Alltag als Altenpflegerin. An anderen Plätzen werden Sie vielleicht innehalten und sich sagen: Nein, so stimmt das für mich nicht, diese Sichtweise passt nicht in mein Weltbild. Ich lade Sie als ihr Reiseführer gerade an diesen Orten dazu ein, sich die Welt zumindest probehalber von einem neuen Blickwinkel aus anzuschauen. Manche Straße wird ihnen auch vor Theorie recht steinig und staubig erscheinen, die Mühe lohnt sich aber, führt sich doch möglicherweise zur frischen Quelle von mehr fachlicher Kompetenz. Klar ist allemal, dass die Mitbringsel jeder Leserin und jedes Lesers einmalig sein werden.

> **Wahrnehmung ist die Grundlage für jedes In-Beziehung-treten mit meiner Umwelt und ein Hauptwerkzeug für die Altenpflege.**

Dieses Werkzeug gehört zur Grundausstattung jedes Menschen und ermöglicht ihm, sich zu orientieren, sich zu schützen, Kontakt aufzunehmen und situationsgerecht zu handeln. Wir setzen das Werkzeug bewusst ein, wenn wir alte Menschen im Pflegeprozess gezielt beobachten und unsere Pflegeplanung am Ergebnis der Beobachtung ausrichten.
Der professionelle Einsatz dieses Werkzeuges verlangt zugleich, dass wir uns in seinem Gebrauch üben und es laufend verfeinern.
Wir wollen daher einen Blick auf einige Aspekte der menschlichen Wahrnehmung werfen, die uns in der Regel nicht bewusst sind, um professioneller damit umgehen zu können.

1.1 Können wir unseren Augen trauen?
Grundlagen menschlicher Wahrnehmung

Was wir mit „eigenen Augen sehen" oder mit „eigenen Ohren hören", das empfinden wir als unmittelbar richtig: Ja, so ist die Welt um mich herum, so sieht sie aus, so klingt sie.

Wir sind felsenfest davon überzeugt, durch die Sinnesorgane ein genaues Abbild der jeweiligen objektiven Realität geliefert zu bekommen. Wir gehen auch davon aus, dass andere Menschen die Umwelt genauso wahrnehmen wie wir und legen diese Annahme der gegenseitigen **Verständigung** zu Grunde.

Die subjektive „Sicht der Dinge" entspricht aber, trotz unserer Gewissheit, keinesfalls einer einfachen Abbildung der Welt um uns herum. Nur selten wird uns dies auch bewusst, beispielsweise dann, wenn sich bei Abfahrt eines Zuges der Bahnsteig und nicht der eigene Zug zu bewegen scheint. Mit den folgenden zwei Experimenten lässt sich unsere Wahrnehmungsgewissheit weiter erschüttern:

Kann Wasser gleichzeitig heiß und kalt sein?

Sie benötigen zur Beantwortung dieser Frage drei Schüsseln. Eine füllen Sie mit relativ heißem, eine mit kaltem und eine mit lauwarmem Wasser. Halten Sie dann einige Minuten lang gleichzeitig die linke Hand in das heiße, die rechte in das kalte Wasser. Anschließend halten Sie sofort beide Hände gleichzeitig in die Schüssel mit dem lauwarmem Wasser.
Können Sie die Frage jetzt beantworten?

Kann sich ein gedrucktes Muster bewegen?

Zur Beantwortung dieser Frage sollten Sie die Strahlenfigur auf Seite 3 konzentriert etwa eine Minute lang betrachten.

Natürlich entsprechen die von ihnen subjektiv gemachten Wahrnehmungen nicht den objektiven physikalischen Reizen, die auf ihre Hände und Augen einwirkten. Wasser ist nun einmal nicht gleichzeitig heiß und kalt; ebensowenig können sich die starr gedruckten Linien der Strahlenfigur von sich aus bewegen.

Offenbar spielen uns hier der Haut- und Gesichtssinn oder die Reizverarbeitung im Gehirn einen Streich. Unsere Sinnesorgane können nicht mit Messinstrumenten verglichen werden, deren „Fühler" passiv Reize aufnehmen. Bei der menschlichen Wahrnehmung handelt es sich vielmehr um einen **aktiven psycho-physischen Prozess**, der aus einem komplizierten Wechselspiel physiologischer und psychologischer Verarbeitungsmuster besteht.

Wir nehmen die Welt mit weitaus mehr als nur den sprichwörtlichen fünf Sinnen wahr.

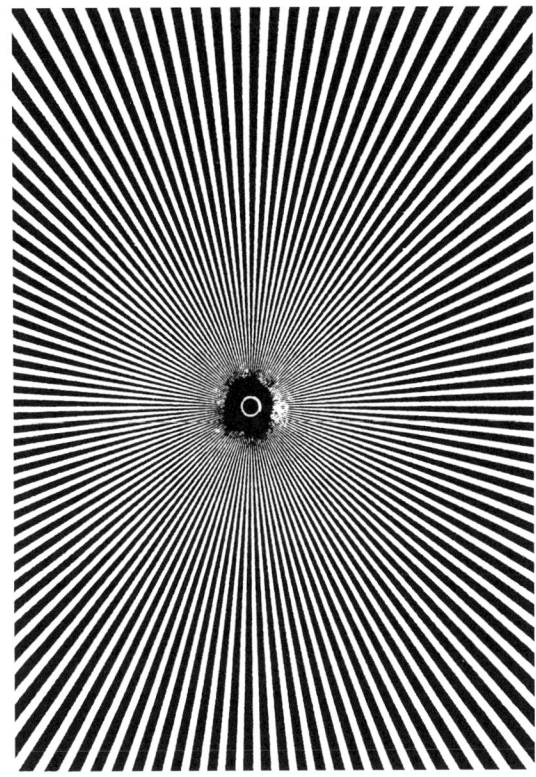

Abbildung 1: Strahlenfigur nach McKay
(aus Gregory, 1866, S. 134)

Unsere **Wahrnehmungs-Instrumente** sind:
- Gesichtssinn
- Gehörsinn
- Geschmackssinn
- Geruchssinn
- Tastsinn mit vier Hautsinnen: Berührung, Kälte, Wärme, Schmerz
- Gleichgewichtssinn und Muskelsinn: Verantwortlich für die Wahrnehmung der Körperposition und von Bewegungen der Körperteile im Raum.

Altenpflegerinnen und die von ihnen gepflegten alten Menschen nehmen tagtäglich mit den meisten dieser „Sinnes-Antennen" Kontakt zueinander auf und stellen sich aufeinander ein. Sie kommen sich „hautnah", weshalb der Berührungssinn eine ganz wesentliche Rolle in der Beziehungsgestaltung spielt. Die Berührung ist eine Urerfahrung von uns Menschen, schon im Mutterleib nehmen wir mit unserer Haut Kontakt zur Mutter auf und lebenslang gehört unsere Sehnsucht auch körperlichem Kontakt. Selbst wenn ein Mensch nicht mehr „ansprechbar" zu sein scheint, dann heißt das nicht, dass er nichts mehr „merkt" oder wahrnimmt. Er spürt sehr wohl noch, was ihm die Hände der Altenpflegerin „sagen" und hört den Klang ihrer Stimme.

Aber auch der Geruchssinn hat beruflich einige „Duftnoten" zu verkraften, wie jede Altenpflegerin weiß.

Die Augen und die Ohren sind ebenfalls viel gefragte Werkzeuge im Pflegealltag, deren wunderbare Leistung wir dadurch wertschätzen können, dass wir pfleglich mit ihnen umgehen und ihnen Zeit zum Entspannen gönnen.

Haben Sie einen „Augenblick" Zeit? Für sich, ihre Augen und eine Partnerin? Dann können Sie mit der folgenden Wahrnehmungsübung neue Erfahrungen sammeln:

Augen-Blicke

Die Augen nennen wir manchmal „Fenster" oder „Spiegel der Seele". Vielleicht haben Sie an sich selbst schon einmal wahrgenommen, dass ihre Augen strahlen können und zu anderen Zeiten matt und müde wirken. Die Ausstrahlung der Augen können Sie durch die folgende Übung genau erkunden. Wenn Sie sie mit einem Partner oder einer Partnerin durchführen, setzen Sie sich bequem gegenüber. Wenn Sie sie allein machen, setzen Sie sich vor einen Spiegel. Diese Übung setzt eine Stimmung der Achtsamkeit für sich und andere voraus.

Schließen Sie zunächst ein bis zwei Minuten lang die Augen. Fühlen Sie, wie Sie atmen, oder hören Sie auf ihren Herzschlag. Lassen Sie sich Zeit, gönnen Sie sich ein entspannendes Durchschnaufen. Wenn Sie bereit sind, öffnen Sie langsam die Augen. Ganz langsam, wie in Zeitlupe. Schauen Sie in die Augen ihres Gegenübers – nicht starr, angestrengt oder gewaltsam – öffnen Sie sich einfach dem Anblick und dem, was in ihre Augen strömt. Meist ist es einfacher, auf das linke oder rechte Auge des Gegenübers zu blicken. Verharren Sie nun so einige Minuten lang in diesem Anblick und erleben Sie, was geschieht. Nehmen Sie wahr, wenn Sie das Bedürfnis haben, sich abzuwenden oder die Augen zu verschließen, und versuchen Sie, dem Blick, der Wahrnehmung, den Erfahrungen und Empfindungen eine Zeit lang nicht auszuweichen.

Vielleicht kommen Sie in Kontakt mit starken, wesentlichen Gefühlen, empfinden Freude, Zärtlichkeit oder Angst. Vielleicht verschwimmt die Wahrnehmung ihres Gegenübers für einige Momente, oder es tauchen Bilder auf. Lassen Sie alle Wahrnehmungen und Empfindungen zu.

Wenn Sie diese Begegnung beendet haben, möchten Sie vielleicht dem/der anderen ihre Empfindungen durch Gesten oder Worte mitteilen.

(nach Teegen, 1988)

Auch unseren Ohren wollen wir mit einer weiteren Übung etwas Aufmerksamkeit schenken:

„Die Welt ist Klang"

Ihr Gehör verdient ebenso viel Achtsamkeit wie ihre Augen.

Gönnen Sie sich einige Minuten Zeit, um ihre Ohren für die Fülle von Klang und Geräuschen zu öffnen, in der Sie leben.

Setzen Sie sich dazu bequem hin und schließen Sie ihre Augen. Sie können hören, wie ihr Atem ein- und ausströmt, wie er beim Einatmen vielleicht etwas anderes als beim Ausatmen klingt. Nehmen Sie alle Geräusche wahr, die von nah und fern in ihre Ohren strömen. Wenn Bilder auftauchen, lassen Sie diese wie Wolken am Himmel vorüberziehen und richten ihre Aufmerksamkeit wieder auf das Hören.

> **Ganzheitliche Altenpflege ist sinnen-volle Pflege.**

1.1.1 Organisationsprinzipien der Wahrnehmung

Vereinfachung und Selektion

In der ungeheuren Flut von Informationen, die über die Sinnesorgane beständig auf uns einströmt, wären wir ohne Schutzdamm verloren. Allein die bewusste Wahrnehmung des permanenten Kontaktes zwischen Haut und Kleidung würde uns wohl in den Wahnsinn treiben. Einen solchen Schutz verschafft uns das Prinzip der Vereinfachung und Selektion (= Auswahl), nach dem unser Wahrnehmungssystem funktioniert. Es lässt nur solche Informationen in mein Bewusstsein dringen, denen ich in der jeweiligen Situation eine besondere Bedeutung beimesse. Wenn ich mich auf einen Juckreiz an einer unzugänglichen Stelle „konzentriere", quält mich dieser Reiz erst recht. Eltern hören beispielsweise hohe Kindertöne ebenfalls mit einer besonderen Stabilität.

Vordergrund und Hintergrund

Ärgern wir doch unseren „Wahrnehmungscomputer" etwas, um seinen Funktionsweisen noch weiter auf die Schliche zu kommen. Wir bedienen uns dazu der so genannten optischen Täuschungen.

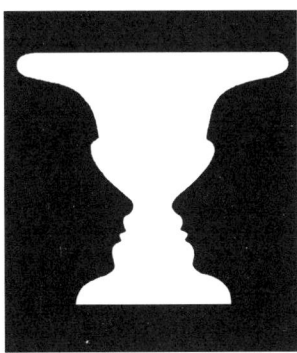

Abbildung 2: Ein Pokal oder zwei Gesichter?
(aus: Legewie & Ehlers, 1972, S. 69)

Beim Betrachten von Abbildung 2 sehen wir abwechselnd zwei schwarze Gesichter (im Profil) oder einen weißen Kelch. Selbst wenn wir bewusst nur eine dieser Figuren sehen wollen, gelingt es kaum, die „Entscheidungsschwäche" unseres Wahrnehmungssystems zu überwinden. An dieser Kippfigur wird deutlich, dass wir unser Wahrnehmungsfeld normalerweise in einen Vordergrund und einen Hintergrund unterteilen. In den Vordergrund rücken wir die Sache oder Person, die für uns am ehesten Kontur annimmt und herausragt, die anderen Wahrnehmungen treten zurück in den weniger wichtigen Hintergrund.

Wir besitzen eine allgegenwärtige Tendenz, die wahrgenommene Welt in eine möglichst einfache und übersichtliche Ordnung zu bringen. Nichts verunsichert uns mehr, als wenn wir keinen „Durchblick" haben. So gelingt es uns selbst in unvertrauten Situationen, schnell eine Ordnung zu basteln und uns zu orientieren. Ins Auge springt uns dabei:

➤ Was nach Nähe zusammengefasst werden kann,
➤ was einem bereits vertraut ist,
➤ was eine „gute Gestalt" besitzt (also so ausschaut, wie „es" sich gehört).

Wenn wir unser Wahrnehmungssystem mit „unmöglichen Gestalten" traktieren, dann kommt es ganz schön ins Rotieren:

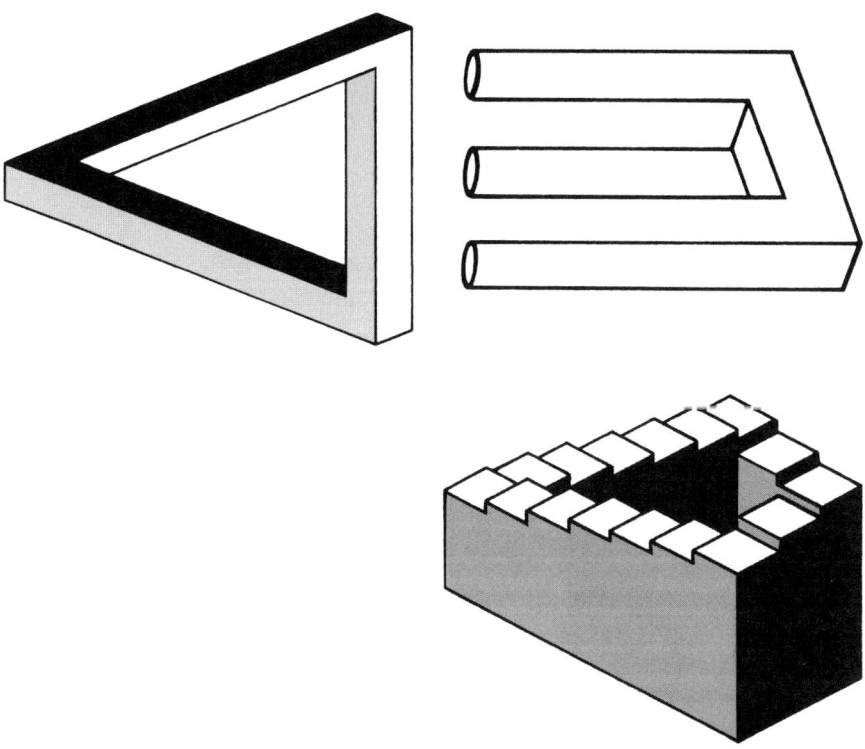

Abbildung 3: Vexierspiel mit „unmöglichen Gestalten" (aus Legewie & Ehlers, 1972)

Der Trick: In der Ebene werden „widersprüchliche" Informationen angeboten, die mehrere gleichwertige Gestalten im Raum herausfordern.

Umgebung

Wie wir Dinge oder Menschen wahrnehmen, wird ganz wesentlich auch davon beeinflusst, in welcher Umgebung wir ihnen begegnen:

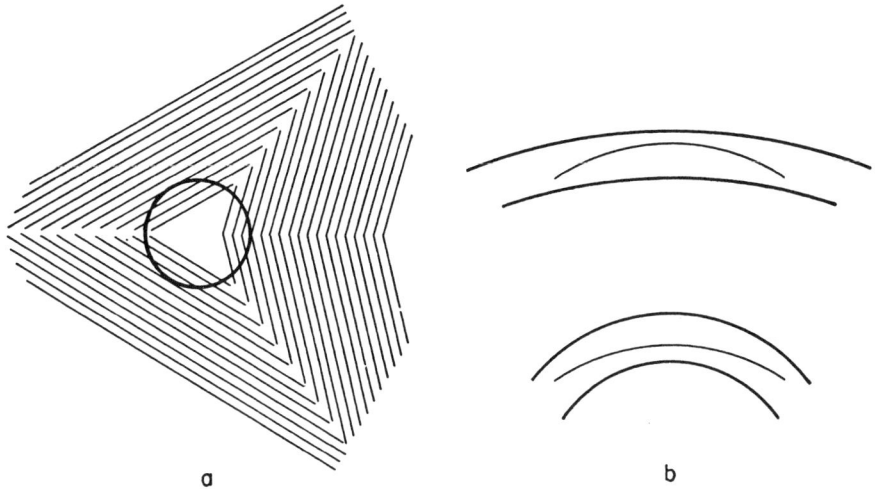

a   b

Abbildung 4: Die Wirkung des Wahrnehmungsfeldes (aus: Krech & Crutchfield, 1992)

Bei a) ist die Figur auf dem gestreiften Hintergrund in Wirklichkeit ein exakter Kreis; bei b) sind die beiden inneren Bogen gleichermaßen gekrümmt.

Einen alten Menschen, dem ich nur im Altersheim begegne, nehme ich daher auf eine bestimmte Art auch nur verzerrt wahr, ebenso wie er mich. Dieses Bild kann ich etwas korrigieren, wenn ich Informationen über sein gelebtes Leben gewinne und ihn dadurch auch in anderem Licht sehe.

1.1.2 Bedürfnis nach Wahrnehmung

Unser ganzes Wahrnehmungssystem ist auf die aktive Verarbeitung des ständig wechselnden Informationsstromes ausgerichtet. **Menschen brauchen abwechselnde Wahrnehmungen wie Nahrung.** Versiegt dieser Strom, dann kommt es zu drastischen psychischen Störungen, wie in einem experimentellen Wahrnehmungsentzug nachgewiesen wurde:

Die Teilnehmer dieses Experiments wurden für zwei bis drei Tage weitgehend von Umweltreizen isoliert. Gut bezahlt für ihre Teilnahme hatten sie nichts weiter zu tun, als bequem auf weichen Betten zu liegen. Spezialbrillen sorgten für ein gleichförmiges und konturloses Gesichtsfeld; die Umgebungsgeräusche wurden ausgeschaltet; zur Verminderung von Berührungsreizen waren Hände und Arme mit wattierten Spezialhandschuhen bedeckt.

Bei den Teilnehmern entwickelten sich folgende Symptome:

- Die psychische Leistungsfähigkeit sank durch Konzentrations-, Denk- und Orientierungsstörungen.
- Stimmungsschwankungen und Affektausbrüche traten auf.
- Trugwahrnehmungen und Halluzinationen wie bei Drogeneinnahme stellten sich zunehmend ein (als offensichtliche „Selbststimulation") des Organismus.
- Ein starkes Bedürfnis nach Umweltreizen, ein regelrechter Hunger nach Information entstand.

Ähnliche Auswirkungen auf das Verhalten kann auch eine reizarme und eintönige Umgebung hervorrufen, wie sie uns in manchen Pflegestationen auch heute noch begegnet.

Bedeutet Bettlägerigkeit auf Grund der Immobilität allein schon eine enorme Verminderung der „Weltsicht", dann wird eine lieb- und reizlose Umgebung vollends zur Tortur: Tagein, tagaus sieht dieser Mensch um sich herum nur die wenigen Gegenstände des pflegeleichten Einheitsinventars, mit Glück vielleicht noch den durch das Fenster begrenzten Umweltausschnitt. Festgelegte Weck-, Essens-, Pflege- und Schlafenszeiten geben seinen Tagen den immer gleichen einförmigen Rhythmus. „Soziale Reize" – also mitmenschliche Kontakte – werden rar, zur Pflegekraft ergeben sie sich im Allgemeinen nur während der Zeiten von Unterstützung beim Essen und bei der Grundpflege, zu Angehörigen oft nur spärlich.

Bestimmte Verhaltensweisen von Pflege„fällen", aber auch von mobileren Altenheimbewohnern, haben eine ihrer Ursachen sicher auch in der Reizarmut der Lebensbedingungen:

- lautes mit sich selbst reden,
- mit den Gedanken in die (buntere und lebensvollere) Vergangenheit flüchten,
- sich an Pflegepersonen anklammern
- Streit mit Mitbewohnern (bringt Leben ins Einerlei)
- Reizhunger durch „Tratsch" stillen usw.

Hält eine soziale Reizreduktion länger an, kann das anfängliche Bedürfnis nach Wahrnehmung und Kontakt einem als **Hospitalismus** bezeichneten Zustand weichen:

- Abkapseln von der Umwelt (Depression)
- Selbststimulation (sich verletzen, Haare ausreißen, Hin- und Herwippen)
- Verwahrlosungstendenzen
- starre Mimik und Körperhaltung
- gesteigerte Anfälligkeit gegenüber Erkrankungen usw.

Ähnliches wird auch bei Kindern beobachtet, die für längere Zeit in Krankenhäusern leben oder in Heimen ohne „Nestwärme" aufwachsen müssen.

Nur langsam, mit viel Einfühlungsvermögen und geduldiger Zuwendung, können Menschen mit Hospitalisationsschäden wieder aktiviert werden. Das Bedürfnis nach neuen Eindrücken, nach Wahrnehmung überhaupt, kann nur in kleinen Schritten wieder geweckt werden.

Wenn die Welt sich dem pflegebedürftigen alten Menschen auf so bittere Weise entzieht, wie dies durch Behinderungen des Gehens, Bewegens, Sehens, Hörens und anderer Wahrnehmungswerkzeuge geschieht, dann muss ein Stück Welt-Wahrnehmung zu ihm gebracht werden. Hier setzt auf der unmittelbar pflegerischen Ebene die **Basale Stimulation** an, die gezielt die Sinne des wahrnehmungsbeeinträchtigten Menschen anregt (vgl. Kapitel 7.5).

Auch vom Heim selbst lässt sich viel Abwechslung organisieren (Möglichkeit zur sinnvollen Beschäftigung, kulturelle Veranstaltungen, Haustiere usw.).

Wir Menschen sind allerdings unterschiedlich, was unser Wahrnehmungsbedürfnis betrifft. Was die einen gerade anregend empfinden, mag andere bereits „nerven". Ich persönlich möchte als pflegebedürftiger Mensch jedenfalls davor bewahrt werden, dass ich ganztägig über einen Lautsprecher im Zimmer mit seichter Radiomusik „stimuliert" werde, wie ich es neulich in einem Altenheim erlebt habe. Die alte Dame, die mutterseelenallein in ihrem Zimmer liegend dieser Berieselung ausgesetzt war, vermochte leider nicht mehr auszudrücken, ob sie es als angenehm empfand.

Heimalltag

Hier im Heim ist doch jeder Tag gleich.
Ich weiß nicht einmal, was für ein Datum heute ist.
Ist heute Dienstag? Vielleicht Donnerstag?
Ich weiß es wirklich nicht.
Ist das nicht schrecklich!
Und mit keinem kann man richtig reden ...

(aus: Endstation Pflegeheim oder die Zukunft der alten Menschen ist nicht der Tod)

1.1.3 Wahrnehmung und psychische Verfassung des Wahrnehmenden

Bekanntlich wirken auch Bedürfnisse, Gefühlszustände, Suchtmittel, Medikamente und manche psychischen Erkrankungen auf die Wahrnehmung:

➤ Die jeweilige **Motivationslage** übt einen selektiven und richtungsleitenden Einfluss auf die Wahrnehmung aus:
   – Essbares wird vom Hungrigen eher bemerkt als vom Satten,
   – der Ängstliche lauscht stärker auf das leiseste Geräusch,
   – vor Zorn können wir „blind" werden,
   – Briefkästen fallen einem dann besonders ins Auge, wenn man einen Brief einwerfen will.

- **Alkohol, Drogen und Medikament**e führen ebenfalls zu Wahrnehmungsveränderungen:
  - Der Betrunkene sieht unter Umständen Doppelbilder, bei chronischem Alkoholismus können angsterregende Wahrnehmungstäuschungen auftreten (Tiere krabbeln auf der Haut),
  - durch Psychopharmaka und Drogen kann es zu einer Steigerung oder Dämpfung der Intensität der Farb- und Geräuschwahrnehmung kommen, auch zu Halluzinationen.

- **Psychische Erkrankungen und Hirnerkrankungen (Demenzen)** sind oft mit Wahnvorstellungen verbunden. Diese Wahrnehmungen sind für den betroffenen Menschen Teil seiner realen Welt, die er sich nicht nur „einbildet", sondern „wirklich" sieht, hört oder auch fühlt. Unverständnis und Belehrung über die „richtige Wirklichkeit" bedeuten eine Zusatzbelastung für die betroffenen Menschen. Zumindest bekommt man als Pflegekraft auf diese Weise ganz sicher keinen Kontakt zu dem Kranken. Kontakt, und damit zugleich die Möglichkeit zu helfen, bekomme ich als Kranken- und Altenpflegerin dann, wenn ich versuche, die reale Innenwelt und die Gefühle des Kranken zu verstehen, zu akzeptieren und dies auch zu zeigen.
  Die Grundeinstellungen, wie sie mit dem Begriff der **Validation** verbunden sind, weisen hier einen gesunden Weg für alle Beteiligten (mehr dazu in Kapitel 8.8.2).

„Ich hatte Nachtdienst, als Frau Sch. nach mir klingelte, die ihr Zimmer mit einer anderen Frau teilt. Als ich ins Zimmer kam, war ich zuerst sprachlos, was ich zu sehen bekam: Frau Sch. krabbelte auf allen vieren unter dem Tisch herum und schien heftig an irgendetwas zu ziehen. Auf meine Frage, was sie denn da täte, bekam ich die Antwort: ‚Mein Sohn hat mir einen Hund mitgebracht und das Tier will unbedingt hier im Zimmer schlafen.' Mir war sofort klar, dass ich den Hund auf irgendeine Weise aus dem Zimmer schaffen musste, da Frau Sch. sonst die ganze Nacht nicht zur Ruhe kommen würde. Ich sprach also auf den für mich nicht vorhandenen Hund ein und Frau Sch. gab mir Anweisungen, wie und wo ich ihn zu packen hatte. Der Größe nach muss es sich um einen Bernhardiner gehandelt haben; er hieß Bello. Als ich dann endlich nach einer halben Stunde unter den kritischen Blicken von Frau Sch. Bello hinausgeschafft hatte, wollte sie sich noch überzeugen, ob das Tier auch gut untergebracht war; ich zeigte ihr also eine Stelle vor der Zimmertür, wo Bello friedlich in seinem Korb lag. Als ich später noch einmal nach Frau Sch. und ihrer Zimmernachbarin sah, schliefen beide. Und Bello auch."

1.2 Wie wir andere Menschen wahrnehmen: Unser Brillensortiment

Zur beruflichen Aufgabe von Altenpflegerinnen gehört die laufende Einschätzung und Bewertung des Verhaltens anderer Menschen. Kenntnisse darüber, mit welchen Brillen ich bevorzugt auf andere Menschen schaue und wie sich

meine Wahrnehmung dadurch verzerrt, sind für mich in einem sozial-
pflegerischen Beruf deshalb sehr wichtig. Wenn ich mein ureigenes Brillensortiment kenne, wird mir manche Quelle für Missverständnisse und Fehleinschätzungen bewusster.

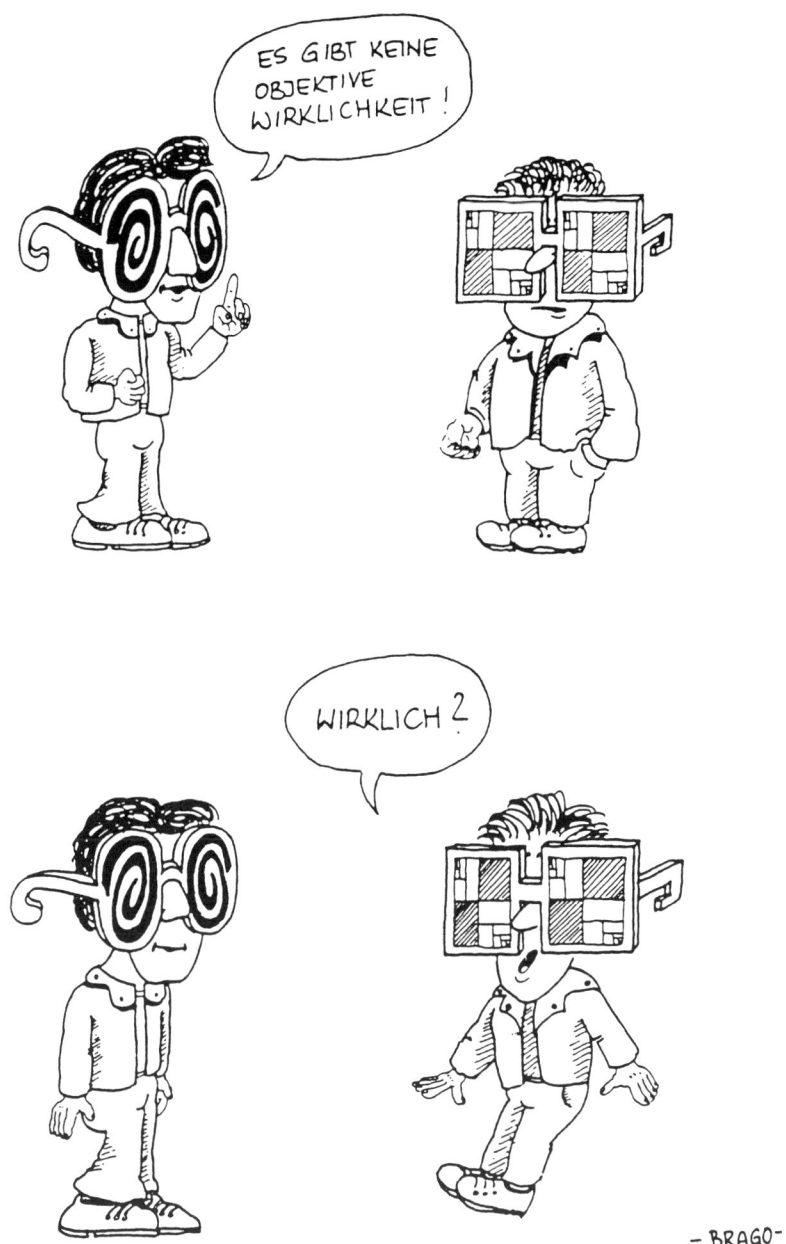

(aus: Brandau [1991]: Supervision aus systemischer Sicht. Salzburg: Otto-Müller-Verlag)

Jeder von uns hat seine eigene Sicht von der Realität, wie die folgende Geschichte lehrt:

Ein Neurologe, ein Orthopäde und ein Psychiater gehen spazieren. Gegenüber läuft ein Mann, der einen speziellen, merkwürdig anmutenden Gang hat.
Der Neurologe sagt: „Das ist ein klarer Fall von Zerebrallähmung. Schaut mal auf den typischen Scherengang!"
Der Orthopäde wendet sich dagegeben: „Das ist eine glatte Fehldiagnose. Der Mann hat ein Marie-Strumpfel-Syndrom. "
Der Psychiater ist mit beiden Diagnosen nicht einverstanden: „Das ist doch wieder typisch Organmediziner. Kaum sehen sie ein körperliches Problem, hat es auch körperliche Ursachen. Das Ganze ist hysterischer Natur. "
Sie können sich nicht einigen und wetten schließlich einen hohen Betrag. Sie wenden sich – wenn auch mit Bedenken – an den Mann mit dem merkwürdigen Gang, der unterdessen auf der gegenüberliegenden Straßenseite stehenbleibt und sich suchend umschaut. Der Befragte hat jedoch kein Problem mit der Frage, sondern sagt: „Schön, dass ihr mich ansprecht. Ich bin nämlich selbst Arzt, und ich kann euch wirklich die Diagnose geben. Ich sage euch nur: Wenn ich nicht sehr schnell eine Toilette finde ... (aus: Ha-ha-Handbuch der Psychiatrie).

1.2.1 Erster Eindruck

Was beeindruckt mich an anderen Menschen besonders, wenn ich ihnen erstmals begegne? Ist es die Körperstatur, die Sprechweise, die Kleidung, der Gesichtsausdruck oder sind es die geäußerten Ansichten?

Tabelle 1: Einflussfaktoren auf den ersten Eindruck

Informationen von anderen	Eigenarten von mir	Einflüsse von außen
Körperliche Erscheinung	Stimmungslage Bedürfnisse	„Gruppendruck" Meinungen der Kollegen
Bewegungen und Ausdrucksverhalten: Mimik, Gestik, Körperhaltung	Erwartungen auf Grund von Kenntnissen über die anderen	Einfluss von Autoritätspersonen
Sprachliche Merkmale wie Stimme, Dialekt	Mein Selbstkonzept: Einstellungen, Werthaltungen	Zeitbedingte Einflüsse: Politische Situation, Mode
Geruch		Umgebung
Äußerung von Meinungen, Interessen und Einstellungen		

Auf Grund der bereits bekannten Organisationsprinzipien der Wahrnehmung bilden wir uns schon nach wenigen Informationen einen „ersten Eindruck". Jeder Mensch ist für mich Ausgangspunkt einer Vielzahl von Informationen, aus deren Fülle mich einige – oft unbewusst – beeindrucken.

Es ist erstaunlich, wie rasch wir ohne große Zweifel und Hemmungen, bereits nach wenigen Minuten des Kennenlernens, anderen Menschen bestimmte Persönlichkeitsmerkmale zuschreiben. Selbst so komplexe Merkmale wie Hilfsbereitschaft, Intelligenz, Geselligkeit, Offenheit und Aktivität werden bereitwillig eingeschätzt, wie das Experiment mit dem Polaritätenprofil zeigt. Allein die Information über den Beruf Psychologe hat offenbar den hohen Ausprägungsgrad der Eigenschaften „Hilfsbereitschaft und Friedfertigkeit" ausgelöst – ein gemeinsames Vorurteil der Beurteiler, denn sie hatten mich ja noch nie in einer Situation erlebt, die solches Verhalten hätte beobachten lassen.

Folgendes Beispiel verdeutlicht diesen Vorgang:

Der Autor hinterließ als Psychologie-Dozent im Verlauf von fünf Minuten bei angehenden Altenpflegerinnen folgenden ersten Eindruck:

heiter	1	②	3	4	5	6	7	traurig
passiv	1	2	3	4	5	⑥	7	aktiv
verspielt	1	2	3	4	⑤	6	7	sachlich
zurückhaltend	1	2	3	4	5	⑥	7	offen
hilfsbereit	1	②	3	4	5	6	7	egoistisch
impulsiv	1	②	3	4	5	6	7	gehemmt
kühl	1	2	3	4	⑤	6	7	gefühlvoll
redselig	1	2	③	4	5	6	7	verschwiegen
friedlich	1	②	3	4	5	6	7	aggressiv
zerfahren	1	2	3	4	5	⑥	7	geordnet
nüchtern	1	2	③	4	5	6	7	verträumt
streng	1	2	3	④	5	6	7	nachgiebig
zurückgezogen	1	2	3	4	5	⑥	7	gesellig
robust	1	2	3	④	5	6	7	zart
vergnügt	1	②	3	4	5	6	7	missmutig
starr	1	2	3	4	5	⑥	7	beweglich
intelligent	1	②	3	4	5	6	7	unintelligent

Polaritätenprofil:
Der Beurteiler markiert zwischen jedem Gegensatzpaar den Platz, wo er den Beurteilten einordnet. Je weiter die Markierungen von der Mitte entfernt liegen, desto extremer ist das Urteil. Bei unserem Beispiel wurde aus den Polaritätenprofilen von zwanzig Beurteilern dieses Gruppenprofil gebildet.

Abbildung 5: Polaritätenprofil eines Psychologie-Dozenten

Der erste Eindruck hat eine Tendenz zur Verfestigung:

> weil sich die nachfolgenden Eindrücke am ersten Eindruck orientieren. Dieser wirkt wie ein **Filter** und lässt „störende" Informationen gar nicht mehr durch;

> weil die Begegnung von zwei Menschen auch ein **Prozess gegenseitiger Beeinflussung** ist, denn „Wie man in den Wald hineinruft, so schallt es heraus". Ich werde mich nicht von meiner freundlichsten Seite zeigen, wenn mir jemand auf den ersten Blick eher unsympathisch ist. Dessen innere Reaktion könnte sein: „Was ist denn das für ein unfreundlicher Kerl", und dementsprechend zurückhaltend wird er sich verhalten. Und schon setzt eine Kettenreaktion ein, die zu einem frostigen Verhältnis führt.

1.2.2 Einstellungen und Vorurteile

Das schlimmste Vorurteil ist das Vorurteil, dass man keine Vorurteile hat.
Stellen Sie sich vor, Sie müssten täglich aufs Neue alle ihre inneren Einstellungen abwägen und auf ihre Stimmigkeit hin überprüfen! Das ganze Für und Wider ihrer politischen und religiösen Einstellungen oder auch ihre fachlichen Meinungen zur Altenpflege oder ihren Lebensstil in Frage stellen! Sie wüssten sicher bald nicht mehr, wo ihnen der Kopf steht. Wer Italiener für heißblütig, Alte für starrsinnig oder Psychologen für hilfsbereit hält – denkt dieser Mensch jedes Mal neu darüber nach? Natürlich nicht, denn jeder von uns hat solche fest gefügten Einstellungen und Vorurteile im Kopf, die uns ermöglichen, rasch (Ein-)Stellung zu beziehen und einen Standpunkt zu vertreten.

Einstellungen und Vorurteile:

> haben eine **Richtung**,
  sie können positiv oder negativ gefärbt sein.

> sind **gelernt**,
  Wichtige Einflussfaktoren stellen die soziale Gruppe, der ich mich zugehörig fühle, und gesellschaftliche Normen dar.

> sind **stabil**,
  Wir geben sie ungern auf, weil sie uns Sicherheit vermitteln. Ins Konzept passende Informationen nehmen wir daher besonders betont wahr, während wir „unpassende" ausfiltern. Kurz gesagt: Wir sehen am ehesten das, was wir sehen wollen. Wenn es gar nicht anders geht, dann helfen wir uns mit „Ausnahmen bestätigen die Regel".

> werden auf **drei Ebenen** wirksam:

Einstellung:
Dieser alte Mensch
ist besonders
hilfsbedürftig.

Ebene der **Wahrnehmung**:
Ich nehme Anzeichen für
Hilfsbedürftigkeit wahr,
„übersehe" aber Fähigkeiten.

Ebene des **Gefühls**:
Ich fühle Mitleid und
Hilfsbereitschaft.

Ebene des **Verhaltens**:
Ich ziehe ihn an, ohne seine
Möglichkeiten der Selbst-
ständigkeit auszuloten.

Mögliches Resultat: Der alte Mensch verlernt noch bestehende Fähigkeiten und wird zunehmend unselbstständiger.

Zu den Wahrnehmungs-Schubladen gehören auch die so genannten **Stereotype**, stark vereinfachte und klischeehafte Vorurteile gegenüber Angehörigen von sozialen Gruppen (Die Alten, Die Psychologen, Die Ausländer usw.). Ohne jemanden näher zu kennen, „hängen" wir ihm vermeintliche Gruppeneigenschaften an und schon ist er in dieser Schublade.

Funktionen von Einstellungen, Vorurteilen und Stereotypen:

Orientierung und **Steuerung**: Wir können schnell Standpunkt beziehen und andere Menschen einordnen. Das macht die Welt überschaubarer.

Identifikation und **Selbstwertgefühl**: Wir grenzen uns dadurch ab und stabilisieren unser eigenes Selbstwertgefühl. Manchmal auch durch Diskriminierung anderer.

Abwehr von Unsicherheit und Angst: Wir fühlen uns durch gemeinsame Einstellungen bestimmten Gruppen zugehörig, was uns die Sicherheit gibt „richtig zu liegen". Dadurch können wir eigene Unsicherheiten und Ängste auf andere projizieren.

1.2.3 Weitere typische Wahrnehmungstendenzen

➢ **Halo-Effekt**
„Halo" nennt man den Strahlen-Hof um eine Lichtquelle.
Eine Eigenschaft tritt für mich so dominant in den Vordergrund, dass sie die ganze Persönlichkeit eines Menschen „überstrahlt". Das kann sowohl ein sehr negativ als auch ein sehr positiv erlebtes Merkmal sein. Einen Heimbewohner zum Beispiel, der auf mich eine besonders freundliche „Ausstrahlung" hat, werde ich als insgesamt zufriedenen und lebensfrohen Menschen wahrnehmen und seine „Schattenseiten" eher übersehen.

➤ **Analogieschlüsse („Logischer Fehler")**
Ich schließe von einer Eigenschaft auf das Vorhandensein anderer, die ich als „logisch" zusammenhängend betrachte. Im Unterschied zum Halo-Effekt handelt es sich um einen ganz bewussten Rückschluss auf andere Eigenschaften des beobachteten Menschen (z.B. dicke Menschen sind auch gemütlich).

➤ **Sympathie-Antipathie-Effekt**
Jeder von uns kennt dieses Gefühl, dass uns jemand auf Anhieb sympathisch oder unsympathisch ist. Empfinden wir den anderen als sympathisch, ordnen wir eher positive Eigenschaften zu, andernfalls eher negative.

➤ **Projektion (Übertragung)**
Uns unbewusst, lösen andere Menschen auch Stimmungen (positive wie negative) in uns aus, die mit längst vergangenen Beziehungen zu tun haben. Bei jüngeren Altenpflegerinnen sind dies dann oft die eigenen Eltern oder Großeltern.

Jeder Mensch hat sein ganz eigenes Brillensortiment der verschiedenen Wahrnehmungstendenzen auf Lager, auf das er immer wieder bei der Wahrnehmung anderer zurückgreift. Eine objektive Beobachtung und Bewertung anderer gibt es daher nicht. Meine subjektive Sichtweise fließt ganz natürlich mit ein.

Was bedeutet das für Altenpflegerinnen?

➤ Zunächst die Selbstwahrnehmung: Auch bei mir sind diese Wahrnehmungstendenzen wirksam, wenn ich andere Menschen beobachte und beurteile.

➤ Und weiter die Frage: Was sind denn meine eigenen Grundeinstellungen, Wertmaßstäbe und „blinden Flecke"? Da ich mich nur schwer mit den eigenen Händen aus dem Sumpf ziehen kann, bin ich dazu auf Rückmeldungen von anderen angewiesen. Meine Offenheit für solche Rückmeldungen gehört zu den Schlüsselqualifikationen des Pflegeberufes.

➤ Interesse an gezieltem Training von professioneller Verhaltensbeobachtung im Verlauf der Ausbildung.

1.3 Einstellungen zum Altern

1.3.1 Durch welche Brille werden alte Menschen in unserer Gesellschaft gesehen?

Die Äußerungen junger Menschen, im Kasten auf Seite 17, führen plastisch vor Augen, dass Zuneigungsbeweise in der Öffentlichkeit als unpassend, ungewöhnlich oder sogar lächerlich empfunden werden, wenn sie von alten Menschen stammen. Obwohl doch eine Umarmung und ein Kuss für junge Leute heutzutage ganz selbstverständlich sind. In dem Moment also, wo jemand zur Gruppe der Alten gerechnet wird, bekommen seine Verhaltensweisen eine andere Qualität. Sie werden auf dem Hintergrund des Stereotyps bewertet, das der Beobachter von „den Alten" besitzt. Die Allgemeinheit neigt dazu, Menschen

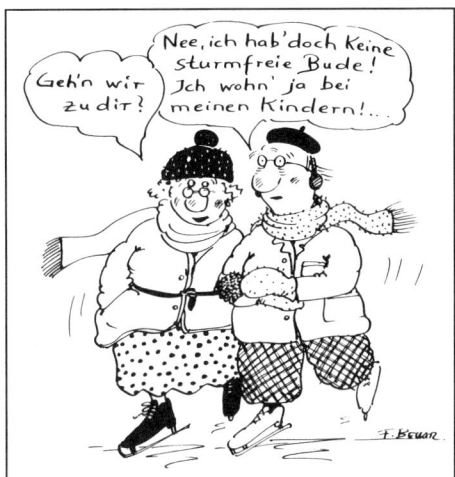

„Alte Leute, die sich auf einer Parkbank umarmen, also ich halte das für geschmacklos"
„Hand in Hand gehen ja, Küssen nein"
„Die machen sich doch lächerlich"
„Ich finde das irgendwie unpassend, wenn alte Leute noch herumtanzen wie die jungen"
„Das ist zwar jedem seine ganz persönliche Sache, aber doch ein bisschen ungewöhnlich, oder?"
„Warum eigentlich nicht?"

(Solche und ähnliche Äußerungen notierten sich angehende Altenpfleger bei Straßeninterviews zum Thema: Was halten Sie davon, wenn sich alte Leute ihre Zuneigung in der Öffentlichkeit zeigen?)

(Franziska Becker)

etwa ab dem sechzigsten Lebensjahr zu den Alten zu zählen. Diese Grenze schiebt sich allerdings hinaus, je älter die befragten Menschen selbst sind. Die überwiegend negativen Einstellungen gegenüber Zuneigungsbeweisen zwischen älteren Partnern sind aber nur ein Teil des umfangreichen und stabilen **Stereotyps vom „Alten Menschen"** in unserer Gesellschaft.
Es zeichnet ein Bild von
- physischem Abbau,
- sozialem Rückzug,
- nachlassenden intellektuellen und emotionalen Fähigkeiten,
- sowie zunehmender Hilfsbedürftigkeit.

Altenpflegerinnen werden sagen: „Wieso ist das ein Stereotyp? So und nicht anders ist doch die Realität, die wir tagtäglich erleben!" Und sie haben Recht, denn von Berufs wegen oder als pflegende Angehörige haben sie ja mit kranken und behinderten alten Menschen zu tun, die auf Hilfe angewiesen sind. Wir dürfen jedoch nicht übersehen, dass 96% der alten Menschen nicht in Heimen leben und nur ein geringer Prozentsatz auf ambulante Pflegeleistungen angewiesen ist. Die weit überwiegende Mehrheit der Alten sind also in der Lage, selbstständig zu leben und die Herausforderungen ihres Alterns kompetent zu meistern.
Weitaus seltener begegnet man der positiv gefärbten, aber um nichts weniger stereotypen Einstellung vom eher freundlichen, weisen, abgeklärten und ausgeglichenen alten Menschen, der sorgenfrei den Herbst seines Lebens genießt und seinen Interessen nachgehen kann. Das Bild vom braungebrannten „jungen Alten" am südlichen Sandstrand befördert allerdings seit kurzem einen „sozialneidigen" Aspekt des positiven Stereotyps.

Im Folgenden noch einige Ergebnisse der Einstellungsforschung:

➤ Das Bild des älteren Menschen in unserer Gesellschaft ist überwiegend negativ gefärbt. Klischeehafte Verallgemeinerungen – einen körperlichen, geistigen und sozialen Abstieg beinhaltend – herrschen vor, die keinesfalls für die Gesamtheit der älteren Menschen zutreffen.

➤ Das Bild des älteren Menschen ist abhängig vom Lebensalter, der momentanen Lebenssituation und dem Erfahrungshintergrund des Beurteilers. Jüngere Personengruppen haben eher eine negative Sichtweise von der Leistungsfähigkeit und den Bedürfnissen älterer Menschen. Andererseits: Je älter man wird, umso positiver wird das Bild. Junge Menschen, die mit älteren zusammenleben oder engeren Kontakt pflegen, sehen den Verhaltensspielraum alter Menschen differenzierter und positiver als andere.

➤ Das Bild des älteren Menschen hängt auch vom Selbstbild des jeweiligen Beurteilers ab. Das persönliches Wertsystem und die Einstellung gegenüber dem eigenen Altern spielen eine wichtige Rolle.

➤ Das Bild des älteren Menschen wird, ebenso wie andere Stereotype, im Lauf der persönlichen Entwicklung erworben.
Neben den Erfahrungen im Elternhaus (Verhältnis zu den Großeltern, Einstellungen der Eltern) gewinnt die Art der Darstellung alter Menschen im Rahmen der schulischen Bildung und der Massenmedien eine besondere Bedeutung.

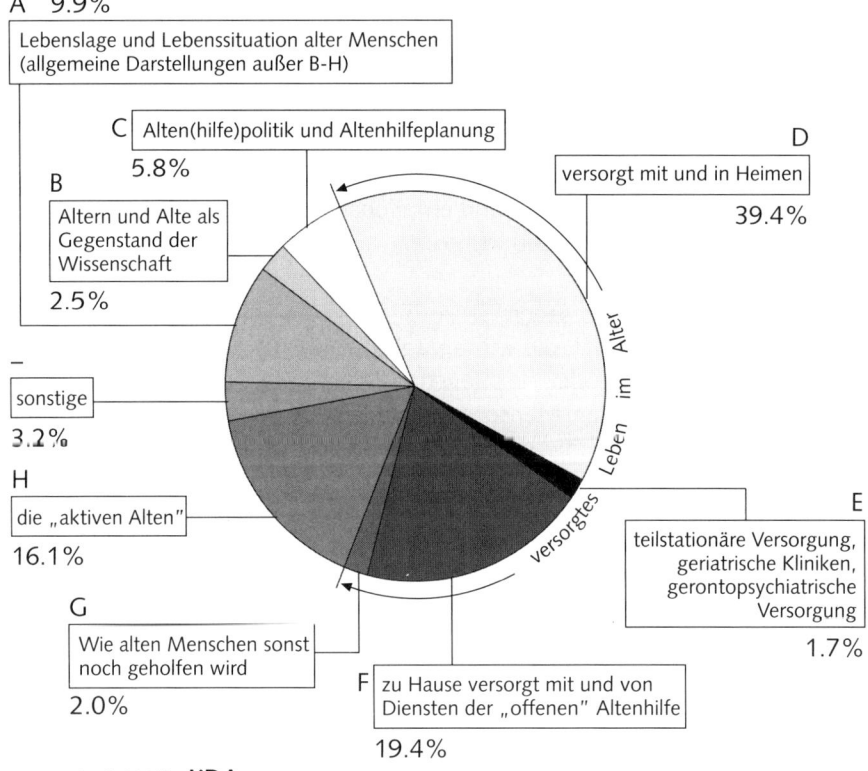

A 9.9%
Lebenslage und Lebenssituation alter Menschen (allgemeine Darstellungen außer B-H)

C Alten(hilfe)politik und Altenhilfeplanung
5.8%

B
Altern und Alte als Gegenstand der Wissenschaft
2.5%

D
versorgt mit und in Heimen
39.4%

sonstige
3.2%

H
die „aktiven Alten"
16.1%

E
teilstationäre Versorgung, geriatrische Kliniken, gerontopsychiatrische Versorgung
1.7%

G
Wie alten Menschen sonst noch geholfen wird
2.0%

F zu Hause versorgt mit und von Diensten der „offenen" Altenhilfe
19.4%

versorgtes Leben im Alter

n = 3.794 (100%) **KDA**

Abbildung 6: Darstellung alter Menschen in den Medien

Seit Mitte der 80er Jahre tauchen alte Menschen häufiger und tendenziell positiver dargestellt im Fernsehen auf. Auch in der Presse spielen „aktive Alte" zunehmend eine Rolle, es überwiegen jedoch Berichte über versorgtes Leben im Alter. Dies entspricht dem Stellenwert in der politischen Diskussion, da nicht das „normale" Altern, sondern die zunehmende Anzahl hochbetagter und pflegebedürftiger alter Menschen eine besondere gesellschaftliche Herausforderung bedeutet.

Schauen wir uns die Ergebnisse von zwei Fragen aus einem Fragebogen zur Einstellungsmessung an, den zwanzig Altenpflegeschülerinnen zu Beginn ihrer Ausbildung beantwortet haben:

Mit dem Wort „alt" verbinde ich folgende Eigenschaften

gütig	11	hilfsbedürftig	2
starrsinnig	9	entgegenkommend	3
geizig	3	vorwurfsvoll	4
vernünftig	3	vergesslich	5
abgebaut	6	ängstlich	2
weise	9	interessiert	3
tattrig	8	passiv	4
versöhnlich	2	unternehmungslustig	10

Ältere Leute werden mit zunehmendem Alter ...

kindischer	11	unordentlicher	7
abgebauter	9	stimmungslabiler	7
bescheidener	9	kränklicher	17
misstrauischer	3	umsichtiger	0
reifer	3	seniler	7
ausgeglichener	2	freundlicher	1
einsamer	17	religiöser	12

(Von den vorgeschriebenen Eigenschaftswörtern konnten „keines bis alle" angekreuzt werden.)

Wir sehen, dass auch angehende Altenpflegerinnen gegen die Wirksamkeit sterotyper gesellschaftlicher Bilder nicht gefeit sind. Solche Erwartungen und Einstellungen können jedoch mein Verhalten gegenüber alten Menschen so beeinflussen, dass diese Erwartungen als **„Sich-selbst-erfüllende-Prophezeiungen"** tatsächlich eintreten. Wenn ich zum Beispiel einen alten pflegebedürftigen Menschen grundsätzlich als passiv, starrsinnig, desinteressiert, misstrauisch oder hilflos ansehe, werde ich mich schwer damit tun, seine noch vorhandenen Möglichkeiten und Stärken wahrzunehmen und zu fördern. Er wird sich dementsprechend passiv usw. verhalten, was ich dann vielleicht mit der Bemerkung kommentiere: „Habe ich doch gleich gewusst ...!"

Für eine Altenpflegerin ist es deshalb hilfreich, einen Blick auf ihre eigenen Einstellungen, Wünsche, Hoffnungen und Befürchtungen, mit denen sie alten Menschen begegnet, zu werfen. Dazu sollen die nachstehenden Fragen anregen:

Fragen der jüngeren Generation an sich selbst:

Wie möchte ich eigentlich selbst im Alter leben?
Kenne ich ältere Menschen in meiner Umgebung, welche Kontakte habe ich zu ihnen?
Welche Lebensgeschichte haben diese Menschen?
Wie spreche ich mit alten Menschen, nehme ich sie wirklich ernst?
Was weiß ich vom Leben meiner Eltern?.
Wie denken sie im Nachhinein über ihre Kindheit und Jugend?
Welches Verhältnis möchte ich später einmal zu meinen eigenen Kindern haben?
Was geht in mir vor, wenn ich alte Menchen sehe, die hilflos sind, zum Beispiel im Straßenverkehr?
Was lese ich über alte Menschen in Zeitungen und Zeitschriften, wie werden sie im Fernsehen dargestellt?

(aus Borchert, 1980, S. 35)

1.3.2 Wie sehen sich alte Menschen selbst?

„Man ist so alt, wie man sich fühlt." Dieses bekannte alltagspsychologische Sprichwort will natürlich nicht sagen, dass die mit zunehmendem Lebensalter unaufhaltsam fortschreitenden körperlichen Veränderungen, das Älterwerden an sich, irgendwie aufgehalten werden könnten.

Wenn ein Sechzigjähriger sagt: „Ich fühle mich noch keineswegs alt, ich sehe mich eigentlich kaum anders als in jüngeren Jahren", dann ist er sich seines kalendarischen Alters sicher voll bewusst. Er wird auch kaum leugnen wollen, dass seine jetzige körperliche Erscheinung eine wesentlich andere ist als beispielsweise die seines dritten Lebensjahrzehnts. Was er uns sagen will, ist wohl vielmehr: „Ich bin in meinem Inneren der Mensch geblieben, der ich immer war; meine Wesenszüge, Fähigkeiten und Bedürfnisse, die meine individuelle Persönlichkeit ausmachen, sehe ich durch die Anzahl der Lebensjahre nicht wesentlich verändert".

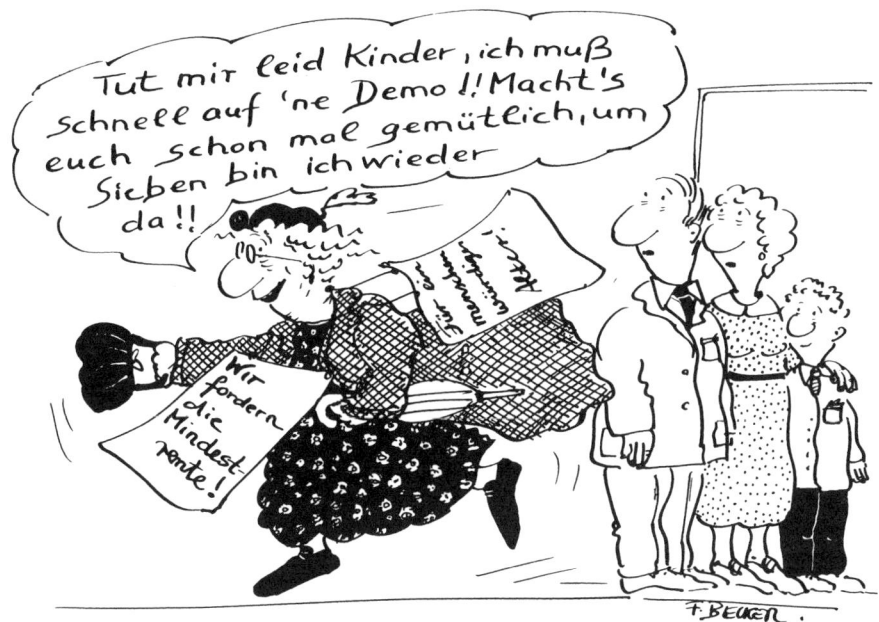

(Franziska Becker)

Wenn sich ein älterer Mensch in diesem Sinne nicht alt fühlt, so ist dies kein Zeichen für eine mangelnde Auseinandersetzung mit dem Altern. Man kann durchaus sein natürliches Altern akzeptieren, nicht aber die klischeehaften Verallgemeinerungen und Vorurteile, die im stereotypen Bild vom alten Menschen dominieren und mit dem Wort „alt" verknüpft sind. Erst durch dieses Fremdbild, das ein Nachlassen der intellektuellen Fähigkeiten, eine emotionale Verarmung und mangelndes Interesse an der Umwelt zeichnet, wird dem mit „alt, Alter etc." bezeichneten Zustand der negative Beigeschmack gegeben.

Der Sechzigjährige in unserem Beispiel will sich nicht mit diesem Fremdbild identifizieren – und so wie ihm geht es den meisten älteren Menschen.

Befragungen haben ergeben, dass sich zwischen dem Fremdbild, das von „den Alten" besteht, und dem Selbstbild eben dieser alten Menschen eine ziemlich tiefe Kluft auftut:

➤ Die Zeit nach dem sechsten Lebensjahrzehnt wird im eigenen Erleben der älteren Menschen durchaus auch positiv gesehen. Nachteilige Erscheinungen des Alterns, wie etwa Abstriche bei der körperlichen Leistungsfähigkeit, werden zwar als Beschränkungen und auch Belastung empfunden. Jedoch werden auch die Vorteile dieses Lebensabschnittes wie die freie Verfügbarkeit über die eigene Zeit betont.

➤ Ältere Menschen schreiben sich nach wie vor Aktivität, Interesse am Geschehen in der Welt, sowie das Streben nach und die Fähigkeit zu selbstverantwortlicher Lebensführung zu.

➤ Auf direkte Befragung bezeichnen sich viele ältere Menschen als durchaus noch nicht alt, verbinden mit diesem Wort also vermutlich einen unerwünschten Beigeschmack im Sinne des negativen Fremdbildes.

In einer Studie (Schütz & Tews, 1991) fühlten sich „alt" oder „sehr alt":

	Männer	Frauen
60–65 Jahre	6%	12%
70–75 Jahre	31%	23%

Wenn sich also nicht einmal die Mehrheit der über 70-Jährigen als „alt" einschätzt, dann fühlen sich die Älteren heute jünger als früher.

Im Allgemeinen sehen sich jene ältere Menschen als jünger an, die der Ansicht sind, ihr Leben noch gut selbst im Griff zu haben, über ein positives Selbstwertgefühl verfügen und hinsichtlich ihres Gesundheitszustandes zufrieden sind.

Diskrepanz zwischen Selbstbild und Fremdbild

Bei einem eher positiven Selbstbild einerseits und einem negativen Fremdbild andererseits, kommt es zu einer Diskrepanz zwischen

> dem, was man als älterer Mensch noch tun möchte und von seinem körperlichen und geistigen Fähigkeiten her auch noch tun kann, und
> dem, was die soziale Umwelt von einem erwartet.

Handelt der ältere Mensch nun seinem Selbstbild konform, dann verstößt er gegen die aus dem Fremdbild resultierenden Erwartungen und verletzt damit die ungeschriebenen Vorschriften über das „normale" Verhalten im Alter: Liebkosen sich ältere Menschen, so heißt es vielleicht spöttisch: „Die sind wohl im vierten Frühling"; ein älterer Mann in Jeans könnte zu hören bekommen, dass er „ein ausgeflippter Alter" sei.

Passt sich der ältere Mensch hingegen dem Fremdbild an, muss er eine erhebliche Einschränkung seines Verhaltensspielraumes in Kauf nehmen und vorhandene Bedürfnisse unterdrücken.

Das jeweilige soziale Bezugssystem stellt daher den eigentlich bestimmenden Faktor für das Zustandekommen des Selbstbildes dar und steckt auch den Rahmen für „altersgemäßes" Verhalten ab.

Wer aus der ihm zudiktierten „Rolle" als alter Mensch fällt und das „Drehbuch" mit den Regieanweisungen der Gesellschaft für das Verhalten im Alter nicht entsprechend befolgt, muss zumindest mit Unverständnis, wenn nicht gar mit Sanktionen der sozialen Umwelt rechnen. Viele ältere Menschen trauen sich daher nicht, ihr Leben so zu gestalten, wie sie es gerne täten.

Der Anpassungsdruck bewirkt dann in der Folge:

> Das negative Fremdbild vom „Alter" wird bestätigt.
> Wenn sich ein alter Mensch den Fremderwartungen anpasst und sich erwartungsgemäß verhält, bestärkt dies natürlich die bereits bestehenden Vorurteile.
> Das eigene Selbstbild nähert sich dem Fremdbild.
> „Das tut man doch in meinem Alter nicht mehr", ist dann zu hören.

Kaum jemandem wird es dauerhaft gelingen, eine bestehende Diskrepanz zwischen den Umwelterwartungen und dem eigenen Selbstbild zu ertragen. Die Lösung des Konfliktes wird in erster Linie auf zwei Wegen erfolgen: Einmal kann er bewusst an einer Veränderung des Fremdbildes in Richtung seines Selbstbildes arbeiten (z.B. die „Grauen Panther", die gegen das negative Fremdbild und seine Folgen ankämpfen). Ein zweiter Weg ist der, dass er die von außen herangetragenen Erwartungen zu seinen eigenen macht und in sein Selbstbild integriert; dieser ältere Mensch wird bei seinem Altern mehr den Verlust von Fähigkeiten erleben, sich leistungsschwächer fühlen und dies als ganz „natürlich" ansehen.

1.3.3 Durch welche Brille sehen ältere Menschen „die" Jugend von heute?

Fragt man die Gruppe der über Sechzigjährigen nach ihrem Bild, das sie sich von der „Jugend von heute" macht, so stößt man auf Vorstellungen, die um nichts weniger vorurteilsbehaftet und stereotyp sind als die Einstellungen, mit denen sich die älteren Menschen konfrontiert sehen. Natürlich hängt es von den persönlichen Lebenserfahrungen der älteren Menschen ab, welchen Maßstab sie zur Beurteilung der Verhaltensweisen jüngerer Generationen anlegen und wie sie dementsprechend auch auf jüngere Altenpflegerinnen zugehen.

Kindheit in der Weimarer Republik, Jugendzeit in der Nazi-Diktatur, Schrecken des zweiten Weltkrieges, Gefangenschaft, Flucht und Vertreibung, Wirtschaftsaufschwung, Entwicklung in der BRD und DDR sind die prägenden Lebenserfahrungen der heutigen Alten in Deutschland.

Dieser Erfahrungshintergrund muss immer mitgesehen werden, wenn man die Ergebnisse von Befragungen älterer Menschen über ihr Bild von der Jugend von heute bewertet.

➤ Die jungen Menschen werden mit zunehmendem Lebensalter der Befragten als „anders" im Vergleich zur eigenen Jugend erlebt. Dieses Anderssein wird vielfach mit einer negativen Bewertung der sozialen Verhaltensweisen verbunden. Besonders kritisiert werden mangelnde Anpassungsbereitschaft an gesellschaftliche Normen, zu wenig Rücksichtnahme, Ordnungssinn und Disziplin.

„Ich habe keine Hoffnung für die Zukunft unseres Volkes, wenn sie von der frivolen Jugend von heute abhängig sein soll. Denn die Jugend ist ohne Zweifel unerhört rücksichtslos und frühreif. Als ich noch jünger war, lehrte man uns gutes Benehmen und Respekt vor unseren Eltern. Aber die Jugend von heute will alles besser wissen und ist immer mit dem Mund vorweg."

(Hesiod, 8. Jahrhundert vor Christus)

Offenbar gibt es wirklich nichts Neues unter der Sonne!

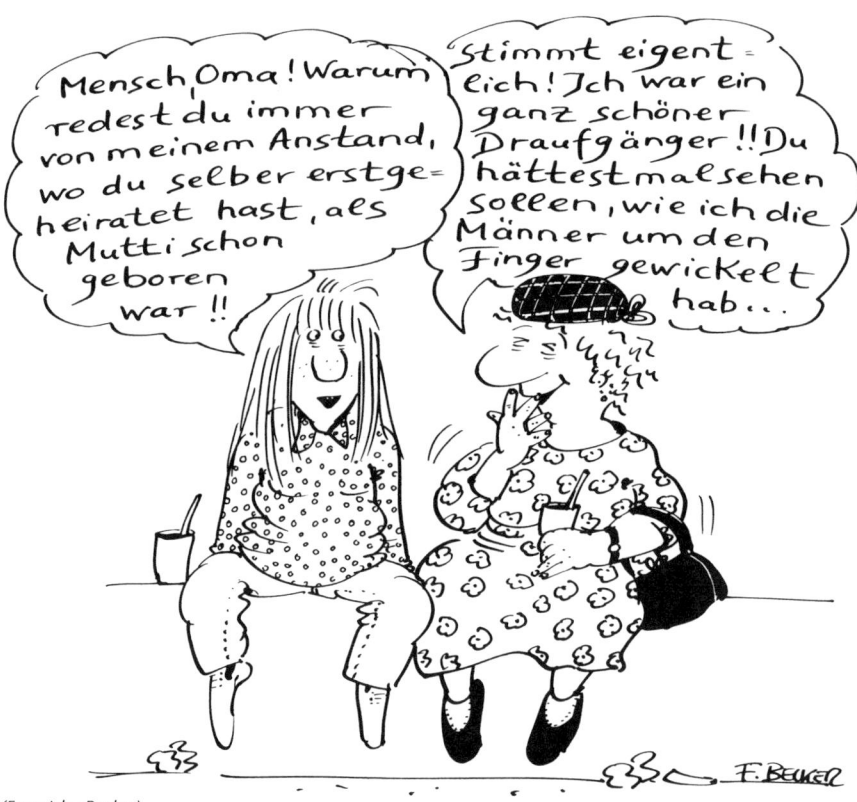

(Franziska Becker)

> Besonders vorurteilhaft verhalten sich ältere Menschen, die ihr bisheriges Lebensschicksal mit Unzufriedenheit erfüllt oder die mit den alternstypischen Belastungssituationen nicht fertig werden.
> Ältere Menschen, deren Selbstbild weniger angetastet ist, die sich selbstsicher mit ihrer Umwelt und ihrem eigenen Altern auseinandersetzen und aktiv ihre Lebensgestaltung in die Hand nehmen, zeichnen dagegen ein wesentlich positiveres Bild der Jungend von heute: Sie begrüßen die von ihnen beobachtete Veränderung des Verhaltens junger Leute, die ungezwungenere Lebensgestaltung, verbunden mit mehr Selbstständigkeit, Selbstsicherheit und Verantwortungsbereitschaft.

„Die sind auch nicht anders, als wir waren", ist von älteren Menschen zu hören, die sich gegen eine stereotype Zeichnung des Bildes von der heutigen Jugend wenden. Freilich sehen diese auch die erheblich anderen Lebensumstände, unter denen die Jungen ihre Lebenserfahrungen machen und auf die sie sich in ihrem Verhalten einstellen: der Leistungsdruck in Schule und Beruf, Konsumorientierung der Gesellschaft, Umweltzerstörung, wachsende Arbeitslosigkeit, emotionale Verarmung in den zwischenmenschlichen Beziehungen etc.

„Heute ist eben eine andere Zeit als damals" führen die befragten älteren Menschen als Begründung für ihr Verständnis der andersartigen Verhaltensweisen junger Leute ins Feld.

Die folgenden Fragen können wieder als Anregung zum Nachdenken über Ursachen und Wirkungen eigener Vorurteile dienen, nur dass sie sich diesmal nicht an die Jungen, sondern an die Alten richten:

Fragen der älteren Generation an sich selbst:

Wie oft spreche ich eigentlich von *der* heutigen Jugend?
Wie habe ich als Kind eigentlich ältere Menschen erlebt?
Was lese ich in Zeitungen und Zeitschriften von der Jugend, wie werden Jugendliche im Fernsehen dargestellt?
Was weiß ich vom Leben der Kinder in den Schulen heute, was von den Jugendlichen in der Ausbildung, was von den jugendlichen Arbeitslosen?
Wie offen bin ich jungen Leuten gegenüber?
Gebe ich mir überhaupt Mühe, mit ihnen ins Gespräch zu kommen?
Bestehe ich in Gesprächen darauf, als älterer Mensch ernst genommen zu werden, oder nehme ich es einfach hin, wenn jüngere über mich lächeln?

(aus Borchert, 1980, S. 36)

Kapitel 2

Lerngegenstand Psychologie

2.1 Methoden der Psychologie: Schlüssel zur Seele der anderen?

Die Methoden der Psychologie dienen der Erfassung menschlichen Verhaltens und Erlebens. Auf der einen Seite liefern sie wissenschaftlich abgesicherte Aussagen über allgemeinpsychologische Gesetzmäßigkeiten. Auf der anderen Seite lassen sich (z.B. durch gezielte Beobachtungen) auch Informationen über einzelne Personen (z.B. pflegebedürftiger alter Mensch) gewinnen, die als Grundlage für gezielte Beeinflussungen (z.B. im Pflegeprozess) dienen.

Wir wollen uns einige dieser Methoden etwas näher ansehen, so weit sie uns für die alltägliche Pflegetätigkeit nützlich sein können. Und, um zur Bewertung von gerontologischen Forschungsergebnissen etwas besser gewappnet zu sein.

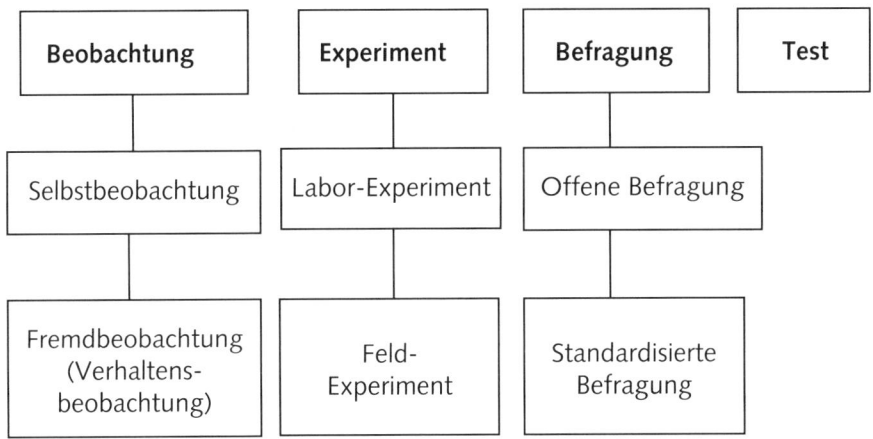

Abbildung 7: Methoden der Psychologie

2.1.1 Beobachtung

Mit „Beobachtung" kann in der Psychologie gemeint sein:
> dass ein Beobachter unmittelbar Kenntnis von seinen inneren Ergebnissen nimmt = Selbstbeobachtung.

> das Erfassen des sichtbaren Verhaltens anderer Menschen, einschließlich der damit in Beziehung stehenden Umgebung = Fremdbeobachtung (Verhaltensbeobachtung).

Die Beobachtung, und darauf aufbauend das Gespräch, sind die wichtigsten psychologischen Methoden, die von Altenpflegerinnen tagtäglich angewandt werden.

Selbstbeobachtung

Die Selbstbeobachtung ist eine Methode zur Erfassung meiner inneren Vorgänge. Jeder von uns wird sich auf diese Weise seiner Gefühle und Gedanken bewusst, die er dann anderen Menschen sprachlich oder nichtsprachlich mitteilen kann.

Die Fähigkeit zur Selbstbeobachtung ist zweifellos auch eine wesentliche Schlüsselqualifikation für den Altenpflegeberuf: Nur wenn ich meine eigenen Gefühle wahrnehmen kann, werde ich mich in das innere Erleben von Mitmenschen hineinversetzen, deren Gefühle und Stimmungen nachempfinden können. Nur so werde ich offen sein können für Rückmeldungen und den Gedankenaustausch im Kollegenkreis während der Ausbildung oder in der Supervisionsgruppe. Dazu gehört auch die Bereitschaft und der Mut, meinen eigenen „Schattenseiten" nachzuspüren. Wer gibt schon gerne vor sich und anderen zu, wenn ihn die Selbstbeobachtung des eigenen Alterns ängstigt? Wer kann sich schon so ohne weiteres eingestehen, als Altenpflegerin in manchen Pflegesituationen Ekel zu empfinden, wo dies doch gegen die Selbstwahrnehmung als „aufopferungsvolle Pflegerin" verstößt?

> *„Wenn ich mich aber ganz selbst erlebe, dann erkenne ich,*
> *dass ich auch nicht anders bin als jeder andere Mensch,*
> *dass ich das Kind, der Sünder, der Heilige, der Hoffende*
> *und der Verzweifelnde bin, der Mensch, der sich freuen*
> *und der Mensch, der traurig sein kann.*
> *Ich ent-decke, dass nur die Denkmuster, die Sitten, die Oberfläche*
> *verschieden sind, die menschliche Substanz die gleiche ist.*
> *Ich ent-decke, dass ich jedermann bin und dass ich mich selbst erfahre,*
> *wenn ich meinen Mitmenschen ent-decke und umgekehrt."*

> *(Erich Fromm in Jenseits der Illusionen)*

Verhaltensbeobachtung

Die gezielte professionelle Beobachtung anderer Menschen gehört sozusagen zum täglichen Brot in der Altenpflege. Es ist die Methode, mit der wir uns einen „Eindruck", ein Bild von den uns anvertrauten alten Menschen machen, ob bei der Pflegediagnose oder als Grundlage der Dokumentation. Übrigens: Natürlich beobachten uns auch die alten Menschen sehr genau und erstellen eine „Pflegerdiagnose", an der sie dann ihre „Pfleger-Behandlungs-planung" ausrichten.

Die Beobachtung und Bewertung des äußeren Verhaltens anderer Menschen fußt auf der Selbstbeobachtung. Wenn ein lachendes Gesicht uns Freude, ein weinendes Gesicht Trauer vermuten lässt, dann nur, weil wir solche Verhaltensweisen – verbunden mit ähnlichen Empfindungen – an uns selbst schon beobachten konnten.

Der Verhaltensbeobachtung liegt die Annahme zugrunde, dass die inner-psychischen Prozesse im äußeren Verhalten „zum Ausdruck" kommen und auf diese Weise ein Zugang zur Beurteilung innerer Zustände gegeben ist.

Die subjektive Wahrnehmung des Beobachters, seine Wahrnehmungstendenzen, wie wir sie im Teil 1 kennengelernt haben, spielen natürlich auch bei der gezielten Beobachtung und Dokumentation eine wichtige Rolle.

Verhaltensbeobachtung und Dokumentation in der Altenpflege

Will ich einen pflegebedürftigen alten Menschen individuell pflegen, fördern und aktivieren, so muss ich über ihn, und möglichst mit ihm zusammen, Informationen sammeln:

> Welche Ressourcen (Fähigkeiten, Interessen etc.) sind noch vorhanden, die genutzt werden können?
> Welche Fähigkeiten sollten wieder entdeckt und aktiviert werden?
> Mit welchen unwiederbringlich verlorengegangenen Möglichkeiten müssen er und ich mich abfinden? Welche „Prothesen" wären ihm und mir hilfreich?
> Welche Verhaltensweisen sind für ihn, die Angehörigen oder mich einengend oder störend? Unter welchen Bedingungen tritt solches Verhalten auf?

Ziele von Verhaltensbeobachtungen in der Altenpflege:

Gewinn von Informationen über die momentane physische und psychische Verfassung des alten Menschen

Grundlage für die **Einstimmung meines Verhaltens** auf seine momentane Befindlichkeit

Grundlage gezielter **Pflegeplanung**

Grundlage für systematische **Pflegedokumentation** und **Übergabegespräch**

Überprüfung der **Wirksamkeit von Pflegemaßnahmen**

Meine Beobachtungen halte ich im Dokumentationssystem fest, das dem Pflegeteam auch zur gegenseitigen Verständigung über die aktuelle Pflegesituation dient.

Zur Vermeidung von Missverständnissen ist es wichtig, dass mir der **Unterschied zwischen Beobachtung (Verhaltensbeschreibung) und Bewertung (Interpretation)** bewusst ist. Altenpflegerinnen sollten sich um eine Beschreibung der konkret beobachteten Verhaltens bemühen:

„Frau G. kratzte und biss, als A. und ich sie baden wollten"
Anstatt: „Wieder übliche Aggressivität beim Baden"

„Herr B. lief um 2.00 Uhr durch den Flur, ging in andere Zimmer und weckte die Bewohner auf"
Anstatt: „Herr B. geisterte umher."

„Geistern" und „Aggressivität" haben möglicherweise für Sie andere Bedeutungen als für mich und sind daher sehr unscharfe Begriffe beziehungsweise schon Bewertungen.

Ein weiteres Beispiel:

Situation: Ich besuche jemanden. Er öffnet mir die Tür und weint.

Verhaltens-
beschreibung: Er weint. Die Tränen laufen ihm über die Wangen.

Bewertung/
Interpretation: Er ist traurig.

Tatsache: Er war gerade dabei Zwiebeln zu schälen.

Eigene Bewertungen, Interpretationen und Meinungen sind aber durchaus auch wichtig, ich sollte sie jedoch als solche kennzeichnen: „Ich glaube ...", „Ich vermute, dass...", „Ich hatte den Eindruck ..."
Meine Interpretationen und Schlussfolgerungen sind vorläufige Annahmen, keine Wahrheiten. Unterschiedliche Bewertungen ein- und derselben Beobachtung können für die Erarbeitung gemeinsamer Grundhaltungen im Team fruchtbar genutzt werden.

Verhaltensbeobachtung als professionelle pflegerische Methode können Sie üben.
Mein Vorschlag für eine praktische Trainingseinheit im Seminar, die Spaß macht und zugleich lehrreich ist:

Rollenspiel „Verrückt spielen"

Die Gruppe sammelt zunächst Oberbegriffe für auffälliges Verhalten, die bei der Personenbeschreibung in der Altenpflege häufig verwendet werden: z.B. Aggressivität, Depression, Distanzlosigkeit, Verwirrtheit usw. Jeweils ein Begriff wird auf ein Kärtchen notiert.

Als Nächstes werden Untergruppen von drei bis fünf Teilnehmern gebildet. Danach erhält jede Untergruppe ein Kärtchen, ohne dass die anderen Gruppen erfahren, um welchen Begriff es sich handelt. Die Dozentin kann bei Bedarf weitere Begriffe aus ihrer Altenpflegeerfahrung zur Auswahl stellen, was das Spiel noch spannender macht.

Die Gruppenmitglieder überlegen sich, welche konkreten Verhaltensweisen ihnen zu diesem Oberbegriff einfallen, welche typischen Situationen im Pflegealltag ihnen dazu in den Sinn kommen und wie sich dies im Rollenspiel praxisnah darstellen lässt.
Die Darstellung soll nicht länger als fünf Minuten dauern und kann sowohl verbal als auch nonverbal erfolgen.

Nacheinander spielt jede Gruppe ihren Begriff vor, ohne dass nach Abschluss des Rollenspiels bereits verraten wird, um welchen Begriff es sich handelt.

Die übrigen Teilnehmer, die gerade nicht spielen, haben die Aufgabe, genau zu beobachten, was während des Rollenspiels geschieht, und ihre Beobachtungen zu notieren.

Jedes Spiel wird getrennt ausgewertet.
Zunächst werden auf einem Flipchart die konkret beobachteten Verhaltensweisen zusammengetragen. Anschließend geben die Beobachter an, welchen Begriff ihrer Auffassung nach die Gruppe gespielt hat.
Die „Spieler" berichten, ob sie sich in den Beobachtungen wiedererkennen und welchen Begriff sie tatsächlich gespielt haben.
Diskussion der Erfahrungen.

Pflegedokumentation

Ziele einer systematischen Pflegedokumentation sind:

Sicherheit für den gepflegten alten Menschen
Umfassende Information für das Pflegeteam
Juristische **Absicherung**
Kontrolle der Auswirkungen von Pflegemaßnahmen
Vereinheitlichung der Pflegestandards des Teams
Erinnerung an notwendige Pflegeaktivitäten

Schauen Sie sich einige im Stationsbuch dokumentierte Berichte über pflegerische Alltagserfahrungen einmal etwas genauer daraufhin an, was davon konkrete Beobachtungen und was Bewertungen (Interpretationen) sind und inwieweit einige Ziele der systematischen Pflegedokumentation erreicht werden:

```
hat beim Mittagessen seine Gabel in den Aufenthaltsraum  12:53
geworfen und wieder zu schreien angefangen. Schimpft     12:53
ständig, daß jemand in seinem Haus wohnt und daß jemand   12:54
seine Wäsche gestohlen hat.                               12:54
```

██████████████████████████, Johann████████
```
Ist sehr anlehnungsbedürftig, man bekommt es bei jeder   09:51
Tätigkeit an ihm zu spüren. Hat sich heute unter stän-   09:51
digem Anhalten selbst rasiert. Bekam zum Frühstück ge-   09:51
strichenes Brot, daß er alleine essen konnte. Macht sehr 09:51
frischen Eindruck, fühlt sich wohl.                      09:51
```

██████████████████████████, Johann████████
```
Wurde heute an den Tisch gesetzt. Versuchte immer wieder 11:11
das Aufstehen, kam dann in den Hansestuhl. Toilettentrai- 11:11
ning klappt nicht immer.                                 11:11
```

██████████████████████████, Johann████████
```
hat trotz Flüssigkeitsaufnahme bis mittag noch keine     12:34
Ausscheidung.                                            12:34
Arzt war da, er soll heute noch eine Tbl. Doryl® bekommen 14:31
und wenn er bis morgen keine Ausscheidung hat, soll      14:31
wieder ein Katheder gelegt werden.                       14:31
Bekam keine Doryl® Tbl., da er um 16h und abends reich-   20:03
lich ausgeschieden hat.                                  20:03
```

██████████████████████████, Johann████████
```
war wieder sehr laut und streitsüchtig. C████ meint, er  10:59
wird von H. S████ aufgestachelt. H. M. soll versuchs-    10:59
weise im Aufenthaltsraum Pfl. 2 essen (am kl. Tisch)     11:00
```

Auch wenn die systematische Pflegedokumentation Zeit kostet und ich mich darin üben muss, so rechtfertigen die Vorteile auf jeden Fall den Aufwand. Die Altenpflegerinnen dokumentieren damit auch ihren umfassenden Leistungskatalog.

Es gibt allerdings auch **standardisierte Beobachtungsinstrumente**, die sich im Wesentlichen auf eine quantitative Registrierung des beobachteten Verhaltens beschränken und dadurch den Beobachtern wenig Spielraum für individuelle Interpretationen lassen (s. Abb. 8).

2.1.2 Experiment

Beim Experiment handelt es sich um eine **Beobachtung unter besonderen Bedingungen**, die auch in pflegewissenschaftlichen Untersuchungen eingesetzt wird. Das interessierende Verhalten wird absichtlich herbeigeführt und eine geplante Gestaltung der auslösenden Bedingungen vorgenommen.

Will jemand beispielsweise untersuchen, ob und wie sich das Gedächtnis mit zunehmendem Alter verändert, ist er nicht auf zufällige Beobachtungen angewiesen. Er kann Menschen unterschiedlichen Alters unter genau festgelegten Bedingungen mit Merkaufgaben konfrontieren und die Ergebnisse vergleichen. Ein solches Experiment ist im Wesentlichen durch folgenden Aufbau gekennzeichnet:
➤ Es besteht von vornherein ein **Versuchsplan**, der die experimentellen Bedingungen festlegt.

```
Der Geriatrische Beurteilungs-Bogen (GBB)

Im folgenden werden einige Fragen zum Verhalten der Bewohner
Ihres Heimes oder Ihres Spitals gestellt.

Bitte lesen Sie jede Frage durch und kreuzen Sie die Antwortvor-
gabe an, die für den Bewohner heute zutrifft. Lassen Sie sich
dabei nicht beeinflussen von einem günstigeren oder weniger gün-
stigen Verhalten, das der Bewohner vielleicht vor einigen Wochen
zeigte.

..................    ...........   ...............................
Name des Bewohners    Vorname      evtl. weitere Kennzeichnung

1. Sie finden jetzt eine Reihe von Tätigkeiten, die der Bewohner
   allein oder auch mit fremder Hilfe ausführen kann. Vielleicht
   liegen sie auch außerhalb seiner Leistungsfähigkeit. Bitte
   kreuzen Sie für jede Tätigkeit an, ob der Bewohner sie in
   diesen Tagen immer, gelegentlich oder nie allein ausführt.
```

	Der Bewohner führt diese Tätig-keit allein aus:		
	immer	gelegentlich	nie
Verlassen des Bettes			
Kleider anziehen			
Strümpfe anziehen			
Schuhe anziehen und binden			

```
2. Nun kommt eine Reihe von Tätigkeiten, die ein Bewohner Ihres
   Heimes oder Spitals mehr oder weniger gut beherrscht. Bitte
   kreuzen Sie wieder an, ob der Bewohner diese Tätigkeit immer,
   gelegentlich oder nie beherrscht.
```

	Der Bewohner beherrscht diese Fähigkeiten:		
	immer	gelegentlich	nie
Er findet sich in seinem Zimmer gut zurecht			
Er findet sich auf seinem Stockwerk gut zurecht			
Er findet sich im ganzen Haus gut zurecht			
Er versteht seine Gesprächs-partner			
Er spricht sinnvolle Sätze			
Er kann gut behalten, was er gerade gehört oder gesehen hat			

Abbildung 8: Ein Instrument zur Einschätzung des Alltagsverhaltens geriatrischer Patienten durch das Pflegepersonal (Oswald & Fleischmann, 1981, S. 128)

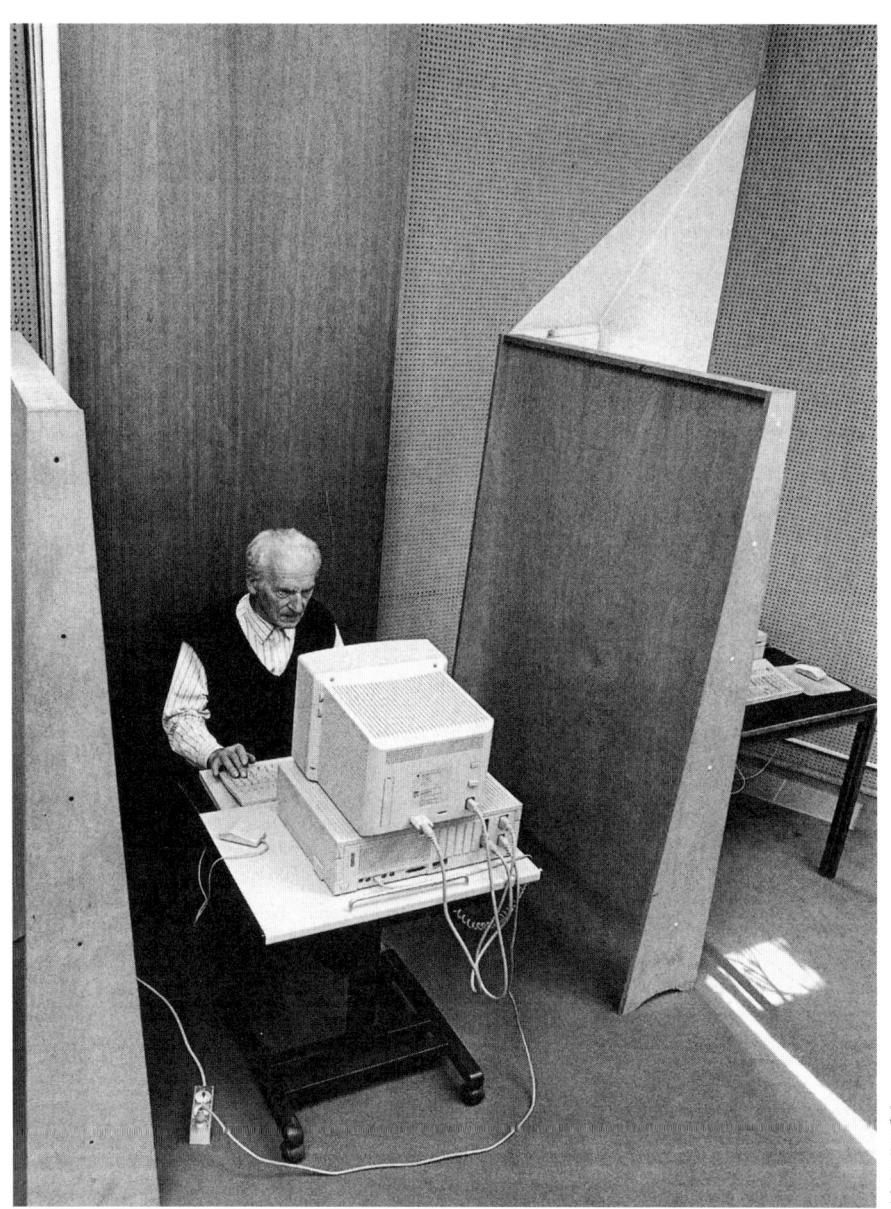

Aufnahme: Holger Floß

> Diese Festlegung muss exakt und nachvollziehbar sein, so dass andere Forscher das Experiment auf die gleiche Weise wiederholen können und so die **Ergebnisse überprüfbar** werden.
> Dazu gehört auch eine genaue Beschreibung der **Stichprobe**, d.h. der Merkmale der teilnehmenden **Versuchspersonen** (Anzahl, Alter, Geschlecht, Behinderungen, Altenheimbewohner usw.).
> Der genaue **Ablauf**, also die Art und Weise, wie der **Versuchsleiter** das Experiment durchgeführt hat, muss ebenfalls dokumentiert sein.

Experimente entfernen sich allerdings mit zunehmender methodischer Exaktheit (= Streben nach Kontrolle aller Bedingungen) im gleichen Maß vom realen Verhalten eines Menschen in seiner natürlichen Lebenswelt.

Wenn man beispielsweise zur Messung des Gedächtnisses sinnlose Silben wie „zap, taf, rix, tuk, sif, lom" verwendet, so empfindet jeder die Wirklichkeitsferne der Aufgabenstellung für einen alten Menschen. Eine auf diese Weise beobachtete Abnahme der Merkfähigkeit mit zunehmendem Alter dürfte bei kritischer Betrachtung nicht allein als zunehmende Funktionsschwäche des Gedächtnisses zu interpretieren sein. Man könnte doch auch einen vernünftigen Lernprozess des alternden Menschen annehmen, sich nämlich vor Überfrachtung des Gehirns mit bedeutungslosen Informationen gesund abzuschotten. Die Erklärung ist zumindest mir sehr hilfreich, um meine Schwierigkeiten mit der Computerarbeit positiv umzudeuten.

Sogenannte **Feldexperimente** sind daher eine Möglichkeit, um lebensnähere Informationen über menschliches Verhalten zu gewinnen. Sie werden deshalb so genannt, weil sich die Forscherin in das natürliche Lebensumfeld ihrer Versuchspersonen begibt (Altenheim, Schule usw.), diese dort den experimentellen Bedingungen aussetzt und ihre Reaktionen beobachtet.

Das Verhalten der Versuchspersonen lässt sich auf diese Weise zwar nicht so exakt registrieren und nicht alle Einflüsse auf das Verhalten sind kontrollierbar, die Ergebnisse dafür jedoch wirklichkeitsnäher.

2.1.3 Befragung

Die direkte Befragung von Menschen bildet eine weitere Möglichkeit zur Gewinnung von persönlichen Daten. Von der offenen Befragung bis hin zum standardisierten Interview, bei dem die Fragen und deren Abfolge vorgegeben sind, werden unterschiedlichste Befragungsformen eingesetzt. Bevorzugt wird die Methode in der Einstellungs- und Meinungsforschung angewandt, natürlich auch zur Messung von Einstellungen gegenüber alten Menschen. Umfangreiche Befragungen erbrachten auch die recht deprimierenden Ergebnisse zum „Bild des alten Menschen" in unserer Gesellschaft, wie wir sie im Teil 1 kennengelernt haben. Zur Veranschaulichung einige Fragen aus einem solchen Fragebogen (s. Abb. 9, S. 36). Übrigens: Die wissenschaftlich gesicherte Antwort zu diesen Fragen ist immer nein.

C. Knobling (1990) hat die Daten für ihre Untersuchung zum Thema „Konfliktsituationen im Altenheim" mittels offener Interviews gesammelt, bei denen sie ihre Gesprächspartner (Pflegekräfte und alte Menschen) zum Erzählen ermunterte. Eine Befragung, die so offen gestaltet ist, dass sie zum Gespräch zwischen zwei Menschen wird, ist wegen ihrer Lebensnähe im Forschungsgebiet der Gerontopsychologie besonders angebracht.

Beispiele aus 36 Fragen	Ja	Nein
Mindestens 10 % der alten Menschen leben in Institutionen	☐	☐
Das Vorkommen von ernsten geistigen/seelischen Erkrankungen (wie Depressionen) nimmt im Alter zu	☐	☐
Die Mehrzahl alter Menschen hat kein Interesse an Sexualität	☐	☐
Psychotherapien haben wenig Erfolg bei alten Menschen	☐	☐
Die Mehrheit älterer Menschen fühlt sich elend	☐	☐
Die Mehrheit der alten Menschen ist isoliert und einsam	☐	☐
Wenn das letzte Kind das Haus verläßt, erleben es die meisten Eltern als ernstes Problem, sich dieser Situation anzupassen	☐	☐
		Palmore, 1988

Abbildung 9: Die neue Beweglichkeit des Alters (Friedrich-Ebert-Stiftung, 1995)

Knobling schildert ihr Vorgehen folgendermaßen:

„Die 1. Phase des Gesprächs diente dazu, miteinander warm zu werden und die Situation zu klären. Ich nannte Interesse und Fragestellung der Untersuchung, betonte die Wichtigkeit der Gesprächsbereitschaft und Offenheit meines Gegenübers, deutete Gesprächsablauf kurz an, erläuterte Notwendigkeit und Funktion des Tonbandes und garantierte die Anonymität der Äußerungen und ihre ausschließliche wissenschaftliche Nutzung.

In der 2. Gesprächsphase versuchte ich meinen Gesprächspartner dazu zu motivieren, die Vorgeschichte seines Heimeintritts beziehungsweise seiner Berufswahl zu erzählen. Zugrunde lag die Vermutung, dass damit biografische Quellen der Konflikte im Heimalltag sichtbar würden. Der darauf folgende Gesprächsabschnitt hatte den organisatorischen Ablauf, die räumlichen Gegebenheiten und die soziale Struktur des jeweiligen Heimes zum Thema. Um nah an den Erlebnissen der Betroffenen zu bleiben, wurden sie aufgefordert, sich bei ihrer Schilderung auf die Zeiten im Tagesablauf, auf die Räume und die Menschen im Heim zu konzentrieren, die für sie sowohl mit besonders positiven als auch mit besonders negativen Gefühlen und Eindrücken verknüpft waren. Mit dieser Fragestellung verband ich die Hoffnung, institutionelle Quellen für Konflikte im Heimalltag ins Blickfeld zu bekommen. Zudem wollte ich damit gleichsam „nebenbei" bereits das Erzählen persönlicher Konflikterfahrungen anregen.

Direkt sprach ich solche Konflikterlebnisse in der nächsten Phase des Gesprächs an, die sich meist zwanglos aus der vorhergehenden ergab…"

Dies als Beispiel für die wissenschaftliche Befragung. Aber auch Altenpflegerinnen führen tagtäglich Befragungen durch: vom „Wie geht's Ihnen denn heute Morgen, Frau A." bis hin zur gezielten Informationssammlung in der Pflegeanamnese durch direkte Befragung von Angehörigen. Sie verwenden dabei auch Fragebögen wie den folgenden, der mit seinen Informationen zur Biografie des (zukünftigen) Heimbewohners eine individuelle Betreuung und Pflegeplanung erleichtern soll:

Fragebogen der den Angehörigen bzw. Betreuern bei der Anmeldung zugesandt wird.

1. Persönliche Daten:

Geburtsort/Datum
Familienstand
Schule/Berufsausbildung
Angaben zur Familie (Geschwister, Kinder …)

2. Prägende Ereignisse:

(z.B. Krankheiten, Todesfälle, positive Ereignisse …)

3. Frühere Interessen

(z.B. Sport, Hobbies, Handarbeiten …)

4. Kontakte und Bezugspersonen

(z.B. Verwandte, Bekannte, Mitgliedschaften in Vereinen …)

5. Gewohnheiten und Wünsche

(z.B. Essen, Schlafen, TV, Radio, Haustiere …)

Abbildung 10: Biografiebogen St. Hedwig

2.1.4 Psychologische Tests in der Alternspsychologie

Neben experimentalpsychologischen Untersuchungen waren die Anfänge der wissenschaftlichen Alternsforschung in der Psychologie wesentlich durch die Anwendung von Testverfahren zur Messung der Leistungsfähigkeit (Intelligenz, Gedächtnis, Lern- und Reaktionsfähigkeit) bestimmt. Die Forschungs-

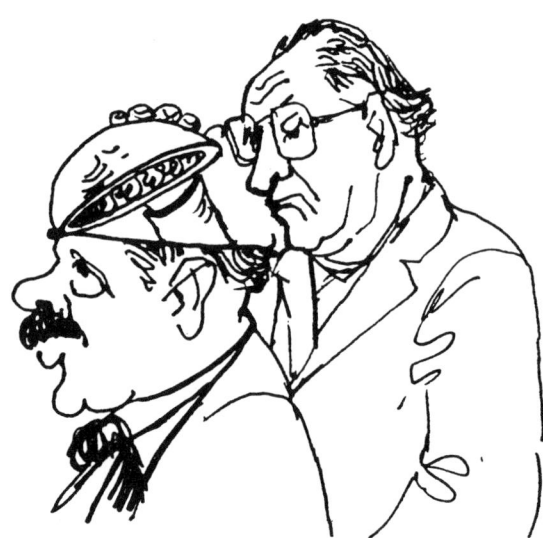

Abbildung 11: Blick in Kopf (aus: Lehrl [1984]. Gehirnjogging. Wehrheim: Mediteg-Verlag)

ergebnisse legten eine negativ getönte Sichtweise vom Altern als einem Abbauprozess nahe; wir werden uns unter dem Stichwort Defizit-Modell noch kritisch damit auseinandersetzen (vgl. Kapitel 5).

Tests gibt es in großer Zahl für die Messung der unterschiedlichsten Eigenschaften und Persönlichkeitszüge:

Am bekanntesten sind wohl die Tests zur Messung der Intelligenz und spezieller Fähigkeiten (Sprachbegabung, rechnerisches Denken, Konzentration, Gedächtnis usw.), denen in unserer zunehmend testbeflissenen Gesellschaft kaum mehr einer zu entgehen vermag. Weniger gebräuchlich und zugleich umstrittener sind Tests und Fragebögen, die auf eine Erfassung von Persönlichkeitszügen, Interessen oder Motiven abzielen, also tiefer in die Intimsphäre einzudringen versuchen.

Wenn Sie sich die Testaufgaben in Abbildung 12 (S. 39) ansehen, zu welchen geistigen Tätigkeiten sind Sie durch diese Aufgaben herausgefordert worden? Aufgabe 1 hat wahrscheinlich so etwas wie „Nachdenken, logische Verknüpfungen herstellen", Aufgabe 2 „Räumliches Vorstellen" und Aufgabe 3 „Gesunden Menschenverstand" verlangt. Aus der Anzahl der richtigen Markierungen wird auf den Ausprägungsgrad der jeweiligen Fähigkeiten geschlossen.

Seit einigen Jahren werden auch Testverfahren zur Messung der hirnorganischen Leistungsfähigkeit entwickelt, um beispielsweise im Rahmen gerontopsychiatrischer Diagnostik Leistungsstörungen alter Menschen daraufhin beurteilen zu können, ob sie demenzbedingt sind, mit einer Depression oder anderen psychischen Störungen zusammenhängen.

Es gibt sogenannte Screening-Tests, die in kurzer Zeit erste Hinweise auf eine krankheitsbedingte Störung der Konzentrationsfähigkeit oder des Gedächtnisses ermöglichen: z.B. der Alters-Konzentrations-Test (Gatterer, 1990) und der Memo-Test (Schaaf u.a., 1992).

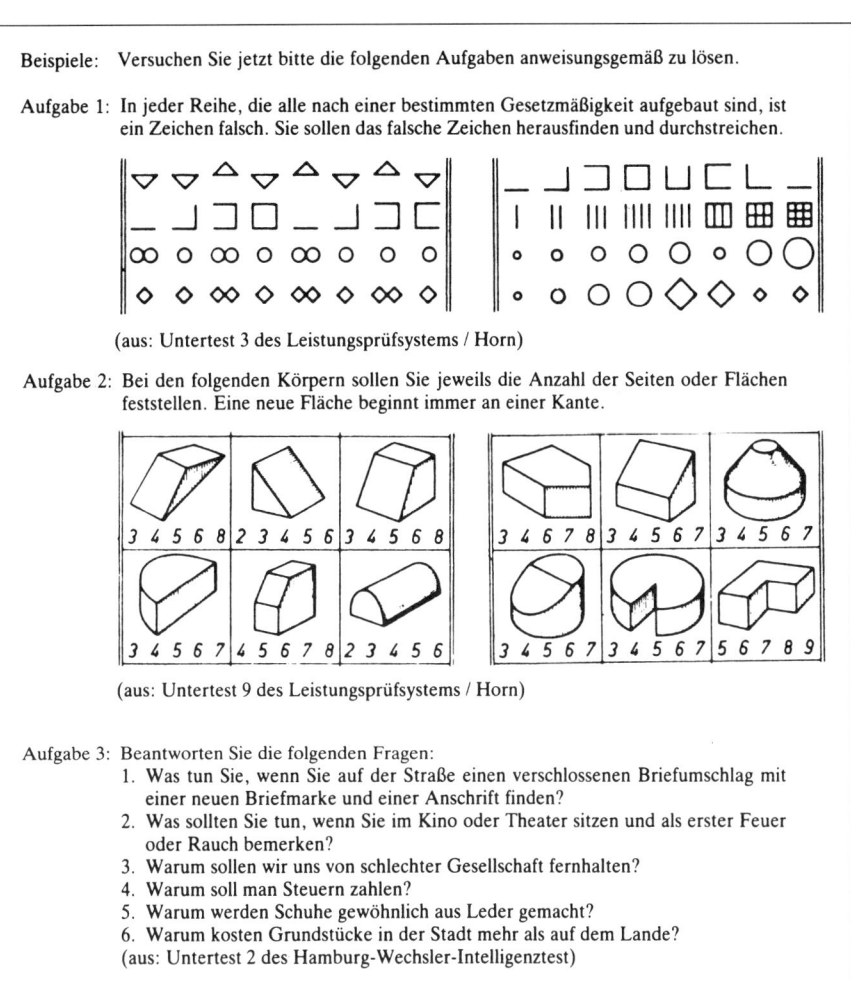

Beispiele: Versuchen Sie jetzt bitte die folgenden Aufgaben anweisungsgemäß zu lösen.

Aufgabe 1: In jeder Reihe, die alle nach einer bestimmten Gesetzmäßigkeit aufgebaut sind, ist ein Zeichen falsch. Sie sollen das falsche Zeichen herausfinden und durchstreichen.

(aus: Untertest 3 des Leistungsprüfsystems / Horn)

Aufgabe 2: Bei den folgenden Körpern sollen Sie jeweils die Anzahl der Seiten oder Flächen feststellen. Eine neue Fläche beginnt immer an einer Kante.

(aus: Untertest 9 des Leistungsprüfsystems / Horn)

Aufgabe 3: Beantworten Sie die folgenden Fragen:
1. Was tun Sie, wenn Sie auf der Straße einen verschlossenen Briefumschlag mit einer neuen Briefmarke und einer Anschrift finden?
2. Was sollten Sie tun, wenn Sie im Kino oder Theater sitzen und als erster Feuer oder Rauch bemerken?
3. Warum sollen wir uns von schlechter Gesellschaft fernhalten?
4. Warum soll man Steuern zahlen?
5. Warum werden Schuhe gewöhnlich aus Leder gemacht?
6. Warum kosten Grundstücke in der Stadt mehr als auf dem Lande?
(aus: Untertest 2 des Hamburg-Wechsler-Intelligenztest)

Abbildung 12: Beispiel für typische Testaufgaben

Zur genaueren Diagnostik ist jedoch eine umfangreiche neuropsychologische Untersuchung erforderlich, die neben der Anwendung von Tests zur Messung der geistigen Leistungskapazität auch verschiedene Fragebögen zur Einschätzung der Persönlichkeit, der täglichen Aktivitäten sowie des Selbstbildes umfasst. Somit fließen leistungspsychologische Testergebnisse, Verhaltensbeschreibungen durch die Pflegenden und Angehörigen und Selbsteinschätzungen zusammen.

Der Demenz-Test (Kessler u.a., 1988) ist ein solches Testverfahren zur Abgrenzung normaler Alterungsprozesse von dementen Verläufen und soll des weiteren Hinweise zur Unterscheidung von Demenztypen (Alzheimer-Demenz oder Multiinfarkt-Demenz?) liefern.

Mit dem Nürnberger-Alters-Inventar (NAI, Oswald & Fleischmann, 1994) liegt eine ebenfalls speziell für die Untersuchung alter Menschen konzipierte Testserie vor, die auch zur Grundlagenforschung dient.

Die Entwicklung solcher Tests ist ein sehr langwieriges Unterfangen und mit komplizierten mathematisch-statistischen Berechnungen verbunden. Ein Test muss ganz bestimmten Gütekriterien genügen, wenn er als wissenschaftlich fundierte Methode anerkannt werden soll. Mit den „Testspielchen", wie man sie in Illustrierten findet, haben psychologische Tests nichts zu tun.

Gütekriterien von Tests

Objektivität: Versuchsleiter-Einflüsse wie Registrier- und Auswertungsfehler müssen weitgehend ausgeschaltet sein. Persönliche Bewertungen des Versuchsleiters dürfen keine Rolle spielen.

Messgenauigkeit: Auch bei mehrmaliger Anwendung sollte bei den gleichen Personen das annähernd gleiche Ergebnis herauskommen. Messfehler, wie sie bei jedem Messvorgang auch im Alltag auftauchen, müssen gering gehalten werden.

Gültigkeit: Der Nachweis muss geführt sein, dass der Test auch wirklich die Eigenschaft misst, die er messen soll. Auf unser Beispiel bezogen: Wird durch die Aufgaben tatsächlich „Logisches Denken" oder „Raumvorstellung" gemessen?

Psychologische Testverfahren leiden im Grunde genommen am gleichen Mangel wie Labor-Experimente: Sie stellen eine eher künstliche Verhaltensstichprobe dar, die mit den Anforderungen im Alltag nicht immer ausreichend deckungsgleich ist. Es gibt Untersuchungen, die nachweisen, dass zum Beispiel die Testintelligenz einen relativ geringen Zusammenhang mit der Fähigkeit zur Lösung der Alltagsanforderungen aufweist.
Bei der Bewertung von Testergebnissen ist weiterhin zu beachten, dass sie „Testmotivation", also die Einstellung des getesteten Menschen zum Sinn der Untersuchung, die Aussagekraft mitbestimmt.

2.2 Alltagspsychologie und Psychologie als Wissenschaft

2.2.1 Ist jeder Mensch sein eigener Psychologe?

Wie sie gesehen haben, verwenden Sie im Alltag der Altenpflege bereits ganz selbstverständlich psychologische Methoden.
Zweifellos handelt es sich bei den meisten Menschen um Leute mit „gesundem Menschenverstand" und „Menschenkenntnis", ohne dass diese jemals bewusst etwas über psychologische Gesetzmäßigkeiten gelernt oder irgendwelche Fachbücher zu diesem Themenkreis gelesen hätten. Die Treffsicherheit bei der Einschätzung und Vorhersage mitmenschlichen Verhaltens, wie sie manchen Menschen mittels ihrer im täglichen Leben gesammelten

Erfahrungen und ihrer daraus abgeleiteten Alltagspsychologie gelingt, ist oft sogar erstaunlich.

Ohne ein gewisses Maß an psychologischem Einfühlungsvermögen ist es im Grunde keinem Menschen möglich, die alltäglich in der Familie, am Arbeitsplatz, in der Schule und anderswo auftretenden zwischenmenschlichen Herausforderungen zu meistern und mit seiner Umwelt auszukommen.

Alltagspsychologie betreibt also jeder von uns, indem wir immer wieder das Verhalten anderer einschätzen und unser eigenes Verhalten daran orientieren: die Lebenspartner, die einander schon am Gesicht, der Haltung oder anderer Verhaltensweisen Verärgerung ansehen, wenn Außenstehende noch gar nichts bemerken; der Verkäufer, der sich schnell auf die jeweilige Bedürfnis- und Stimmungslage wie auch den Geldbeutel des Kunden einzustellen vermag; oder der pflegebedürftige alte Mensch, der mit einer „Schmeicheleinheit" die ihm gestresst erscheinende Altenpflegerin für sich zu gewinnen sucht.

Manchmal geht es natürlich auch daneben, wenn ich an die fünf alten Damen im Foyer eines Altenheimes denke, die mich kürzlich mit einem kräftigen gemeinsamen „Guten Abend, Herr Doktor" begrüßten. Nicht jeder Mann über die Fünfzig, mit schütterem Haupthaar und Ledertasche, der spät am Abend durch ein Altenheim eilt, ist ein Arzt.

Wie wird nun Menschenkenntnis oder Alltagspsychologie erworben? Dies geschieht hauptsächlich dadurch, dass wir von Geburt an lernen, uns der jeweiligen Umwelt mit unserem Verhalten anzupassen. Damit diese Anpas-

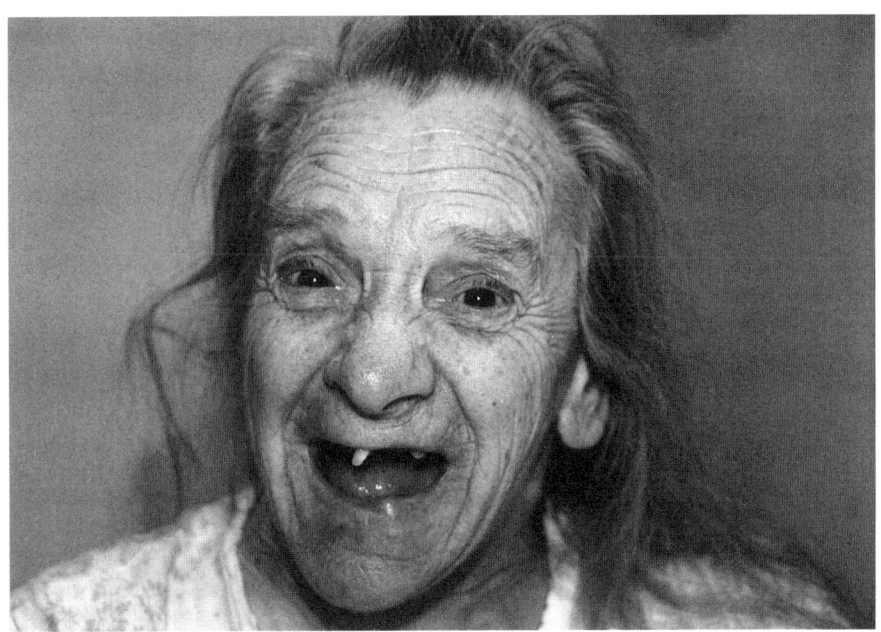

Abbildung 13: Was geht in der alten Frau vor? Lacht sie? Schimpft sie? Was „sagen" die Augen, der Mund?

sung so optimal wie nur möglich gelingen kann, müssen wir unser eigenes Verhalten, das Verhalten anderer Menschen und schließlich die Wechselwirkung zwischen beiden erkennen und einschätzen lernen (Lernprozesse s. Kapitel 3). Das Sprichwort „Aus Erfahrung wird man klug" beschreibt anschaulich den Vorgang, wie ich meine alltagspsychologischen Einschätzungen erwerbe: Bekomme ich für mein Verhalten Enttäuschungen oder Bestrafungen zu verspüren, werde ich künftig genau dieses Verhalten eher unterlassen. Allerdings nicht immer, wie uns solche Menschen lehren, die kein „Fettnäpfchen" auslassen. Zum Erfolg führende Verhaltensweisen, die mit angenehmen Erfahrungen wie Lob und Zuwendung verbunden sind, werden mit großer Wahrscheinlichkeit beibehalten. Um nun Misserfolgen und unangenehmen Erfahrungen auszuweichen, besteht natürlich ein Anreiz für mich zu möglichst richtiger Einschätzung des eigenen und mitmenschlichen Verhaltens. Im Laufe der Zeit – mit zunehmender Erfahrung – kann ich mein alltagspsychologisches „Verhaltensinventar" verbessern. Nach und nach kommt jeder Mensch auf diese Weise zu immer differenzierteren Annahmen über zwischenmenschliches Verhalten. Aber auch über grundlegende menschliche Eigenschaften wie Charakter, Intelligenz oder Gefühle.

Wie wir schon gesehen haben, können Sprichwörter oder Redensarten als eine Art alltagspsychologischer Lehrsätze betrachtet werden:

„Was Hänschen nicht lernt, lernt Hans nimmermehr" oder **„Früh übt sich, wer ein Meister werden will"** sind Aussagen zu lern- und gedächtnispsychologischen Vorgängen. Der erste Lehrsatz vermittelt dabei ein ziemlich pessimistisches Bild von der Lernfähigkeit im Alter (In Kapitel 4 werden wir uns noch damit beschäftigen, ob das so stimmt).

„Wie man in den Wald hineinruft, so schallt es heraus" ist nichts anderes als eine Aussage zur Wechselwirkung in der zwischenmenschlichen Kommunikation. (Wie gehen Sie auf andere Menschen zu? Wie verhalten Sie sich in Konflikten?)

„Was du nicht willst, das man dir tu, das füg' auch keinem andern zu" lehrt uns, das eigene Verhalten anderen gegenüber auch daraufhin zu überprüfen, ob man selbst so behandelt werden möchte. (Wie möchten Sie einmal gepflegt werden, wenn Sie alt und hilfsbedürftig geworden sind?)

„Wer andern eine Grube gräbt, fällt selbst hinein" ist ebenfalls ein Hinweis auf die Wechselwirkung zwischen eigenem Verhalten und den Reaktionen der Umwelt. (Haben Sie auch schon erlebt, wie ein „Gerüchte-Schmied" hinten runtergefallen ist, weil die Teamkolleginnen offen darüber geredet haben?)

Unsere alltagspsychologischen Grundannahmen darüber, wie wir und andere „funktionieren", wurzeln in unserer jeweiligen Biografie und individuellen Lerngeschichte. Das Verhalten anderer Menschen bewerten wir aus diesem Blickwinkel unserer eigenen Erfahrungswelt, woraus sich die hauptsächlichen Begrenzungen und Fehlerquellen der alltagspsychologischen Menschenkenntnis speisen.

2.2.2 Der Unterschied zwischen Alltagspsychologie und wissenschaftlicher Psychologie

Die wissenschaftliche Psychologie unterscheidet sich nicht im Grundsatz von der alltäglichen Psychologie des Lernens an der Erfahrung.

Als Erfahrungswissenschaft entwickelt sie Theorien darüber, wie menschliches Verhalten erklärt und beeinflusst werden kann.

Allerdings wird dabei versucht, die rein subjektive Erfahrungswelt des einzelnen Menschen zu verlassen und allgemeingültige Aussagen über psychische Vorgänge zu erhalten. Das bereits kennengelernte methodische Vorgehen soll die rein subjektiven Einschätzungen vermeiden oder zumindest verringern helfen. Auch Pflegewissenschaftlerinnen greifen bei ihren Forschungen auf solche wissenschaftlichen Arbeitsmethoden zurück.

Das menschliche Erleben, also die nicht sichtbaren inneren Vorgänge wie z.B. Gefühle („Was geht in einem alten Menschen vor, der eine zunehmende Vergesslichkeit bemerkt?") und das äußerlich sichtbare Verhalten („Welches Verhalten zeigt er in dieser Belastungssituation?") sind der Gegenstand psychologischer Forschung, Und die Frage „Wie kann ich auf menschliches Erleben und Verhalten einwirken – der Fachjargon heißt „Intervention" –, damit eine Problemlösung möglich wird?"

Auch jede Altenpflegerin ist in ihrer alltäglichen Arbeit mit diesen Fragestellungen beschäftigt, wie folgender Bericht einer Altenpflegerin verdeutlichen soll:

Fallbeispiel

„Um 10 Uhr war ich bei Herrn H. (lt. Einsatzleiter eine leichte Grundpflege).
Als ich die Haustür zu dem kleinen Einfamilienhaus aufschloss, wusste ich noch nicht, wie sehr ich mich in den darauf folgenden Tagen und Wochen oft richtig zwingen musste, dies weiterhin zu tun. Die „leichte Grundpflege" entpuppte sich als ein ziemlich schmutziger Mann, der mich bis an meine Belastungsgrenze fordern sollte. Herr H. lebte allein. Seine Krankheit war nach seinen Worten ein „psychisches Kopfsyndrom". Als Symptome nannte er: „Oft weiß ich nicht, was ich tue" und „Die Hirnsäfte sammeln sich im Rachen und ich muss die deshalb immer ausspucken".
In der ganzen Wohnung verteilt standen Trinkgläser, die als Spucknäpfe umfunktioniert waren. Das Problem bei Herrn H. war das Waschen. Schon beim Oberkörperwaschen griff er nach meinem Busen und Po. Ich war anfangs völlig überfordert. Später gewöhnte ich mir gewisse akrobatische Bewegungen an, die mich aus dem Bereich seiner Hände brachten. Er wurde dann grantig und sekierte mich.
Nichts konnte ich richtig machen: „Sie können ja nicht einmal rasieren" oder „Sie haben mein Knie noch nicht eingerieben". Und so weiter und so fort.
Mein Hauptproblem war für mich zu akzeptieren, dass ich keine gleichen Gefühle für alle Patienten habe. Erst nach längerer Zeit gestand ich mir zu, dass ich ja auch in meinem privaten Umfeld Menschen gibt, die ich einfach nicht so mag. Letztendlich betreute ich Herrn H. höflich und korrekt, allerdings ohne die Herzlichkeit, die ich bei vielen anderen alten Menschen hatte.

Zielsetzung psychologischen Forschen und Handelns

Menschliches Erleben
und Verhalten

➤ Zu beschreiben
(Was nehme ich wahr?)

➤ Zu erklären
(Wieso verhält sie/er sich so?)

➤ Vorherzusagen
(Unter welchen Bedingungen wird
sie/er sich zukünftig ähnlich verhalten?)

➤ Zu beeinflussen
(Wie kann ich dieses Verhalten
beeinflussen?)

Unsere Altenpflegerin gibt einen Erfahrungsbericht, der einige Beschreibungen enthält (u.a. „schmutzig, Trinkgläser als Spucknäpfe, greifen nach Busen und Po" etc.), allerdings nicht detailliert genug, um etwa eine genaue Verhaltensanalyse (s. Lerngesetze, S. 60ff.) machen zu können.

Weshalb verhält sich der alte Mann so, wie beschrieben? Sie berichtet nicht von „ihren" Erklärungen, die sie für das Verhalten hat, keine medizinischen Diagnosen, keine Pflegediagnose, wohl aber Erklärungen, die der alte Mann für sich selbst hat (u.a. „psychisches Kopfsyndrom"). Hier stoßen wir auf einen weiteren sehr wichtigen Gesichtspunkt: Wenn wir in professionellen Beziehungen das Verhalten anderer Menschen zu erklären/diagnostizieren versuchen, sollten wir grundsätzlich deren eigenen Erklärungen – soweit sie von ihrer psychischen Verfassung her dazu in der Lage sind – wertschätzen. Denn hier ergeben sich Ansatzpunkte für die weitere Gestaltung der Beziehung und für Beeinflussungen (Intervention, Therapie). In unserem Beispiel wäre besonders die Konstruktion des alten Mannes interessant, dass er oft nicht wisse, was er tue. Offenbar weiß er doch sehr wohl, wie er seine Bedürfnisse durchsetzen kann. Eine Vorhersage des distanzlos-kränkenden Verhaltens war der Altenpflegerin möglich (immer beim Waschen) und sie hat sich mit einer Schutzhaltung darauf eingestellt. Sie hat ihr Verhalten geändert, von Überlegungen oder Bemühungen in Richtung einer Verhaltensänderung bei dem alten Mann berichtet sie allerdings nichts. Was würden Sie tun? In den Kapiteln Lernen, Kommunikation, Selbstpflege können Sie noch einige Ideen finden. Vielmehr nennt sie als ihr Hauptproblem, dass sie – im Widerspruch zu einem Pflege-Ideal der stets gleichbleibend-wohlwollend-neutralen Akzeptanz – diesen Mann verständlicherweise nicht ausstehen kann. Diese eigene Betroffenheit ist ein weiterer wichtiger Aspekt: Sie sind kein Pflegeroboter, der objektive Erklärungen und Diagnosen abgibt, sondern bringen sich in professionelle Beziehungen als ganzer Mensch mit Ihren eigenen Gefühlen und Bedürfnissen ein.

> Sie sollten im Pflegeprozess auch sich selbst als Pflegende wertschätzen.

2.3 Die junge Wissenschaft Psychologie und ihr Verhältnis zum Altern

Die Entwicklungspsychologie befasst sich mit den Veränderungen des Menschen während der gesamten Lebensspanne – vom Beginn des Lebens bis zum Tod. Seit einigen Jahren richtet sie ihr Augenmerk vermehrt auf den Alternsprozess. Das zunehmende Interesse der psychologischen Forschung ist nun keinesfalls darauf zurückzuführen, dass die älteren Menschen grundsätzlich als eine Problemgruppe angesehen werden. Es hängt mit den drängenden Fragen zusammen, die sich aus der Veränderung der Bevölkerungsstruktur und der Lebensrhythmen der Menschen ergeben (höhere Lebenserwartung, Auflösung der Großfamilien usw., siehe auch Kap. 4).

Konkrete Fragen, zu deren Beantwortung auch die **Gerontopsychologie** Beiträge liefert, sind:
- Das Ausscheiden aus dem Produktionsprozess („Pensionierungsschock", Leistungsfähigkeit alter Menschen).
- Die Stellung alter Menschen in unserer Gesellschaft (negative Einstellungen gegenüber dem Anrecht der Alten auf eine aktive und selbstverantwortliche Lebensgestaltung).
- Die Bewältigung krisenhafter Ereignisse im Lebensablauf („Midlife-Krise", Partnerverlust, soziale Isolation, krankheitsbedingte Einschränkungen, Übersiedlung ins Altenheim usw.).

In den Kapiteln 3, 4 und 5 werden die wesentlichsten Erkenntnisse der psychologischen Altersforschung zu diesen Bereichen dargestellt.
Die Gerontopsychologie mausert sich immer mehr zu einem eigenständigen Fachgebiet, das neben den entwicklungspsychologischen Grundlagen auch relevante Aspekte der angewandten und klinischen Psychologie integriert. Psychologen treffen wir daher im Berufsfeld der Altenhilfe immer häufiger an, wenn es um die praktisch-beratende und therapeutische Arbeit mit alten Menschen und deren Angehörigen geht.
In der wissenschaftlichen Forschung der Alternsvorgänge insgesamt stellt die Gerontopsychologie nur einen Teilbereich dar, da sich Altern im Wechselspiel psychologischer, biologisch-physiologischer und sozialer Einflüsse vollzieht.
Geriatrie ist der Teilbereich der Medizin, der sich mit den körperlichen Veränderungen und Erkrankungen im Alter beschäftigt, die **Gerontopsychiatrie** speziell mit den psychischen Erkrankungen.
Die **Gerontosoziologie** untersucht den Einfluss sozialer Strukturen und gesellschaftlicher Entwicklungen auf das Altern.
Ziel der **Geragogik** ist es, Bedingungen für Bildung im Alter zu untersuchen und pädagogisches Grundwissen für die Altenarbeit zur Verfügung zu stellen.

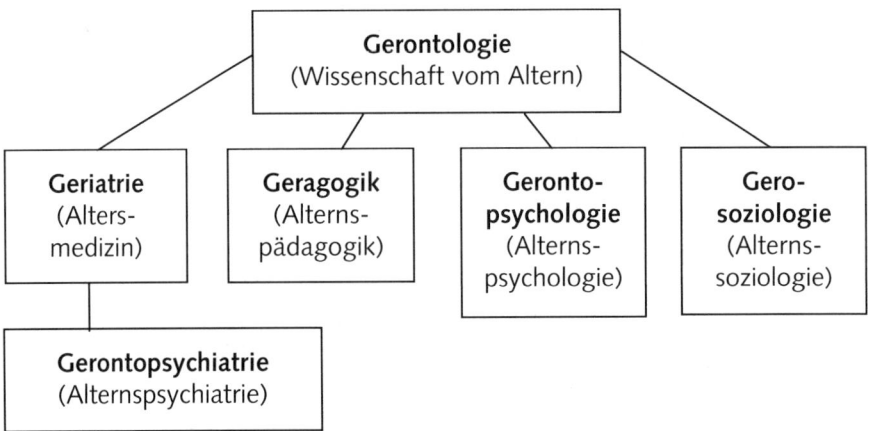

Abbildung 14: Die Teilgebiete der Gerontologie

Auch die Sozialpädagogik liefert hier in Forschung und Praxis wertvolle Beiträge.

Gerontologie umfasst also die Gesamtheit der wissenschaftlichen Bemühungen um die Erkenntnis der Alternsprozesse. Angewandte Gerontologie nennen wir die Übertragung dieser Erkenntnisse in konkrete Maßnahmen zur Verbesserung der Situation alter Menschen. Eine interdisziplinäre Zusammenarbeit der einzelnen Fachgebiete und Berufe ist also unerlässlich, wenn man Altern als ein ganzheitliches Geschehen begreift.

Kapitel 3

Menschliche Entwicklung aus psychologischer Sicht: Wie jeder das wird, was er ist

3.1 Menschliche Entwicklung als lebenslanger Prozess: Eine Reise von der Zeugung bis zum Tod

3.1.1 Altern ist Entwicklung

> *Man kann nicht zweimal*
> *in denselben Fluss steigen*
> *(Heraklit)*

Auch in ihrem **Lebensfluss** gibt es keinen Stillstand, sondern unaufhörliche Bewegung und Veränderung. Millionen ihrer Körperzellen sterben ab und entstehen neu, während Sie diese Zeilen lesen. Ihre Gedanken zu dem Spruch von Heraklit sind jetzt schon Vergangenheit, zugleich aber ein neuer Rahmen für ihre zukünftigen Betrachtungen, wenn Sie wieder einmal sinnierend den Wassern eines Flusses oder Wiesenbaches hinterherblicken.

Schon ein Blick in den Spiegel lehrt uns, dass Veränderung unausweichlich unser Leben und Er-Leben bestimmt. Täglich setzen wir uns mit unserer Umgebung auseinander und machen Erfahrungen, die unser Verhalten und Erleben in die eine oder andere Richtung beeinflussen. „Seither ist er nicht mehr der Alte" sagen wir, wenn sich jemand aufgrund eines dramatischen Erlebnisses radikal verändert hat.

Stillstand gibt es nicht, wenn wir auch in manchen Krisen das Gefühl haben „auf der Stelle zu treten" oder „nicht weiterzukommen" mit unserer Entwicklung. „Denn das Leben läuft nicht rückwärts, noch verweilt es im Gestern" (Khalil Gibran).

Jeder Mensch muss sich im Laufe seines Lebens, zu verschiedenen Zeitabschnitten, unterschiedlichen **Herausforderungen** stellen und diese bewältigen: Das geht vom Laufen- und Sprechenlernen, der Eingewöhnung in Kindergarten und Schule, über die Bewältigung der Pubertät, die Übernahme verschiedener Rollen in Beruf und Familie, bis hin zu den **Entwicklungsaufgaben**, die sich mit dem Alter stellen (Ausscheiden aus dem Berufsleben, Einschränkungen der körperlichen Leistungsfähigkeit, letztlich auch die Vorbereitung auf Sterben und Tod).

Einzigartig kommt jeder von uns mit seinen Anlagen auf die Welt und ganz individuell ist die Art und Weise, mit der wir Entwicklungsaufgaben anpacken und lösen. Je nachdem, was der Einzelne in seinem Umfeld darüber lernt, wie die Welt funktioniert und welchen Spielraum er darin hat, wird er unterschiedliche Verhaltensmuster in seine persönliche „Lösungskiste" packen, auf die er zur Bewältigung der Lebensaufgaben zurückgreift.

Gerade in Stresssituationen neigen wir dazu, nach einem ziemlich starren Strickmuster zu reagieren, das wir als unser individuelles Notfallprogramm gelernt haben. Auch Sie und die pflegebedürftigen alten Menschen haben ihren persönlichen Stil entwickelt, mit dem Sie bevorzugt auf Herausforderungen reagieren. Wie Sie wissen, kann man sich damit gegenseitig ganz schön auf den Wecker gehen. Beim Stichwort Wecker muss ich an die Stressreaktionen „genervter" Altenpflegerinnen denken, wenn ständig geläutet wird, ohne (?) dass die Heimbewohnerin einen offensichtlichen Grund dazu hätte.

In diesem Buchteil wollen wir daher einen Blick auf Lernprozesse und tiefenpsychologische Anpassungsprozesse als wesentliche Grundbausteine des Lebens werfen. Vielleicht sehen Sie dann etwas deutlicher, was es mit dem „nervigen Klingeln" auf sich haben könnte. Mit dem Thema Stress werden wir uns im Kapitel 9.3 beschäftigen, um sensibler für typische „Daseinstechniken" zu werden, derer sich Menschen bedienen.

➤ Entwicklung bedeutet altern

> Entwicklung umfasst im weitesten Sinne alle Veränderungen im Erleben und Verhalten eines Menschen, die sich im Laufe des Lebens vollziehen beziehungsweise mit dem Älterwerden zusammenhängen, untereinander in Beziehung stehen, und sich von der Zeugung bis zum Tod fortlaufend ereignen.

Zur menschlichen Entwicklung gehören also nicht nur der Aufbau neuer Fähigkeiten, sondern auch die alternsbedingte Rückbildung oder der Verlust des Bestehenden.

Werden und Vergehen sind Teil der gesamten Lebensspanne.

Einige Stationen dieser Lebensreise, die speziell den älteren Menschen betreffen, werden wir in den Kapiteln 4 und 5 noch näher betrachten.

Verständnis für das aktuelle Verhalten eines alten Menschen kann ich als Altenpflegerin nur gewinnen, wenn ich seine Entwicklung als Ganzes betrachte, also zumindest eine Ahnung davon gewinne, mit welchen Augen er die Welt zu sehen gelernt hat. Und wenn ich sehen kann, welche Lebensaufgaben sich ihm am derzeitigen Ort seines Daseins stellen: Mit welchen „Techniken" versucht er, sein jetziges Leben zu meistern? Gerät er dadurch vielleicht in eine Sackgasse? Was könnte für ihn hilfreich sein, wie könnte ich ihn unterstützen?

> **Entwicklung ist Veränderung**

Veränderungen im Entwicklungsprozess ereignen sich
- auf körperlicher Ebene,
- im Verhalten und innerpsychischen Erleben,
- auf der Ebene der sozialen Beziehungen.

Die im Laufe der Entwicklung eines Menschen beobachtbaren Veränderungen stehen vielfach miteinander in Beziehung. So beeinflussen körperliche Entwicklungsprozesse wie z.B. die Geschlechtsreifung oder das Klimakterium auch die psychische Verfassung des betroffenen Menschen, der sich mit diesen neuen Herausforderungen auseinandersetzen muss.
Veränderungen im sozialen Netzwerk, wie sie z.B. der Tod eines geliebten Menschen oder die Übersiedlung ins Altenheim mit sich bringen, bleiben ebenfalls nicht ohne Auswirkung auf das Erleben und Verhalten.

> **Entwicklung ist nicht umkehrbar**

Einmal gemachte Erfahrungen beeinflussen den weiteren Entwicklungsverlauf.
Alte Menschen, die infolge einer Demenzerkrankung Verhaltensweisen zeigen, die gewisse Parallelen zu typisch kindlichem Verhalten haben, sind keine „kindischen Greise". Sie behalten die Würde ihres gelebten Lebens, auch wenn ihnen „erwachsene" Ausdrucksweisen durch den Verlust von Werkzeugen zur Lebensbewältigung (z.B. Gedächtnisabbau) verlorengegangen sind. Hinzu kommt, dass auch diese Verhaltensweisen durch die Lebensgeschichte des betroffenen alten Menschen individuell überformt sind.

3.1.2 Anlagen und Umwelt: Ein Wechselspiel

Sind Sie durch erbmäßige Anlagen so geworden, wie Sie sind, oder durch das, was Sie in ihrer bisherigen Lebensschule gelernt haben?
Eine schwierige Frage, zu deren Beantwortung Ihnen der Entwicklungspsychologe W. Stern eine Hilfestellung gibt:

„Seelische Entwicklung ist nicht ein bloßes Hervortreten angeborener Eigenschaften, aber auch nicht ein bloßes Empfangen äußerer Einwirkungen, sondern das Ergebnis des Zusammenspiels innerer Angelegtheiten und äußerer Entwicklungsbedingungen."

Unbestreitbar sind Sie mit einer Fülle von individuellen Merkmalen und Fähigkeiten zur Welt gekommen:
> Ihr Aussehen, ihre Körpergröße und ihr Temperament haben Sie in die Wiege gelegt bekommen.
> Ihr inneres Reifungsprogramm hat eines Tages auf „Pubertät" geschaltet und die entsprechenden hormonellen Veränderungen in Gang gesetzt. Und es wird eines Tages auch auf „Klimakterium" schalten. Übrigens wird bei Männern ein ähnlicher hormoneller Veränderungsprozess (Klimakterium virile) angenommen.

➤ Sie sind außerdem mit einer Grundausstattung aggressiven (z.B. beißen) und versöhnlichen Verhaltens (versöhnliche Gesten) ausgerüstet. (Sehr interessant ist hierzu das Buch „Wilde Diplomaten" von Frans de Waal.)

➤ In ihrem angeborenen Verhaltensrepertoire gibt es auch noch einige andere Spuren instinktiver Verhaltensmuster. Die Verhaltensforschung nimmt z.B. für mimische und pantomimische Ausdrucksbewegungen des Menschen an, dass angeborene Auslösemechanismen wirksam werden: „Auf feinste Ausdrucksbewegungen des Gegenüber reagieren wir sofort und ohne uns darüber Rechenschaft geben zu können" (Lorenz & Leyhausen, 1968).

➤ Sie können ja einmal ausprobieren, wie ein wildfremder Mensch reagiert, wenn Sie beim Vorübergehen und flüchtigem Anschauen nur kurz ihre Augenbrauen heben. Aller Wahrscheinlichkeit nach wird er stehenbleiben und sich nach Ihnen umdrehen.

➤ Auch den Geschlechtstrieb oder ihr Bedürfnis nach Nahrung, Bewegung, Schlaf, Geborgenheit u.a. brauchen Sie nicht erst zu lernen, sondern bringen Sie auf die Welt mit.

➤ Und Sie haben die Neugier mitgebracht, vom ersten Tag an die Welt zu erforschen und zu „begreifen" (beobachten Sie Babys!), bevor man Ihnen einen Teil dieser unbekümmerten Lust auf Neues vielleicht wieder abtrainiert hat.

➤ Zu dieser Neugier gehört auch ihre großartige Fähigkeit, sich lernend den vielfältigen und sich verändernden Erfordernissen der Umwelt anpassen und sie aktiv mitgestalten zu können.

Diese Anlagefaktoren (Reifungsprozesse, körperliche Bedürfnisse und Reaktionstendenzen, Lernmöglichkeiten) sind die Grundausrüstung, mit der Sie der Welt begegnen. Wie sich ihr konkretes Verhalten und Erleben nun ausformen, das hängt mit den speziellen Herausforderungen zusammen, die ihre Umwelt an Sie richtet: Durch erzieherische Einflüsse lernen Sie, welche Möglichkeiten und Begrenzungen die familiären, kulturellen und gesellschaftlichen Lebensbedingungen für Sie bereithalten.

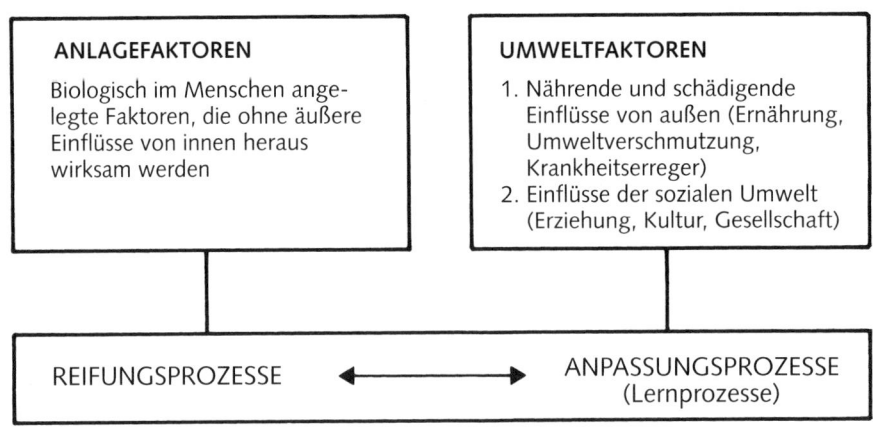

Abbildung 15: Das Zusammenspiel von Anlage und Umwelt

Beide, **Anlagen und Lebensschule**, formen in einem eng verwobenen Zusammenspiel die Persönlichkeit eines Menschen mit all ihren unverwechselbaren Eigenheiten.

Und je älter wir werden, um so mehr treten die Lern- und Anpassungsprozesse der Lebensschule in den Vordergrund, während Anlagefaktoren an Gewicht verlieren.

„Der ist durch seine Vergangenheit geprägt" sagen wir und verbinden damit die Vorstellung, dass jemand unter dem Eindruck seiner Lebensschule überdauernde Verhaltensmuster entwickelt hat.

Die Wirksamkeit prägender Lebensereignisse wird uns im Verhalten alter Menschen deutlich, die in jungen Jahren Krieg, Not und Elend erlebt haben: Das Horten von Lebensmitteln, die Angst vorm Verhungern und Bestohlenwerden werden auf diesem Hintergrund verständlicher.

Aus tiefenpsychologischem Blickwinkel haben frühkindliche Erfahrungen mit der Befriedigung oder Versagung von Bedürfnissen eine prägende Wirkung. Bei Frustrationen in diesen Entwicklungszeiträumen kann es zu „Fixierungen" auf bestimmte Verhaltensmuster (z.B. Reinlichkeitszwang, Geiz o.ä.) kommen.

Welche Wirkungen „Liebesentzug" haben kann, veranschaulichen Entwicklungsstörungen bei Kindern, die von R. Spitz untersucht wurden:

Eine **Depression** entwickelt sich bei Trennung von der Mutter, wenn diese länger als drei Monate dauert und nicht durch anderweitige emotionale Zuwendung aufgefangen wird.

Typischer Verlauf: Im ersten Monat werden die Kinder weinerlich und anspruchsvoll, klammern sich an Erwachsene an. Im zweiten Monat schreien sie sehr häufig und verlieren an Gewicht. Im dritten Monat nimmt die Motorik ab, die Mimik beginnt zu erstarren, die Kinder ziehen sich auf sich selbst zurück, verlieren das Interesse an der Umwelt und verfallen in Lethargie.

Zeigen alte Menschen, z.B. in der Phase der Heimübersiedlung, nicht manchmal ähnliche Verhaltensmuster?

Der Zustand des **Hospitalismus** stellt sich bei nahezu totalem Entzug emotionaler Zuwendung ein und führt zu dauerhaften Schäden an Leib und Seele.

Zustandsbild: Aktivitätsverlust, Kontaktstörungen, monotone Bewegungsabläufe wie z.B. im Bett hin- und herschaukeln, sich Haare ausraufen oder sich kratzen (Selbststimulation), maskenhafter Gesichtsausdruck, körperliche Beeinträchtigungen bis hin zu einer erhöhten Sterblichkeitsrate.

Dieses Zustandsbild drängt einem den Vergleich zu Verhaltensweisen, wie man sie gelegentlich bei alten Menschen in Heimen beobachtet, auf.

Für die Altenpflegearbeit ist daher förderlich
> wenn wir unser aktuelles Verhalten, und das alter Menschen, auch auf dem Hintergrund der jeweiligen Lebenserfahrungen wahrnehmen können.

> wenn wir den lebenslang tragfähigen Grundbaustein menschlichen Lebens – die Lernfähigkeit – nutzen, um uns in die richtige Richtung weiterzuentwickeln und alte Menschen bei notwendigen Veränderungsprozessen zu unterstützen.

> wenn wir uns bewusst machen, dass zur biologischen Grundausstattung aller Menschen das Bedürfnis nach Schutz, Geborgenheit, Zugehörigkeit und Zuwendung gehört.

3.1.3 Die Entwicklung von Bedürfnissen und Motiven

In der Altenpflege sind wir tagtäglich mit elementaren menschlichen Bedürfnissen konfrontiert, so unter anderem dem Bedürfnis nach Nahrung, Schlaf, Sexualität, Zuwendung, Schutz oder auch Schmerzvermeidung – sowohl bei uns selbst, wie auch bei den pflegebedürftigen alten Menschen.

Die bekanntesten Pflegemodelle (Roper, Henderson, Juchli, Krohwinkel) bauen auf den menschlichen Grundbedürfnissen ihr theoretisches Gerüst und ihre praktischen Handlungsanleitungen für die Pflege auf (dazu mehr ab S. 209). Zum Verständnis psychologischer Aspekte in der Grund- und Behandlungspflege ist es daher wichtig, einen kurzen Blick auf einige Grundlagen der Motivationspsychologie zu richten. Die beiden Begriffe „Motiv und Bedürfnis" werden dort zwar streng wissenschaftlich nochmals unterschieden, wir wollen sie aber gleichbedeutend nebeneinander stehen lassen, um uns nicht zu „verwirren".

Die Frage nach dem „Warum", nach den Beweggründen für unser Verhalten, ist die Kernfrage der Motivationsforschung (lateinisch: movere = bewegen).

Herr M. wohnt seit einem Jahr auf der Pflegeabteilung und ist wegen einer Demenz-Erkrankung auf Hilfen beim An- und Auskleiden angewiesen. Heute abend schimpft er lauthals „Verbrecher, Vergewaltiger" und schlägt nach der Altenpflegerin, die ihm beim Zubettgehen helfen möchte.

Warum

> hat er sich speziell über diese Altenpflegerin geärgert?
> ist er heute vielleicht noch gar nicht so müde, um zu Bett zu gehen?
> hat er Schmerzen?
> kann er seine Pflegebedürftigkeit gerade jetzt nicht akzeptieren?

Es gibt eine Vielzahl möglicher Motive, und mit unserer Aufzählung sind sicher nur einige Möglichkeiten angedeutet.

Was also ist das „wirkliche" Motiv für das Verhalten von Herrn M.? Was sind seine Beweggründe und Ziele? Welche Bedürfnisse leiten sein aktuelles Verhalten?

Aus ihrem pflegerischen Arbeitsalltag wissen Sie, dass es keine schnelle und einfache Sache ist, die Frage nach dem „Warum" des Verhaltens von Herrn M. zu beantworten.

Motive lassen sich nicht direkt beobachten. Wir brauchen also Hintergrundinformationen (z.B. über die Erkrankung, über seinen Tagesablauf). Wir können auch sein Verhalten über einen bestimmten Zeitraum gezielt beobachten und dokumentieren. Wir können ihn natürlich direkt nach seinen Beweggründen fragen (bei Demenz aber oft ein Problem). Wir können versuchen, uns in seine Situation einzufühlen, um auf dem Hintergrund unserer eigenen urmenschlichen Bedürfnisse die seinen zu erahnen.

Und dennoch: Eine Ungewissheit wird bleiben und als unüberwindliche Hürde zwischen dem anderen Menschen und mir stehen.

In der Fachsprache der Motivationspsychologen werden zwei Arten von Motiven unterschieden:

Primäre Motive sind angeboren und dienen dem Überleben sowie dem psycho-physischen Wohlergehen. Bei Mangelzuständen wird unser Organismus aktiviert, diesen Mangel zu beheben, wir verspüren ein Bedürfnis (z.B. nach Nahrung):

Hunger und Durst bewegen uns also zu Verhaltensweisen, mit denen wir den lebenswichtigen Energie- und Wasserhalt sicherzustellen versuchen.

Unser Schlafbedürfnis schützt vor Überforderung und ermöglicht einige Stunden Erholung.

Ohne unsere sexuellen Bedürfnisse wäre die Arterhaltung nicht gesichert.

Das Streben nach Schmerzvermeidung hat eine Warn- und Schutzfunktion.

Sekundäre Motive sind erlernt (s. Kap. 3.2) und entfalten sich im lebenslangen Anpassungsprozess an immer wieder neue Anforderungen der sozialen Umwelt. Die Mannigfaltigkeit menschlicher Motive lässt sich eben nicht nur biologisch erklären. So ist kaum anzunehmen, dass Sie zum Lesen dieses Fachbuches durch einen angeborenen „Lerninstinkt" angetrieben werden. Eher schon durch das Bedürfnis nach beruflichem Erfolg oder nach Anerkennung durch eine gute Note oder nach Ärgervermeidung oder ...

Im Laufe des Sozialisationsprozesses werden sehr viele Motive erst erworben: Unter **Sozialisation** wird der Prozess verstanden, in dessen Verlauf jeder von uns in seine soziale Umwelt hineinwächst und die von Seiten der Gesellschaft gewünschten Einstellungen, Werthaltungen und Verhaltensweisen entwickelt, beziehungsweise sich bewusst davon abgrenzt. Falls Sie gerade eine Altenpflegeausbildung absolvieren, sind Sie selbst aktuell herausgefordert, eigene professionelle Standpunkte zu beziehen und ihre Motive für die Wahl eines Pflegeberufes zu erforschen. Die berufliche Sozialisation in einem Pflegeberuf, das Hineinwachsen in dessen Wertewelt und Spielregeln, sieht natürlich anders aus als in anderen Berufsfeldern.

Die biologischen Grundbedürfnisse spielen unser ganzes Leben lang eine wichtige Rolle.

Verhaltensweisen, die häufig mit der biologischen Bedürfnisbefriedigung (Hunger, Durst, Hautkontakt) verknüpft sind, werden zu eigenständigen Verhaltenszielen: Das Bedürfnis nach menschlicher Nähe, nach Schutz und Geborgenheit entwickelt sich auf diese Weise.

Gerade im Pflegealltag spielen diese primären und sekundären Motive eine gewichtige Rolle und es ist wichtig zu wissen, welche schweren psychischen und körperlichen Störungen bei Mangel an mitmenschlicher Zuwendung und Nähe (s. Hospitalismus) auftreten können.

Der amerikanische Psychologe Maslow bringt die verschiedenen Motive von uns Menschen in eine Rangreihe, die er in Form einer **Bedürfnispyramide** anordnet:

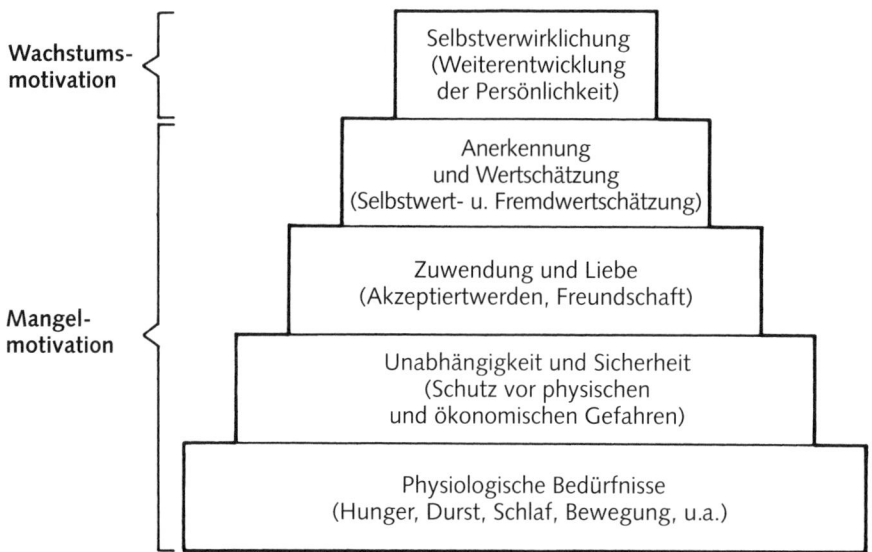

Abbildung 16: Die Maslow'sche Bedürfnispyramide

Er unterscheidet zwischen einer Mangelmotivation und Wachstumsmotivation.

Bei der **Mangelmotivation** steht das Bedürfnis nach Wiederherstellung des physischen und psychischen Gleichgewichts im Vordergrund, mit dem wir es in der Altenpflege am allermeisten zu tun haben:

➤ Hunger, Durst, Schlaf und Bewegung wollen zu ihrem Recht kommen, bei den pflegebedürftigen alten Menschen wie auch bei uns Pflegenden.

➤ Auch die Schmerzvermeidung gehört zu diesen Grundbedürfnissen und ist manchmal das Motiv für manche auf den ersten Blick unverständlichen Verhaltensweisen alter Menschen.

➤ Das Bedürfnis nach Sicherheit und Schutz bildet die zweite Stufe der Pyramide: Viele Wünsche nach Hilfen und Unterstützung durch die Pflegenden speisen sich aus existentiellen Ängsten und Verunsicherungen der alten Menschen (s. regressives Verhalten). Aber auch wir haben Sicherheitsbedürfnisse (z.B. Wunsch nach festem Arbeitsplatz und Gehalt) und wollen den Belastungen der Pflegetätigkeit nicht schutzlos ausgeliefert sein. Wir schützen uns vor aggressiven Attacken (z.B. Wunsch nach Distanz) ebenso wie vor allzugroßem körperlichen Verschleiß (z.B. Wunsch nach Verwendung von technischen Hilfen).

- Auf der dritten Pyramidenstufe finden wir das Bedürfnis nach Zuwendung und Liebe, das ebenfalls zu den ganz elementaren Beweggründen für menschliches Verhalten gehört. In der Pflege sehen wir uns solchen Bedürfnissen oft bis an die Grenze unserer Möglichkeiten ausgesetzt, wenn allzu viele Menschen unser Seelen-, Herzlichkeits- und Zeitreservoir bis an dessen Rand ausschöpfen. Könnten wir bei unserer Arbeit in einem gesunden Gleichgewicht bleiben, wenn wir nicht dafür Sorge trügen, unseren eigenen Bedarf an Liebe und Zuneigung angemessen zu stillen?
- Der Wunsch nach Anerkennung und Wertschätzung durch andere Menschen steuert menschliches Verhalten nicht unbeträchtlich, wie jeder von uns aus seiner eigenen Bedürfnislage heraus weiß. Gerade in der Arbeitswelt sitzt man mit seinem Wunsch nach Anerkennung des Geleisteten oft genug auf dem Trockenen. Geben wir den alten Menschen unseres Betreuungsbereichs immer die Wertschätzung, nach der sie sich sehnen, und aus der heraus sie ihr Selbstwertgefühl stärken können?
- Die Bedürfnispyramide findet ihre krönende Spitze im Wunsch nach Selbstverwirklichung und persönlichem Wachstum, von Maslow daher auch **Wachstumsmotivation** genannt.
- Welche Spielräume haben alte Menschen dafür noch? Wie sieht es unter den Lebensbedingungen im Heim dafür aus?

Die Pyramide ist das Symbol für einen hierarchischen Aufbau der einzelnen Motivgruppen. Erst wenn die Bedürfnisse einer „niedrigeren" Stufe wenigstens teilweise befriedigt sind, werden die Motive der nächst höheren Stufe so richtig wirksam:
Ist ein Mensch von einer schweren, schmerzhaften Krankheit betroffen, wird sich sein hauptsächliches Streben hauptsächlich auf die körperliche Genesung und nicht auf Möglichkeiten zur Selbstverwirklichung richten.

Von der Herausforderung, andere zu motivieren

Jede von uns trägt also eine Reihe von Motiven – angeborene und gelernte – mit sich herum. Diese schlummernden Motive werden durch bestimmte Situationen wachgerufen und richten unser Verhalten auf die Erreichung motivspezifischer Ziele hinaus. Diese zeitweilige Wirksamkeit einzelner Motive nennen wir Motivierung oder Motivation.
Altenpflegerinnen wissen ein Lied davon zu singen, wie Geduld strapazierend es sein kann, einen anderen Menschen zu einem konkreten Verhalten zu motivieren. Denken wir nur an zurückgewiesene Angebote im Rahmen der Beschäftigungstherapie, an misslungene Kontinenztrainings, mühselige Maßnahmen der aktivierenden Pflege oder vergebliche Überzeugungsarbeit im Arbeitsteam, wenn es um die Realisierung moderner Pflegekonzepte geht.
Schauen wir uns im Folgenden die einzelnen Schritte etwas detaillierter an, die ablaufen, wenn wir selbst zu einem bestimmten Verhalten motiviert werden oder einen alten Menschen motivieren wollen. Wir bedienen uns dazu der aktuellen Situation, dass Sie sich jetzt gerade mit diesem Lehrbuch beschäftigen:

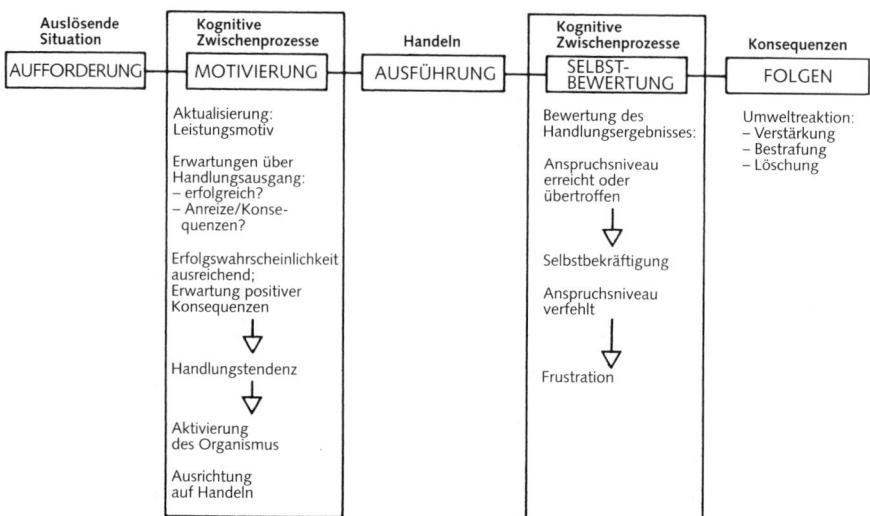

Auslösende Situation	Kognitive Zwischenprozesse	Handeln	Kognitive Zwischenprozesse	Konsequenzen
AUFFORDERUNG	MOTIVIERUNG	AUSFÜHRUNG	SELBST-BEWERTUNG	FOLGEN

Abbildung 17: Das Prozessmodell der Leistungsmotivation (nach Heckhausen)

Aufforderung/Auslösende Situation:
➤ Prüfung im Fach Alternspsychologie?
➤ Interesse an gerontologischen Fragen?
➤ Pflegebedürftigkeit eines Angehörigen?
➤ Etc.

Motivierung/Kognitive Zwischenprozesse
➤ Lernen/Leistung ist gefordert, also Aktualisierung des Leistungsmotivs.
➤ Erwartungen über den Ausgang des Engagements könnten sein:
  – Die Psychologienote wird verbessert.
  – Anerkennung durch den Dozenten und wichtige andere Menschen.
  – Wissenszuwachs und damit gute Argumente bei Diskussionen.
  – Entlastung in der Pflege des Angehörigen.
  – Etc.
➤ Aktivierung des Organismus und Ausrichtung auf ein motivbefriedigendes Handeln (z.B. „munter" werden).

Ausführung/Handeln:
Die konkrete Handlung: z.B. sich an den Schreibtisch setzen, das Lehrbuch zur Hand nehmen und mit Lesen/Lernen beginnen.

Selbstbewertung:
Nach „getaner Arbeit" laufen wieder einige „unsichtbare" innerpsychische Prozesse ab.
Wenn das Ergebnis der Handlung dem **Anspruchsniveau** entspricht, also z.B. die vorgenommene Stoffmenge bewältigt wurde, folgt darauf die **Selbstbekräftigung**: ein „gutes Gefühl", Zufriedenheit mit sich selbst und dem Geleisteten.

Entspricht das Handlungsergebnis nicht dem Anspruchsniveau, folgt **Frustration**: „Ich schaffe es einfach nicht" (depressive Reaktion) oder vielleicht auch „Das Buch ist unverständlich geschrieben" (aggressive Reaktion).

Folgen:
Konsequenzen, die Sie selbst aus dem Ergebnis ihrer Handlung (Fachbuch lesen) ziehen, könnten beispielsweise die Motivation zum Weiterlesen und -lernen sein, oder die praktische Anwendung gelernten Wissens.
Auch aus der Umwelt kommen Reaktionen, wie etwa eine gute oder schlechte Note in einer Schulaufgabe, Anerkennung der Leistung, Kritik usw.

Analysieren und bewerten Sie einige Beispiele gelungener und misslungener Motivation alter Menschen aus ihrer Pflegepraxis. An welchen Stellen des Motivierungsprozesses erlebten Sie die positiven oder negativen „Knackpunkte"?

Praktische Bedeutung für die Altenpflegearbeit gewinnt auch der Zusammenhang zwischen Leistungsmotivation und Anspruchsniveau. Aufgaben, die deutlich über meinen Möglichkeiten liegen, versuche ich in der Regel gar nicht erst anzugehen oder zu bewältigen, weil sie mir ohnehin unlösbar oder unerreichbar erscheinen. Ich schütze mich dadurch vor Überforderung und „Blamage" – ein, wie wir gelernt haben, auch sehr elementares menschliches Bedürfnis.

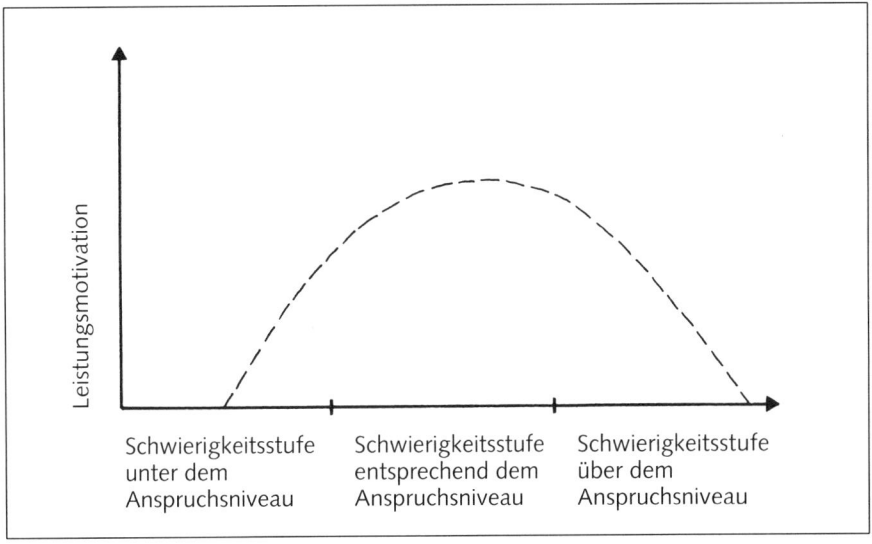

Abbildung 18: Der Zusammenhang zwischen Leistungsmotivation und Anspruchsniveau

Will ich beispielsweise langjährig hospitalisierte Heimbewohner im frischen Überschwang gelernter Aktivierungsgrundsätze zu mehr Eigenaktivität bei der Erledigung lebenspraktischer Aufgaben (z.B. Waschen, Anziehen, Toilettengang usw.) motivieren, dann darf ich anfänglich keine zu hohen Ziele stecken. Ich orientiere mich vielmehr am bestehenden Anspruchsniveau, den vorhandenen Fähigkeiten und Interessen, um wirksame Anreize zu schaffen, Erfolgserlebnisse zu ermöglichen und Frustrationen für uns beide zu vermeiden.

Dies setzt allerdings voraus,
➤ dass ich gezielt etwas über die lebensgeschichtlichen Prägungen wie auch die aktuellen Möglichkeiten und Begrenzungen der Menschen in Erfahrung bringe, die ich zu einem gewünschten Verhalten motivieren möchte (s. Biografiearbeit, Verhaltensbeobachtung und -dokumentation).
➤ dass ich mir bewusst mache, um wessen Bedürfnisse es eigentlich gerade geht: meine, seine, unser beider Bedürfnisse?
➤ dass ich weiß, wie wichtig die persönliche Beziehungsebene bei Motivationsprozessen ist (denken Sie nur an ihre Lernmotivation bei Lehrern, zu denen ein gespanntes Verhältnis bestand).
➤ dass ich Widerstände als hilfreiche Hinweise (Schutz vor Überforderung, „Trotz" als Lebensenergie etc.) zu nutzen verstehe und auf Ablehnungen meiner Angebote nicht gekränkt reagiere.

3.1.4 Die Entwicklung von Emotionen

Emotion und Motivation sind zwei eng miteinander verbundene psychische Prozesse, eigentlich wie die zwei Seiten einer Medaille. Sie haben auch denselben lateinischen Wortstamm movere/bewegen, und auch im Deutschen spiegeln sich die beiden Seiten wider: Ich bin gefühlsmäßig „bewegt" und ich bin motiviert/bewegt, etwas zu tun.

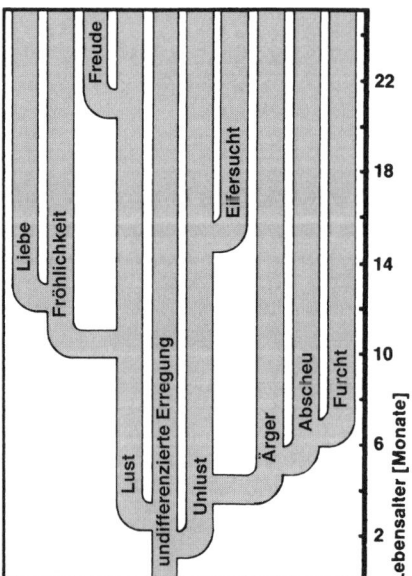

Abbildung 19: Entwicklung der Emotionen (aus: Legewie & Ehlers, 1972, S. 152)

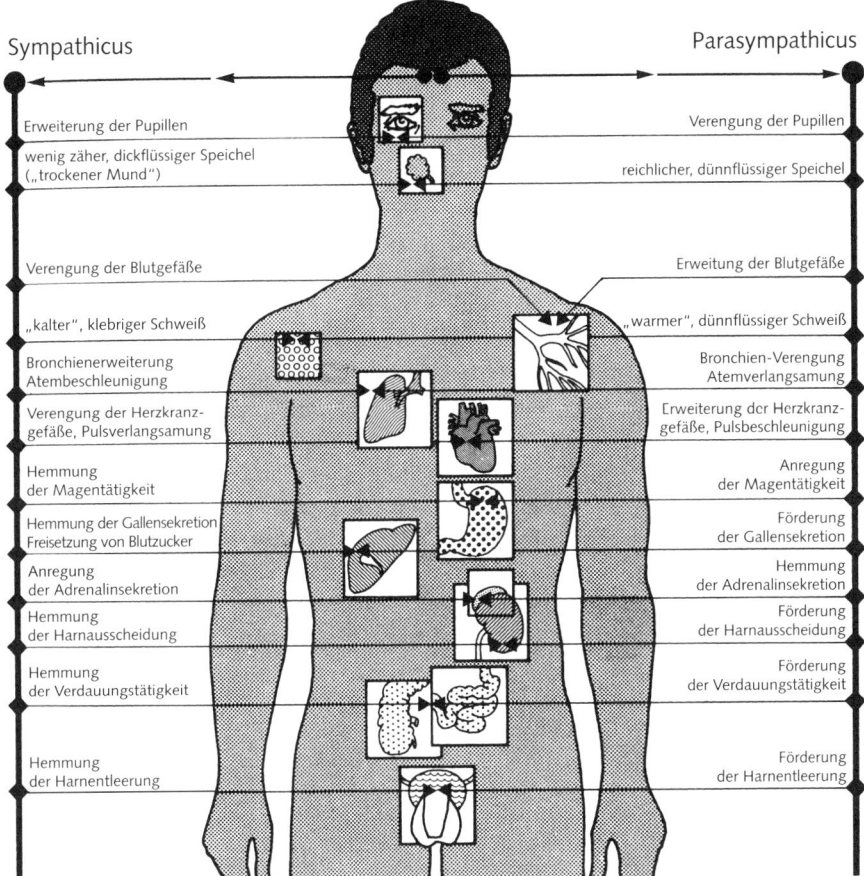

Sympathicus		Parasympathicus
Erweiterung der Pupillen		Verengung der Pupillen
wenig zäher, dickflüssiger Speichel ("trockener Mund")		reichlicher, dünnflüssiger Speichel
Verengung der Blutgefäße		Erweitung der Blutgefäße
"kalter", klebriger Schweiß		"warmer", dünnflüssiger Schweiß
Bronchienerweiterung Atembeschleunigung		Bronchien-Verengung Atemverlangsamung
Verengung der Herzkranzgefäße, Pulsverlangsamung		Erweiterung der Herzkranzgefäße, Pulsbeschleunigung
Hemmung der Magentätigkeit		Anregung der Magentätigkeit
Hemmung der Gallensekretion Freisetzung von Blutzucker		Förderung der Gallensekretion
Anregung der Adrenalinsekretion		Hemmung der Adrenalinsekretion
Hemmung der Harnausscheidung		Förderung der Harnausscheidung
Hemmung der Verdauungstätigkeit		Förderung der Verdauungstätigkeit
Hemmung der Harnentleerung		Förderung der Harnentleerung

Abbildung 20: Das Wechselspiel von Sympathicus und Parasympathicus (aus: Hennenhofer & Heil, 1973, S. 17)

Wenn ich mich im Zustand der Liebe, Wut, Angst, Trauer, Freude, Zorn, Ärger, Scham und anderer Gefühle befinde, dann „verspüre ich dies am eigenen Leibe". Und zugleich erlebe ich eine Motivation zum Handeln, um unangenehme Gefühle möglichst wieder los zu werden und angenehme Gefühle auszukosten.

Aus dem „Urzustand" von „Lust" und „Unlust" entwickelt sich in den ersten Lebensmonaten immer verfeinerter und differenzierter unsere reichhaltige Gefühlswelt, wobei mit fortschreitendem Lebensalter zunehmend die soziale Umwelt an Einfluss gewinnt (vgl. Kapitel 3.2 Lernen).

Gefühle haben drei Seiten: eine „körperliche", eine „gedankliche" und eine „Verhaltensseite".

➢ Die **körperliche Seite** von Gefühlen

Wir erröten vor Scham, wir zittern vor Angst oder Wut, wir weinen vor Trauer, uns bricht der Angstschweiß aus, uns schlägt das Herz bis zum Hals, wir haben schreckgeweitete Augen, wir ...

Die körperlichen Begleiterscheinungen sind für jeden von uns unmittelbar erfahrbar. Es sind Zeichen einer Reaktion des vegetativen Nervensystems. Zum Beispiel dominiert bei Angst der Sympathicus, der im Körper zusätzliche Energien mobilisiert, um ihn für Angriffs- oder Fluchtverhalten leistungsfähig zu machen. Solche physiologischen und biochemischen Reaktionen auf emotionsauslösende Situationen sind angeboren und laufen automatisch ab (vgl. Stressreaktionen). Auch im Alter ändert sich an diesem grundlegenden Mechanismus nichts. Denken Sie nur an die Bärenkräfte, die ein angsterfüllter alter Mensch entwickeln kann.

➤ Die **gedankliche Seite** von Gefühlen
Gefühle führen natürlich zu einer Veränderung des Wahrnehmens und Denkens, weil ich mir des Herausgerissenseins aus dem Normalzustand bewusst werde und sich mein Denken einengt. Ob ich die körperliche Erregung als Freude, Angst, Zorn o.ä. interpretiere, hängt von meiner Einschätzung der gesamten Situation ab. Das kann unter Umständen in Sekundenschnelle hin- und herschwanken. Bei hoher physiologischer Erregung und viel „Adrenalin im Blut" fällt es jedenfalls schwer, einen klaren Gedanken zu fassen.

➤ Die **Verhaltensseite** von Gefühlen
Emotionen sind nicht nur ein Ich-Zustand, sondern aktivieren und steuern auch unser Verhalten, treiben uns an oder lähmen uns auch. Gute Gefühle und Hochstimmung können uns Flügel verleihen und uns zu Höchstleistungen bewegen, negative Gefühle ein Vermeidungsverhalten bewirken.
Gefühle haben auch eine motorische Komponente, weshalb wir sie oft aus dem Gesichtsausdruck unseres Gegenübers ablesen, seiner Gestik oder Körperhaltung entnehmen. Es gibt Hinweise darauf, dass diese Art der Verständigung auch eine angeborene Grundlage hat. Die sogenannte Rudiment-Theorie geht davon aus, dass eine wahrgenommene mimische Bewegung (z.B. ein trauriges Gesicht) beim Empfänger zu ähnlichen ansatzweisen Bewegungen in der mimischen Muskulatur führt und dadurch Mitgefühle ausgelöst werden.

3.2 Wie wir lernen, uns an die Umwelt anzupassen: Lernpsychologie

Mit dem Begriff „Lernen" verbinden wir üblicherweise schulisches Lernen, also wenn wir uns gezielt Wissen aneignen und auf Schulaufgaben büffeln. Aus psychologischem Blickwinkel wird unter „Lernen" ein viel umfassenderer Prozess verstanden:

Lernen in diesem Sinne meint den Erwerb von Handlungs-, Gefühls- und Denkgewohnheiten, die uns eine Anpassung an die jeweiligen Umweltgegebenheiten ermöglichen.

Diese Lernvorgänge begleiten uns vom Tag der Geburt bis ans Lebensende, werden uns nur selten bewusst, beeinflussen indes stark unser Verhalten und Erleben und unsere Interaktion mit anderen Menschen. Wir lernen einfache motorische Reaktionen ebenso wie komplexe Handlungsmuster und soziale Verhaltensweisen.

Wir wollen uns in diesem Kapitel aus zwei Gründen näher mit den wichtigsten Lernprinzipien beschäftigen:

➤ um mein eigenes Verhalten in den Beziehungen zu alten Menschen und zu Kolleginnen auch aus diesem Blickwinkel reflektieren zu können. Weshalb verhalte ich mich so? Wodurch bin ich beeinflusst?

➤ um die Hintergründe des aktuellen Verhaltens und Erlebens alter Menschen besser einschätzen und dieses Wissen für mein Vorgehen im Pflegeprozess nutzen zu können. Weshalb verhält sich der pflegebedürftige alte Mensch so? Wie kann ich ihm helfen, seinen Verhaltensspielraum zu erweitern? Wie kann ich mich schützen?

3.2.1 Signallernen: Wie uns die Umwelt vertraut wird. Das Lernen von Gefühlen und Einstellungen

Wir entwickeln von der Wiege an gefühlsmäßige Bindungen an Menschen, Gegenstände, Situationen, Landschaften, Musikstücke usw. – wir lernen, der Welt um uns herum eine positive oder negative Bedeutung zu geben.

Kennen Sie das: Ein bestimmter Geruch löst glückliche Gefühle in Ihnen aus, weil er mit positiven Erfahrungen verknüpft ist, an die Sie sich vielleicht gar nicht mehr bewusst erinnern können? (Ich weiß allerdings, dass der Blütenduft von Jasmin und die Erinnerung an schwärmerische südliche Nächte bei mir zusammengehören.) Oder: Wie fühlten Sie sich, als Sie, möglicherweise nach langer Zeit, wieder einen Schul-/Seminarraum betreten haben? Kamen da „alte" Gefühle wieder hoch? Mit welchen Gefühlen ist bei Ihnen die Situation „Schule" verknüpft?

Das Signallernen (auch **klassisches Konditionieren** genannt) ist ein sehr elementares Lernen, weil Gefühle wie Liebe, Geborgenheit, Angst, Wut usw. immer auch eine körperliche Seite haben.

Dazu ein kleines Experiment:
Stellen Sie sich jetzt bitte einmal in aller Ruhe vor, wie Sie in eine schöne, große, gelbe, saftige Zitrone hineinbeißen. So richtig fest und genüsslich hineinbeißen.

Haben Sie gemerkt, wie Ihnen das Wasser im Mund zusammengelaufen ist, zumindest etwas? Wenn ja, dann ist Folgendes geschehen:
Zitrone ist für Sie offensichtlich ein gelerntes Signal für „Jetzt kommt etwas saures". Schon die Vorstellung hat dann genügt, dass die körperliche Reak-

tion „Speichelfluss" ausgelöst worden ist. Ursprünglich war „Zitrone" als Gegenstand – und schon gar als bloßes Wort – ein völlig neutraler Reiz, der mit Speichelfluss nichts zu tun hatte. Speichelfluss ist hingegen eine natürliche Reaktion der Speicheldrüsen auf saure Nahrung. Die früher gelernte Verknüpfung der unbedingten (= natürlichen) Reaktion, dass Saures zu Speichelfluss führt, mit dem neutralen Reiz (Zitrone) bedingt erst den Erfolg unseres Experiments.

Der klassische Versuch zum Signallernen hat dem Hund des russischen Physiologen Pawlow zu einiger Berühmtheit verholfen:

Experiment:
Der Anblick von Futter (natürlicher, unkonditionierter Reiz) löst bei einem hungrigen Hund Speichelsekretion (natürliche, unkonditionierte Reaktion) aus.
Dies ist eine angeborene, unkonditionierte Reiz-Reaktions-Verbindung.
Pawlow hat nun mehrmals gleichzeitig mit der Futtergabe einen neutralen Reiz in Form eines Glockentones dargeboten. Nach einigen Wiederholungen bewirkte allein der Glockenton schon eine Speichelsekretion. Der Hund hatte gelernt, dass der Glockenton ein Signal für Futter bedeutet und zeigte die natürliche Reaktion auf Futter. Es entstand eine konditionierte Reiz-Reaktions-Verbindung.

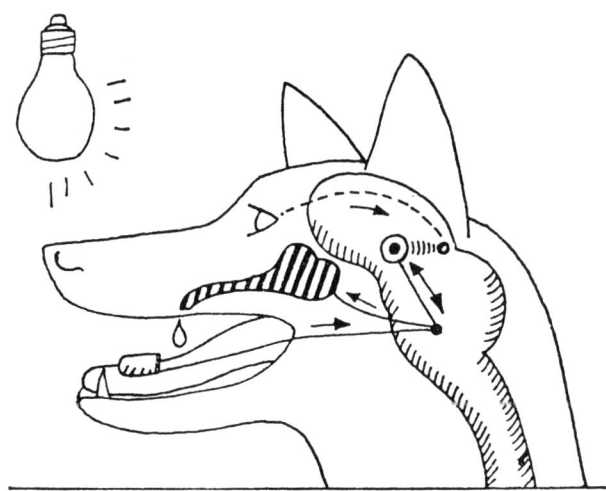

Abbildung 21: Die Vorgänge im Kopf des Pawlow'schen Hundes (aus: Löwe, 1978, S. 28)

So können z.B. der Schritt oder die Stimme einer Altenpflegerin, mit der ein Heimbewohner schlechte Erfahrungen (Ungeduld, Zurechtweisungen o.ä.) gemacht hat, ängstliche Gefühle auslösen. Umgekehrt mag schon der Gedanke an die bevorstehende Pflege eines alten Menschen, der mit unangenehmen Erlebnissen (Beleidigungen, Aggressionen o.ä.) verknüpft ist, in der Altenpflegerin eine bange Stimmung aufkommen lassen.

Auch im Falle gelernter Prüfungsängste kann der Gedanke an eine demnächst zu bewältigende Prüfung genügen, um Herzklopfen, Schweißausbrüche, Magenschmerzen oder ähnliche vegetative Reaktionen auszulösen.
Der Geruch nach Krankenhaus oder der Anblick eines weißen Kittels können ängstliche Gefühle hervorrufen, wenn sie aufgrund einschlägiger Erfahrungen gelernte Signale für Schmerz und Hilflosigkeit sind.

Psychosomatische Funktionsstörungen sind ebenfalls häufig im Signallernen verankert:
Sie reichen vom flauen Gefühl im Magen beim morgendlichen Dienstantritt, über Herz-Rhythmusstörungen, Verspannungen u.a. bis hin zu entzündlichen Magen-Darm-Erkrankungen und anderen schweren Krankheiten.

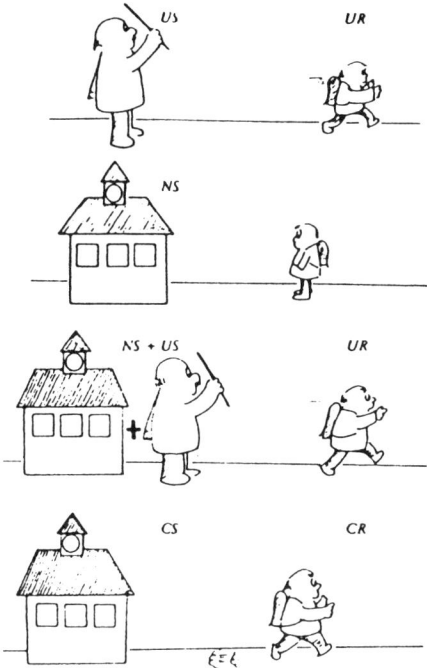

Abbildung 22: Gehen Sie gern zur Schule? (aus: Verhaltenstherapie für visuelle Typen)

Solche konditionierten Reaktionen können prinzipiell wieder „verlernt" oder „gelöscht" werden, wenn die gelernte Reiz-Reaktions-Verbindung unterbrochen wird. Wenn beispielsweise der Glockenton im Pawlowschen Experiment längere Zeit nicht mehr mit dem Anblick von Futter gekoppelt wird, verliert er seine Signalwirkung.
Auf ähnliche Weise können Situationen, Personen und Gegenstände, die zu Angst auslösenden Signalen wurden, wieder „neutral" werden – diesen „Verlernprozess" machen sich psychotherapeutische Techniken wie die systematische Desensibilisierung bei Ängsten zunutze. Wer sich, wie Sie, als er-

wachsener Mensch wieder auf die Schulbank in der Altenpflegeschule oder im Fachseminar gewagt hat, der hat die Chance, „alte" Ängste zu überwinden. Nur, wie viele Menschen gibt es, die einen großen Bogen um alles machen, was irgendwie mit Schule zu tun hat. Oder: Wie viele Menschen gibt es, die lieber verzweifelt in einer fremden Stadt umherirren, anstatt jemanden mit der Frage nach dem Weg anzusprechen.

Diese sozialen Ängste sind genau deshalb sehr „löschungsresistent", weil die Angst dazu führt, dass wir solche Situationen mit allerlei Ausweichmanövern vermeiden und gar nicht mehr die „Probe auf's Exempel" versuchen. Wir vergeben uns die Möglichkeit, längst unsinnig gewordene Ängste abzuwerfen und unseren Lebensspielraum zu erweitern, wenn wir nicht den Sprung ins kalte Wasser (vielleicht mit Schwimmhilfe durch Partner oder Kolleginnen) wagen.

Altenpflegerinnen können die Wirksamkeit des Signallernens auch dazu nutzen, um im Heimalltag ganz bewusst „Stimmung" zu machen und strukturierende Hinweise zu geben: Ein altbekanntes Volkslied, gemeinsam gesungen, könnte beispielsweise die alten Menschen darauf einstimmen, dass jetzt eine Gruppenstunde beginnt. Gemeinsames Beten könnte heißen: „Wir essen jetzt gleich". Das Erklingen meditativer Musik könnte zum Signal für „Entspannung" werden. Feste Rituale schaffen ohne lange Erklärungen eine gefühlsmäßige Verbindung mit Situationen und Menschen.

Alten Menschen, deren geschichtete Zeiterfahrungen mit einer Fülle innerer Bilder und äußerer Erinnerungsstücke verknüpft sind, gibt ihre vertraute Lebensumgebung auch den Rahmen für Kontinuität und Identität. Deshalb wird ihnen die Aufgabe der eigenen Wohnung und der Umzug ins Altenheim in der Regel schwer.

Ein Heim kann aber zur Heimat werden, wenn die Grundstimmung dazu angetan ist, dass die Räume und Menschen zu Signalen für Geborgenheit und Zuwendung werden.

Persönliche Einrichtungsgegenstände und Haustiere sind hilfreiche Begleiter bei der Eingewöhnung, was ja nichts anders als „sich-ein-wohnen" heißt.

3.2.2 Verstärkungslernen: Aus Erfahrung wird man klug. Lernen durch Belohnung und Bestrafung

„Aus Schaden wird man klug" heißt ein bekannter alltagspsychologischer Lehrsatz. Nichts anderes meint auch die Lernpsychologie:

➤ Folgen auf ein Verhalten negative Konsequenzen (Misserfolg, Tadel, Strafe), so ist es wahrscheinlich, dass wir – unter ähnlichen Bedingungen – dieses Verhalten in Zukunft nicht mehr zeigen werden.

➤ Folgen auf ein Verhalten positive Konsequenzen (Erfolg, Lob, Zuwendung), so ist es wahrscheinlich, dass wir – unter ähnlichen Bedingungen – dieses Verhalten in Zukunft wieder zeigen.

In diesem Sinne ist auch die erzieherische Anwendung von „Zuckerbrot und Peitsche" zu verstehen.

Dieses „Verstärkungslernen" wird auch als **instrumentelles Konditionieren** bezeichnet:

Wir lernen, uns zweckmäßig (= instrumentell) in dem Sinn zu verhalten, dass wir – unter ähnlichen Bedingungen – das Verhalten **verstärkt** zeigen, auf das wir bislang positive Konsequenzen erfahren haben.

Verhalten wird hier nicht nur durch bestimmte Reizbedingungen oder Signale ausgelöst (wie beim klassischen Konditionieren), sondern auch über die dem Verhalten folgenden Konsequenzen beeinflusst.

Mit **Löschung** bezeichnen wir den Vorgang, wenn auf ein Verhalten keinerlei Konsequenzen erfolgen, dieses Verhalten also weder belohnt noch bestraft wird und keine besondere Beachtung findet. Instrumentell konditionierte Verhaltensweisen werden dann ausbleiben (gelöscht).

Viele unangepasste Verhaltensweisen werden durch die verstärkenden Effekte der Zuwendung gefestigt. Durch das Ausbleiben dieser Verstärker können instrumentell konditionierte Problemverhaltensweisen wieder gelöscht werden.

Beispielsweise hat ein pflegebedürftiger alter Mann instrumentell gelernt, dass er nur auf ein besonders klagsames und jammerndes Verhalten hin mit einer Zuwendungsreaktion (Trost, Schimpfen) der Pflegekräfte rechnen kann. Ein „Umlernprozess" kann dadurch eingeleitet werden, dass diesem als störend empfundenen Verhalten möglichst wenig Aufmerksamkeit geschenkt wird (= Löschung). Gleichzeitig wird erwünschtes Alternativverhalten wie Aktivität, Äußerungen der Lebensfreude oder Anzeichen für Selbstkontrolle durch besondere Zuwendung (= Belohnung) verstärkt.

Gemeint ist hier mit Löschung kein gefühlloses Ignorieren der Probleme des alten Mannes, sondern ein sozial neutrales Umgehen mit seinem Selbstkontrollverlust, seinem „Sich-gehen-lassen" und die Förderung seiner Kompetenzen.

Altenpflegerinnen haben also eine Reihe von Möglichkeiten, um gezielt alte Menschen in ihrem Verhaltensspielraum zu fördern und störendes sowie einengendes Verhalten abzubauen. Sie können sich dazu der folgenden Verhaltensformel bedienen:

Die **„Verhaltensformel"** des instrumentellen Konditionierens:

$$S\text{----------------}O\text{----------------}R\text{-------------}K$$

Mit dieser Verhaltensformel haben wir ein praktisches Schema für die Analyse problematischer Pflegesituationen zur Hand.

R: Ausgangspunkt unserer Analyse ist das konkret beobachtbare Problemverhalten eines alten Menschen (Schreien, ständiges Klingeln, aggressives Verhalten, Rückzug usw.), das möglichst genau mit allen motorischen, sozialen und emotionalen Aspekten beschrieben wird. Die Bezeichnung R (Reaktion) wird verwendet, weil von vornherein ein auslösender Reiz angenommen wird. Diese Reizbedingungen versuchen wir in einem zweiten Schritt zu erfassen und zu beschreiben.

Wir stellen uns dazu die Frage:
Unter welchen Bedingungen tritt das Verhalten auf?

S: Auslösende Situation, Reizbedingungen, unter denen das Verhalten regelmäßig auftritt:
Verhaltensweisen anderer Menschen (Mitbewohner, Pflegekräfte, Angehörige etc.),
An- oder Abwesenheit bestimmter Menschen,
Situationen im Tagesablauf,
Räume, Beleuchtung, Wetter, Gegenstände,
Innere Bedingungen wie Ängste, Wünsche, Bilder aus der Vergangenheit.

Das Verhalten pflegebedürftiger alter Menschen muss auf dem Hintergrund möglicher gesundheitlicher Einschränkungen bewertet werden. Deshalb ist die Beantwortung der folgenden Frage wichtig:
Wie sieht die gesundheitliche Verfassung aus und über welchen Erfahrungshintergrund verfügt der betreffende Mensch?

O: Organismusbedingungen. Die Reaktionen eines Menschen auf äußere wie innere Reize hängen auch von seiner körperlichen und geistigen Verfassung ab:
– Wirkung von Medikamenten,
– Leistungsfähigkeit der Sinnesorgane,
– Demenzerkrankung,
– Psychische Erkrankung,
– Gespeicherte Erfahrungen.

Nach den theoretischen Grundannahmen des Verstärkungslernens kommt den Folgen eines Verhaltens besondere Bedeutung zu. Ein sehr wichtiger Teil der Verhaltensanalyse ist daher die Klärung der nächsten Frage:
Welche positiven oder negativen Konsequenzen folgen auf das Verhalten?

K: Hierunter werden sämtliche Konsequenzen verstanden, die auf ein Verhalten unmittelbar folgen. Vor allem interessiert uns, was „hat" der Betroffene positiv von seinem Verhalten. Wie bei den auslösenden Reizbedingungen können dies Konsequenzen aus der Umwelt (Lob, Tadel usw.) sein, oder eigene Gefühle und Gedanken („Hab ich gut gemacht" usw.).

Was sind Verstärker?

Was der einzelne Mensch als positive Konsequenz empfindet, ist sehr unterschiedlich und hängt von den Zielen seines Verhaltens, von persönlichen Vorlieben, der bisherigen „Lerngeschichte" und seinen Angewohnheiten ab. Der eine spricht besonders auf **soziale Verstärker** wie Lob, Zuwendung und Anerkennung an, während ein anderer eher durch **materielle Verstärker** (die berühmte zusätzliche Portion Nachtisch, eine Zigarette o.ä.) in seinem Verhalten zu bekräftigen ist. Wirksam sind auch sogenannte **Handlungsverstärker**: wenn jemand eine Tätigkeit ausführen kann, die ihm Spaß macht.

Eine Altenpflegerin bzw. ein Pflegeteam, die gezielt auf das Verhalten eines alten Menschen einwirken wollen, können neben aktuellen Beobachtungen auch aus der Biografie Hinweise darauf gewinnen, was speziell von diesem Menschen als angenehm empfunden wird.

Es muss auch beachtet werden, dass Verstärker um so wirksamer sind, je schneller sie auf ein Verhalten folgen.

Auf die Frage „Über welche Verstärkungsmöglichkeiten verfügen Altenpflegerinnen?" erstellten Altepflegeschülerinnen spontan diese Verstärkerliste:

- mir Zeit nehmen
- zuhören
- mithelfen lassen
- vorlesen, in Garten begleiten
- Lob
- körperliche Berührungen (streicheln, liebevoll anfassen)
- ein Lächeln schenken
- Bewegungsfreiheit zugestehen
- zusätzliche Nachspeise
- Interesse für die persönlichen Belange zeigen
- Kontakte mit anderen Heimbewohnern herstellen
- mehr Zeit zum Baden geben
- eine neue Frisur machen.

Aufgaben zum Nachdenken:
Überlegen Sie sich Beispiele dafür, welche Belohnungsarten Sie bevorzugt einsetzen, um das Verhalten anderer zu beeinflussen.

Welche Belohnungen/Verstärkungen möglich sind, hängt natürlich auch von situativen Gegebenheiten ab. Ergänzen Sie daher die Liste von Verstärkern, die ihren Erfahrungen nach unter den Bedingungen einer Pflegestation zur Verfügung stehen.

Welche Arten von Bestrafungen konnten Sie in Altenheimen bereits beobachten?

Welche Belohnungs- bzw. Bestrafungsmöglichkeiten haben Heimbewohner „in der Hand", um auf Altenpflegerinnen „einzuwirken"?

Was ist Verhaltensformung?

Eine Verhaltensänderung wird nicht mit einer einzigen Verstärkung des erwünschten Zielverhaltens erreichbar sein, vielmehr ist dazu ein Lernprozess der kleinen Schritte notwendig.

Zum Beispiel merkt eine Altenpflegerin, dass ein alter Mensch noch nicht so gebrechlich ist, um sich nicht doch noch weit mehr als bisher beim Waschen, Anziehen und anderen Tätigkeiten selbst versorgen zu können. Sie wird natürlich nicht so lange warten, bis der alte Mensch zufällig, irgendwann

Checkliste für Pflegeplanung
(nach Müller u.a.: Verhaltensmodifikation in der Praxis)

1. In welchem Bereich des Verhaltens erscheint eine Veränderung notwendig oder sinnvoll?

   _____

   _____

2. Wer hat ein Interesse an einer Verhaltensänderung in diesem Bereich?
   - Ich selbst
   - Der alte Mensche
   - Andere Pflegekräfte
   - Andere Bewohner
   - Familienangehörige

   _____

3. Was würde eine Verhaltensänderung des alten Menschen an Vor- und Nachteilen bringen?
   - Für mich _____
   - Für den alten Menschen selbst _____
   - Für seine Beziehungen
     • zum Pflegeteam _____

       _____

     • zu anderen Bewohnern _____

       _____

     • zu Angehörigen _____

       _____

4. Wie sehen die Bedingungen des bisherigen Verhaltens aus?
   Bisherige Verhaltensbeobachtungen?
   Notwendigkeit weiterer gezielter Verhaltensbeobachtungen, eines Gespräches mit Angehörigen bzw. der Erhebung medizinischer Befunde?

   Verhaltensanalyse

   Wie sieht das Verhalten bisher aus (Häufigkeit, Intensität)?

   _____

   _____

   Zeigt der alte Mensch, dass er dieses ändern möchte (z.B. um ein Problem loszuwerden oder um selbstständiger zu werden)?

   _____

   _____

Welche Ansätze des gewünschten Verhaltens zeigt er bereits, was kann er schon, was sind seine Ressourcen? Welche Versuche macht er bereits, um dieses Verhalten zu ändern?

_____

_____

Wie sehen die Konsequenzen der Umwelt auf das Verhalten des alten Menschen aus ?

_____

_____

In welchen Situationen, Räumen, zu welchen Zeiten oder bei welchen Personen tritt dieses Verhalten auf?

_____

_____

Bestehen demenzbedingte Einschränkungen der Leistungsfähigkeit, Körperbehinderungen, Süchte u.ä., welche die Lernfähigkeit begrenzen?

_____

_____

5. Wie sollte das neue Verhalten aussehen?
   Gibt es Alternativen mit positiven Aspekten für den alten Menschen?

_____

_____

6. Planung der konkreten Veränderungen im Bereich der Folgen des Verhaltens z.B. Löschung plus Verstärkung erwünschten Verhaltens. Welche Verstärker sind wirksam?

_____

_____

7. Planung der konkreten Veränderungen im Bereich der vorausgehenden Bedingungen des Verhaltens, z.B. Veränderung des Tagesablaufs, Verhaltensänderung bei den Pflegekräften, Raumgestaltung usw.

_____

_____

8. Festlegung der Maßnahmen im Pflegeteam.

   Wer tut wann was?
   Wer muss informiert werden?
   Zeitplanung
   Erfolgs- und Misserfolgskriterien
   Durchschaubarkeit für den alten Menschen

Abbildung 23: Checkliste für Pflegeplanung

einmal, dieses Verhalten komplett zeigt, sondern gezielt bereits solche Schritte verstärken, die in Richtung des Zielverhaltens gehen.

Viele Fertigkeiten können auf diese Art und Weise wieder reaktiviert werden, was zwar nicht unbedingt die „Pflegeleichtigkeit" verbessert, sicher aber das Selbstbewusstseins der Betroffenen. Einem inkontinenzgefährdeten alten Menschen eine Windel anzulegen oder ihm gar einen Dauerkatheder zu setzen, bedeutet eben einen geringeren Aufwand an Zeit und sozialer Zuwendung, als ihn für das Aufsuchen der Toilette zu ermutigen und ihn dabei zu unterstützen (z.B. Kontinenztraining).

Falls im Rahmen der Pflegediagnose Verhaltensauffälligkeiten festgestellt werden, die eine pflegerische Beeinflussung nahelegen, empfiehlt sich für die Pflegeplanung und -durchführung eine Orientierung an der Checkliste (auf den Seiten 68, 69).

Sie wissen jetzt einiges über das Verstärkungslernen und können problematische Verhaltensmuster pflegebedürftiger alter Menschen auch von diesem Blickwinkel aus betrachten. Ich möchte Sie ermuntern, in Konfliktsituationen mit ihrem eigenen Verhalten zu experimentieren, neue und ungewöhnliche Reaktionen auf sogenanntes „Störverhalten" auszuprobieren. Es geht nicht darum, anderen Menschen ein Verhalten „abzudressieren", das mir nicht passt, denn wir Menschen sind keine willenlosen Opfer von Verstärkungen, Bestrafungen oder Löschungen. Mit viel „Trotzenergie" („Jetzt erst recht nicht!") wehren wir uns (Sie doch auch, oder?) gegen „Erziehungsversuche" anderer, die uns in die eine oder andere Richtung haben wollen, die uns nicht passt. Jede Altenpflegerin weiß, dass Trotz eine bis ins hohe Alter wirksame Lebensenergie ist und – beidseitig – zu manch kräftezehrendem Machtkampf führen kann. Für einen alten Menschen, der sich nach Beachtung und sozialer Resonanz sehnt, ist vielleicht „Zuwendung" in Form von Zurechtweisung und Belehrung ein wirksamer Verstärker, um einen Machtkampf fortzuführen. Eine sorgfältige Verhaltensanalyse öffnet den Pflegekräften für solche Zusammenhänge die Augen und ermutigt, derartige Verstrickungen durch eine Veränderung des eigenen Verhaltens aufzulösen.

In zwischenmenschlichen Beziehungen spielt das elementare Bedürfnis nach Wertschätzung und Selbstbestimmung, nach Entscheidungsfreiheit über das eigene Tun und Lassen eine wichtige Rolle. Wenn beispielsweise alte Menschen verordnete Medikamente nicht selten wegschmeißen, dann auch wegen der ungenügenden Aufklärung über Zweck, Wirkung und Nebenwirkung und dem damit verbundenen Mangel an Einsicht und Akzeptanz.

3.2.3 Beobachtungslernen: Lernen am Modell, Nachahmungslernen

Eine angehende Altenpflegerin kann kaum zu Beginn ihrer Ausbildung wissen, wie ein Katheder richtig zu legen ist. Die Kenntnis der theoretischen Grundlagen allein wird in der Regel nicht genügen, um sie dazu zu befähigen. Ein Weg, der ihr Ärger und ihrem ersten „Opfer" sicher Schmerzen bereiten würde, wäre der, wenn sie durch praktisches Ausprobieren nach und nach über Erfolg und Misserfolg (= Verstärkungslernen) die richtigen Handgriffe erlernen würde. Für beide Teile wesentlich angenehmer ist es jedoch, wenn die angehende Altenpflegerin – neben praktischen Übungen an der Pflegepuppe – im Praktikum den berufserfahrenen Altenpflegerinnen beim Katheterisieren über die Schulter schauen kann.

Nicht nur beim **Lernen komplexer handwerklicher Fertigkeiten** spielt das Beobachtungslernen eine wichtige Rolle, sondern ganz besonders auch beim Erwerb von Verhaltensweisen, die den Umgang mit anderen Menschen betreffen. Wir sprechen daher auch von **Sozialem Lernen**: Beispielsweise lassen sich negative **Einstellungen** gegenüber alten Menschen, Ausländern oder anderen Personengruppen häufig auf das Vorbild von Eltern, Freunden oder anderen wichtigen Bezugspersonen zurückführen und seltener auf eigene „schlechte" Erfahrungen. Wir lernen auf diese Weise auch: wann, wo und wem gegenüber dürfen wir unsere Gefühle zeigen und wo sollten wir uns besser zurückhalten; welches sind die üblichen und erwünschten **Umgangsformen** in Familie und Gesellschaft; und: was sind „bewährte" Methoden im Umgang mit Konflikten (z.B. solche **Daseinstechniken** wie „Angriff ist die beste Verteidigung" oder „Sich aus dem Staub machen").

Die Möglichkeit des Lernens durch Nachahmung erspart uns mühsame Lernprozesse durch „Versuch und Irrtum" und damit eine Menge Misserfolgserlebnisse; engt uns aber je nach „Modell", dem wir nacheifern, in unserem Verhaltensspielraum auch ein (wenn wir z.B. soziale Ängste wie mangelndes Selbstbewusstsein o.ä. übernehmen).

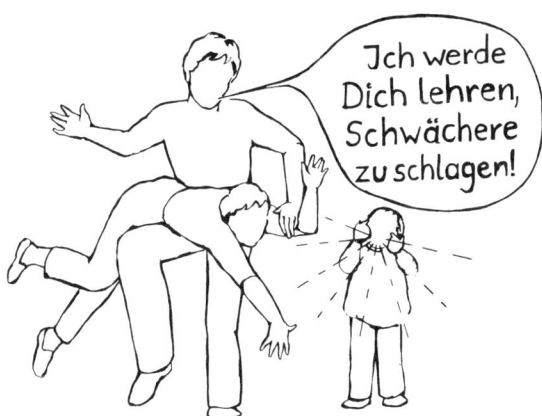

Abbildung 24: Dich werd' ich lehren (aus: Schulz v. Thun [1989]. Miteinander reden lernen. Reinbek: Rowohlt Taschenbuch Verlag)

Schon von Kindesbeinen an beobachten wir – oft auch unbewusst –, wie und was andere Menschen in welcher Situation tun oder lassen. Auf diese Weise können wir rasch höchst komplexe Verhaltensmuster erwerben, ohne sie uns Schritt für Schritt übers Verstärkungslernen anzueignen.

Freilich wird nicht das Verhalten jedes beliebigen Menschen nachgeahmt. Als „Lehrmeister" und Modelle kommen nur Menschen in Frage,

➤ die ich liebe und bewundere,
➤ die ich als mächtig und einflussreich empfinde,
➤ die Erfolg haben,
➤ die höheren sozialen Status haben,
➤ die ich mir ähnlich empfinde.

Unsere Eltern, ältere Geschwister, Freunde, Lehrer und Ausbilder gehören häufig zu diesem Personenkreis. Manche Verhaltensmuster, die wir als erwachsene Menschen „drauf haben", erinnern uns bekanntlich an elterliche Verhaltensweisen, die wir ja eigentlich auf gar keinen Fall übernehmen wollten. Und es kostet uns in der eigenen Weiterentwicklung viel Kraftanstrengung, um uns von altem Ballast zu befreien und selbstbewusst den eigenen Weg zu gehen, bei gleichzeitiger Wertschätzung der elterlichen Wege.

Zur Veranschaulichung des sozialen Lernens noch zwei Beispiele aus der Pflegepraxis:

➤ Eine Altenpflegepraktikantin beobachtet, wie eine Altenpflegerin einen inkontinenten alten Mann mit einer Windel versorgt. An dessen mimischer und verbaler Reaktion nimmt sie wahr, dass diesem Mann die Art und Weise des Vorgehens peinlich ist. Aus diesen Folgen des Pflegeverhaltens könnte sie lernen – ohne diese Pflegehandlung bisher selbst ausgeführt zu haben –, sich zukünftig in ähnlichen Situationen anders zu verhalten: Nämlich nicht nur auf die pflegetechnisch richtige Versorgung Wert zu legen, sondern auch die psychische Befindlichkeit von betroffenen alten Menschen zu beachten.

➤ Eine neu ins Altenheim gezogene alte Frau beobachtet während der ersten Tage, dass sich viele der „alteingesessenen" Bewohner eigener Aktivitäten weitgehend enthalten, untätig herumsitzen, sich zurückziehen und kaum miteinander kommunizieren.
Wenn sie im Verlauf ihrer weiteren Eingewöhnung zunehmend ähnliche Verhaltensmuster entwickelt – sich also an das vorgefundene „soziale Raumklima" anpasst –, könnten wir von einer gelernten Depression sprechen. Dies muss nichts mit mangelnder Herzlichkeit der Pflegekräfte zu tun haben, sondern kann mit strukturellen Eigenheiten dieses Heimes (Architektur, Hausordnung, eingeschränktem Handlungsspielraum etc.) zusammenhängen.

3.2.4 Trotz – dem: Widerstand als pflegerische Herausforderung

Als Konfuzius einmal in einiger Entfernung vom Rand des Wasserfalles stand, sah er einen alten Mann, der von den wilden Fluten mitgerissen wurde. Er rief seine Schüler herbei, und zusammen rannten sie, den Ärmsten zu retten. Aber als sie endlich das Wasser erreicht hatten, war der Alte ans Ufer geklettert, spazierte einher und sang vor sich hin. Konfuzius eilte zu ihm. „Du müsstest ein Geist sein, um das zu überleben", sprach er, „aber du scheinst doch ein Mensch zu sein. Was für eine geheime Macht besitzt du?"

„Nichts im Besonderen", erwiderte der Alte. „Ich habe schon in sehr jungen Jahren zu lernen begonnen und immer weiter geübt, während ich heran-wuchs. Jetzt bin ich des Erfolges sicher. Ich gehe mit dem Wasser unter und komme mit dem Wasser wieder hoch. Ich passe mich an und vergesse mich selbst dabei. Ich überlebe, weil ich nicht gegen die Übermacht des Wassers ankämpfe. Das ist alles."

Wer in der Altenpflege arbeitet, der weiß, dass **Trotz** aus einer Energiequelle gespeist wird, die uns Menschen von Kindesbeinen an bis ins hohe Alter begleitet. Es handelt sich um unser elementares Bedürfnis nach Selbstbestimmung, nach Entscheidungsfreiheit über das eigene Tun und Lassen. Eine sehr mächtige und lebendige Energie, die uns im Pflegealltag manchmal zur Verzweiflung treibt, uns in Ärger versetzt und nicht selten in einen längeren Machtkampf verstrickt. Denn längst nicht immer wollen die alten Menschen so, wie wir wollen, mag unser Wollen auch von pflegefachlichen Überlegungen, medizinischen Notwendigkeiten oder anderen gutgemeinten Impulsen geleitet sein. Weder wir noch die pflegebedürftigen alten Menschen sind willenlose „Opfer" von Verstärkungen, Bestrafungen oder Löschungen seitens unserer sozialen Umwelt, sondern auch „Täter" unseres eigenen Willens. Besonders die soziale Lerntheorie betont die wechselseitige Beeinflussung zwischen dem Verhalten und den Umgebungsbedingungen. Unser Verhalten wird demnach nicht einfach nur von äußeren Kräften bedingt, sondern auch durch unsere Fähigkeit zur Selbstregulation (z.B. Selbstlob oder Selbstvorwurf, abhängig von persönlichen Bewertungsmaßstäben) bestimmt. Gerade dann, wenn wir das Gefühl haben, von einem anderen Menschen bewusst in Richtung eines bestimmten Verhaltens manipuliert zu werden, ist dies „Futter" für unsere Trotzenergie und weckt Widerstand.

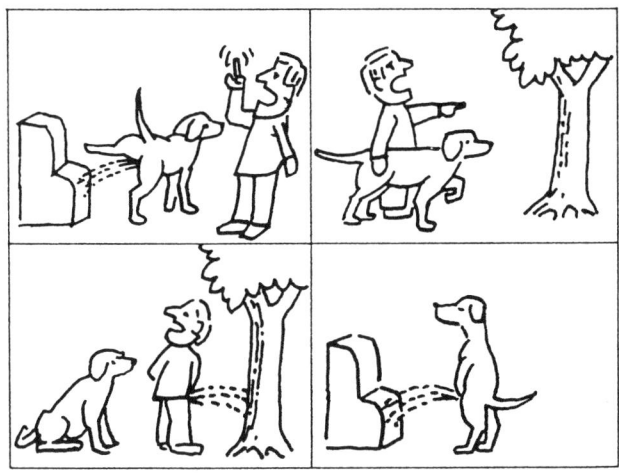

Abbildung 25:
Nicht immer klappt es mit Verhaltensformungen wie gewünscht (aus: Angermeier et al., 1991)

Hilfreich für uns als Pflegekräfte ist eine Änderung des Blickwinkels. Wir können Widerstand eines alten Menschen im Pflegeprozess als wichtige Informationsquelle über dessen Motivationslage sehen:

> Selbstschutz aus Angst vor Veränderung und Versagen?
> Bedürfnis, Grenzen zu setzen?
> Mangel an Informationen?
> Sich nicht ernstgenommen fühlen?
> Ein Zeichen von Ohnmacht?

Dann können wir widerständiges Verhalten als sinnvolles Handeln wertschätzen und als schöpferische Kraft nutzbar machen, anstatt uns in Machtkämpfen zu verschleißen.

Wenn beispielsweise alte Menschen verordnete Medikamente nicht einnehmen oder wegschmeißen (in der Fachsprache nennt man dieses Verhalten „mangelnde compliance"), dann steckt – wenn keine Demenzerkrankung vorliegt – oft ein Gefühl von „Uneinsichtigkeit" in Zweck und Wirkung der Medikation (z.B. mangels Aufklärung) oder auch die Empfindung mangelnder Mitbestimmung dahinter.

Die Möglichkeit, zwischen Behandlungsalternativen wählen zu können – z.B. Entscheidung für oder gegen eine bestimmte Art von Lebensführung (Diät, Verzicht auf Nikotin usw.) –, verbessert eindeutig die Wahrscheinlichkeit von Akzeptanz und aktiver Mitarbeit. Es ist daher hilfreich, die alten Menschen in die Pflegeplanung so weit wie möglich einzubeziehen und nicht über ihre Köpfe und Herzen hinweg „verhaltenstherapeutisch" zu arbeiten.

3.3 Die Macht des Unbewussten: Anpassungsprozesse an die Umwelt aus tiefenpsychologischer Sicht

Einen weiteren Zugang zum Verständnis der Beweggründe menschlichen Verhaltens und Erlebens ermöglicht die von dem Wiener Psychiater Sigmund Freud begründete Psychoanalyse.

Als das besondere Verdienst Freuds wird auch von seinen Kritikern anerkannt, dass er das Augenmerk auf folgende Gesichtspunkte der menschlichen Entwicklung lenkte:

> Unser Verhalten ist nicht völlig der rationalen Kontrolle des Willens unterworfen, sondern wird auch durch unbewusste und irrationale Steuerungsmechanismen angetrieben.
> Konfliktsituationen, zu deren Bewältigung unsere Lösungsmöglichkeiten nicht ausreichen, können scheinbar und vordergründig dadurch bewältigt werden, dass wir sie ins Unbewusste verdrängen.
> Gegen die Bewusstmachung des Unbewussten richten sich Widerstände, die uns dabei „helfen", eine möglicherweise peinliche Einsicht in unsere „Ausweichmanöver" zu verhindern.

> Im Traum allerdings, wenn diese Widerstände an Macht verlieren, dringen solche Verdrängungen an die Oberfläche und sind durch Traumdeutung identifizierbar.

> Die Erfahrungen der frühen Kindheit spielen eine wichtige Rolle für die Entwicklung unserer Persönlichkeit und der von uns bevorzugten Anpassungsmuster an die jeweiligen Umweltgegebenheiten.

> Die seelischen Vorgänge unterliegen „psycho-physikalischen" Gesetzmäßigkeiten: nichts geschieht zufällig, auch wenn die Ursachen nicht immer zu erkennen sind.

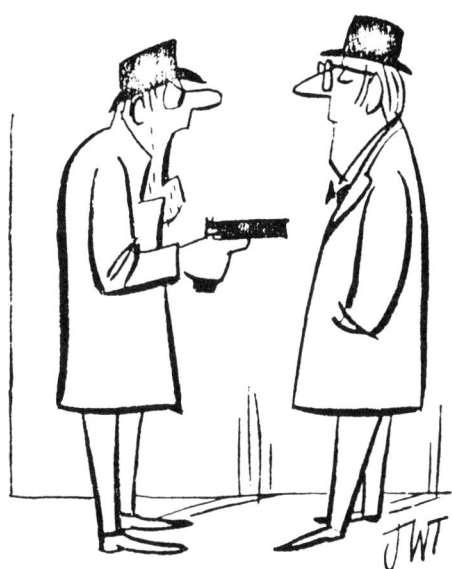

Abbildung 26: „Schon gut, tief im Innern ist es ein Schrei nach seelischem Beistand – aber im Moment ist es ein Überfall" (aus: Ruch & Zimbardo, 1974, S. 305)

3.3.1 Wir sind zu dritt: Es, Ich und Über-Ich

Im Gegensatz zum lerntheoretischen Blickwinkel, der die nicht direkt beobachtbaren Denk-, Gefühls- und Motivationsprozesse zugunsten des beobachtbaren Verhaltens eher vernachlässigt, versucht das tiefenpsychologische Persönlichkeitsmodell gerade diese innerpsychischen Prozesse zu erklären.

Das **Es** wird als die Hauptquelle der biologisch-triebhaften Bedürfnisse eines Menschen gesehen (Hunger, Sexualität, Neugier u.a.). Sein Bestreben ist es, diese Bedürfnisse unmittelbar nach dem **Lustprinzip** zu befriedigen und sich nicht um gesellschaftliche Verbote zu scheren. Seine Inhalte sind unbewusst und die ablaufenden Prozesse unterliegen keiner rationalen Steuerung. Unmittelbar nach der Geburt wird das Verhalten eines Menschen ausschließlich durch das Es und seine Triebimpulse regiert. Erst die Gebote und Verbote der sozialen Umwelt führen im Laufe unserer Entwicklung zur Ausbildung der beiden anderen Instanzen unserer Persönlichkeit.

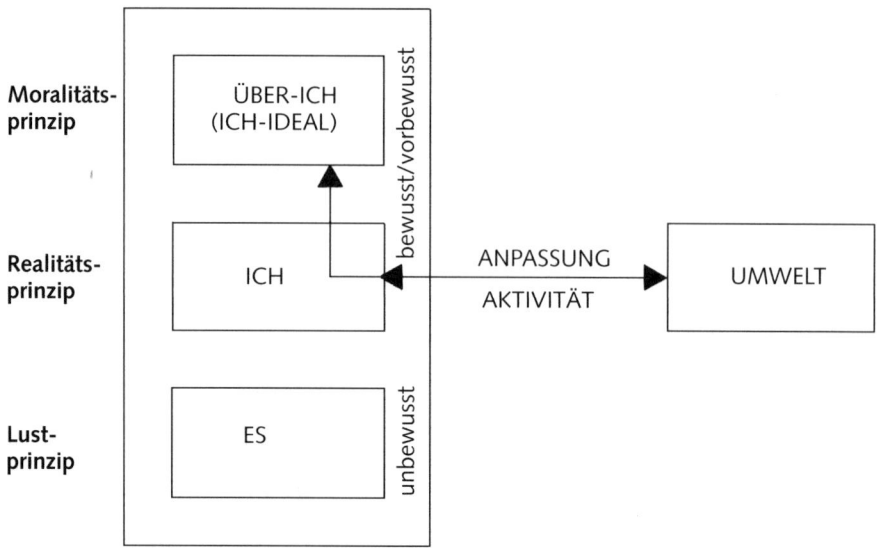

Abbildung 27: Das Instanzenmodell der Persönlichkeit

Das **Über-Ich** entwickelt sich durch die uns im Verlauf der Erziehung beige-brachten sozialen und moralischen Normen. Solche Sätze wie „Man darf nicht ..." oder „Du musst immer ..." oder „Es gehört sich nicht für ein Mäd-chen ..." gehören hierher. Auf diese Weise entstehen unser Gewissen und unser **Ich-Ideal** (Wie wir glauben, sein zu müssen) als Abbild der jeweiligen Wertvorstellungen, unter denen wir aufwachsen. Hierhin reichen die Wurzeln so mancher Konflikte unseres Erwachsenenalters, die sich aus einer zu großen Kluft zwischen den von den Eltern eingepflanzten Ich-Idealen und unserem eigentlichen Ich ergeben.

Diese Instanz funktioniert nach dem **Moralitätsprinzip** und wirkt als morali-scher „Zensor", der die aus dem Es ungezügelt auftauchenden Handlungsim-pulse beurteilt und kontrolliert.

Altenpflegerinnen erfahren täglich, was es bedeutet, wenn durch demenz-bedingte hirnorganische Veränderungen bei alten Menschen die erlernten moralischen Ge- und Verbote wegbröckeln und „persönlichkeitsfremde" Verhaltensweisen durchbrechen.

Das **Ich** stellt unsere zentrale Persönlichkeitsinstanz dar, deren zentrale Auf-gabe eine realitätsbezogene Anpassung an die jeweiligen Umgebungsbedin-gungen ist.

Nach dem **Realitätsprinzip** versucht diese Instanz einen Ausgleich zwischen den spontanen Bedürfnissen des Es und den im Über-Ich repräsentierten An-forderungen der sozialen Umgebung zu finden.

Freud beschreibt die Funktionen des Ich so:
„Es hat die Aufgabe der Selbstbehauptung, erfüllt sie, indem es nach außen die Reize kennenlernt, Erfahrungen über sie aufspeichert (im Gedächtnis), überstarke Reize vermeidet (durch Flucht), mäßigen Reizen begegnet (durch

Anpassung) und endlich lernt, die Außenwelt in zweckmäßiger Weise zu verändern (Aktivität): nach innen das Es, indem es die Herrschaft über die Triebansprüche gewinnt, entscheidet, ob sie zur Befriedigung zugelassen werden sollen, diese Befriedigung auf die in der Außenwelt günstigsten Zeiten und Umstände verschiebt oder ihre Erregung überhaupt unterdrückt."

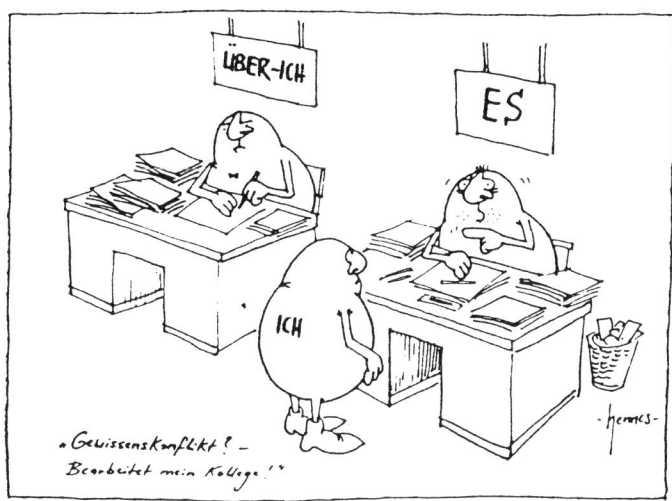

Abbildung 28: „Gewissenskonflikt? – Bearbeitet mein Kollege!" (aus Hobmair, 1994, S. 213)

3.3.2 Ein Selbstschutzprogramm des Ich: Die Abwehrmechanismen

Unsere Gefühle, körperliche Bedürfnisse, der Verstand und gesellschaftliche Normen stellen permanent Ansprüche, die nicht selten widersprüchlich sind und uns in Konflikte stürzen:

➤ zwischen dem, was wir wollen, und dem, was wir haben.
  (Ich wünsche mir eine andere Pflegekonzeption, mit meinen Auffassungen dringe ich jedoch im Arbeitsteam nicht durch; zugleich möchte ich anerkannt werden.)

➤ zwischen dem, was wir gerne täten, und dem, was wir dürfen.
  (Am liebsten würde ich manchmal aus der Haut fahren und einen alten Menschen anschreien, das „darf man" jedoch nicht als Altenpflegerin mit steter Selbstkontrolle.)

➤ zwischen dem, was wir fühlen, und dem, was wir fühlen sollten.
  (Ich fühle Abneigung gegen einen alten Menschen, sollte doch aber gleichermaßen gegenüber allen zumindest wohlwollend-neutral sein.)

Viele dieser Konflikte, die wir tagtäglich erleben, vermögen wir ganz rational und bewusst zu lösen. Anpassungsversuche dieser Art sind:

> - erhöhte Anstrengungen, um ein Hindernis zu überwinden,
> - Verkleinerung oder Wechsel einer Zielvorstellung,
> - realistische neue Einschätzung einer Situation,
> - Unterdrückung: Bewusste Kontrolle von Gefühlen, die nicht „passen". Zum Beispiel kann sich eine Altenpflegerin voll dessen bewusst sein, dass sie eine bestimmte Arbeit ekelhaft findet, aber sie unterdrückt diese Gefühle bewusst und setzt ihre Arbeit fort.

Konflikten, die uns in eine besondere Zerreißprobe bringen, begegnen wir oft mit unbewussten Anpassungsprozessen, den sogenannten Abwehrmechanismen.

Jeder Mensch hat solche unbewussten Techniken zur Bewältigung von Herausforderungen auf Lager, ob pflegebedürftiger alter Mensch oder Altenpflegerin oder Fachbuchautor.

Verdrängung

„Unzulässige" und bedrohliche Gedanken, Wünsche oder Gefühle dringen gar nicht erst ins Bewusstsein.

Beispiel: Eine Altenpflegerin, die erklärt, niemals aggressive Impulse gegen alte Menschen zu verspüren, dürfte diesem Verdrängungsmechanismus unterliegen (weil nicht sein kann, was nicht sein darf).

Beispiel: Ein todkranker Mensch, der sich der schmerzhaften Auseinandersetzung mit der Realität durch Verdrängung der angstauslösenden Tatsachen entzieht und so tut, als ob nichts besonderes wäre.

Die Fähigkeit zum Verdrängen entlastet das Ich und stellt vordergründig das innerseelische Gleichgewicht wieder her, die dazu notwendige Energie fehlt jedoch dem Ich zur wirklichen Bewältigung der Konfliktsituation.

Projektion

Ein eigener inakzeptabler Wunsch oder Impuls wird einer anderen Person zugeschrieben (auf diese „projiziert"). Häufig wird diese Person dann genau wegen dieser „schlechten Eigenschaft" oder ihres „unmoralischen Verhaltens" angegriffen.

Beispiel: Eine Altenpflegerin, für die der Bereich der Sexualität mit einem starken Tabu belegt ist, wird eigene sexuelle Impulse bei sich nicht zulassen können und diese möglicherweise auf andere Personen (Heimbewohner, Kolleginnen) projizieren, sich von diesen „Schweinigeln" belästigt fühlen etc.

Beispiel: Eigene Gewaltimpulse werden in andere hineingelegt, von denen ich mich dann bedroht fühle.

Dieser Abwehrmechanismus bietet Schutz gegenüber eigenen unerwünschten Motiven, ist aber besonders schädlich für die zwischenmenschlichen Beziehungen, da er Verdächtigungen und Misstrauen hervorbringt.

Regression

In einer ernsten Konflikt- und Stresssituation wird auf Bewältigungsformen zurückgegriffen, die für frühkindliche Entwicklungsphasen typisch sind und als dem Erwachsenenalter unangemessen gelten.

Beispiel: Nach der Heimübersiedlung verliert ein alter Mensch plötzlich Fähigkeiten zur Selbstversorgung, die bis zu diesem Zeitpunkt noch vorhanden gewesen waren, und lässt sich wie ein Kleinkind versorgen.

Beispiel: Die übertriebene Beschäftigung mit Essen, Verdauung und Ausscheidung gehört zu regressiven Bewältigungsformen, wie wir sie gerade in Altenheimen häufig beobachten können.

Aber auch keiner von uns, weder Sie noch ich, sind vor solchen Reaktionen gefeit, wenn wir in existentielle Krisensituationen (wie z.B. eine schwere Krankheit) geraten.

Patienten im Krankenhaus oder Bewohnern eines Altenheimes bleibt bei der Anpassung an die Spielregeln der Institution oft gar nichts anderes übrig, als zu regredieren.

Rationalisierung

Eigenes Verhalten, dessen wahre Ursachen man nicht akzeptieren kann, werden durch „vernünftige" Argumente gerechtfertigt.

Beispiel: Eine Altenpflegerin, die aus Angst dem Gespräch mit einem todkranken Menschen ausweicht, begründet ihr Verhalten vor sich selbst mit der akzeptablen und auch einsichtigen Argumentation, dass auf Grund der schlechten personellen Ausstattung des Heimes gerade noch die Grundpflege ordentlich erledigt werden könne, aber keine Zeit mehr für ausführliche Gespräche sei.

Solche vernünftigen (rationalen) Gründe für Verhalten lassen sich immer finden und bringen vordergründig wieder eine Entlastung für die „Seele im Zwiespalt".

Verschiebung

Aufgestaute, zumeist aggressive Gefühle, werden auf solche Personen verschoben und entladen, die weniger mächtig und „gefährlich" sind als diejenigen, welche die Emotion ursprünglich ausgelöst haben.

Beispiel: Eine Stationsschwester ärgert sich über eine autoritäre Anordnung des Heimleiters, reagiert ihren Ärger aber an einer Praktikantin ab, indem sie dieser einen unangenehmen Auftrag gibt.

Dieses Selbstschutzprogramm hat zwei Seiten: Einerseits gibt es mir in seelischen Not- und Konfliktsituationen Schutz und Halt, andererseits engt es mich auch massiv ein, wenn sich die Abwehrmechanismen verfestigen und zu einem starren Bollwerk werden. Wenn ich immer verdränge, immer auf andere projiziere, immer ... usw., dann sind keine wirklichen (manchmal auch mit Schmerz verbundenen Lösungen) möglich und Beziehungsstörungen mit der Umwelt unausweichlich. Der Schutzwall wird dann zum Gefängnis.

Wie kann ich als Altenpflegerin mit Abwehrmechanismen bei mir und anderen umgehen?

Am besten, indem ich sie als normale Verhaltensmöglichkeiten in Konfliktsituationen wahrnehme und akzeptiere. Um dies bei mir selbst zu schaffen, muss ich für Rückmeldungen (zum Beispiel in der Supervision) offen sein, weil es bekanntlich nicht funktioniert, sich an den eigenen Haaren aus dem Sumpf zu ziehen.

Wenn ich solche Abwehrmechanismen bei pflegebedürftigen alten Menschen beobachte, so sollten sie mir ein Zeichen dafür sein, dass dieser Mensch in einer seelischen Notsituation ist und offenbar im Moment auf kein adäquateres Verhalten zurückgreifen kann.

Allein, wenn ich dies aufgrund meiner fachlichen Kompetenz weiß und akzeptieren kann, werde ich in einer für diesen Menschen und auch für mich gesünderen Art und Weise damit umgehen können, mich nicht persönlich angegriffen fühlen, enttäuscht oder ärgerlich sein.

Manchmal müssen dann Altenpflegerinnen oder auch Angehörige die Funktion eines Hilfs-Ichs übernehmen, wenn infolge einer schweren chronischen Erkrankung, wie z.B. einer Demenzerkrankung, die Ich-Stärke eines alten Menschen nicht mehr zur angemessenen Bewältigung der Realität ausreicht. Mehr dazu bei der Darstellung des milieutherapeutischen Ansatzes im Kapitel 8.8.3.

3.3.3 Entwicklungsstufen und psychosoziale Herausforderungen im Lebenslauf

Die Grundlagen der Erwachsenenpersönlichkeit werden aus tiefenpsychologischer Sicht in der frühen Kindheit gelegt. Freud unterscheidet **drei Stufen der psycho-sexuellen Entwicklung**, die durch angeborene biologische Bedürfnisse (siehe Funktion des Es) beherrscht werden. Je nach Stufe ist die Bedürfnisbefriedigung an verschiedene Körperzonen (Mund, Anus, Genitalien) gebunden. Die als **Libido** bezeichneten Energien beinhalten alle Möglichkeiten lustvoller Beschäftigung mit dem eigenen Körper, weshalb Sexualität in der Freud'schen Persönlichkeitstheorie in einem sehr weit gefassten Sinne zu verstehen ist:

➤ **Infantile Stufe** (bis etwa 6. Lebensjahr)
Zuerst ist in diesem Zeitraum die Mundregion durch Saugen, Schlucken und Beißen die Hauptquelle der lustvollen Stimulation und des Kontaktes mit der Umwelt: **orale Phase**. In der weiteren Entwicklung wird als zusätzliche Lustquelle die Triebbefriedigung besonders bei der Ausscheidung und Zurückhaltung des Blasen- und Darminhaltes entdeckt; Spielen mit Exkrementen oder das Zurückhalten der Ausscheidung gehören hierher: **anale Phase**. Durch das Sauberkeitstraining seitens der Eltern wird allerdings das lustvolle Erleben in diesen Bereichen zunehmend tabuisiert und von der Anpassung an die gesellschaftlichen Spielregeln zurückgedrängt. In der folgenden **phallischen Phase** tritt als Lustquelle das Spielen mit dem Penis oder der Vagina hinzu, was die soziale Umgebung zu moralischer Zurechtweisung veranlasst („Das macht man nicht …")

➤ **Latente Stufe** (etwa 5. bis 12. Lebensjahr)

In dieser Zeit tritt die psycho-sexuelle Entwicklung in den Hintergrund. Das Entwicklungsgeschehen spielt sich hauptsächlich im Bereich der intellektuellen und sozialen Fähigkeiten ab.

➤ **Genitale Stufe** (etwa ab 12. Lebensjahr)

Mit dem Beginn der Pubertät gewinnen die körperlichen Entwicklungsprozesse wieder an Gewicht und die Bedürfnisbefriedigung durch Kontakt mit dem „anderen" Geschlecht wird zu einer wichtigen Triebfeder.

Die psycho-sexuelle Entwicklung gilt als gesund abgeschlossen, wenn eine zufriedenstellende Anpassung in Form gesellschaftlich angepasster Bedürfnisbefriedigung erreicht ist.

Kommt uns da in der Altenpflege – bezogen auf die infantile Entwicklungsstufe – nicht einiges bekannt vor? Vom „Alles in den Mund nehmen" (z.B. Zeitung aufessen), über „Scheiße herumschmieren", bis hin zu „Verstopfung" und ständigem „Herumspielen an den Geschlechtsteilen"?

Werden demenzkranke alte Menschen also wieder wie Kleinkinder? Natürlich nicht, denn sie behalten die Würde ihres gelebten Lebens. Aber, durch die hirnorganische Erkrankung kommt es auch zu einem Zerfall der gelernten Gebote und Verbote in der moralischen Persönlichkeitsinstanz, dem Über-Ich. Verhaltensweisen alter Menschen, die Pflegekräfte und insbesondere auch Angehörige besonders erschrecken, ekeln oder ängstigen, weil sie so persönlichkeitsfremd sind, werden durch einen Blick auf dieses tiefenpsychologische Entwicklungsmodell verständlicher. Ganz natürliche und jedem Menschen eigene Triebimpulse sind es demnach, die – nach dem krankheitsbedingten Wegbrechen der moralischen Schranken – ausgelebt werden.

Für den verständnisvollen Umgang mit alten Menschen und für einen Blick auf ihre eigene Lebensgeschichte ist ein weiteres Modell der Persönlichkeitsentwicklung hilfreich:

Die **acht Stadien der psycho-sozialen Entwicklung** nach Erik Erikson.

Das Modell umfasst die gesamte Lebensspanne und geht davon aus, dass jeder Mensch ganz bestimmte schicksalhafte Herausforderungen bewältigen muss, vor die er sich in seinen verschiedenen Lebensaltersstufen gestellt sieht. Diese krisenhaften Übergänge sind Zeiten erhöhter seelischer Verwundbarkeit, führen aber im Falle einer positiven Lösung zu einem Zuwachs an persönlicher Ich-Stärke. Andernfalls bleibt der Mensch mit seinen Energien an diesen Stellen teilweise hängen und verharrt in nicht-adäquaten Lösungsmustern früherer Entwicklungsstadien.

1. **Vertrauen gegenüber Misstrauen** (1. Lebensjahr)

Abhängig von der empfangenen Fürsorge lernt der Säugling der Umwelt zu vertrauen – das sogenannte Urvertrauen – oder ihr eher argwöhnisch, furchtsam und misstrauisch zu begegnen. Ein gutes Fundament für die weitere psychosoziale Entwicklung ist dann gegeben, wenn sich ein starkes Vertrauen mit einem gesunden Anteil von Misstrauen paart.

2. **Autonomie gegenüber Scham und Zweifel** (2. und 3. Lebensjahr)
Während der frühen Kindheit „testet" das Kind seine Eltern und seine
Umwelt und lernt durch die Grenzen, an die es dabei stößt, worüber es
eine Kontrolle ausüben kann und worüber nicht. Je nach Erziehungsstil
entwickeln sich eher ein starkes Selbstvertrauen und das Gefühl, einen
eigenen freien Willen zu besitzen, oder mehr Selbstzweifel. Eine übermäßige Kontrolle und Einengung durch die Umwelt führt bei dem Kind zu
anhaltenden Selbstzweifeln über seine Fähigkeiten und zu Scham über
seine Bedürfnisse oder seinen Körper.

3. **Entschlusskraft gegenüber Schuldgefühl** (4. bis 5. Lebensjahr)
Sind Vertrauen und Autonomie vorhanden, dann kann das Kind leichter
seiner Neugier und seinem Tatendrang freien Lauf lassen. Es kann sich
selbständig in „neues Gelände" wagen, um seine Umwelt zu erkunden.
Die Eltern zügeln natürlich teilweise den ungebremsten Forscherdrang des
Kindes, indem sie es (auch zum Schutz) ermahnen und ihm verbieten, bestimmte Dinge zu tun. Das Wörtchen „Nein" spielt hier eine Rolle, ebenso die auftauchenden Schuldgefühle („schlechtes Gewissen"), wenn die
Verbote heimlich übertreten werden oder zumindest gedanklich damit
gespielt wird. Von Art und Häufigkeit der elterlichen Reaktionen auf
eigenständige Aktivitäten des Kindes hängt es ab, ob mehr der Mut zu
Eigeninitiative gestärkt oder eher die Entstehung von Schuldgefühlen begünstigt wird.

4. **Gefühl der Leistungsfähigkeit gegenüber Minderwertigkeitsgefühl**
(6. bis 11. Lebensjahr)
In diesem Stadium ist das Interesse des Kindes darauf ausgerichtet herauszufinden, nach welchen Regeln die Dinge funktionieren, und wie es mit
seinen Fähigkeiten Aufgaben gut bewältigen kann. Wenn seine Bemühungen als dumm, immer unzureichend, oder als störend zurückgewiesen
werden, entwickeln sich Minderwertigkeitsgefühle. Werden dem Kind
viele Erfolgserlebnisse vermittelt, dann stärkt dies sein gesundes Selbstvertrauen in die eigene Leistungsfähigkeit.

5. **Identität gegenüber Rollenverwirrung** (Jugendalter von 10 bis 18 Jahren)
Die Zeit der Entwicklung vom Kind zum Jugendlichen und hin zum Erwachsenen ist eine Zeit der Launen, Phantasien, Träume, heimlichen
Ängste und Wünsche und der Konfrontation mit den gesellschaftlichen
Normerwartungen (Mann-/Frau-Rolle, Sexualität, Arbeit, Ablösung vom
Elternhaus, Wertesystem usw.). Die vielfältigen Anforderungen – begleitet
von den Schwierigkeiten, sich selbst zu verstehen – können den Jugendlichen in Verwirrung und Selbstzweifel stürzen. Die zentrale Herausforderung dieser Krise ist die Entwicklung eines Identitätsgefühls und der
akzeptierenden Haltung „Ja, das bin ich."

6. **Vertrautheit und Intimität gegenüber Isolation** (frühes Erwachsenenalter)
Ein erwachsener Mensch ist vor die Herausforderung gestellt, enge und
gegenseitig befriedigende Beziehungen zu einem anderen Menschen
(Sexualpartner, Freund, Ehepartner) herzustellen. Hat er eine stabile

eigene Identität entwickelt und gelingt es ihm dann, einige Teile davon mit einem anderen Menschen zu einem „Wir" zu verbinden, wird er Vertrautheit und Intimität erleben können. Zwei unabhängige „Identitäten" können sich verbinden, ohne dem einzelnen Partner die individuelle Freiheit zu nehmen.

Die Versuche, vertrauensvolle Bindungen einzugehen, können jedoch auch scheitern und zur psychischen Isolation führen, wenn einer oder beide Partner unfähig sind, eine Gegenseitigkeit in ihrer Beziehung herzustellen.

7. **Produktivität gegen Stagnation** (Erwachsenenalter)

Die eigene Identität ist soweit gefestigt, dass der erwachsene Mensch – über das Interesse an der eigenen Entwicklung hinaus – produktiv und kreativ an der Entwicklung seiner Umwelt mitwirken kann. Fürsorge für die nächste Generation und deren Entwicklungschancen gehört hierher. Ohne erfolgreiche Lösung dieser Herausforderung droht zwischenmenschliche Verarmung und auch die eigene Entwicklung verharrt in Stagnation.

8. **Lebenserfülltheit und Integrität gegenüber Verzweiflung** (hohes Alter)

Jedem Menschen werden im Laufe seines Lebens schicksalhaft Belastungen und Gefahren zugemutet, aber auch Entwicklungschancen geboten. Trotzdem gestaltet jeder sein Leben auch selbstverantwortlich mit, trifft Entscheidungen und handelt.

Den altgewordenen Menschen wird im Rückblick auf sein Leben nur dann eine innere Zufriedenheit erfüllen, wenn er seine einmalige Lebensgeschichte und seine Persönlichkeit insgesamt bejahen kann. Wenn er sagen kann: „Ich bin, was ich bin und das ist so in Ordnung." Auf dieser Grundlage lässt sich die unabwendbare Erkenntnis des künftigen Todes annehmen.

Misslingt jedoch diese Akzeptanz, droht der alte Mensch in Unzufriedenheit mit sich selbst, Anklagen gegen das „Schicksal" und Verzweiflung zu versinken.

Ob sich eher eine lebensbejahende oder am Leben verzweifelnde Haltung entwickelt, hängt wesentlich auch davon ab, wie die Krisen und Lebensaufgaben in den früheren Lebensphasen gelöst wurden und ob viele unbearbeitete „seelische Altlasten" mitgeschleppt werden.

Mit diesem entwicklungspsychologischen Blickwinkel auf typische Phasen und Herausforderungen im menschlichen Lebenslauf können wir manche Charakterzüge oder gar Verhaltensauffälligkeiten bei alten Menschen, aber auch bei uns selbst, vielleicht etwas besser lebensgeschichtlich einordnen und verstehen.

3.4 Biografiearbeit in der Altenpflege: Erinnerungspflege und Reminiszieren

Blicke nicht nach dem,
was jedem fehlt,
sondern betrachte,
was noch einem jeden bleibt.
(J.W. v. Goethe)

Für Altenpflegerinnen ist es eine alltägliche Erfahrung, dass alte Menschen, und ganz besonders demenzkranke alte Menschen, oft mehr in den Bildern und Erlebnissen ihrer Vergangenheit leben als im Hier und Heute. Wir wissen, dass eine emotional ungemütliche Lebensumwelt, unbewältigte Trauer über verlorengegangene Möglichkeiten und auch Hirnveränderungen den *Rückzug in „Altgedächtnis-Welten"* begünstigen. Dort zählen Lebensabschnitte besonders schwer, die tief und mit viel Emotionen verankert sind. Welche Altenpflegerin kennt sie nicht, die immer und immer wieder erzählten gleichen Geschichten von früher, die „nervig" werden, wenn man sich nicht die Mühe macht, näher hinzuschauen und hinzuhören, was deren (vielleicht verschlüsselte) Botschaften und Zeichen sind. Eingespeicherte Verhaltensmuster, die seinerzeit sinnvoll und lebensnotwendig waren, werden in aktuellen Krisen wieder lebendig und zur Problemlösung eingesetzt.

Das Verhalten und Erleben eines alten Menschen in seiner jetzigen Lebenslage lässt sich nur dann verstehen bzw. erfühlen, wenn wir etwas von seinen lebensgeschichtlich erworbenen Werthaltungen, Blickwinkeln und Mustern zur Lebensbewältigung erfahren.

Auch im Alter wird er krisenhafte Herausforderungen wie chronische Krankheitsverläufe und Behinderungen, Krankenhausaufenthalte oder die Übersiedlung in ein Altenheim zunächst auf seine spezielle „altbewährte" Art und Weise zu bewältigen versuchen.

Für Altenpflegerinnen wird die beziehungspflegerische Arbeit mit alten Menschen leichter, wenn sie deren lebensgeschichtliche Prägungen kennen. **Pflegemaßnahmen orientieren sich dann nicht mehr nur an irgendwelchen Krankheitsetiketten, sondern auch am gelebten Leben eines Menschen.**

„Als ich meinen alten Onkel (89 Jahre) wenige Monate vor seinem Tod im Altenheim besuchte, stand er, bis auf ein weißes Unterhemd nackt, in seinem Zimmer und rührte in einem Teller einen undefinierbaren Brei verschiedener Speisen zusammen. Um ihn herum eine etwas chaotische Mischung von Kleidungsstücken, beschriebenen und unbeschriebenen Papieren – und mittendrin eine Schreibmaschine. Ich weiß nicht genau, ob er mich noch erkannte, und konnte seine Worte wegen des fehlenden Gebisses auch nur schlecht verstehen. Die Art, wie er mich anfasste, und der Ausdruck seiner Augen ließen mich aber seine Freude spüren.

Er war in seinem Element – und man hatte es ihm auch trotz zunehmender Verwirrung gelassen, denn zeitlebens hatte er beruflich und privat viel mit der Schreibmaschine gearbeitet, die er jetzt noch als wichtiges Ausdrucksmittel nutzen konnte. Zum Beispiel für den Blumengruß an sein Patenkind Gertraud.

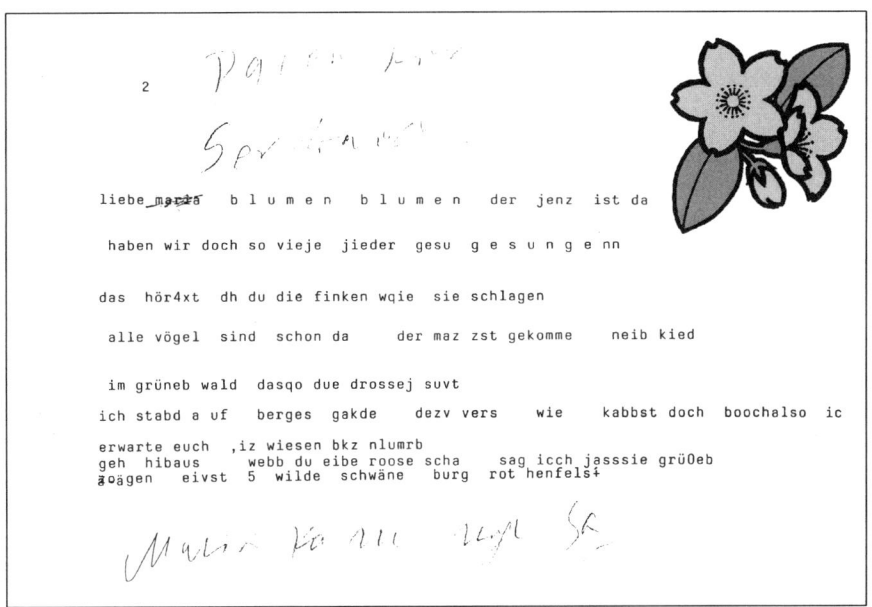

Abbildung 29: Blumengruß an Patenkind Gertraud

Spielt es da eine Rolle, dass die Adressatin den Text erst etwas entwirren musste, um ihn zu verstehen"?

Vor allem bei gerontopsychiatrisch kranken alten Menschen ermöglicht erst ein Blick auf deren einschneidende Lebenserfahrungen das Verständnis für scheinbar abnorme und verrückte Verhaltensweisen. Auch ein Blick auf die „großen" geschichtlichen Zusammenhänge kann dabei hilfreich sein.

Erstellen Sie sich hierzu eine *Zeitleiste* der wichtigsten historischen Ereignisse unseres Jahrhunderts von 1900 bis 2000.

So kann das Horten von Lebensmitteln – insbesondere von solchen, die zur „Freude" der Altenpflegerinnen schnell ranzig werden oder vergammeln – in frühen Erfahrungen von Hungerzeiten und Entbehrung wurzeln; ich erinnere mich noch gut an meine Großmutter, die von „guter Butter" als begehrtem Tauschobjekt in der „schlechten Zeit" erzählte. Teebeutel, die als Sammelobjekte pflegeleichter wären, weil sie keine hygienischen Probleme aufwerfen, haben damals leider keine Rolle gespielt.

Die Ablehnung von männlichen Pflegekräften kann mit schlechten Erfahrungen, bis hin zu Vergewaltigungen und Verschleppung in den Kriegswirren, zusammenhängen.

Es geht um Verständnis und Verständigung, nicht um die Aufarbeitung traumatischer Lebensereignisse, die – wie auch bei jüngeren Menschen – einer psychotherapeutischen Behandlung bedürfen. Diese ist nicht Aufgabe von Altenpflegerinnen.

Viele alltägliche Möglichkeiten „zum ins Gespräch kommen", aber auch Reibungspunkte zwischen Altenpflegerinnen und pflegebedürftigen alten Menschen betreffen naturgemäß die elementaren Lebensbereiche von Körperpflege, Ernährung und Kleidung.

Welche Bedeutung haben aus den lebensgeschichtlichen Erfahrungen heraus Nahrungsmittel, sich waschen und baden, Bekleidungsgewohnheiten, Wäsche mit der Hand waschen usw.?

Das Horten von Lebensmitteln, Umräumen von Kleidung, Waschen der Unterhosen im Waschbecken usw. sind bei der erlebten Vollversorgung im Heim vielleicht auch eine Möglichkeit zur Erfahrung eigener Identität.

Welche Lösungen gibt es? Die alten Menschen verändern oder die Rahmenbedingungen umgestalten? Zunächst muss sich das Pflegeteam die Frage stellen: Welche Grundbedürfnisse stecken hinter dem Verhalten des alten Menschen? Was braucht dieser Mensch? Und: Wie kann er dabei unterstützt werden?

Welches Maß an Chaos oder Verrücktheit kann das Team tolerieren und sich zu-muten und wo wird es un-zumutbar, aus hygienischen Gründen und weil die Würde anderer Menschen, auch der Pflegekräfte, verletzt wird?

Verhaltensverträge – orientiert an den Prinzipien des Signal- und Verstärkungslernens – sind ein praktikabler Versuch zur gezielten Veränderung problematischer Verhaltensweisen, wenn ein Pflegeteam lerntheoretisch orientiert und mit verhaltenstherapeutischen Methoden vertraut ist. Was aber tun, wenn aufgrund einer Demenzerkrankung die notwendige Einsichts- und Lernfähigkeit beeinträchtigt ist?

Diese Situation erfordert **„Raumpflege"**: Der Lebensraum muss an die Möglichkeiten und Begrenzungen dieser Menschen angepasst werden, um ihnen eine Erfüllung der menschlichen Grundbedürfnisse (vergleiche die AEDL nach Krohwinkel) „auf ihre Art" zu ermöglichen. Hierher gehören die sogenannten „leeren" Aktivitäten wie zum Beispiel „sinnloses" Ein- und Umsortieren von Wäsche ebenso wie das bewusste Herumliegenlassen von Gegenständen, um Gelegenheit für „Aufräumaktivitäten" zu schaffen. Und: manches, was uns auf den ersten Blick sinnlos erscheinen mag, ist für demenzkranke Menschen eine *sinnen-volle Lebensbereicherung*. Vielleicht ist auch eine gewisse persönliche Vorratshaltung mit hygienisch unbedenklichen Lebensmitteln tolerierbar.

Nicht nur zum Einfühlen und Verstehen, auch für die **Pflegeplanung** können also biografische Kenntnisse von Nutzen sein. Wir planen dann nicht mit tollen Aktivierungsmaßnahmen an den Betroffenen vorbei, sondern können frühere Fähigkeiten und Interessen mit einbeziehen. Eine frühere Köchin lässt sich vielleicht eher zum Mithelfen beim Kochen motivieren als zum Basteln, oder aber: wir verstehen, warum sie mit Kochen überhaupt nichts mehr zu tun haben will. Menschen mit starker kirchlicher Bindung werden durch die Teilnahme an Gottesdiensten manchmal lebendiger, können plötzlich wieder mitmachen beim gemeinsamen Beten und Lieder singen.

Ausländische Mitbürger. Dies gilt natürlich auch für alte Menschen, die einer anderen Religion als der christlichen zugehören, beispielsweise dem Islam. Dazu gehört die Mehrzahl der ersten Generation türkischer Einwanderer, die vor Jahrzehnten aus ihrer Heimat nach Deutschland aufgebrochen sind, weil sie als Gastarbeiter ins Land gerufen wurden, und die jetzt **in der Fremde altern**.

Von Mitte der fünfziger Jahre bis Anfang der siebziger Jahre wurden auch Arbeitskräfte aus anderen Ländern angeworben, von denen die Italiener, Spanier, Griechen und Jugoslawen das größte Kontingent stellten. Die Industrie brauchte nur Arbeitskräfte, es kamen aber Menschen und ihre Familien. Nach Modellrechnungen werden im Jahr 2000 etwa 1,5 Millionen ausländische Menschen in Deutschland leben, die älter als 60 Jahre sind. Viele träumen noch von einer Rückkehr in ihr Herkunftsland, manche werden dies auch tun, die Mehrheit jedoch wird hierbleiben:

> Weil die Kinder und Enkelkinder sich familiär, bildungsmäßig, kulturell und beruflich längst so etabliert haben, dass sie aller Wahrscheinlichkeit nach in Deutschland leben wollen.

> Weil die Entfremdung von der jetzigen Realität ihrer Herkunftsländer und die Vertrautheit mit den hiesigen Lebensspielregeln größer ist, als sie es sich oft eingestehen. Bei Urlaubsbesuchen in der „alten Heimat" müssen sie vielleicht die schmerzliche Erfahrung machen, nicht mehr so recht dazuzugehören, ja sogar sprachlich aufzufallen („Du sprichst ja wie Tarzan und Jane" kann so jemand in der Türkei zu hören bekommen; oder „Du Deutscher (Almandschi)".

> Weil der Bedarf an medizinischer Versorgung im Alter zunimmt und diese in Deutschland vielfach besser als in den Herkunftsländern gewährleistet ist.

Der Familienverband bildet, zumal bei alten türkischen Mitbürgern, das wichtigste soziale Auffangnetz, jedoch weichen im Rahmen der allgemeinen gesellschaftlichen Entwicklung die traditionellen Familienstrukturen auch hier immer weiter auf. Altenpflegerinnen werden sich daher auf die ambulante wie stationäre Pflege dieses Personenkreises einstellen und kompetent vorbereiten müssen – auch wenn dessen althergebrachte kulturelle Wertvorstellungen derzeit noch eine starke Abneigung gegenüber „Fremdpflege" beinhalten.

Barrieren. Problematisch für deutsche Pflegende sind bei der Beziehungsgestaltung vor allem sprachliche Barrieren, die sich sowohl im unterschiedlichen verbalen wie auch nonverbalen Sprachschatz finden. Dies erschwert die „Verständigung" über uns fremde kulturelle Wertvorstellungen und Gewohnheiten, die aber diese Menschen geprägt haben und ihnen Schutz und Halt bieten.

Ihre Wurzeln liegen in einer anderen Kultur, von der wir zumindest eine Ahnung haben sollten, wenn wir zu Verständnis und Verständigung kommen wollen. Zur Biografiearbeit gehören daher auch Informationen über einige grundlegende Normen gesellschaftlicher und religiöser Art, unter denen alte ausländische Mitbürger aufgewachsen sind. Dann können wir verstehen und berücksichtigen, wenn beispielsweise gegenüber männlichen Pflegekräften Vorbehalte bestehen, einige religiöse Rituale und Festtage besonders wichtig sind, oder bestimmte Ernährungsregeln eingehalten werden müssen. Achten wir diese Bedürfnisse nicht, dann wird eine Integration in ein Altenheim kaum gelingen. Andererseits führen die Verhältnisse in den Pflegeheimen bereits jetzt schon die Bewohner und die Pflegenden oft genug an die Grenzen ihrer Toleranz und Geduld gegenüber dem „Fremden" – in Form schwer erträglicher Eigenheiten von Mitbewohnern oder gar von extremen demenzbedingten Verhaltensauffälligkeiten. „Multikulturelles" Zusammenleben stellt eine große Herausforderung für die Altenpflege dar. Altenpflegerinnen, die ja bekanntlich Spezialistinnen für Verhaltensbuntheit und Lebensfülle sind, können diese Herausforderung annehmen, wenn die institutionellen Rahmenbedingungen hilfreich sind (z.B. entsprechende Fortbildung; Einstellung von Altenpflegerinnen mit multikulturellen Wurzeln).

Ehrfurcht vor den Worten eines Greises

Nasreddin war sein Leben lang sehr hilfsbereit gewesen, doch ließ er sich im Alter immer weniger gern ausnützen. Einer seiner Nachbarn in Ak-Schehir, der dies besonders gut verstand, kam eines Morgens zu ihm und bat, ihm den Esel noch einmal für einen Tag zu leihen. Nasreddin kannte diese Art von Geschäften, die am Abend mit ein paar gerührten Dankesworten abgegolten werden. Unter diesen Bedingungen hatte er nicht die geringste Lust, seinen Esel herzugeben, und sagte daher, dass er schon seit einer Stunde weg sei.
Unglücklicherweise hatte er das Langohr nicht vorher ins Vertrauen gezogen, und so fing es in dem Augenblick, da Nasreddin seinen Satz beendet hatte, zu schreien an.
„Schämst du dich nicht, Hodscha, in deinem Alter und in deinem Stand so zu lügen!" rief der Kerl erbost aus. „Dein eigenes Tier legt Zeugnis gegen dich ab."
Als er die Tür hinter dem Nachbarn schloss, bemerkte Nasreddin gefasst: „Wie könnte ich mit jemandem streiten, der dem Schrei eines Esels mehr Bedeutung zulegt als den Worten eines alten Mannes, der dazu noch sein Mitbürger ist."
Nasreddin Hodscha (ein türkischer Eulenspiegel)

Der Erinnerungspflege mit alten Menschen – wir können auch den anderen Fachbegriff Reminiszieren verwenden – liegen also folgende Überlegungen und Konzepte zugrunde:

➤ Ich sehe das Heim als Daheim, das individuelle Eigenheiten und lebensgeschichtliche Prägungen der Bewohner achtet.
➤ Ich beobachte, dass das Altgedächtnis auch bei gerontopsychiatrischen Erkrankungen lange intakt bleibt.

> Die Beziehung zwischen mir und dem alten Menschen soll dadurch vertieft werden, dass ich ihn auf vertraute Gewohnheiten und Interessen sowie auf seine Erfahrungswelt anspreche.

> Im Gespräch über seine Lebenserfahrungen kann ich dem alten Menschen dabei helfen, seine Identität möglichst zu erhalten, weil er sich „seiner selbst" lebensgeschichtlich vergewissern kann.

> Der alte Mensch spürt, dass ich seine Erfahrungen wertschätze; er hat in der Rolle des Befragten und Erzählenden etwas zu bieten.

> Reminiszieren ist eine professionelle Methode der Beziehungspflege. Ich bin dem alten Menschen behilflich, Erinnerungsbrücken zu Orten und Zeiten zu bauen, in denen er früher schon Wege fand, um Krisen und Herausforderungen zu bewältigen.

> Reminiszieren hat aber nicht immer nur erfreuliche Erinnerungen zum Inhalt, es können auch schwere und grauenhafte Erlebnisse aus Krieg, Flucht, Konzentrationslager und anderen Krisenzeiten sein, über die der alte Mensch gerade jetzt sprechen will.
> Es ist dabei nicht meine Aufgabe als Altenpflegerin, seelische „Altlasten" oder ungelöste Verstrickungen zu entsorgen, das ist Aufgabe einer Psychotherapie.

> Gelegenheit zu Ausflügen in die Erinnerungswelt der alten Menschen gibt es im individuellen Kontakt bei der alltäglichen Pflege, aber auch in Form von gemeinsamen Gruppenaktivitäten, die recht lustig sein können, gute Stimmung und „Farbe" ins Leben bringen.

Wunderbar liebevoll beschrieben und praktisch schnell umsetzbar, sind die Tipps zur **„10-Minuten-Aktivierung"** von Ute Schmidt-Hackenberg (1996).

Biografiearbeit bewegt sich zwischen Neugier und Schutz, Vertrautheit und Fremdheit. Mit Biografiearbeit ist nicht gemeint, mit einem großen „Datenstaubsauger" über den alten Menschen, seine Angehörigen, Ärzte und andere „Informanten" hinwegzufahren, um eine objektive Pflegeplanung durchführen zu können.
Mit großem Respekt und Wertschätzung für ihn und seine Lebensgeschichte – und für meine Begrenzungen – werde ich mich für die Zeit unseres Zusammenlebens an seinen Lebensfluss zeitweilig ankoppeln. Eine Orientierung hin auf den ganzen Menschen und nicht eine Datenorientierung ist wichtig: wenn der alte Mensch sich ernstgenommen fühlt, ist er meist auch bereit, von sich zu erzählen. Ernstgenommen fühlt er sich dann, wenn er auch in meine Biografie einen Blick werfen darf und von mir als Person etwas erfährt.

Wissen über einen Menschen kann erfahrungsgemäß Mitteilungen, die ich von ihm selbst bekomme, nicht ersetzen. Was aber tun, wenn demenzkranke alte Menschen nicht mehr selbst über ihre Lebensgeschichte Auskunft geben können? Üblich und auch fachlich gerechtfertigt ist hier, aus anderen Quellen zu schöpfen (Angehörige, Betreuer, Ärzte, Akten usw.), wenn ich mir die Gefahr der Vorurteilsbildung, Entmündigung und Vereinnahmung bewusst mache. In der Praxis gibt es recht unterschiedliche Vorgehensweisen, wie und zu welchem Zeitpunkt biografische Daten aus „Fremdquellen" erhoben werden. Die einen versuchen beispielsweise, bereits im Vorfeld eines Umzuges ins Heim möglichst viele Informationen zu sammeln, um von Anfang an auf Eigenheiten angemessen eingehen zu können. Die anderen wählen einen späteren Zeitpunkt, mit der Begründung, sich so die Möglichkeit zu einem unvoreingenommenen Kennenlernen offenzuhalten.

Schauen Sie sich die *Daten aus einem Biografiebogen* (Abb. 30) an, den die Angehörigen eines alten demenzkranken Mannes ausgefüllt haben, und bewerten Sie, ob er hilfreiche Hinweise für die Begegnung mit diesem Menschen enthält.

➤ Sind die Informationen hilfreich für Ihre Pflegeplanung und den alten Mann?
➤ Was empfinden Sie beim Lesen der Informationen?
➤ Sind Schutz und Intimsphäre gewahrt?

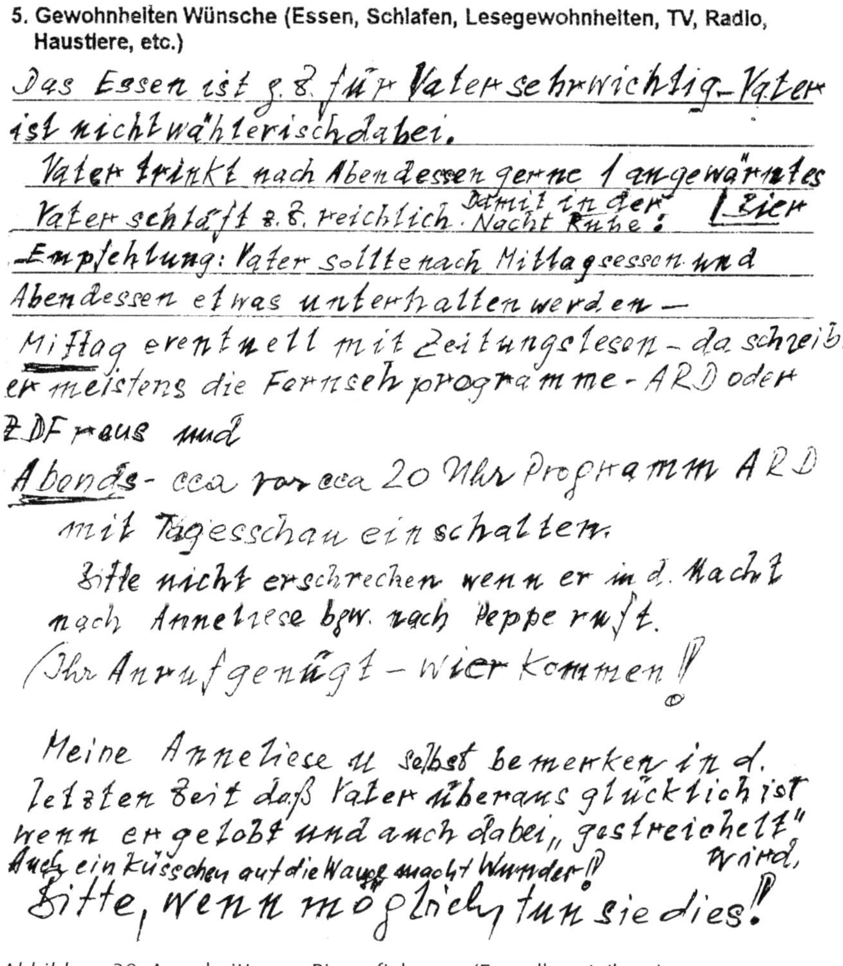

5. Gewohnheiten Wünsche (Essen, Schlafen, Lesegewohnheiten, TV, Radio, Haustiere, etc.)

Das Essen ist z.B. für Vater sehr wichtig. Vater ist nicht wählerisch dabei.
Vater trinkt nach Abendessen gerne 1 angewärmtes
Vater schläft z.B. reichlich. Damit in der Nacht Ruhe: 1 Eier
Empfehlung: Vater sollte nach Mittagessen und Abendessen etwas unterhalten werden —
Mittag eventuell mit Zeitunglesen – da schreibt er meistens die Fernsehprogramme – ARD oder ZDF raus und
Abends- cca vor cca 20 Uhr Programm ARD mit Tagesschau einschalten.
Bitte nicht erschrecken wenn er in d. Nacht nach Anneliese bzw. nach Peppe ruft.
(Ihr Anruf genügt – wier kommen!

Meine Anneliese u. selbst bemerken in d. letzten Zeit daß Vater überaus glücklich ist wenn er gelobt und auch dabei „gestreichelt" wird.
Auch ein küsschen auf die Wange macht Wunder!
Bitte, wenn möglich tun sie dies!

Abbildung 30: Ausschnitte aus Biografiebogen (Fremdbeurteilung)

Entscheidend ist die **wertschätzende Grundhaltung gegenüber dem anderen Menschen** und der Respekt vor seinem Anderssein, nicht ein akademischer Grundsatzstreit.

Eine gesunde Portion Neugier auf andere Menschen – eben die Lust am „Menschenbummeln" (analog zum Weltenbummeln) – sollte jede Altenpflegerin mitbringen. Wie wäre es ihr anders möglich, sich auf so viele unterschiedliche Menschen tagtäglich einzustellen? Allerdings darf sie den Schutz nicht vernachlässigen, der bei dieser Arbeit notwendig ist. Nicht nur um Datenschutz geht es, wenn ein sorgsamer Umgang mit biografischen Informationen gefordert wird, sondern in erster Linie um Menschenschutz. Erforderlich ist ein *Schutz nach zwei Seiten*:

> ➤ zum einen der Schutz für den alten Menschen (Achtung seiner Intimität)
> ➤ zum anderen Selbstschutz für mich als Pflegekraft, um nicht in einer Flut von Lebensdaten zu ertrinken (Achtung meiner Grenzen). Biografiearbeit ist keine Familientherapie oder therapeutische Aufarbeitung traumatischer Lebensereignisse.

Zum Selbstschutz gehört auch die *Akzeptanz der Fremdheit* des anderen Menschen. Dieses Thema wird gerne gemieden, weil aus einem idealisierten Pflegeverständnis heraus der Anspruch existiert, eine gute Altenpflegerin müsse jeden alten Menschen gleichermaßen gut verstehen. Diesem Anspruch kann keine entsprechen, da sich doch jeder Mensch sein ganz individuelles Bild von der Welt bastelt, seine eigene Wirklichkeit konstruiert. Selbst wenn ich als „Grenzgänger" zwischen zwei Welten in der täglichen Beziehungsarbeit mit altgewordenen Menschen einen Blick auf deren Welt erhasche oder gar meinen Fuß auf fremdes Territorium setze, bleibt mir doch nur eine Ahnung von dieser Lebensgeschichte, mit viel Phantasie ausgeschmückt. Und so schließen sich Einfühlung und Fremdheit nicht aus.

Eine von H. Petzold beschriebene Grundhaltung kann hier hilfreich sein:

> **Spüren, ohne zu handeln**
> **Wahrnehmen, ohne zu werten**

Fremdheit des anderen Menschen wahrnehmen und zulassen können, das ermöglicht eine wirkliche Begegnung und Auseinandersetzung und macht auch gesunde Abgrenzung möglich.

Die **geschichtliche Dimension unserer Existenz** spüren wir mit zunehmendem Alter um so mehr, wenn wir uns selbst als Teil einer reichhaltigen Geschichte erlebt haben.
Wie geht es da jungen Altenpflegerinnen, die von ihrem ganzen Entwicklungsstand her auf die Eroberung ihrer Zukunft, auf zukünftiges Wachsen und Erleben programmiert sind und nicht auf „Vergangenheitsbewältigung"?

Auch bei Zwanzigjährigen haben die zwei gelebten Jahrzehnte ihre eigene Erkennungsmelodie, ihren unverkennbaren Stil und Zeitgeist besessen. Jede hat ihre Lebensgeschichte, ihre Prägungen, in denen ihr jetziges Verhalten – auch das professionell pflegerische – verwurzelt ist. Der **Blick auf diese eigenen Wurzeln** sollte zur Altenpflegeausbildung gehören, weil er nicht nur die Augen, sondern auch das Herz für lebensgeschichtliche Zusammenhänge öffnet und zur professionellen Beschäftigung mit der Biografie alter Menschen einlädt.

Stammbaum-Zeichnen ist eine Möglichkeit, sich selbst als Teil einer „unendlichen Geschichte" zu sehen und manche interessanten Aspekte zu entdecken. Zeichnen Sie ihren Stammbaum bis hin zur Großelterngeneration auf. Erfassen Sie dabei das Alter der Personen, Trennungen, Krankheiten, Berufe, Geschwisterposition.

Das Familienrad

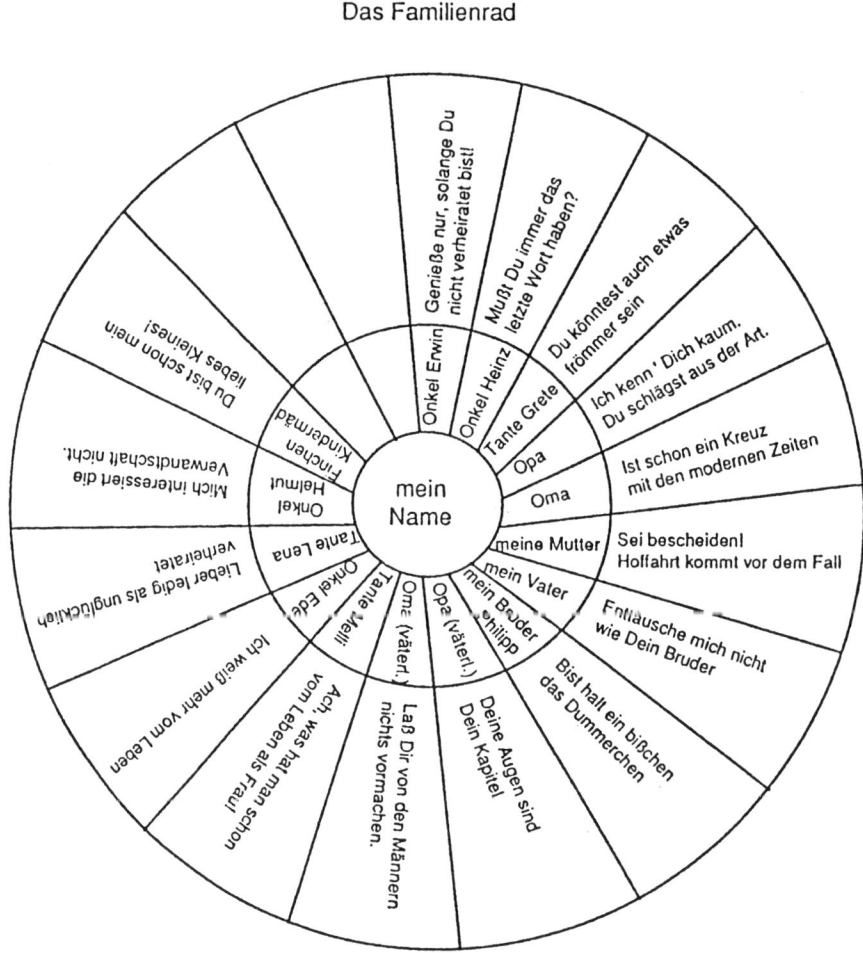

Abbildung 31: Das Familienrad

Diese Arbeit lässt sich auch gut kombinieren mit einer **Bildergalerie** der Vorfahren, soweit Sie noch Fotos organisieren können.

Schmunzeln und Nachdenklichkeit dürfte eine Entdeckungsreise hervorrufen, bei der Sie ihrem **eigenen „Gewordensein" zuschauen** können, indem Sie eine Reihe von Fotos nebeneinanderlegen, die Sie zu unterschiedlichen Lebensaltern zeigen. Ein Gesichtsausdruck, eine bestimmte Haltung oder die Kleidung sprechen oft Bände.

Das **Familienrad** (Abb. 31, S. 92) ist eine Methode, um „Botschaften" auf die Spur zu kommen, die Ihnen von ihren nächsten Angehörigen – wörtlich ausgesprochen oder unausgesprochen spürbar – mit auf den Lebensweg gegeben wurden. Es handelt sich um Lebensregeln, Moralvorstellungen, Bewertungen ihrer Person.

Folgende Merksätze und Botschaften aus ihrer Kindheit haben Teilnehmerinnen in einem meiner Seminare zum Thema Arbeit/Leistung/Pflichterfüllung erinnert:

Es gibt nicht nur Rechte, sondern auch Pflichten. **Mutter**
Man ist, was man leistet.
Jeder muss seinen Anteil leisten.
Nur das Bemühen ist wichtig.
Arbeit macht das Leben süß, Faulheit stärkt die Glieder.
Man muss nicht alles können.
Das hättest du besser machen können.
Du verschläfst den ganzen Verstand.
Ich bin stolz auf dich.

Du bist die Vernünftige. **Vater**
Wie machen das die anderen?
Wer nicht arbeitet, soll auch nicht essen.
Solange Du Deine Füße unter meinen Tisch stellst. ...
Erst die Arbeit, dann das Vergnügen.
Wenn Du ..., dann ...
Geht nicht, gibt's nicht.

Großeltern

Wer den Pfennig nicht ehrt, ist des Talers nicht wert.
Hilft dir keiner, hilft dir Gott.
Nur wer fleißig ist, kommt in den Himmel.
Kein Fleiß, kein Preis.
Wer nichts arbeitet, taugt nichts.
Du mit deinen Ausreden.
Wer nicht sät, der nicht erntet.
Meine Enkel sind die besten.

Dazu bist du zu blöd.
Immer du.
Drückeberger.
Bist du noch nicht fertig?
Was die kann, kann ich schon lang.
Willst dich wieder einschleimen.

> Geschwister

Es geht nicht ohne Zucht, Ordnung und Disziplin.
Der gute Wille gilt fürs Werk.
Ich sitze am längeren Hebel.
Nur die Starken kommen weiter.

> Lehrer
> Pfarrer

Und Sie, liebe Leserin? Was klingt noch in ihren Ohren?

Bertold Brecht hat dazu ein Gedicht mit dem Titel geschrieben:

„Was ein Kind gesagt bekommt"

Der liebe Gott sieht alles.
Man spart für den Fall eines Falles.
Die werden nichts, die nichts taugen.
Schmökern ist schlecht für die Augen.
Kohlentragen stärkt die Glieder.
Die schöne Kinderzeit, die kommt nicht wieder.
Man lacht nicht über ein Gebrechen.
Du sollst Erwachsenen nicht widersprechen.
Man greift nicht zuerst in die Schüssel bei Tisch.
Sonntagsspaziergang macht frisch.
Zum Alter ist man ehrerbötig.
Süßigkeiten sind für den Körper nicht nötig.
Kartoffeln sind gesund.
Ein Kind hält den Mund.

Mein Vorname

Nun noch eine kleine Übung, bei der wir uns einem Wort und Klang zuwenden, der uns seit Geburt wie selbstverständlich immerzu begleitet: Unserem Vornamen.
Wie hört sich dein Name an?
Was empfindest du, wenn dich jemand bei deinem Namen ruft?
Was bedeutet dein Name?
Wer hat dir deinen Namen gegeben und warum?
Magst du deinen Namen? Oder hättest du gerne einen anderen?
Wirst du mit einer Abkürzung oder einem Kosenamen gerufen? Magst du dies?

Kontakt durch Namen

„Ich habe dich bei deinem Namen gerufen" (Jesaja 43)

Nehmen Sie sich einige Minuten Zeit, um sich gemeinsam mit einer Partnerin mit ihrem Vornamen zu beschäftigen.

Sie sitzen sich beide schweigend gegenüber.

Die eine schließt ihre Augen und die andere versucht nun dadurch Kontakt herzustellen, dass sie den Vornamen der Partnerin nennt. Solange die Partnerin noch keinen Kontakt fühlt, schüttelt sie den Kopf. Dann versuchen Sie, deren Namen in anderer Weise auszusprechen. Experimentieren Sie mit Klang, Lautstärke oder Betonung, solange bis Sie die Partnerin erreichen.

Achten Sie dabei auf ihr Gefühl und registrieren Sie, durch welche Art der Namensnennung Sie die Partnerin nicht erreichen konnten. Sobald die Partnerin Kontakt bekommen hat, nickt sie mit dem Kopf.

Machen Sie dann eine kleine Pause, damit beide wahrnehmen können, durch welche Art der Namensnennung sich die Partnerin wirklich erreicht und angesprochen gefühlt hat.

Danach wechseln Sie.

Sagen Sie nur die Namen, sonst kein Wort ...

Erfahrungsaustausch:

Erzählen Sie einander, was Sie während dieser Übung wahrgenommen haben. Wodurch haben Sie einander zu erreichen versucht, und wie war Ihnen dabei zumute? Welche Versuche, den Namen auszusprechen haben Sie gemacht, welche waren erfolgreich, welche nicht? Wodurch hat die Partnerin Sie erreicht: durch Forderung, Freundlichkeit, Bitten?

Welche Bedeutung des Namens erleben Sie im Umgang mit alten Menschen, besonders in der Begegnung mit demenzkranken alten Menschen?

In unserer Kultur ist ein Wechsel des Vornamens im Lauf des Lebens unüblich. Nur Ordensleute, Päpste, Sanyassins oder Künstler nehmen einen anderen Namen an. In anderen Kulturen finden wir es häufiger, dass Menschen wichtige Veränderungen wie das Eintreten in einen neuen Lebensabschnitt mit einem neuen Namen markieren und signalisieren, „Ich bin jetzt ein anderer".

Manchmal treffen wir auch psychisch Kranke oder verwirrte alte Menschen, die von uns mit ihrem Taufnamen oder ihrem Ehenamen nicht mehr erreicht werden wollen.

Was wollen sie uns damit deutlich machen: Ihr anderes Gesicht? Ihre Identifikation mit jemandem anderen? Ihre Abgrenzung zu der Person, die sie einmal waren? Ihre Abgrenzung von der Familiengeschichte?

Trotz aller biografischen Grundhaltung können wir oft genug nicht entschlüsseln oder erahnen, was uns ein kranker alter Mensch mitzuteilen hätte:

Was seht ihr, Schwestern?

Denkt ihr, wenn ihr mich anschaut:

Eine mürrische alte Frau, nicht besonders schnell, verunsichert in ihren Gewohnheiten, mit abwesendem Blick, die ständig beim Essen kleckert, die nicht antwortet, wenn ihr sie anmeckert, weil sie wieder nicht pünktlich fertig wird. Die nicht so aussieht, als würde sie merken, was ihr macht und ständig den Stock fallen lässt und nicht sieht, wo sie geht, die willenlos alles mit sich machen lässt: füttern, waschen und alles was dazugehört.

Denkt ihr denn so von mir, Schwestern, wenn ihr mich seht, sagt? Öffnet die Augen, Schwestern, schaut mich genau an! Ich soll euch erzählen wer ich bin, die hier so still sitzt, die macht, was ihr möchtet und isst und trinkt, wann es euch passt?

Ich bin ein zehnjähriges Kind mit einem Vater und einer Mutter, die mich lieben und meine Schwester und meinen Bruder. Ein sechzehnjähriges Mädchen, schlank und hübsch, die davon träumt, bald einem Mann zu begegnen. Eine Braut, fast zwanzig, mein Herz schlägt heftig beim Gedanken an die Versprechungen, die ich gegeben und gehalten habe. Mit fünfundzwanzig noch, habe ich eigene Kleine, die mich zu Hause brauchen. Eine Frau mit dreißig, meine Kinder wachsen schnell und helfen einander.

Mit vierzig, sie sind alle erwachsen und ziehen aus. Mein Mann ist noch da und die Freude ist nicht zu Ende. Mit fünfzig kommen die Enkel und sie erfüllen unsere Tage, wieder haben wir Kinder – mein Geliebter und ich.

Dunkle Tage kommen über mich, mein Mann ist tot. Ich gehe in eine Zukunft voller Einsamkeit und Not. Die Meinen haben mit sich selbst genug zu tun, aber die Erinnerungen von Jahren und die Liebe bleiben mein. Die Natur ist grausam, wenn man alt und krumm ist und man wirkt etwas verrückt.

Nun bin ich eine alte Frau, die ihre Kräfte dahin siechen sieht und der Charme verschwindet. Aber in diesem alten Körper wohnt immer noch ein junges Mädchen, ab und zu wird mein mitgenommenes Herz erfüllt. Ich erinnere mich an meine Freuden, erinnere mich an meine Schmerzen und liebe und lebe mein Leben noch einmal, das allzuschnell an mir vorübergeflogen ist und akzeptiere kühle Fakten, dass nichts bestehen kann.

Wenn ihr eure Augen aufmacht, Schwestern, so seht ihr nicht nur eine mürrische alte Frau.

Kommt näher, seht Mich!

(Dieser Brief wird einer alten Frau zugeschrieben, die lange Jahre in einem Pflegeheim lebte und von der man meinte, sie sei verwirrt. Man fand den Brief nach ihrem Tod bei ihren Sachen.)

Für eine besonders ausführliche Biografiearbeit zu Trainingszwecken im Rahmen der Aus- und Weiterbildung können die folgenden *Leitfragen* dienen:

Herkunftsfamilie:
- ehelich, vor- oder außerehelich geboren?
- als wievieltes Kind? Rolle in der Familie (z.B. Lieblingskind? „schwarzes Schaf")?
- Stiefkind? Adoptivkind? Leibliche Eltern bekannt?
- Männerbild? Frauenbild?
- Gewalterfahrungen?
- Gesellschaftsschicht und Berufsstand der Herkunftsfamilie?
- materielle Situation? finanzielle Verhältnisse?
- Stadt? Land? Wohnsituation? Landschaft?

Eigene Familie:
- Verlobung? Eheschließung?
- Kindererziehung?
- Betreuung altgewordener Eltern?
- Ehelosigkeit? Kinderlosigkeit?

Schulischer und beruflicher Werdegang:
- Fähigkeiten und Fertigkeiten?
- Bildungsabschluss?
- Schulabbruch? kriegsbedingt?
- Ausbildung? Studium?
- Berufstätigkeit? selbständig – angestellt?
- wichtige Arbeitsbeziehungen?
- Stellenwert der früheren beruflichen Position? Berufliches Ansehen?

Geschichtlicher Lebensrahmen:
- Hunger?
- Kriegserlebnisse? Vertreibung? Gefangenschaft?
- Nachkriegszeit? Ost? West?
- Wirtschaftswunder?

Trennungen und Abschiede:
- Tod von Geschwistern, Eltern, Ehepartner, eigenen Kindern?
- Trennung vom Lebensgefährten? Scheidung? Partner im Krieg vermisst?
- Verlust von Heimat?
- Arbeitslosigkeit?
- Verlust von Gesundheit?

Wertsysteme:
- Religionszugehörigkeit? Glaube?
- Normen? Moralvorstellungen?
- „Elternsätze"

Aktuelles Lebensumfeld:
- bisherige Wohnsituation?
- Partner? erwachsene Kinder? Intensität des Kontaktes?
- Freunde, Bekannte, professionelle Helfer?
- sonstige Ratgeber und Bezugspersonen

Persönlichkeit des altgewordenen Menschen:
➤ Charakteristika?
➤ Gewohnheiten? Rituale?
➤ Art der Krisenbewältigung?
➤ Vorlieben, Hobbys?
➤ Mobilität?
➤ Erkrankungen?

Beispiel für einen Fragebogen, der von einem Altenheim bei der Neuaufnahme eines altgewordenen Menschen an dessen Angehörige versandt wird:

1. Persönliche Daten
(Geburtstag/-ort, Familienstand, Schul-/Berufsausbildung, Geschwister, Kinder ...)

2. Prägende Ereignisse
(Krankheiten, Todesfälle, positive Lebensereignisse ...)

3. Frühere Interessen
(Sport, Hobbys, Handarbeiten ...)

4. Kontakte und Bezugspersonen
(Verwandte, Bekannte, Mitgliedschaften in Vereinen ...)

5. Gewohnheiten und Wünsche
(Essen, Schlafen, Fernsehen, Radio, Haustiere ...)
→ s. auch unser Beispiel auf Seite 90

Biografiearbeit in die etwas andere Richtung:
Wie wäre es, wenn Sie die Biografiearbeit auch auf die Institution ausdehnen, in der Sie arbeiten:
➤ Welche Traditionen prägen unser Heim, unseren ambulanten Pflegedienst?
➤ Gibt es prägende Ereignisse oder Persönlichkeiten, die Geist und Stil unserer Institution beeinflusst haben?
➤ Welche früheren Interessen sind heute noch wirksam?
➤ Führungsstile, Betriebsklima, Pflegeselbstverständnis?
➤ Welche Kontakte und Bezugspersonen haben besonderen Einfluss?
➤ Welche Gewohnheiten haben sich eingeschliffen?

„Ein Freund
ist ein Mensch,
der dich an die Melodie
deines Lebens erinnert,
wenn du in Gefahr bist,
sie zu vergessen."
(aus: Zerfaß, 1992)

Kapitel 4

Die Entwicklung des Menschen in der zweiten Lebenshälfte

4.1 Die „Midlife-Krise" und andere Problemsituationen des Erwachsenenalters

Sie haben schon gelernt, dass für Altenpflegerinnen der Blick auf die Lebensgeschichte eines alten Menschen hilfreich ist, um sein aktuelles Verhalten zu verstehen. Jeder Mensch macht im Laufe seines Lebens, ständig und unvermeidlich, immer wieder neue Erfahrungen. Der sich dabei anhäufende „Erfahrungsschatz" gibt der Persönlichkeitsstruktur charakteristische Züge und beeinflusst die Bewertung aktueller Geschehnisse ebenso wie die Entwicklung neuer Lebensperspektiven und die Erwartungshaltung für die Zukunft.

Zwei Menschen können dasselbe Erlebnis haben, ihm aber grundverschiedene Bedeutung beimessen. Wie Sie im Kapitel Stressbewältigung (Kap. 9.3) nachlesen können, machen die subjektive Wahrnehmung und Interpretation, nicht objektive Merkmale, ein Ereignis „schlimm" oder „gut".

Die den Lebenslauf begleitenden Erfahrungen können wir wie folgt einteilen:

Lebensaltersabhängige Erfahrungen
Schuleintritt, Pubertät, körperliche Alternsprozesse, Konfrontation mit gesellschaftlicher Wirklichkeit des Alterns (Vorurteile, negatives Fremdbild), Klimakterium, Ausscheiden aus dem Arbeitsleben usw.

Zeitaltersabhängige Erfahrungen
Historische Ereignisse wie Krieg und Weltwirtschaftskrise; die aktuelle gesellschaftliche Situation wie Kapitalismus oder Sozialismus, Diktatur oder Demokratie; kontinuierliche Veränderungen wie Werteverschiebungen usw.

Nicht-normative Erfahrungen
Wichtige Lebensereignisse, die weder lebens- noch zeitaltersabhängig noch universell sind wie z.B. schwere Krankheiten, Kündigung des Arbeitsplatzes, Ehescheidung usw.

Halten Sie doch einmal kurz inne und betrachten Sie, wo Sie in ihrem ganz persönlichen Lebensfluss gerade stehen und welchen Herausforderungen Sie sich stellen müssen. Hat ihre Beschäftigung mit dem Grundlagenwissen der

Psychologie für Altenpflegekräfte etwas damit zu tun? Weil Sie sich vielleicht beruflich neu orientieren müssen? Weil Sie einen Angehörigen pflegen? Schwierigkeiten und Probleme stehen das ganze Leben über zur Bewältigung an. Besonders populär ist die so genannte „Midlife-Krise" geworden. Gemeint sind die bei manchen Menschen in der Lebensmitte zu beobachtenden Identitätskrisen im Zusammenhang mit der Bewusstwerdung des eigenen Alterns und der kritischen Betrachtung des erreichten sozioökonomischen Status. Der *Vergleich des Erreichten mit dem eigentlich Gewollten,* die Erkenntnis des eingeschränkten zukünftigen Entscheidungs- und Handlungsspielraumes und ein resignatives Gefühl des „Festgefahrenseins", der „vertanen Möglichkeiten", können zur Krise führen. Nicht ganz ist jedoch die Vermutung von der Hand zu weisen, dass sich die Midlife-Krise bei solchen Leuten besonders bemerkbar macht, die im Sinne einer „Sich-selbst-erfüllenden-Prophezeiung" ihr Verhalten an vermeintlichen Erwartungen ausrichten. Die Krisen der mittleren Lebensspanne sind genauso wenig vorprogrammiert und zwangsläufig wie problematische Veränderungen in den anderen Lebensphasen auch. Es gibt eine Menge von Leuten, die ohne größere „Krisenstimmung" in ihrer Lebensmitte „Bilanz ziehen" können.

Tabelle 2 zeigt anhand einiger Beispiele, auf welche Identitätsbereiche bestimmte Lebensereignisse einwirken können:

Tabelle 2: Arten von Lebensereignissen, die Identitätsveränderungen bei Erwachsenen in Gang setzen können (nach Whitbourne & Weinstock, 1982, S. 128)

Identitätsbereiche	Lebensereignisse	Beispiele
Selbstkonzept	Veränderungen im körperlichen Erscheinungsbild, in Fähigkeiten, in der Behandlung durch andere	Ergrauendes Haar
Persönliche Ziele	Erfolg oder Fehlschlag bei wichtigen Bemühungen	Berufliche Beförderung
Werte	Zustimmung zu oder Ablehnung von Überzeugungen durch wichtige andere	Mitgliedschaft in der Friedensbewegung
Motive	Billigung oder Ablehnung von Verhaltensweisen, die auf das Erreichen von Zielen gerichtet sind	Kündigung wegen unfairer Methoden gegenüber beruflichen Konkurrenten
Zwischenmenschliche Beziehungen	Bilden oder Auflösen enger Beziehungen	Ehescheidung, Trennung oder Tod des Partners
Soziale Rollen	Einnahme oder Verlust von Positionen mit normativen Erwartungen	Großvater und Großmutter werden
Persönliches/ soziales Milieu	Naturkatastrophen und Unfälle, kulturelle und ökonomische Veränderungen	Beginn einer wirtschaftlichen Rezession in einem Land

Aussagen zu alterstypischen Veränderungen der geistigen Leistungsfähigkeit oder anderer Persönlichkeitsmerkmale sind nur dann tragfähig, wenn sie die **Lebensspanne** als Ganzes berücksichtigen. In der gerontologischen Forschung werden daher Längsschnittuntersuchungen bevorzugt, da sich diese wissenschaftliche Methode an einem lebenslangen Entwicklungsprozess des Menschen orientiert.

> Die Methode der Biografiearbeit ist nichts anderes als die praktische Anwendung dieser wissenschaftlichen Blickwinkel auf den Pflegeprozess im Praxisalltag der Altenpflege.

4.2 Altern: Wie man gleichzeitig verschieden alt sein kann

Es erscheint eigentlich müßig darüber nachzudenken, wie das Alter eines Menschen definiert werden soll, da doch jeder vom Tag seiner Geburt an alle dreihundertfünfundsechzig Tage ein Jahr älter wird und wir somit ein exaktes Maß für die Altersbestimmung besitzen. Ein Blick auf den Kalender oder in die Geburtsurkunde müsste demnach genügen, um sich ein Bild vom Alter eines Menschen machen zu können. Dieses so genannte „kalendarische" Alter ist erfahrungsgemäß ein brauchbarer Maßstab für die Wahrscheinlichkeit biologischer Veränderungen, beeinflusst jedoch auch auf andere Weise unsere Lebensbedingungen.

Befragungen haben nun ergeben, dass sich nur wenige Menschen genau so alt fühlen oder von anderen eingeschätzt werden, wie es ihrem kalendarischen Alter entspräche. Dazu eine kleine Geschichte:

Drei befreundete alte Männer saßen zusammen und sprachen von den Freuden der Jugend und der Last des Alters. „Ach", stöhnte der eine, „meine Glieder wollen nicht mehr, wie ich will. Was bin ich doch früher gelaufen wie ein Windhund, und jetzt lassen mich meine Beine so im Stich, dass ich kaum mehr einen Fuß vor den anderen setzen kann." „Du hast Recht, pflichtete ihm der Zweite bei. „Ich habe das Gefühl, meine jugendlichen Kräfte sind versickert wie das Wasser in der Wüste. Die Zeiten haben sich geändert, und zwischen den Mühlsteinen der Zeit haben wir uns geändert." Der Dritte, ein Mullah, ein Laienprediger, kaum weniger klapprig als seine Gefährten, schüttelte den Kopf: „Ich verstehe euch nicht, liebe Freunde. Ich kenne das alles von mir nicht, worüber ihr klagt. Ich bin genauso kräftig wie vor vierzig Jahren." Das wollten ihm die anderen nicht glauben. „Doch, doch", ereiferte sich der Mullah. „Den Beweis dafür habe ich gestern erst erbracht. Bei mir im Schlafzimmer stand schon seit Menschengedenken ein schwerer eichener Schrank. Vor vierzig Jahren hatte ich versucht, diesen Schrank zu heben, aber was glaubt ihr, Freunde, was geschah? Ich konnte den Schrank nicht heben. Gestern kam mir die Idee, ich sollte einmal den

Schrank anheben. Ich versuchte es mit allen Kräften, aber wieder schaffte ich es nicht. Damit ist doch eines klar bewiesen: Ich bin genauso kräftig wie vor vierzig Jahren."

(aus: N. Peschekian, Der Kaufmann und der Papagei)

Jeder entwickelt also ein bestimmtes Selbstbild seines eigenen Alters, unterliegt daneben aber auch der Beurteilung durch die anderen. In dieses „soziale" Alter fließen die gesellschaftlichen Vorstellungen von dem ein, was man von Menschen in einer bestimmten Lebensphase erwartet; diese Erwartungen beeinflussen wiederum das eigene Selbstbild.

Die unterschiedlichen Sichtweisen vom Alter beschränken sich jeweils nur auf Teilaspekte, weshalb sich zunehmend eine *funktionale Betrachtungsweise* aller beteiligten Einflussfaktoren durchsetzt.

4.2.1 Das kalendarische Alter

Wie alt wir an Lebensjahren sind, hat großen Einfluss auf unser alltägliches Leben. Einmal sind damit die *unausweichlichen körperlichen Veränderungen* verknüpft, zum anderen wird uns – mit dem sich verschiebenden Verhältnis zwischen bereits gelebten Jahren und weiterer Lebenserwartung – zunehmend bewusster, dass „unsere Tage gezählt sind". Eine weitere Folge des kalendarischen Alters zeigt sich in der *Abhängigkeit von bestimmten gesellschaftlichen Normen:* eine Fülle gesetzlicher Vorschriften orientiert sich am Lebensalter (aktives und passives Wahlalter, Strafmündigkeit, Pensionierung usw.). Das kalendarische Alter entscheidet also auch über den Zugang zu und den Ausschluss von gesellschaftlicher Einflussnahme. Die tatsächlichen Fähigkeiten und Wünsche des einzelnen spielen dabei nur eine untergeordnete Rolle.

Wie im weiteren Verlauf dieses Kapitels noch aufgezeigt wird, stellt das kalendarische Alter keinesfalls einen zuverlässigen Maßstab für die geistige und körperliche Leistungsfähigkeit eines Menschen dar. Es gibt keine gesicherten wissenschaftlichen Erkenntnisse, die ein Beharren auf den bestehenden gesetzlichen Altersgrenzen unbedingt notwendig machten.

4.2.2 Das soziale Alter

Die meisten Gesellschaften sind altersmäßig durchgegliedert, wobei sich die Klassifizierung ihrer Mitglieder weniger am Lebensalter als vielmehr an der *Position in der Gesellschaft* orientiert. In vielen so genannten primitiven Gesellschaften, die bezeichnenderweise auf das Erfassen des kalendarischen Alters ihrer Mitglieder häufig keinen Wert legen, wird das Leben des einzelnen sehr stark durch seine Zugehörigkeit zu einer bestimmten Altstufe bestimmt. Der Übergang von einer zur anderen sozialen Altersstufe wird in der Regel durch

festgelegte Rituale vollzogen, während das kalendarische Alter lediglich eine untergeordnete Rolle spielt. Auch bei uns gibt es eine Einteilung nach Altersgruppen, die wesentliche Auswirkungen auf den Einzelnen hat. Landläufig unterscheiden wir: Kinder und Jugendliche, Erwachsene, Alte. Im Laufe der Sozialisation erwirbt jeder eine einigermaßen genaue Vorstellung davon, welche Verhaltensweisen in welcher Altersstufe „normalerweise" erwartet werden. So braucht man sich beispielsweise im jüngeren Erwachsenenalter für bestimmte Führungspositionen gar nicht erst zu bewerben, da man dafür noch als „zu jung" angesehen wird, obwohl die Position leistungsmäßig voll ausgefüllt werden könnte. „Zu alt" kann in manchen Berufszweigen bereits ein Vierzigjähriger sein, wenn kein Arbeitskräftebedarf besteht. Das soziale Alter wird also wesentlich durch die jeweiligen gesellschaftlichen Bedürfnisse bestimmt.
Altershierarchien drücken die Interessen der Gesellschaft, nicht die des Einzelnen aus.

4.2.3 Das funktionale Alter

Diese Betrachtungsweise bringt den tatsächlichen Entwicklungsstand des einzelnen unter dem Motto „Man ist so alt, wie man sich fühlt" zur Geltung. Die einschlägigen psychologischen Untersuchungen stimmen darin überein, dass die meisten Menschen auf verschiedenen Funktionsebenen gleichzeitig einen verschiedenen Altersstand aufweisen. Ein amerikanischer Entwicklungspsychologe gliedert diese Ebenen nach den drei beteiligten Einflussfaktoren: in ein **biologisches, psychologisches und soziales Alter**. Funktional heißt diese Altersdifferenzierung deshalb, weil Alter nicht schematisch, sondern der jeweiligen Funktionsfähigkeit entsprechend definiert wird. Es kann also jemand deutliche physiologische Alterserscheinungen zeigen und im Sinne des biologischen Alters schon recht alt sein, gleichzeitig jedoch sich geistig rege fühlen und in seinem Beruf voll leistungsfähig sein.
Die funktionale Altersdefinition ignoriert das kalendarische Alter nicht, ermöglicht jedoch eine differenzierte Bewertung der tatsächlichen physischen, psychischen und sozialen Situation des einzelnen Menschen.
Die schematische Einräumung von Rechten und Pflichten, sowie die Ausgliederung aus gesellschaftlichen Aufgabenstellungen, wie sie durch die alleinige Anwendung des kalendarischen Alters und die Zuordnung zu bestimmten Altersgruppen erfolgt, könnte also zugunsten einer größeren individuellen Flexibilität überwunden werden – eine gesamtgesellschaftliche Aufgabe.

4.2.4 Die Neuen Alten: „Junge" Alte und „alte" Alte

Was hört sich besser an: „Die Alten" oder „Die Älteren"? Wie klingt „Senioren und Seniorenresidenz" im Vergleich mit „Altenheim"? Welche Begriffe klingen „härter" und haben den schalen Beigeschmack eines negativen Altersbildes? Doch auch in ihren Ohren eher „Die Alten" und „Altenheim". Die unterschiedlichen Begriffe drücken sprachlich aus, was sich im Zusammenhang mit der demografischen Ausweitung der Altersphase tut: Die Zahl der Alten hat sich in Deutschland kräftig erhöht, auf heute etwa 22% über 60-Jährige. Deren Anteil wird nach der Jahrtausendwende auf über ein Drittel und mehr wachsen, was – neben anderen Einflussfaktoren – zur stärkeren inneren Differenzierung des Alters führt.

Die Gesellschaft altert nicht nur, weil es mehr alte Menschen gibt, sondern auch durch die verringerten Geburtenraten. Die Bevölkerungspyramide hat sich sichtbar in einen „Alterspilz" verwandelt.

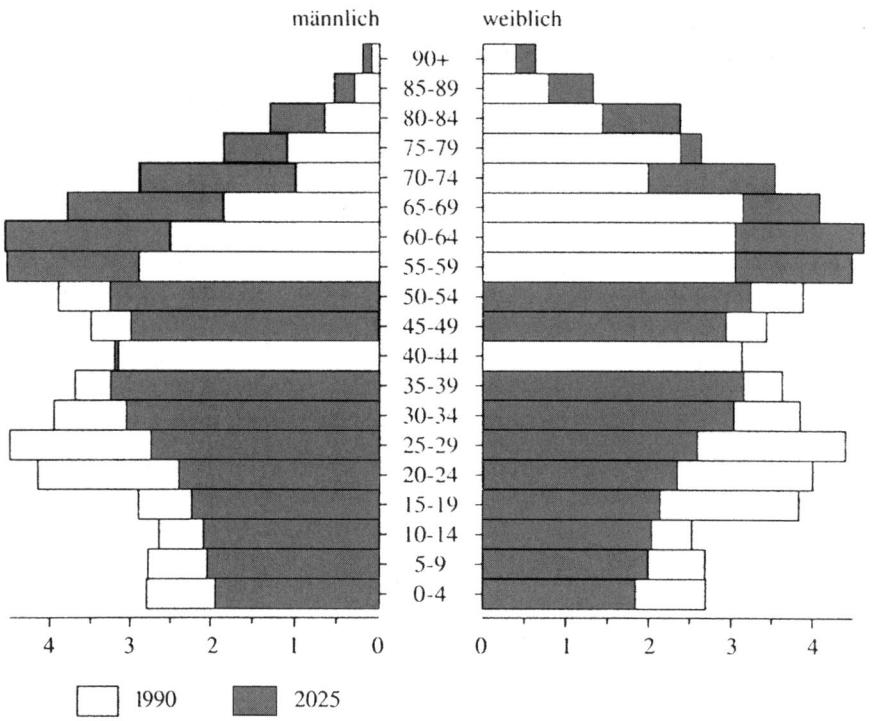

Abbildung 32: Altersstruktur der Bevölkerung im vereinten Deutschland 1990 und 2025 (Anteile in Prozent) (nach Schütz, Kuhlmey & Tews, 1992)

In den Lebensstilen gesunder Menschen über sechzig haben aufgrund der verbesserten finanziellen Lebenssituation gewaltige Veränderungen stattgefunden. Sich körperlich und geistig fit zu halten und noch was „vom Leben mitzunehmen" ist trendy. Diese „jungen Alten" werden dementsprechend umworben: In den Werbespots, die auf den immer größer werdenden Markt dieser jungen Alten zielen, geht es um Jugendlichkeit, Körperlichkeit, Gesundheit und Aktivität. Es wird sogar eine „Anti-Age-Retard"-Creme angepriesen. Die Alten werden als gut situierte Genießer dargestellt, die es sich auf südlichen Inseln gut gehen lassen und sportlich aktiv ihre alten Tage verbringen. „Forever young" wird für einige Menschen dieser Altersgruppe bereits zum zwanghaften „Jugendwahn".

Es scheinen sich zwei Altersbilder zu entwickeln: ein positiv gekennzeichnetes der frühen und ein negativeres der späten Altersphase. Die „alten Alten" werden assoziiert mit Krankheit, Gebrechlichkeit, Demenz und Pflegebedürftigkeit. 1970 waren 2,4% der Bevölkerung in der Bundesrepublik über 80, 1987 bereits 4,8%, und die Tendenz ist steigend.

Statistisch gesehen ist diese Altersgruppe natürlich auch mit mehr Problemen behaftet (Krankheit, Hilfs- und Pflegebedürftigkeit, Wohnen im Heim).

Es werden schon Stimmen laut, die einen „Krieg der Generationen" prophezeien, wenn immer mehr alte Menschen immer weniger jungen gegenüberstehen.

Die Differenzierung innerhalb der Alten wird, teilweise karikierend, noch weitergetrieben:

> junge Alte, die ihr Altwerden zunächst nur selbst bemerken („Go-Gos"),
> mittlere Alte, deren Altern auch andere wahrnehmen („Slow-Gos") und
> alte Alte, die nichts mehr merken („No-Gos").

Gronemeyer (1991) zeichnet provozierend die Horrorvision eines vierstufigen „Altenplans", der nach „Frühsenioren" (55–65 Jahre) – „Jungsenioren" (65–75 Jahre) – „Senioren" (75–85 Jahre) – „Pflegesenioren" (über 85 Jahre) unterscheidet.

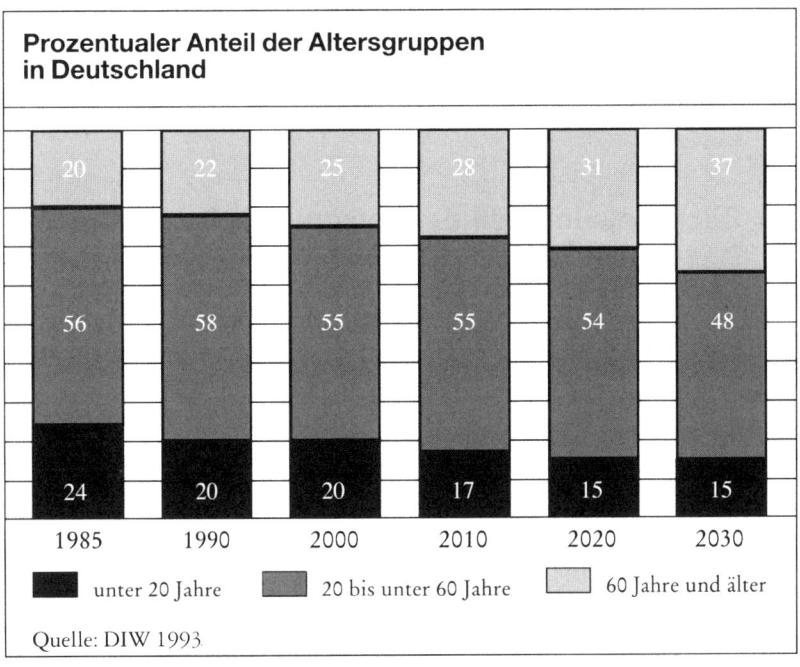

Abbildung 33: Prozentualer Anteil der Generationen

Als weitere Merkmale sind für den derzeitigen Strukturwandel des Alters (nach Tews, 1991) kennzeichnend:

➤ die „Feminisierung" (Verweiblichung) des Alters.
Die Altersgesellschaft ist zu zwei Dritteln eine Frauengesellschaft, im höheren Alter sogar zu drei Vierteln. Bedingt ist dieses Ungleichgewicht der Geschlechter durch die höhere Lebenserwartung der Frauen und wird verstärkt durch die Folgen des zweiten Weltkrieges.
Da in der Altenpflege überwiegend Frauen arbeiten, ob professionell in den ambulanten Diensten und stationären Einrichtungen der Altenhilfe oder als pflegende Tochter und Schwiegertochter zuhause, bedeutet dies: Frauen pflegen Frauen.

➤ Die „Singularisierung" (Vereinzelung) des Alters.
Die familiären Strukturen haben sich gravierend verändert: Noch nie haben in so großer Anzahl mehrere Altersgenerationen nebeneinander gelebt (vertikale Ausdehnung). Die Kinderzahl der nachwachsenden Generationen wird geringer (horizontale Verengung).
Die familiäre Situation der nachwachsenden Generationen ist durch häufigere Scheidungen/Trennungen wesentlich diffuser als früher. Alleinleben, das „Single-Dasein", wird als Lebensstil gepflegt.

Ob junger oder alter Alter, jeder Mensch sieht sich vor die Herausforderung gestellt, sein Älterwerden zu bewältigen. Nach der Theorie der Entwicklungsaufgaben von Havighurst muss sich der alternde Mensch mit folgenden „typischen Entwicklungsaufgaben" auseinandersetzen:

➤ mit abnehmender körperlicher Leistungsfähigkeit,
➤ mit Berufsaufgabe und Einkommenseinbußen,
➤ mit dem Partnerverlust,
➤ mit der Rolle des Älterwerdenden.

4.3 Blickwinkelmodell der Persönlichkeit: Das Ganze ist mehr als die Summe seiner Teile

Jeder Mensch ist einzigartig. Will man alternstypische Veränderungen eines Menschen beurteilen, so muss man sich der Einzigartigkeit jedes einzelnen Menschen bewusst sein. Viele Menschen haben zwar viele Persönlichkeitsmerkmale gemeinsam (z.B. Fähigkeiten, Charakterzüge, körperliche Merkmale), jeder stellt aber aufgrund der unterschiedlichen Kombination der Einzelmerkmale ein unverwechselbares Unikat dar. Das Blickwinkelmodell sieht die Gesamtpersönlichkeit im Schnittpunkt verschiedener Dimensionen, deren Zusammenschau erst aus den Teilen „das Ganze" macht.

Morphologische Merkmale
Die biologisch gegebene äußere Ausstattung wie z.B. Körpergröße, Gesichtszüge, Haarfarbe

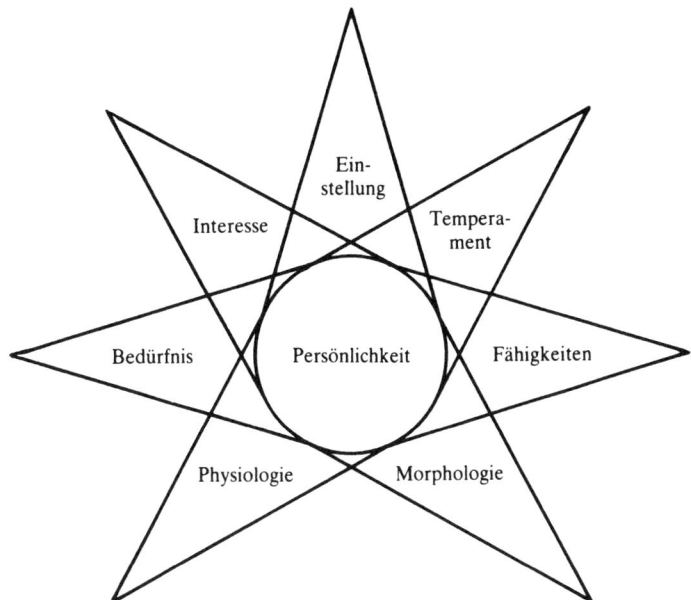

Abbildung 34: Wesenszüge, die verschiedenen Persönlichkeitsbereichen zugehören (nach Guilford, 1970, S. 9)

Physiologische Merkmale
Die biologisch gegebenen, nicht unmittelbar sichtbaren Funktionen wie z.B. Pulsschlag, Stoffwechsel

Motivspendende Merkmale
- Bedürfnisse: Wünsche nach bestimmten Zuständen wie z.B. körperlichem Behagen, Zuneigung
- Interessen: Wünsche nach bestimmten Tätigkeiten wie z.B. Handarbeit, Denken, Spielen
- Einstellungen: Haltungen und Meinungen zu sozialen Sachverhalten wie z.B. gegenüber Ausländern, alten Menschen.

Fähigkeiten
- z.B. Handgeschick, logisches Denken, Gedächtnis, Musikalität, Kreativität, Temperament
- z.B. Impulsivität, zuversichtliche Grundstimmung: das individuelle emotionale System eines Menschen.

Der Ausprägungsgrad von Persönlichkeitsmerkmalen hängt zwar auch von angeborenen Dispositionen ab – besonders bei den morpho- und physiologischen Merkmalen –, entscheidend sind jedoch die individuelle Lerngeschichte und die aktuellen Umweltbedingungen eines Menschen. Neben zeitweisen Schwankungen – man ist z.B. nicht immer gleichmäßig an etwas interessiert, nicht immer zu bestimmten Leistungen fähig, nicht immer frohgelaunt – beobachten wir bei uns selbst und bei anderen langfristige Veränderungen von Persönlichkeitsmerkmalen.

Im nächsten Abschnitt dieses Kapitels wollen wir uns des Blickwinkelmodells bedienen, um einzelne Persönlichkeitsdimensionen auf altersabhängige Veränderungen hin zu überprüfen.

4.4 Der menschliche Körper und seine Jahreszeiten: Körperliche Veränderungen im Entwicklungsverlauf

„Du siehst 80jährige, die noch immer vital, groß und aufrecht wie Eichen sind. Und du siehst Menschen mit 50, die zu grauen Schatten in der menschlichen Landschaft geschrumpft sind. Die Uhr des Zellgewebes unterscheidet sich für jeden von uns. Sie steht unter dem massiven Einfluss unserer eigenen Lebenserfahrungen, unseres Erbes und – vielleicht als wichtigstem – der Vorstellungen vom Altern in der Gesellschaft und in uns selbst."

(aus Curtin: Niemand stirbt am Alter)

Der Alterungsprozess mit seinen Auswirkungen auf das körperliche Erscheinungsbild, die Leistungsfähigkeit der Sinnesorgane und die physiologischen Funktionen macht vor keinem Menschen halt. Er ist für jeden unabwendbares Schicksal, wenngleich die verschiedenen Funktionen zu unterschiedlichen Zeitpunkten davon betroffen sind – abhängig von der Lebensweise, Krankheiten und Erbanlagen, beim einen früher, beim andern später. „Alt" ist man nicht von heute auf morgen. Die sich langsam vollziehenden Leistungseinbußen werden aber oft erst durch Krankheiten oder schlecht verkraftete soziale Belastungen bewusst. Manchmal bedarf es auch gut gemeinter oder abschätziger „Hinweise" aus der Umgebung, um einem Menschen seine körperlichen „Alterserscheinungen" bewusst zu machen – oder: man findet ein Foto von sich aus früherer Zeit.

Das genetisch vorprogrammierte Altern kann nicht verhindert werden, auch wenn so manches „biophysische Funktionstonikum" als wahrer „Jungbrunnen" angepriesen wird. Leistungseinbußen sind jedoch durch geregelte Lebensweise, gesunde Ernährung und aktives Training der Körperfunktionen lange Zeit kompensierbar. Dies ist einer der Gründe für die großen Unterschiede in der körperlichen Leistungsfähigkeit bei alten Menschen.

Der Körper ist Ausdruck geschichteter Lebenszeit. Erfahrungen, Lebenschancen und Behinderungen bilden sich in ihm ab. Folglich sieht der Alternsprozess bei jedem Menschen anders aus.

Was entdecken Sie, wenn Sie sich die Zeit für eine kurze „Selbstbespiegelung" im wahrsten Sinne des Wortes nehmen und Ihr Gesicht in einem Spiegel betrachten? Sorgenfalten? Eine „Verbitterungsarchitektur"? Lachfältchen?

Gesichtsausdruck

(eine Anleitung zur Selbsterkundung aus: Teegen [1983]. Ganzheitliche Gesundheit. Reinbek: Rowohlt Taschenbuch Verlag)

Lösen Sie sich einen Moment lang von Meinungen und Bewertungen, die Sie zu ihrem Gesicht haben. Nehmen Sie das Gesicht wahr als Antlitz eines Menschen und versuchen Sie es zu ergründen.

Betrachten Sie die Bewegungen des Mundes (nach oben, nach unten), die Form der Wangen. Nehmen Sie Linien und Falten wahr, die sich andeuten oder ausprägen.

Übertragen Sie die Beobachtungen in die Gesichtszeichnung. Bringen Sie dabei ruhig auch etwas Farbe zwischen die Druckerschwärze des Buches, indem Sie Buntstifte oder Wachsmalkreiden benützen.

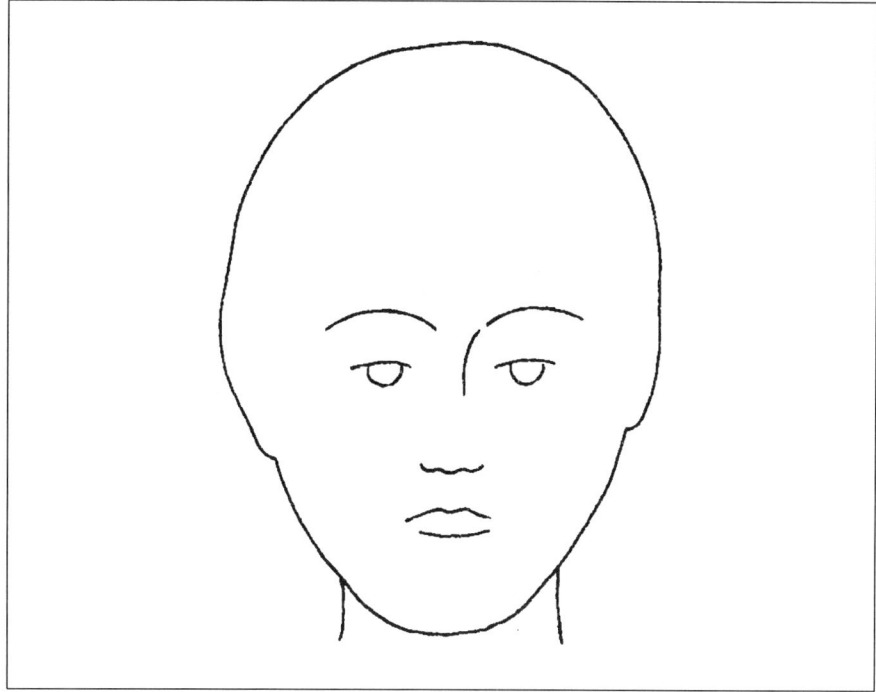

Verstärken Sie nun durch Mimik oder in ihrer Vorstellung auffällige Linien, Falten, Bewegungsrichtungen ihres Gesichts. Empfinden Sie dabei gefühlsmäßige Veränderungen, tauchen bestimmte Gedanken auf? Wenn ja, tragen Sie dies neben den jeweiligen Linien in ihrer Zeichnung ein. Was "sagt" dieses Gesicht, wenn Sie sich Zeit nehmen, es zu betrachten? Notieren Sie ihre Beobachtungen.

Bei den meisten Menschen sind die rechte und linke Gesichtshälfte nicht genau gleich. Erforschen Sie dies einmal in ihrem eigenen Gesicht. Ist die eine Hälfte kleiner oder größer? Sind die Augen verschieden groß? Blicken Sie unterschiedlich? Sind die Mundwinkel gleich? Ist die Linien- und Faltenbildung unterschiedlich?

Noch genauer kann man seine Gesichtshälften wahrnehmen, wenn man bei einem von vorn aufgenommenen Foto einen Spiegel in die Mitte des Gesichtes stellt und so einmal die rechte und einmal die linke Hälfte verdoppelt. Dabei entstehen oft zwei Gesichter. Lassen Sie sich genügend Zeit, die beiden Gesichter zu betrachten, und notieren Sie ihre Beobachtungen.
Wie sieht Ihr linkes Gesicht aus? Was „sagt" es, drückt es aus?
Wie sieht Ihr rechtes Gesicht aus? Was „sagt" es, drückt es aus?

Auch als junger Mensch werden Sie zum lästigen „Störfall", wenn Sie sich an der Supermarktkasse etwas Zeit nehmen beim Einpacken oder nicht mit dem üblichen Tempo durch die Fußgängerzone ihrer Stadt hasten.

4.4.1 Das körperliche Erscheinungsbild

„Das soll ich sein? Fragt sich der am Altern und durch das Altern Kranke, wenn er in den Spiegel blickt oder im Schreiten, Rennen, Steigen wieder und wieder erfährt, dass die Welt zum Widersacher wird, dass aus dem Körper, der ihn und sich selber trug, ein corpus wird, das in ihm lastet und sich selbst Last ist."

(Jean Amery)

Ein boshafter Glückwunsch zum Geburtstag lautet: „Ich wünsche dir, dass du so alt wirst, wie du aussiehst".
Unabhängig davon, dass dieser Spruch nicht bei jedermann helle Geburtstagsfreude hervorruft, weist er doch auf einen bemerkenswerten Vorgang hin: **Der biologische Alterungsprozess pflegt sich zuerst in Veränderungen des körperlichen Erscheinungsbildes zu zeigen.** Gerade wenn man jemanden nach längerer Zeit wiedersieht, fallen einem Veränderungen der äußeren Gestalt besonders ins Auge.
Das Haar wird grau, dünner und verliert seine Elastizität. Wenn das Kopfhaar ausfällt, so kommt dies wegen der dafür verantwortlichen hormonellen Veränderungen weitaus häufiger bei Männern als bei Frauen vor.
Besonders markant sind Veränderungen im Gesicht: „Krähenfüße" um die Augen, Falten und schlaffere Gesichtshaut sind Folgen eines Verlustes an Elastizität (Veränderungen des Bindegewebes) und einer Abnahme der Fett-Depots unterhalb der äußeren Hautschicht. Nachdem die Haut – trotz der intensiven diesbezüglichen Bemühungen der Kosmetikindustrie – nicht in erster Linie um der Schönheit willen da ist, sondern eine wesentliche Schutzfunktion bildet, reagiert sie wegen dieser Veränderungen im Alter empfindlicher auf Temperaturschwankungen und Verletzungen (man bekommt als alter Mensch z.B. schneller blaue Flecken). Die Verkümmerung der Schweißdrüsen führt zu einem trockenen Erscheinungsbild der Haut, die Änderung der Pigmentierung zu den sogenannten „Altersflecken".
Die Bewegungsfähigkeit kann durch eine Abnahme der Muskelmasse – in Verbindung mit einer verringerten Elastizität des Bindegewebes – eingeschränkt sein. Die beste Therapie dagegen ist ein ausgewogenes Maß an

Aktivität. Problematisch wird es allerdings bei chronisch-degenerativen Veränderungen (Rheuma, Arthritis), wie sie im Alter häufiger auftreten. Die Schmerzempfindlichkeit verleitet zu Schonhaltungen, die – in einer Art Teufelskreis – die Bewegungsfähigkeit weiter einschränken.

Durch Veränderungen am Skelett wird der alternde Körper kleiner. Die Bandscheiben machen einen Schrumpfungsprozess mit, so dass sich der Abstand zwischen den Wirbeln verringert.

Die Knochen verlieren an Kalzium, werden dünner und brüchiger. Eine gebeugte Körperhaltung und ein erhöhtes Verletzungsrisiko sind die Folge. Schon kleinere Stürze ziehen oft lebensbedrohliche Zustände, wie den gefürchteten Oberschenkelhalsbruch, nach sich.

4.4.2 Die wichtigsten Körperfunktionen: Verdauung, Herz-Kreislauf, Atmung

Mit zunehmendem Alter lassen zwar die Organe des Verdauungstraktes in ihrem selbständigen Bewegungsvermögen (Peristaltik) nach und es werden weniger Verdauungssäfte (zur Verdauung von Proteinen) produziert; das Magen-Darm-System bleibt jedoch in der Regel bis ins hohe Erwachsenenalter hinein ausreichend intakt. Chronische Verstopfungen sind daher eher auf einseitige Kost, den Missbrauch von Abführmitteln und zu wenig Bewegung zurückzuführen – nicht selten auch psychosomatisch bedingt.

Die Nieren- und Blasenfunktion wird jedoch mit zunehmendem Alter objektiv geringer und führt zu einer erhöhten Anfälligkeit für Infektionen des urogenitalen Traktes.

Körperliche Anstrengungen bewältigen wir bekanntlich nur soweit, wie es das Herz-Kreislauf-System von seinem Trainings- und Leistungsstand her zulässt! Mit fortschreitendem Alter werden jedoch unsere Blutgefäße weniger elastisch und darüber hinaus zunehmend durch Ablagerungen an den Gefäßwänden verhärtet. Dadurch kommt es zu geringeren Durchflussmengen und oft auch zu einem Anstieg des Blutdruckes. Dies wiederum bedingt eine höhere Belastung des Herzens. Arteriosklerose, Herz- oder Nierenversagen und Schlaganfall werden dadurch wahrscheinlicher. Ursachen für die Gefäßveränderungen können einmal erbliche Defekte des Fettstoffwechsels, zum anderen aber auch die bekannten Auswüchse der Wohlstands- und Leistungsgesellschaft (Bewegungsmangel, Ernährungsfehler) sein.

Aufgrund der verringerten Elastizität des Bindegewebes unterliegt auch die Lungenfunktion Einschränkungen.

4.4.3 Die Sinnesorgane

Einschränkungen der Sinnesleistungen sind insofern von besonderer Bedeutung, als die Orientierung in der Umwelt und die soziale Integration dadurch empfindlich gestört werden können. Schwerhörigkeit und nachlassende Sehschärfe können zu größerer sozialer Isolation führen.

Die sogenannte Altersweitsichtigkeit – von den Betroffenen gelegentlich ironisch so kommentiert: „Beim Zeitunglesen sind die Augen noch gut, die Arme jedoch zu kurz" – ist ein weitverbreitetes Phänomen; sie basiert auf der nachlassenden Elastizität der Augenlinse, so dass das Auge weniger gut auf nahe Dinge fokussiert werden kann. Linse und Hornhaut verlieren an Transparenz, was Schwierigkeiten in der Helligkeitsanpassung und im Nachtsehen bewirkt.

Einbußen beim Gehörsinn wirken sich direkt auf die Kommunikationsfähigkeit aus. Indirekt können sie das Selbstkonzept beeinflussen (Selbstunsicherheit) und nicht selten zu erheblichen psychischen Störungen (Depression, paranoide Reaktionen) führen. Besonders der „Party-Effekt" bereitet Schwierigkeiten, wenn also die Stimme eines Gesprächspartners durch laute Hintergrundgeräusche überlagert wird. Sozialer Rückzug ist dann die Folge, wenn man sich beispielsweise nicht durch ständiges Nachfragen („wie bitte") blamieren beziehungsweise seine Leistungsschwäche vor anderen eingestehen will.

Über etwaige alternsbedingte Änderungen des Geschmacks- und Geruchssinnes liegen nur wenige wissenschaftliche Untersuchungen vor. Es gibt Hinweise, dass beide Sinne in ihrer Differenzierungsfähigkeit etwas nachlassen.

Die Haut- und Körpersinne bleiben weitgehend intakt, was beispielsweise bei der Grundpflege beachtet werden muss. Selbst wenn die Kommunikationsfähigkeit durch Einbußen beim Gehör- und Gesichtssinn erheblich eingeschränkt oder nicht mehr gegeben ist, spürt und versteht ein Mensch noch die Sprache der Hände des Pflegenden. Die Basale Stimulation und andere sinnen-volle Pflegehandlungen setzen bewusst hier an.

4.5 Die Leistungs- und Lernfähigkeit des älteren Menschen

In einer Leistungsgesellschaft wie der unseren, die sich selbst am liebsten mit den Beiwörtern „jung, dynamisch, sportlich und erfolgreich" schmückt, wird die gesellschaftliche Anerkennung und Position eines Menschen natürlich stark von dessen Leistungsfähigkeit mitbestimmt. Unter den Bedingungen der industriellen Produktion ist nur der Mensch profitabel, dessen geistige und körperliche Fähigkeiten sich ungeschmälert einsetzen lassen. Ein Nachlassen in diesen Bereichen reduziert den Wert der „Ware" Arbeitskraft, die sich dann dementsprechend schlechter verkaufen lässt – die überdurchschnittlich hohe Arbeitslosigkeit älterer Arbeitnehmer spricht hier eine deutliche Sprache. Wie aus dem vorigen Abschnitt ersichtlich, lassen sich körperliche Leistungseinschränkungen nur bis zu einem gewissen Grade kompensieren, so dass Leistungseinbußen unvermeidlich werden; muss dies aber auch für die geistige Leistungsfähigkeit und Beweglichkeit gelten? Können solche Schwächen nicht durch einen im Verlauf des Lebens erworbenen Kenntnis- und Erfahrungsschatz wettgemacht werden?

4.5.1 Das „Defizit-Modell" der geistigen Entwicklung: Sitzen wir auf dem absteigenden Ast?

Im allgemeinen Verständnis vom Altern, welches sich auch im negativen Fremdbild niederschlägt, wird die geistige Entwicklung eines Menschen in einem einfachen Drei-Phasen-Modell begriffen: auf das eine positive Entwicklung beinhaltende Kindes- und Jugendalter folgt ein Leistungshöhepunkt, der sich in der Zeit maximaler Schaffenskraft im frühen Erwachsenenalter stabilisiert, um dann in einen langsamen aber unaufhaltsamen Abstieg überzugehen. Ob wir mit unserer geistigen Leistungsfähigkeit tatsächlich ab einem bestimmten Zeitpunkt „auf dem absteigenden Ast" sitzen, soll in diesem Abschnitt überprüft werden. Zunächst aber ist noch festzustellen, dass an dieser „populären Drei-Phasen-Theorie" die Psychologie keinesfalls unschuldig ist. Betrachten wir uns einmal die folgende Abbildung mit den Ergebnissen unterschiedlicher Altersgruppen in drei Intelligenztestverfahren:

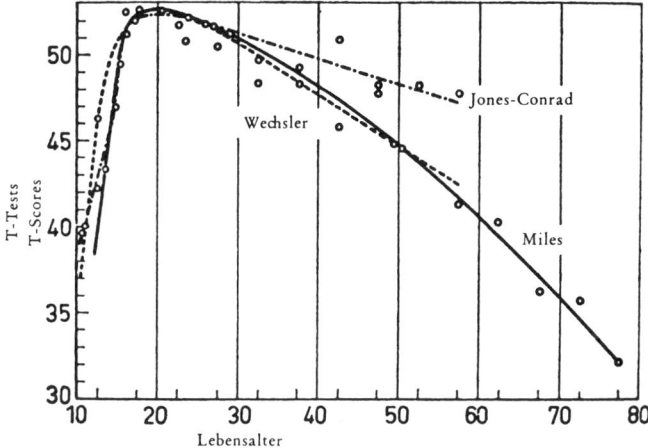

Abbildung 35: Durchschnittsleistung bei drei amerikanischen Intelligenztests in Beziehung zum Lebensalter (aus: Lehr, 1977, S. 53)

Bei der Betrachtung dieser Kurven ist ganz klar zu erkennen, dass die intellektuelle Leistungsfähigkeit im dritten Lebensjahrzehnt einen Höhepunkt erreicht, um dann zunächst langsam, dann aber immer rapider abzunehmen.

Nun bedarf es jedoch keiner besonderen wissenschaftlichen Kenntnisse, sondern lediglich eines gesunden Menschenverstandes, um zu bemerken, dass diese Ergebnisse „irgendwie" falsch sein müssen. Denn: wer würde schon allen Ernstes behaupten, dass man ab dem dritten Lebensjahrzehnt zunehmend „dümmer" wird?

Vier wesentliche Kritikpunkte am „Defizit-Modell"

1. Der Unterschied zwischen flüssiger und kristallisierter Intelligenz
Schon die Alltagserfahrung lehrt, dass man nicht von „der" Intelligenz sprechen kann. Beispielsweise kann jemand besondere sprachliche Fähigkeiten besitzen, sich andererseits mit räumlichem Vorstellen recht schwer tun. Das Verhältnis zwischen den einzelnen Fähigkeiten ist kein statisches. Im Laufe des Lebens können immer wieder Veränderungen beobachtet werden: bei manchen Fähigkeiten tritt ein Leistungszuwachs, bei anderen ein Leistungsabbau ein.

Eine so globale Betrachtungsweise wie die des „Defizit-Modells", die einen generellen Leistungsabbau mit zunehmendem Alter postuliert, trägt demgemäß schon alltagspsychologischen Erfahrungen keineswegs Rechnung.

Auch neuere wissenschaftliche Untersuchungen zum Entwicklungsverlauf der intellektuellen Fähigkeiten haben ergeben: Unterschiedliche psychische Funktionen und Fähigkeiten verändern sich beim Älterwerden in unterschiedlicher Weise. Die einzelnen Fähigkeiten lassen sich zwei Arten von Intelligenz zuordnen, die relativ unabhängig voneinander sind, gleichwohl eine funktionale Einheit bilden:

a) Flüssige Intelligenz: Die „Hardware"
Die flüssige Intelligenz umfasst jene Fähigkeiten, die eine Umstellung auf neue und unbekannte Anforderungen ermöglichen. Kombinationsfähigkeit, Wendigkeit und Orientierungsfähigkeit in neuen Situationen gehören hierher. Die flüssige Intelligenz ist das Ergebnis des Einflusses biologischer Faktoren und grundlegender sensorischer Strukturen unseres „Denkapparates" (daher manchmal auch mechanische Intelligenz genannt), nicht aber von Erfahrungs- oder Erziehungseinflüssen.

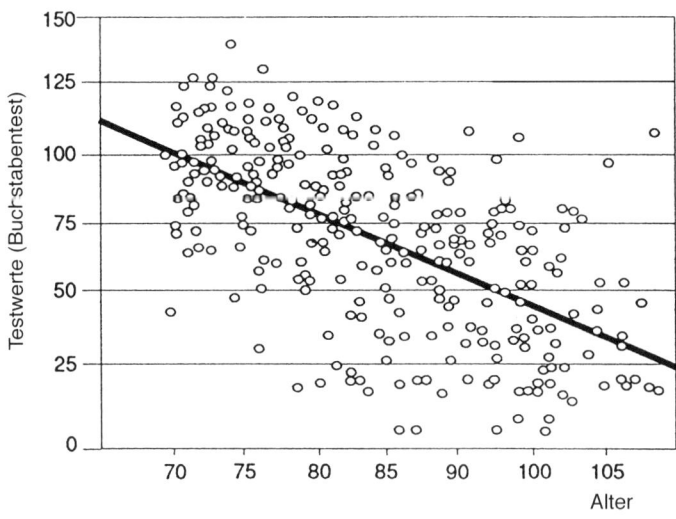

Abbildung 36: Ergebnisse eines Tests zur Messung der flüssigen Intelligenz (aus: Mayer & Baltes, 1996)

Diese Fähigkeiten unterliegen in der zweiten Lebenshälfte tatsächlich einer nicht selten rapiden Verschlechterung. Mit zunehmendem Alter kommt es offenbar zu einer Veränderung in den Schaltzentralen unserer Nervenstruktur, die sich nachteilig auf die flüssige Intelligenz auswirkt.

Wäre da nicht noch eine andere Art intellektueller Leistungsfähigkeit, so müssten wir uns dem negativen Bild des „Defizit-Modells" unterwerfen. Das tun wir aber dank unserer Kristallisierten Intelligenz nicht:

b) Kristallisierte Intelligenz: Die „Software"

Es gibt auf der anderen Seite die „Weisheit des Alters", die einen Ausgleich der reduzierten Fähigkeiten im Bereich der flüssigen Intelligenz ermöglicht.

Die kristallisierte Intelligenz (oder auch pragmatische Intelligenz) drückt sich in all jenen Fähigkeiten aus, die mit Erfahrungswissen, Allgemeinwissen und Sprachverständnis zusammenhängen.

In der Regel erfolgt mit dem Älterwerden ein Zuwachs, dessen Umfang im wesentlichen durch den jeweiligen Grad an Umweltanregungen bestimmt wird.

Zu einer Abnahme dieses Intelligenzbereiches kann es eigentlich nur dann kommen, wenn Menschen einer völligen Verarmung an Umweltanregungen ausgesetzt sind.

Das Einerlei mancher Heimumgebungen dürfte allerdings Auswirkungen in dieser Richtung haben.

2. Der Geschwindigkeitsfaktor

Eine weitere Kritik bezieht sich auf die Vernachlässigung der Rahmenbedingungen von Intelligenztests.

Im höheren Erwachsenenalter kommt es nach den vorliegenden Forschungsergebnissen zu einer Verlangsamung der Reaktionsfähigkeit. Ob dabei gehirnphysiologische Veränderungen, ein geringes Training oder eine abnehmende Risikofreude hauptsächlich verantwortlich sind, ist noch nicht ausreichend erforscht. In Anbetracht der begrenzten Zeitvorgaben beim Bearbeiten der üblichen Testaufgaben kommt dem Geschwindigkeitsfaktor eine besondere Bedeutung zu, wenn man Testleistungen älterer Menschen richtig interpretieren will.

Es konnte nachgewiesen werden, dass ältere Menschen in vielen Bereichen gleiche Testergebnisse wie jüngere erzielen, wenn ihnen mehr Zeit zur Lösung der Aufgaben eingeräumt wird.

3. Der Unterschied zwischen Testintelligenz und Lebenspraxis

Zur Bewältigung lebenspraktischer Anforderungen brauchen wir nur zum Teil ein besonderes „logisch-schlussfolgerndes Denken", mehrheitlich die rasche und situationsangemessene Verfügbarkeit des bereits erworbenen Erfahrungsschatzes. Die Testintelligenz stellt zwar ein relativ brauchbares Maß für eine Vorhersage von schulischem Lernerfolg dar, sagt aber nur wenig über die Fähigkeit zur Bewältigung komplexer Aufgabenstellungen des täglichen Lebens aus.

Treten Schwierigkeiten bei der Lebensbewältigung im Alter auf, so sind diese weniger durch einen generellen Intelligenzabfall erklärbar, als vielmehr durch eine immer größer werdende Diskrepanz zwischen dem verfügbaren älteren Wissen und dem von der Situation eigentlich geforderten aktuellen oder zeitgemäßen Wissen.

Ähnlich wie es bei der Intelligenz zwei Arten von Fähigkeiten gibt, lassen sich auch **zwei Arten von Wissen** unterscheiden, die sich ebenfalls unterschiedlich entwickeln können:

a) Unveränderliches Wissen
Jeder Mensch erwirbt im Laufe seines Lebens Kenntnisse, die sozusagen von bleibendem Wert sind. Je älter man wird, um so größer kann durch laufenden Wissenszuwachs diese Art von Kenntnissen werden. Wenn wir als 20-Jährige eine neue Sprache lernen, so steht uns – entsprechendes Training vorausgesetzt – dieses Wissen auch im Alter noch zur Verfügung. Ebenso verhält es sich mit vielen Kenntnissen, die wir in der Schulzeit erworben haben und die – wie z.B. die Gesetze der Mechanik – auch dann noch Gültigkeit haben, wenn wir alte Menschen geworden sind. Es gibt also einen Kenntnisschatz, der bei entsprechender Aktivität im Laufe des Lebens zunimmt und auf den wir uns – unabhängig von unserem Alter – auch verlassen können.

b) Veränderungswissen
Die atemberaubende technische Entwicklung unserer Zeit, neue wissenschaftliche Erkenntnisse und sich rasch wandelnde gesellschaftliche Bedingungen lassen einmal gelerntes Wissen rasch veralten. Denken Sie nur an das unermessliche „Wissensmeer" des Internets; allerdings besteht beim „Surfen" die Gefahr, in Informationsmüll zu ertrinken.

Kenntnisse, die raschen Veränderungen unterliegen, werden von älteren Menschen mit geringerer Wahrscheinlichkeit erworben, weil die Phase der institutionalisierten Wissensvermittlung (Schule, Berufsausbildung) in der ersten Lebenshälfte angesiedelt ist.

Nachdem aber viele gelernte Informationen nicht mehr vergessen werden, auch wenn sie veraltet sind, können negative Auswirkungen auf die Bewältigung neuer Problemstellungen einen Mangel an intellektueller Leistungsfähigkeit vortäuschen. Ohne dass dies tatsächlich der Fall ist.

4. Verstand ist trainierbar

Die geistige Beweglichkeit und Leistungsfähigkeit älterer Menschen hängt ganz wesentlich vom Training der vorhandenen Fähigkeiten ab: Art und Dauer der Schulbildung, der Berufsausbildung und der beruflichen Wirklichkeit haben mehr Einfluss als die Anzahl der Lebensjahre.

Wer unter intellektuell anspruchslosen, vielleicht sogar monotonen und reizarmen Arbeitsbedingungen sein Brot verdienen musste, der wird sich im Alter mit der Umstellung auf neuartige Situationen schwer tun und wahrscheinlich von sich aus nur wenig geistige Aktivitäten entwickeln können.

Wer als alter Mensch auf sich allein gestellt lebt und die anstehenden Lebensprobleme eigenverantwortlich lösen muss, der dürfte mehr geistiges Training und Anreiz für intellektuelle Aktivitäten haben als ein Heimbewohner, dem eine Fülle von Aufgaben abgenommen ist.

„Die Alten" werden auch vom Bildungsmarkt entdeckt: das Angebot an speziellen Volkshochschulkursen, PC-Trainings oder Internetcafes für Senioren weitet sich ständig aus.

Die gerontologische Forschung konnte nachweisen, dass alte Menschen ihre Verstandesfunktionen trainieren können; nicht nur mental gesunde Alte, sondern auch Menschen im Anfangsstadium einer Demenzerkrankung.

4.5.2 Lernfähigkeit und Gedächtnis: „Was Hänschen nicht lernt, lernt Hans nimmermehr"?

4.5.2.1 Das Gedächtnis

„Jetzt werde ich alt, ich kann mir schon nichts mehr merken." Salopp dahingesagt kann man diesen Spruch auch von Menschen jüngeren Lebensalters zu hören bekommen, wenn sie sich im Gespräch an ein vergangenes Ereignis nicht mehr erinnern können. Es entspricht der allgemeinen Überzeugung, dass Erwachsene mit zunehmendem Lebensalter Einbußen des Erinnerungsvermögens hinnehmen müssen. Da wir in den vielfältigsten Alltagssituationen den an uns gerichteten Anforderungen nur dann gewachsen sind, wenn wir auf ein voll funktionsfähiges Gedächtnis zurückgreifen können, zieht ein Nachlassen der Leistungsfähigkeit in diesem Bereich einen ganzen Rattenschwanz von Problemen nach sich. Zunächst ist es belastend, wenn man von einer Fähigkeit, auf die man sich sein bisheriges Leben lang stets ausreichend verlassen konnte, mehr oder weniger im Stich gelassen wird.

Beispiel: „Opa, in einer Stunde fragst du mich schon zum drittenmal, was es heute abend zu essen geben wird und ebenso oft habe ich es dir schon erklärt". Wer öfters in eine solche Situation kommt, der wird sich seiner Gedächtnisschwäche vielleicht schämen und sich solche peinlichen Situationen zukünftig ersparen, indem er sich mit Fragen an seine Umgebung zurückhält. Wer sich plötzlich als „vergesslicher alter Mensch" sehen muss, ist einer Belastungsprobe seiner Identität ausgesetzt. Die Beiwörter „alt" und „vergesslich" stehen im negativen Stereotyp vom alten Menschen bezeichnenderweise eng nebeneinander.

Die Angst vor Gedächtnisschwächen rührt auch davon her, dass solche Störungen ein wesentliches Symptom hirnorganischer Veränderungen (z.B. Hirnarteriosklerose, Demenzerkrankungen) darstellen.

Unterliegt das Gedächtnis nun tatsächlich alternsbedingten Veränderungen?

Die Frage kann so global nicht beantwortet werden, weil es „das" Gedächtnis nicht gibt, sondern verschiedene Funktionen, die im sogenannten **Drei-Speicher-Modell** des Gedächtnisses zusammenwirken.

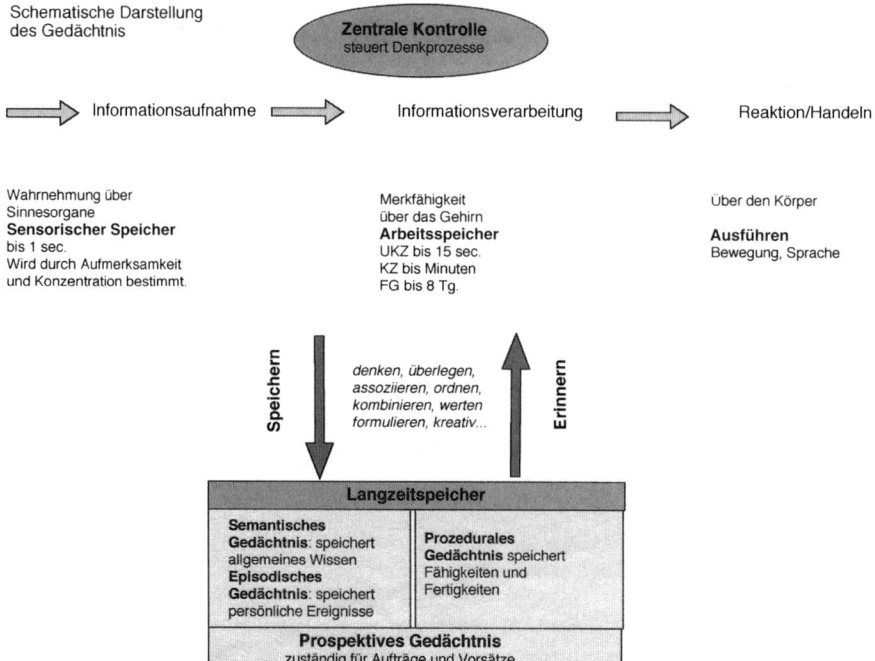

Abbildung 37: Schematische Darstellung des Gedächtnisses (nach Sabine Ladner-Merz)

1. Sensorischer Speicher

In diesen Speicher fließen alle Informationen, die über die Sinnesorgane aufgenommen werden. Seine Aufnahmekapazität ist gigantisch groß, es erfolgt jedoch nur ein kurzes Festhalten der einfließenden Informationen für maximal eine Sekunde. Es entsteht ein flüchtiges Abbild, Klangbild, Duftbild usw. des vorher Wahrgenommenen, das sofort wieder verschwindet, wenn keine Aufmerksamkeit darauf gerichtet wird.

Worauf wir unsere Aufmerksamkeit richten, ist von unseren Vorerfahrungen, momentanen Bedürfnissen und Erwartungen abhängig.

Dieser Speicher wird in anderen Gedächtnismodellen auch als ein Teil des Kurzzeitspeichers verstanden.

2. Kurzzeitspeicher (Kurzzeitgedächtnis)

Erst im Kurzzeitspeicher wird uns Information bewusst. In dieser *Vorschaltstelle* des eigentlichen Gedächtnisses werden alle Informationen vorübergehend gespeichert (bis maximal eine Minute), die zu einer Orientierung in der aktuellen Situation notwendig sind und auf „Warteposition" stehen, um ins Langzeitgedächtnis dauerhaft überführt zu werden. Dieser Speicher wird auch als Arbeitsspeicher oder Arbeitsgedächtnis bezeichnet, vergleichbar mit den „Temporären Dateien" und dem Arbeitsspeicher eines Computers. Seine Aufnahmekapazität ist sehr gering, zudem ist er recht störanfällig. Bei Aufgaben, die einen unmittelbaren Gebrauch des Kurzzeitgedächtnisses erfordern, treten nur minimale Altersunterschiede auf – wenn keine krankhaften Veränderungen der zentral-nervösen Verarbeitungsmechanismen vorliegen. Es wird jedoch mit zunehmendem Alter schwieriger, seine Aufmerksamkeit gleichzeitig auf die Aufnahme mehrerer Informationen zu richten. Auch verlängert sich der Zeitaufwand, der bei der Suche nach Informationen im Kurzzeitgedächtnis benötigt wird. Ältere Menschen sind also bei der Aufnahme neuer Informationen leichter irritierbar und durch ungünstige Umgebungsbedingungen (Zeitdruck, Lärm, usw.) störbarer als jüngere.

3. Langzeitspeicher (Langzeitgedächtnis)

Viele Informationen brauchen wir nur zur kurzfristigen Orientierung, weshalb es sinnvoll ist, sie gar nicht erst zu einer „dauerhaften Gedächtnisspur" werden zu lassen. Nur solche Informationen werden in den Langzeitspeicher des Gedächtnisses überführt, die von verschiedenen Prüfinstanzen (Wertvorstellungen, Interessen usw.) als erinnerungswürdig zugelassen werden. Der Langzeitspeicher ist das eigentliche Gedächtnis, dessen Umfang und Funktionsweise noch ziemlich unerforscht sind.

Bei diesen komplizierten Verarbeitungsmechanismen kann es leicht passieren, dass auch wichtige Informationen auf „Nebenstraßen" des Nervensystems „auf nimmer Wiedersehen" verschwinden (eine leidvolle Erfahrung vieler Prüflinge). Vergleichbar ist der ganze Prozess mit der Dateneingabe in das Speichersystem eines Computers, nur viel komplexer.

Wie gut dieser *Aneignungsprozess* funktioniert hängt davon ab, wie
– das zu merkende Material geordnet ist: z.B. Kategorisierung nach übergeordneten Gesichtspunkten,
– Merktechniken beherrscht werden: z.B. durch „Eselsbrücken" Verknüpfungen zwischen gespeicherten und neuen Informationen herstellen.

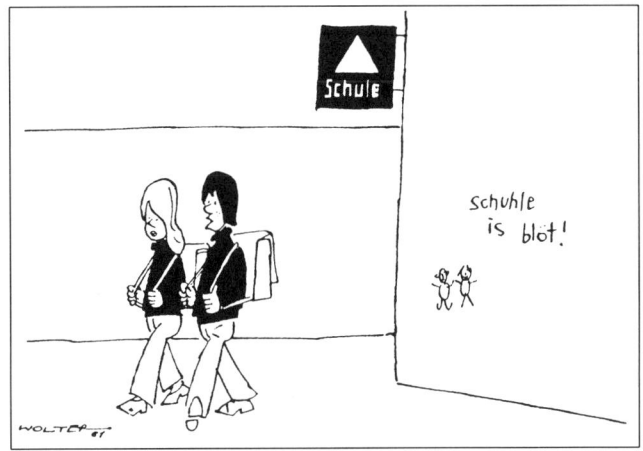

„Ich halte nichts vom Lernen – wo man doch im Alter Gehirn-Jogging machen kann."

(aus: Lehrl [1992]. Gehirnjogging. Wehrheim: Mediteg)

Für ältere Menschen liegt das Problem nicht darin, bereits gespeicherte Daten wieder abzurufen – daher auch die gute Erinnerung an weiter zurückliegende Ereignisse –, sondern Informationen in den dauerhaften Gedächtnisspeicher zu überführen (Aneignung).

Die Fülle des bereits gespeicherten Materials macht die Aufnahme neuer Informationen zudem auch dadurch schwerer, weil im Gedächtnisspeicher „umgeräumt", neu bewertet, oder „gelöscht" werden muss.

Die Gedächtnisleistung hängt wesentlich von Trainingseffekten ab: ältere Menschen müssen sich daher aktiv um ihr Gedächtnis kümmern und es in „Schwung" halten.

Kritisch sind einige psychologische Untersuchungen zur Altersabhängigkeit von Gedächtnisleistungen zu betrachten, die auf dem Erlernen „sinnloser Silben" beruhen. Ältere Menschen haben bei diesen Experimenten vergleichsweise schlecht abgeschnitten. Dies könnte jedoch eher als ein Indiz dafür gewertet werden, dass sie im Laufe des Lebens gelernt haben, sich auf die Aufnahme sinnvoller Informationen zu konzentrieren.

4.5.2.2 Die Lernfähigkeit

Wie wir in den vorausgegangenen Abschnitten sehen konnten, gibt es zwar alterungsbedingte Veränderungen der intellektuellen Fähigkeiten und der Gedächtnisfunktionen, die aber keineswegs grundsätzlich negativer Art zu sein brauchen. Ein Nachlassen der Leistungsfähigkeit ist offenbar in erster Linie davon abhängig, ob Umweltbedingungen anregend oder abstumpfend sind, ob jemand gut in die Gemeinschaft integriert oder sozial isoliert lebt, ob ihm Bildungschancen eröffnet wurden oder nicht und welche Perspektiven er für sich sieht.

Wie ist es nun mit der Lernfähigkeit älterer Menschen bestellt, von der der Volksmund wenig zu halten scheint, wie das oben zitierte Sprichwort von „Hans und Hänschen" andeutet?

Landläufig herrscht auch heute noch die Überzeugung vor, dass Erwachsene mit zunehmendem Alter sich immer mehr in eingefahrenen Geleisen bewegen und in ihrer Lernfähigkeit nachlassen. Hier trägt sicher auch das Defizit-Modell seinen Anteil bei.

Zunächst einmal ist festzustellen, dass nicht nur in der Schule gelernt wird, sondern jeder Mensch sein ganzes Leben hindurch auf den Erwerb neuer Kenntnisse angewiesen ist und sich auf veränderte Umweltbedingungen einstellen können muss. Am augenfälligsten wird dies durch die geforderte Anpassung an neue Technologien im Arbeitsprozess. Genauso wichtig jedoch sind Lernvorgänge zu einer befriedigenden Entwicklung zwischenmenschlicher Beziehungen, bei der Übernahme neuer sozialer Rollen und nicht zuletzt bei der Bewertung politischer und kultureller Entwicklungen.

Längsschnittuntersuchungen haben ergeben, dass mit dem Altern keinesfalls eine generelle Verschlechterung der Lernfähigkeit eintritt. Wie bei den anderen Fähigkeiten konnten in psychologischen Untersuchungen erhebliche Leistungsunterschiede zwischen älteren Menschen der gleichen Altersgruppe gefunden werden. Offenbar ist auch beim Lernen nicht das kalendarische Alter die entscheidende Bedingung für eine positive oder negative Entwicklung, sondern die aktuelle Situation und die bisherige Lebensgeschichte.

Sechs Einflussfaktoren auf die Lernfähigkeit

1. Gesundheitliche Probleme

Leidet ein älterer Mensch unter erheblichen Leistungseinbußen im Bereich der Sinnesorgane, so wird die angemessene Aufnahme von Informationen, die er zur Aufrechterhaltung seiner Lern- und Entscheidungsfähigkeit braucht, erschwert. Alte Menschen, die von ihren Augen oder Ohren im Stich gelassen werden, sind sehr stark der Gefahr völliger geistiger Isolation ausgesetzt.

Akute und chronische Krankheiten können weiterhin Ursachen für eine eingeschränkte Lernfähigkeit sein. Wer ist schon motiviert, sich mit veränderten Umweltbedingungen aktiv auseinanderzusetzen bzw. neue Dinge zu lernen, wenn er ständig mit quälenden Schmerzen oder anderen erheblichen Gesundheitseinschränkungen zu kämpfen hat. Alte Menschen, die an einer Demenzerkrankung leiden, sind wegen des damit verbundenen Verlusts der kognitiven Werkzeuge (besonders des Gedächtnisses) in ihrer Lernfähigkeit massiv eingeschränkt.

2. Einstellungen und Erwartungen

Angst und Selbstzweifel sind bekanntlich keine guten Lehrmeister. Wer im Verlauf seines bisherigen Lebens schlechte Erfahrungen mit Lernsituationen gemacht hat, der wird von einer Konfrontation mit ähnlichen Situationen nichts Gutes und von seiner eigenen Lernfähigkeit nur wenig halten. Wer hingegen gute Erfahrungen gemacht hat, der wird sich erfolgsmotiviert in neuen Lernsituationen zurechtfinden.

Es stellt sich in diesem Zusammenhang die Frage, inwiefern wir in unserem Gemeinwesen – über das für die Produktivität und Gewinnerhöhung unmittelbar notwendige Maß hinaus – zu kreativen Leistungen und zur kritischen Anwendung unserer verstandesmäßigen Anlagen ermuntert werden.

Das negative Fremdbild von der Leistungsfähigkeit alter Menschen dürfte seinen Teil insofern beitragen, als ältere Menschen dies auch zu ihrem Selbstbild machen und sich demzufolge nichts mehr zutrauen.

3. Sozioökonomische Bedingungen

Soziale Isolation und Einsamkeit – einsam kann man sich auch im beengten Lebensraum eines Altersheims fühlen – sind keine guten Voraussetzungen für eine aktive Auseinandersetzung mit der Umwelt. Menschen, die ganz auf sich zurückgezogen in ihrer eigenen „Innenwelt" leben, haben wahrscheinlich soviel mit ihren inneren Problemen zu tun, dass sie weder genug Ansporn noch geistige Energie aufbringen können, um Neues zu lernen.

Die Möglichkeiten neue Erfahrungen zu sammeln, hängen auch von der ökonomischen Situation des einzelnen ab. Wer von den älteren Mitbürgern kann sich Urlaub im Ausland, Bildungsreisen und ähnliche kostspielige Aktivitäten schon leisten?

4. Biografische Fakten

Die Lernfähigkeit eines älteren Menschen hängt ganz wesentlich davon ab, welche Bildungsmöglichkeiten ihm in seinem bisherigen Leben geboten wurden. Dazu gehören die Schulbildung ebenso wie die berufliche Bildung. Auch die konkreten Arbeits- und Lebensbedingungen der mittleren Lebensjahre sind bestimmend für die Lernfähigkeit im Alter.

Wer seine geistigen Anlagen voll entwickeln und ausbilden konnte, der konnte dies wahrscheinlich aufgrund besserer „Startchancen"; er wird mit hoher Wahrscheinlichkeit bessere Bedingungen für den „Endspurt" vorfinden.

Seite 30 / Süddeutsche Zeitung Nr. 196

Campus

„Grauköpfe" an der Uni

Wissensdurst kennt keine Altersgrenzen: Rund 25 000 Erwachsene über 55 Jahre wollen es noch einmal wissen und sind an deutschen Hochschulen eingeschrieben, die meisten als Gasthörer, andere als „ordentliche" Studenten. Mit einem Studienführer will Bildungsminister Jürgen Rüttgers „noch mehr Senioren auf den Geschmack bringen, in die Universitäten hineinzuschnuppern". Bildungsarbeit mit älteren Menschen sei „keine Beschäftigungstherapie", weil sie mit ihren Lebens- und Berufserfahrungen das Studium bereichern könnten, erklärte Rüttgers. Von Flensburg bis München, von Aachen bis Jena organisieren bundesweit inzwischen 35 Hochschulen spezielle Angebote für ältere Semester. Den Studienführer mit Tips und Informationen zum Seniorenstudium gibt es kostenlos beim Bundesbildungsministerium, Referat für Öffentlichkeitsarbeit, 53170 Bonn, Fax 0228/57-3917.   jol

---

5. Motivationale Bedingungen

Die Lernfähigkeit hängt natürlich ganz wesentlich vom Vorhandensein oder Nichtvorhandensein eines Bedürfnisses nach Lernen ab. Manches gutgemeinte Angebot von Seniorentagesstätten, Altenclubs oder Seniorenzentren ist nicht wegen der mangelnden Lernfähigkeit alter Menschen zum Schlag ins Wasser geworden, sondern wegen eines Mangels an Motivation. Brachliegende Fähigkeiten lassen sich nur wecken, wenn die Eigeninitiative und die Eigenverantwortung angesprochen werden. Zur geistigen Aktivität regt nicht nur einfaches „Mitmachen" an, sondern die Möglichkeit zur Mitgestaltung und zum kritischen Mitdenken. Die vielfach üblichen Betreuungsprogramme werden als „Berieselung" von vielen alten Menschen abgelehnt, von vielen aber auch gerne angenommen. Wer sein ganzes Leben auf passiven Konsum hin erzogen wird, der wird wohl kaum als älterer Mensch noch eine besondere Eigeninitiative ergreifen können bzw. wollen.

Zusammengefasst gesagt lernen alte Menschen genauso wie junge nur dann gerne, wenn sie das Gefühl haben, dass diese Aktivitäten ihren eigenen Bedürfnissen und Interessen dienen.

6. Funktionale Besonderheiten

Hierher gehören einmal Auswirkungen der „Kristallisierung" der Intelligenz: Erfahrung kann sich nachteilig auswirken, wenn die bereits vorhandenen Kenntnisse nicht mehr den neuen Erfordernissen entsprechen, dennoch – weil einmal als erfolgreich erlernt – weiterhin angewandt werden. Des weiteren spielt die nachgewiesene Verlangsamung der zentral-nervösen Verarbeitungsprozesse, die sich auch auf die Gedächtnisfunktionen auswirkt, eine Rolle: der alte Mensch zeigt seine Fähigkeit zu lernen am ehesten dann, wenn er nicht unter Zeitdruck gesetzt wird und man ihm seinen individuellen Rhythmus lässt.

4.5.3 „Was Hänschen nicht lernt, lernt Hans schwerer": Lernen im Alter

Die zweifellos vorhandenen „Schwachpunkte" im Lern- und Gedächtnisprozess der älteren Menschen verlangen die Beachtung einiger Regeln:
– Bei der Planung und Durchführung von Bildungsangeboten für gesunde „junge Alte", die eine Stärkung der sozialen, kreativen und politischen Kompetenzen zum Ziel haben,
– In der Beratungsarbeit mit pflegebedürftigen alten Menschen und deren Angehörigen im Rahmen der ambulanten Altenpflege, die auf eine Verbesserung der lebenspraktischen Alltagsbewältigung abzielt,
– Im Pflegeprozess, wenn die vorhandenen Ressourcen der alten Menschen (re-)aktiviert werden sollen.

➤ Selbstvertrauen aufbauen

Erfolgserlebnisse vermitteln durch kleine „Lernschritte", die sich an der individuellen Leistungsfähigkeit orientieren. Aktuelle Lebenssituation und Lerngeschichte des einzelnen beachten. Überforderung vermeiden, wenn neue Methoden und Programme in der Arbeit mit alten Menschen eingeführt werden. Junge Altenpflegerinnen sind oft enttäuscht, wenn sie alte Menschen zu mehr Initiative und Aktivität bewegen wollen und sie nicht gleich die erwartete Resonanz finden.

➤ Sinnzusammenhänge herstellen

Möglichst am „Erfahrungsschatz" anknüpfen, um den älteren Menschen einen Rückgriff auf bereits vorhandene Kenntnisse und Fähigkeiten zu ermöglichen (Positiver Transfer).

Voraussetzung: intensive Auseinandersetzung mit dem individuellen Lebensschicksal und den historischen Erfahrungen der älteren Generation (Biografiearbeit).

> **Langsamkeit entdecken**

Lernstoff langsam darbieten. Lehrgeschwindigkeit an der Lerngeschwindigkeit orientieren.

Dies bezieht sich nicht nur auf die Wissensvermittlung, sondern auch auf die Anpassung an Veränderungen in der Lebenssituation.

Beispiele: Ein Umzug ins Heim muss langfristig vorbereitet werden; an eine neue Zimmerkollegin gewöhnt man sich nicht von heute auf morgen; ein verkümmertes Aktivitätsniveau lässt sich nur langsam wieder steigern.

> **Lernen wieder lernen**

Ältere Leute machen zu wenig von Gedächtnisstützen Gebrauch. Fehlende Lern- und Gedächtnistechniken können aber wieder trainiert und die Schwächen beim Aneignen reduziert werden.

> **Lernstoff gliedern**

Die Aufbereitung des Lernstoffes beeinflusst wesentlich den Aneignungsprozess. Je übersichtlicher und gegliederter beispielsweise eine Gruppenstunde aufgebaut ist, um so eher können die einzelnen Lernschritte nachvollzogen und eingeprägt werden.

Genügende Wiederholungen schaffen meist den gleichen Wissensstand, wie er bei jüngeren Menschen zu erreichen ist.

> **Motivation durch Selbstbestimmung**

Eine gute Lernmotivation hängt ganz wesentlich von Art und Umfang der Selbstbestimmung ab. Die Einbeziehung der alten Menschen in das, was geschehen soll, ist sowohl bei Gruppenangeboten wie auch im individuellen Pflegeprozess notwendig. Daneben spielen die Rahmenbedingungen eine Rolle (räumliche Verhältnisse, kreative Medien usw.).

4.6 Älterwerden als Problem für die Persönlichkeit

Jeder Mensch entwickelt im Wechselspiel zwischen Reifungs- und Anpassungsprozessen an die jeweiligen Umweltbedingungen seine einmalige Persönlichkeitsstruktur.

Inwieweit Älterwerden zum Problem für die Persönlichkeit wird, hängt vor allem davon ab, ob die damit zusammenhängenden Ereignisse ein Ungleichgewicht zwischen der bestehenden Identität und den neuen Erfahrungen hervorrufen und als bedrohlich wahrgenommen werden. Nicht die Ereignisse „an sich", sondern deren subjektive Bewertung lösen „Identitätskrisen" aus, wie Sie auch beim Stress-Modell von Lazarus (S. 346f) sehen werden.

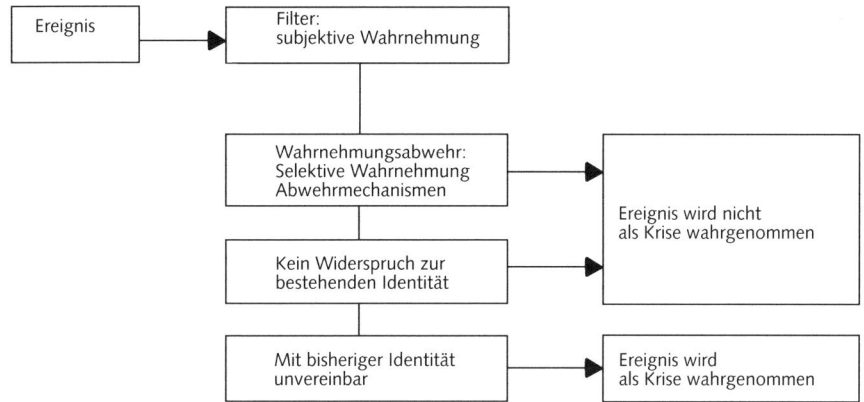

Abbildung 38: Die Wahrnehmung eines krisenhaften Ereignisses

Beispiele:
➤ Die ersten grauen Haare können jemanden, als Alarmzeichen des Alterns, in seinem Selbstbild erheblich erschüttern; einen anderen hingegen in seinem Selbstbild als reifer Mensch nur bestätigen.
➤ Von manchen älteren Menschen wird das erste Enkelkind regelrecht herbeigesehnt, während andere sich durch die Konfrontation mit der neuen sozialen Rolle als Großeltern in ihrem Selbstbild („noch zu jung") gefährdet sehen.

Die Auseinandersetzung mit dem Altern ist kein isoliertes Geschehen, sondern wird davon beeinflusst, wie die Herausforderungen und Krisen des bisherigen Lebens gemeistert wurden. Hier können wir am psychodynamischen Konzept des **Lebenszyklus** (Erikson) anknüpfen, das wir bereits im Teil 3 kennengelernt haben.
Im Laufe des Erwachsenenalters wird der Mensch den „Entwicklungsaufgaben" Intimität gegen Isolierung, Produktivität gegen Stagnation und Lebenserfülltheit gegen Verzweiflung konfrontiert, deren Bewältigung seine Identität im Alter wesentlich mitbestimmen.

4.6.1 Alternsmodelle: Was braucht ein Mensch im Alter?

Die Alternspsychologie und Alternssoziologie hat mehrere theoretische Modelle zur Erklärung und Bewertung der Alternsprozesse entwickelt. Eines aus der „wissenschaftlichen Mottenkiste" haben Sie in diesem Buchteil bereits kennengelernt, das Defizitmodell. Wir wollen noch einen Blick auf drei weitere Modellvorstellungen werfen, damit Sie sich ein Bild davon machen können, mit welcher Grundhaltung Sie selbst im Pflegealltag alten Menschen begegnen (sollten). Es handelt sich um die Aktivitätstheorie, die Disengagement-Theorie und das Kompetenzmodell.

4.6.1.1 Die Aktivitätstheorie: Wer rasten muss, der rostet?

Annahme: Glück und Zufriedenheit eines Menschen hängen vom Umfang seiner aktiven Einflussnahme auf das Umweltgeschehen und seinem „Gebrauchtwerden" ab.

Gesellschaftliche Realität im Alter: Die Auflösung der Großfamilie und die Eigenheiten der industriellen Produktionsweisen bedingen einen umfassenden Funktionsverlust des älteren Menschen.

Durch die Pensionierung wird er aus dem Arbeitsleben ausgegliedert. Seine Lebenserfahrung erweist sich unter den Bedingungen unserer schnelllebigen Zeit – zumindest vordergründig – als untauglich und „veraltet", um von den nachwachsenden Generationen noch als brauchbarer Erfahrungsschatz angesehen zu werden.

Die Folgen dieses Funktionsverlustes sind eine erhebliche Begrenzung des Verhaltensspielraumes, ein Zwang zur Inaktivität und das Gefühl der Überflüssigkeit. Ein zufriedenes Leben ist daher für ältere Menschen auch nur dann möglich, wenn sie noch aktiv Einfluss nehmen, ihre Leistungsfähigkeit entfalten und gesellschaftlich nutzbringende Funktionen übernehmen können. Eine auf diese Bedürfnisse hin abgestellte Altenarbeit muss daher die Aktivierung älterer Menschen vordringlich im Auge haben. Die Gründung von Altenclubs, Seniorentagesstätten und ähnliche Einrichtungen erfolgte in den vergangenen Jahrzehnten unter der Zielsetzung einer Verbesserung der sozialen Kontakte und einer Aktivierung der älteren Menschen.

Mit diesem betreuerischen Aspekt geben sich jedoch mehr und mehr ältere Menschen nicht mehr zufrieden; unter Aktivität verstehen sie vielmehr eine tatsächliche Einflussnahme auf das gesellschaftliche Geschehen und eine Einbindung in die Gesamtgesellschaft. Sie wollen sich nicht mehr wie bisher damit abfinden, zunächst ins gesellschaftliche „Abseits" abgeschoben zu werden, um dann auf einer ebenfalls isolierten „Spielwiese für Senioren" ohne echten Einfluss doch wieder nur unter sich zu sein. So kämpfen beispielsweise die „Grauen Panther" gegen das negative Stereotyp vom alten Menschen in unserer Gesellschaft, für die Selbständigkeit und die Integration der älteren Generation.

Eine aktive Lebensgestaltung und ein Training von Fähigkeiten ist wichtig. „Wer rastet, der rostet" ist aber nur die eine Seite der Medaille, denn: „Wer nicht rastet, der erschöpft sich". Manche der „jungen Alten" sind rastlos aktiv, um dem Nachdenken über die eigene Lebenssituation davonzulaufen. Gesundes Altern ist jedoch ein aktiver Prozess des Akzeptierens von Leistungsveränderungen, des Abschiednehmens von Möglichkeiten und des Auftuns neuer Möglichkeiten. Und das alles ohne das Diktat der Stechuhren oder der Maxime, dass Zeit Geld sei.

Die praktischen Auswirkungen dieser Alternstheorie auf das berufliche Selbstverständnis von Altenpflegerinnen sind unter dem Schlagwort „Aktivierung" bekannt. Problematisch wird dieser Ansatz, wenn „auf Teufel komm raus" aktiviert wird, ohne die Selbstbestimmung pflegebedürftiger alter Menschen zu achten.

In seinem Buch „Die närrischen Alten" schreibt A. Guggenbühler-Craig:
„Der alte Narr ist kein trauriger Trottel, sondern ein freier Mensch. Die Freiheit, nach der junge Leute sich sehnen, welche versuchen, sozial auszuscheren, indem sie sich als Sennen auf Alpen flüchten oder sinnlos in der Welt herumreisen, ist sein. Er kann sich kleiden, wie es ihm passt; altmodisch, neumodisch, schön, hässlich. Er kann reden wie er will, Zuneigung und Abneigung, Unverständnis und Verständnis zeigen, wie es ihm gerade liegt. Er muss nicht fit bleiben – weder körperlich noch geistig –, außer er falle wohlmeinenden Altenbetreuern in die Hände, die ihn nach ihren eigenen Vorstellungen integrieren, normalisieren und aktivieren wollen."

4.6.1.2 Die Disengagement-Theorie: Ersehnter Rückzug aufs Altenteil?

Annahme: Der Übergang vom Erwachsenenalter zum Alter bringt einen natürlichen Rückzug aus Aktivitäten und Verpflichtungen mit sich. Der alte Mensch und die Gesellschaft sind etwa zur gleichen Zeit bereit, ihre Bindungen zueinander zu lösen.

Die Verfechter der Disengagement-Theorie nennen diesen Prozess der zunehmenden Distanzierung einen ganz natürlichen Vorgang der menschlichen Entwicklung. Behauptet wird, der ältere Mensch wünschte sich geradezu eine Reduzierung der geforderten Aktivität und seiner sozialen Kontakte, um sich in Ruhe seinem „Lebensabend" widmen zu können und sich langsam auf das Lebensende einzurichten. Eine auf Engagement und Aktivität hin ausgerichtete Lebensführung wird sogar als problematisch angesehen, da sie der notwendigen Auseinandersetzung mit dem Lebensende hinderlich sei.

Einwände gegen die Disengagement- Theorie

> Die harmonische Übereinstimmung der gesellschaftlichen Bedürfnisse mit denen des Individuums muss bezweifelt werden. Wer beispielsweise unfreiwillig in Rente gehen muss, der wird unter diesem Funktionsverlust sicher erheblich leiden. Nur der wird mit dem beruflichen Rückzug zufrieden sein, der den Ruhestand herbeisehnt, um sich seinen Hobbies oder gesellschaftlichen Aktivitäten noch intensiver widmen zu können.

> Die individuellen Unterschiede werden ebenso wie bei der Aktivitätstheorie zu wenig berücksichtigt. Nachgewiesenermaßen sind manche Menschen – je nach Persönlichkeitsstruktur – im Alter dann zufriedener, wenn sie sich mehr zurückziehen, andere hingegen dann, wenn sie weiterhin eine aktive Rolle in der Gesellschaft spielen können.

> Vorübergehender Rückzug auf sich selbst, als eine Form der Reaktion auf Belastungssituationen (Partnerverlust, Pensionierung), wird zwar beobachtet, darf jedoch nicht als dauerhaftes Bedürfnis missverstanden werden.

In der Regel ist nach geglückter Anpassung an die neue Lebenssituation ein erneutes Bedürfnis nach sozialer Betätigung festzustellen.

Es hängt also von der Persönlichkeitsstruktur und den individuellen Konflikt-
verarbeitungsmustern ab, ob jemand im Alter aktiv sein will oder eher ein
Bedürfnis nach Rückzug hat – nicht von alterstypischen Persönlichkeitsveränderungen.

4.6.1.3 Das Kompetenzmodell

Im Zusammenhang mit der Berliner Altersstudie, einer groß angelegten Längsschnittuntersuchung, haben Paul Baltes und seine MitarbeiterInnen ihr Kompetenzmodell entwickelt. Der psychologische Mechanismus zur „erfolgreichen"

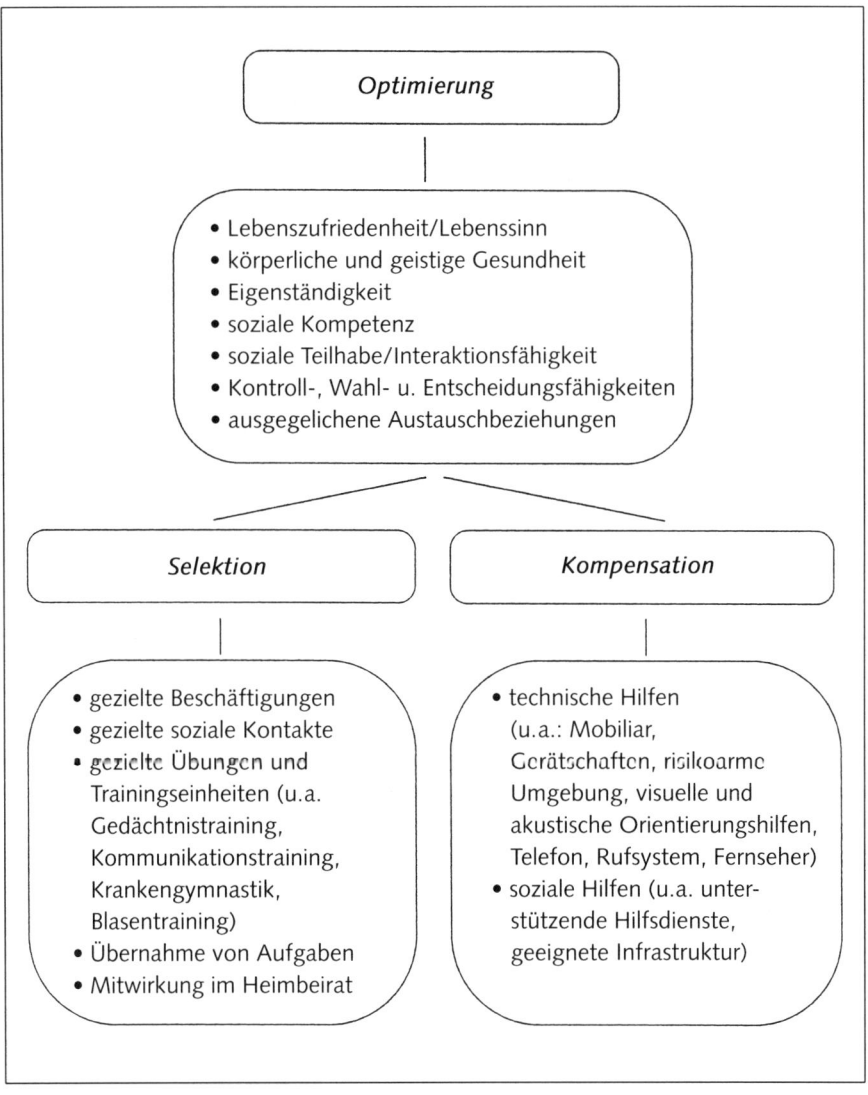

Abbildung 39: Optimierung durch Selektion und Kompensation im Alten- und Pflegeheim (aus: Schroeter & Prahl, 1999)

Bewältigung der Herausforderungen des Alterns lautet demnach **Optimierung durch Selektion und Kompensation:**

➤ **Selektion:** Alte Menschen können sich durch bewusste Auswahl (= Selektion) auf die für sie aktuell wichtigen Lebensbereiche beschränken und den Umfang ihrer Aktivitäten den verfügbaren körperlichen, geistigen und sozialen Ressourcen anpassen.

➤ **Kompensation:** Ausgleich (= Kompensation) körperlicher und mentaler Schwächen oder irreversibler Einschränkungen durch Rückgriff auf technische Hilfen und Inanspruchnahme von sozialer Unterstützung sowie Pflege.

Dieses Modell kann, wie die anderen Modelle auch, sowohl mit Blick auf selbständig lebende wie auch pflegebedürftige alte Menschen angewandt werden. Altenpflegerinnen, die sich daran orientieren, haben zum Ziel, die betreuten alten Menschen bei der Verbesserung (= Optimierung) ihrer Lebensaufgabe „Altern" zu unterstützen. Einmal, indem sie auf die zur Verfügung stehenden Ressourcen blicken und durch deren Förderung die Jahre mit Leben füllen helfen, ohne diese Menschen jedoch über die Grenzen von deren physischen und mentalen Reserven hinaus quälend aktivieren zu wollen (z.B. kein Gedächtnistraining mehr im fortgeschrittenen Stadium einer Demenz). Zum anderen durch Kompensationsangebote, die bis zur Gestaltung eines therapeutischen Milieus reichen und bei schwer demenzkranken alten Menschen auch die Übernahme eines „stellvertretenden Ichs" einschließen können (insbesondere, wenn es um Schutz geht).

4.6.2 Altern ist komplizierter als man denkt: Das Wechselspiel zwischen individuellen und gesellschaftlichen Faktoren des Alterns

Wie die bisher dargestellte Auswahl gerontopsychologischer Forschungsergebnisse aufzeigt, ist der Alternsprozess weder allein als individuelles Schicksal, noch als rein gesellschaftliches Geschehen zu begreifen. Der komplexen Wirklichkeit des Alterns nähert sich am ehesten eine Sichtweise, die individuelle Veränderungen und Umwelteinflüsse in einem Wechselwirkungsprozess verwoben betrachtet.

Die Tabelle 3 fasst in einem sehr anschaulichen Überblick die beteiligten Komponenten zusammen und stellt eine Beziehung zu den jeweils denkbaren Kompensationsmöglichkeiten her.

Tabelle 3: Komponenten eines sozialpsychologischen Transaktionsmodells des Alterns (aus: Whitbourne & Weinstock, 1982, S. 284 u. 285)

Funktions-bereich	Ursachen der Verschlechterung		Möglichkeiten der Kompensation	
	Individuum	Umwelt	Individuum	Umwelt
Körperliches Erscheinungsbild	Veränderungen in der Knochen- und Gelenkstruk-tur, Rückgang der Muskelspann-kraft im Gesicht und am Körper, Veränderungen im Hautgewebe, Rückgang von Fettdepots unter der Haut, Ergrauen der Haare	Negative Ein-stellungen zum „alten" Erschei-nungsbild, Einge-schränkte Band-breite von kos-metischen und Kleidungsstilen im Alter, Unzu-reichendes Ein-kommen für angemessene Ernährung und Bewegung	Diskriminierung des Gebrauchs von Kosmetika und der Alters-orientierung der Kleidung, Auf-rechterhaltung angemessener Ernährung und Bewegung	Stärkere Annah-me des Erschei-nungsbilds als „alte", Breitere Wahlmöglichkei-ten bei Kleidung und kosmeti-schen Stilen, Erziehung zu und größere finan-zielle Unter-stützung für an-gemessene Ernährung und Bewegung
Gesundheit und körperliche Funktionen	Veränderungen der nomalen Funktion des Kreislaufs, des Nerven-, Ver-dauungs- und Sexualsystems, Empfänglichkeit für Krankheiten	Geringe Anzahl ausgebildeten Gesundheits-personals in der Geriatrie, Nega-tive Betrachtung älterer Menschen als „Hypochon-der", „senil", „dumm" und „kindisch", Armut und un-angemessene Wohnung	Angemessene Ernährung und Bewegung, Frühe Aufmerksamkeit für medizinische Probleme, Ein-fühlung in sexu-elle Bedürfnisse und Fähigkeiten	Präventivmedizi-nische Betreuung und bessere Aus-bildung des Ge-sundheitsperso-nals, Entwickeln von Wohnungen und Verkehrs-systemen, die maximale Beweg-lichkeit und Un-abhängigkeit ermöglichen, positivere und informierte Ein-stellungen zur Sexualität
		Mangelnde öffentliche Ver-kehrsmittel, die älteren Menschen zugänglich sind, Negative Einstel-lungen zur Sexualität bei älteren Menschen und allzu einge-schränkte Mög-lichkeiten zur sexuellen Befrie-digung		Bewusstsein von Demenz als einer Krankheit
Sensorische Prozesse	Geringe Seh-schärfe und Presbyopie, Hörbehinderung,	Mangel an Um-weltanregung durch Isolation, Überanregung in	Gebrauch von körperlichen Hilfsmitteln, Ersatz für ge-	Angemessene Gelegenheiten der Anregung, Unterweisung

Tabelle 3: (Fortsetzung)

Funktions-bereich	Ursachen der Verschlechterung		Möglichkeiten der Kompensation	
	Individuum	Umwelt	Individuum	Umwelt
	besonders Alters-schwerhörigkeit, Schlechterer Gleichgewichts-sinn, Anfälligkeit für Erblindung und Taubheit	Großstädten, Negative Einstel-lungen zu kör-perlichen Hilfs-mitteln und den damit verbunde-nen Kosten	störte Sinnes-funktionen durch kompensato-rischen Einsatz anderer Prozesse	über Mittel zum Ausgleich senso-rischer Einbußen Positivere Einstellungen zu körperlichen Hilfsmitteln, Pas-sende Gestaltung der Umgebung
Kognitive Fähigkeiten	Verminderte Effizienz, neue Informationen aufzunehmen, Verlangsamung der Verarbeitung	Mangels Übungs-gelegenheiten, Erfordernis raschen Reagie-rens	Suche nach Anre-gung und Übung, Urteilsvermögen und Erfahrung einsetzen, um mangelnde Schnelligkeit auszugleichen	Bessere Gelegen-heiten, Fähigkei-ten anzuwenden, Wertschätzen von Erfahrung und Geschick älterer Personen
Persönlichkeit	Depression, Verringertes Selbstkonzept, Übertriebene Beschäftigung mit sich selbst, Veränderungen der emotionalen Reaktionsfähig-keit in inter-personalen Situationen	Stereotype Ein-stellungen zum Zeigen von Ge-fühlen im Alter, Negative Ein-schätzung von Lebenserinne-rungen, Verlust des Sozialkon-takts	Verwenden von Lebenserinne-rungen zur An-nahme von sich selbst und der Vergangenheit, Offene Einstel-lungen zu gegen-wärtigen Erfah-rungen, Suche nach sozialen Aktivitäten und Freunden als Ersatz	Positivere Hal-tung zu Lebens-erinnerungen, Stärkeres Erken-nen individueller Bedürfnisse des alten Menschen, Umgang mit De-pression durch konstruktive Aktivität und Therapie
Soziale Rollen	Verringertes Engagement in Rollen, Weniger soziale Aktivität	Einbuße an Sta-tus und Rollen-aktivität durch Ruhestand und Tod des Ehegat-ten, Klassifika-tion als „Alter", Erzwungene Aktivität oder Rückzug, Wahr-nehmung älterer Menschen als ge-sellschaftliche „Last", Negative Einstel-lungen zu Muße und Hobbys	Persönliche Be-friedigung aus den Rollen des Rentners, des Witwers/der Witwe, des Großvaters/der Großmutter, des „alten Menschen". Konstruktiver Umgang mit Muße und Hobbys	Mehr Gelegen-heit zu sinnvol-lem sozialem Ver-gnügen, das indi-viduelle Bedürf-nisse anspricht, Flexibles Ruhe-standssystem, Breiteres Akzep-tieren der Sexua-lität, Rollenteilen bei Mann und Frau während des gesamten Er-wachsenenalters, Positivere Einstel-lung zu Muße im Erwachsenen-alter, Höhere Ein-kommen im Ruhestand

Kapitel 5

Altern: Rückzugsgefecht oder Entwicklungsaufgabe?

Die mit zunehmendem Alter auftretenden Belastungssituationen – vor allem im Zusammenhang mit gesundheitlichen Einschränkungen und der gesellschaftlichen Lage älterer Menschen – können sich in einer Art und Weise bündeln, dass die Betroffenen sich den auf sie einstürzenden Problemen nicht mehr gewachsen zeigen.

Der Randgruppen-Status (vor allem als Folge des negativ gefärbten Stereotyps vom alten Menschen in unserer Gesellschaft), chronische und schmerzhafte Krankheitszustände sowie Kränkungen (finanzielle Schwierigkeiten, soziale Isolation, gesellschaftliche Funktionslosigkeit usw.) bergen ein erhebliches Konfliktpotential.

Die deutlich höhere Suizidquote bei älteren Menschen kann nicht mit dem Hinweis auf alternstypische Persönlichkeitsveränderungen oder Abbauprozesse abgetan werden, wie die im Kapitel 4 dargestellten Ergebnisse der psychogerontologischen Forschung deutlich machen.

Bemerkenswert ist, dass ältere Menschen, wenn sie im Suizid den einzigen Ausweg aus konflikthaften Situationen sehen, bei Vorbereitung und Durchführung möglichst „auf Nummer sicher gehen". Der Anteil vollendeter Selbst-

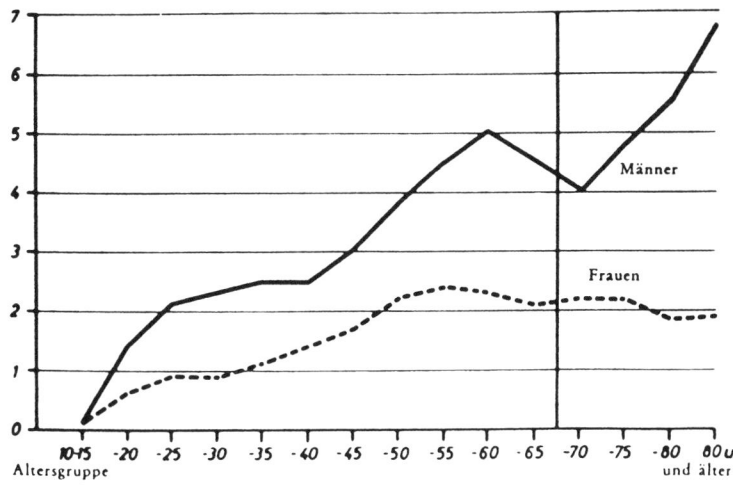

Abbildung 40: Anzahl der Todesfälle durch Suizid nach Altersgruppen auf jeweils 10.000 lebende Bewohner gleichen Alters in der BRD 1971 (aus: Lehr, 1977, S. 124)

tötungen ist bei älteren Menschen höher als die Rate der Suizidversuche, während dieses Verhältnis bei jüngeren Menschen, die mit Suizidversuchen vor allem „Notsignale" aussenden, eher umgekehrt ist.

Mit einigen dieser Problemsituationen wollen wir uns in Kapitel 5 näher beschäftigen, um über die Kenntnis entsprechender Forschungsergebnisse zu einem besseren Verständnis der Verhaltensweisen älterer Menschen gelangen und Hilfsmaßnahmen darauf abstellen zu können.

5.1 Arbeit oder Altenteil: Der „Pensionierungsschock"

Die überwiegende Bevölkerungsmehrheit unseres Landes ist lohnabhängig beschäftigt und bekommt spätestens im Alter von fünfundsechzig Jahren schwarz auf weiß bescheinigt, dass sie ab diesem Zeitpunkt keinen Beitrag mehr zum Bruttosozialprodukt leistet.

Mit Einführung der flexiblen Altersgrenze und Altersteilzeit ergibt sich für den Einzelnen zwar ein geringfügig erweiterter Entscheidungsspielraum, an der grundsätzlichen Bedeutung dieses Vorganges für die gesamte Lebensführung ändert sich dadurch jedoch nichts. Ein eben im Beruf noch erfolgreicher und leistungsfähiger Mensch sieht sich von heute auf morgen der Notwendigkeit einer radikalen Umstellung seines Lebensrhythmus ausgesetzt.

5.1.1 Früher und heute

Nicht zu allen Zeiten waren Menschen mit einer so deutlich markierten Grenze zwischen Erwerbsleben und Altenteil konfrontiert.

Erst die Industrialisierung, verbunden mit der Trennung von Privat- und Berufssphäre sowie der Auflösung des Familienverbandes als Lebens- und Produktionsgemeinschaft, ließ diese Problemsituation entstehen.

Wenn wir die bäuerliche Produktionsweise betrachten, so überwiegt auch heute noch die Einheit von Wohnen und Arbeiten im Familienverband. Es gibt zwar auch dort ein Altenteil mit der Erfordernis, die Rolle des Austragsbauern bzw. der -bäuerin zu übernehmen; diese Rolle beinhaltet jedoch keinen völligen Ausschluss aus der Produktionsgemeinschaft, sondern lediglich eine Aufgabenverschiebung mit der Möglichkeit zum „Kürzertreten".

Für die Mehrzahl der lohnabhängig Beschäftigten ist zwar die materielle Existenzsicherung durch den Generationenvertrag weitgehend gesichert, die gesetzliche Altersgrenze lässt jedoch eine weitere Teilhabe am gesellschaftlich anerkannten Arbeitsgeschehen nur mehr begrenzt zu.

Da sich aber gerade in der „Leistungsgesellschaft" die Bewertung eines Menschen stark nach seinem beruflichem Status und seiner Arbeitsleistung bemisst, bedeutet die Ausgrenzung aus diesem Bereich einen erheblichen Angriff auf das Selbstwertgefühl.

Im Gegensatz zu früher, als die Weisheit der Alten – gestützt auf die im Laufe eines langen Arbeitslebens erworbenen Kenntnisse und Fertigkeiten, deren Gültigkeit nur geringen Veränderungen unterlag – für die jüngeren Generationen noch von unmittelbarem Nutzen war, sind die Alten in Anbetracht des heute rasanten technologischen Wandels viel stärker der Gefahr ausgesetzt, von der Flut an Veränderungswissen überrollt zu werden. Die Nützlichkeit ihres Wissens, ihre gesellschaftliche „Verwertbarkeit", ist damit in Frage gestellt.

Ruhestand bedeutet aber nicht nur die Aufgabe einer beruflichen Tätigkeit, sondern wie der Name bereits sagt, die Aufforderung: „Ruhe zu bewahren" (nichts mehr zu sagen haben) und „stehen zu bleiben". In unserer wachstums-, leistungs- und fortschrittsorientierten Gesellschaft heißt Stehenbleiben aber abgekoppelt werden.

Das Wort Ruhestand beinhaltet, neben der vordergründig positiven Aussage, auch eine eher pessimistisch-negative Sichtweise der Leistungsfähigkeit und des Leistungswillens älterer Menschen.

Neben den Produktionsbedingungen beeinflussen natürlich noch viele individuelle Faktoren den Verlauf der Ausgliederung aus dem Erwerbsleben; beispielsweise spielen das Geschlecht, der ausgeübte Beruf oder die finanzielle Situation eine gewichtige Rolle.

5.1.2 Arbeitsbedingungen und Rentenwunsch

Im Laufe der technisch-organisatorischen Entwicklung der letzten Jahrzehnte ist zwar eine Abnahme der körperlichen Anforderungen von industriellen Arbeitsplätzen, gleichzeitig jedoch eine Zunahme der nervlichen Belastung und des Arbeitstempos sowohl im gewerblichen wie auch im Büro-, Verwaltungs- und Dienstleistungsbereich zu verzeichnen.

Neben den klassischen Stressfaktoren wie körperlicher Belastung, Schichtarbeit, Akkord und Überstunden, gewinnt zunehmend eine andere Art von Stress an Bedeutung: ganz aktuell z.B. die Angst vor Arbeitslosigkeit; extreme Arbeitszergliederung mit Verlust der Beziehung zwischen eigener Arbeitsleistung und hergestelltem Produkt; Computer und Roboter als Konkurrenten; und nicht zuletzt Mobbing, wenn „der Alte" wegegrault wird.

Die bei Arbeitnehmern bereits um das fünfzigste Lebensjahr herum zu beobachtende verstärkte Orientierung auf den Ruhestand hin kann auch als Fluchtwunsch vor den unbefriedigenden Arbeits- und Berufsbedingungen interpretiert werden.

Zu den gedanklichen „Aussteigern", die von ihrem Ausscheiden aus dem Berufsleben nur träumen, gesellt sich heute eine ständig wachsende Anzahl von – nicht nur jungen – Menschen, die tatsächlich in alternativen Wohn- und Produktionsbedingungen (Arbeitskollektive, alternative landwirtschaftliche Produktion, Kleingewerbetreibende usw.) neue Lebensmöglichkeiten suchen.

Die positiven Erwartungen an das Ausscheiden aus dem Berufsleben gehen dementsprechend in Richtung von mehr Freizeit und Selbstbestimmung, von mehr Verfügungsgewalt über die eigene Zeit und über die Tätigkeit in dieser Zeit.

In dem Maße, wie jemand an seinem Arbeitsplatz soziale Anerkennung, Solidarität zwischen den Kollegen, Mitbestimmungsmöglichkeiten sowie gesundheitsorientierte Arbeitsbedingungen vorfindet und ihm eine Identifikation mit den Arbeitsinhalten und -ergebnissen möglich ist, fällt ihm nachgewiesenermaßen das Ausscheiden aus dem Berufsleben schwerer.

5.1.3 Alter und Rentenwunsch

Während der Zeitpunkt der Berufsaufgabe in Abhängigkeit von den Arbeitsbedingungen und anderen Faktoren zunächst herbeigesehnt wird, gerät diese Einstellung mit schrumpfendem zeitlichen Abstand zu diesem Termin immer stärker ins Wanken, um schließlich im Streben nach einem Hinausschieben dieses Ereignisses zu gipfeln.

Aus dem jahrelang herbeigesehnten Rentenzeitpunkt wird plötzlich ein bedrohlich näherrückendes Datum. Resultierend aus den antizipierten negativ gefärbten Vorstellungen von der Rolle des Ruheständlers, entwickeln sich Ängste und Ungewissheit. Die Befürchtung, ab dann „nutzlos" zu sein, „zum alten Eisen" zu gehören, die sich je nach bisheriger Fixierung auf die Berufstätigkeit mehr oder weniger ausgeprägt einstellt, kann zu einer erheblichen Identitätskrise führen. Dies besonders dann, wenn durch finanzielle Einbußen auch die Sicherung des materiellen Lebensstandards bedroht erscheint.

5.1.4 Die kritische Übergangsphase

Goldene Uhr, Treueurkunde, Dank für geleistete Arbeit, Händeschütteln, Arbeitsplatzübergabe, Abschiedsfeier – der letzte Arbeitstag ist vorüber.

Am nächsten Morgen ist alles anders; vom Tagesrhythmus angefangen bis hin zum veränderten Verhalten der Umgebung. Von heute auf morgen hat man eine neue Rolle, die des „Ruheständlers" zu spielen.

Vom „Pensionierungsschock" ist landläufig die Rede, wenn ein Mensch nach dem Ausscheiden aus dem Erwerbsleben körperliche oder psychische Veränderungen – meist in negativer Richtung – entwickelt. Nach den bisher vorliegenden Untersuchungen benötigen viele „Neu-Rentner" ca. ein bis zwei Jahre, um sich in die veränderte Situation des Ruhestandes einzuleben. Im Zusammenhang damit ist die stark negativ getönte Einstellung zur Pensionierung zu sehen, wie sie kurz vor und kurz nach diesem Ereignis bei Befragungen deutlich wird.

Probleme, die es zu bewältigen gilt, entspringen in der Hauptsache folgenden Veränderungen:

- Wegfall des bisherigen Zeitrahmens, der im Wesentlichen vom Beruf her bestimmt wurde. Der Rentner sieht sich vor die Aufgabe gestellt, einen neuen Tagesrhythmus zu finden und sich seine Zeit selbst einzuteilen.
- Wegfall der mit dem Beruf zusammenhängenden Sozialkontakte. Der Kontakt zu ehemaligen Arbeitskollegen beschränkt sich zwangsläufig auf deren Freizeit; gleichzeitig kann der Rentner immer weniger über betriebsinterne Vorgänge mitreden. Die vielfältigen Kommunikationsmöglichkeiten innerhalb einer Arbeitsorganisation, wenn auch oft nur flüchtig und oberflächlich, entfallen völlig.
- Wegfall von Anerkennung und Honorierung der Leistungsfähigkeit durch den Betrieb und die Arbeitskollegen. Andere Quellen zur Erlangung des benötigten Maßes an Bestätigung müssen gefunden werden, was bei ungenügender Vorbereitung auf die Pensionierung mit erheblichen Schwierigkeiten verbunden sein kann.

In der gerontologischen Literatur werden folgende Einflussfaktoren hervorgehoben, die für die Art der Bewältigung dieser Übergangsphase maßgeblich, sind:

- Die im bisherigen Lebenslauf erworbenen und erprobten *Fähigkeiten zur Konfliktbewältigung,* welche die individuell recht verschiedenen Reaktionsmuster ausmachen.
- Das in der Gesellschaft aktuell vorherrschende *Bild von der Rolle des Rentners* und die daraus abgeleiteten Erwartungen oder Befürchtungen.
- *Die Freiwilligkeit des Zeitpunktes:* je unfreiwilliger der Wechsel vom Erwerbsleben in den Ruhestand erfolgt, umso schwerer fällt dem Betroffenen die Anpassung an die neue Lebenssituation. Ausgehend von den psychogerontologischen Forschungsergebnissen zur Leistungsfähigkeit des älteren Menschen, müsste eine an den Bedürfnissen des Einzelnen orientierte Gesellschaftspolitik den Zeitpunkt des Ausscheidens aus dem Erwerbsleben eigentlich der Entscheidung des Einzelnen überlassen.

Die zu Zeiten eines Rückganges an Arbeitsplätzen geführte Diskussion über eine Absenkung der Altersgrenze zeigt aber deutlich, dass solche Grenzziehungen momentanen gesellschaftlichen Interessen bzw. den Interessen einzelner gesellschaftlicher Gruppierungen dienen, die über entsprechende Machtmittel zur Durchsetzung ihrer Interessen verfügen.

➤ *Umfang der Vorbereitung* auf die Zeit nach dem Ausscheiden aus dem Erwerbsleben und die aktive Entwicklung von Perspektiven.

Seit einigen Jahren werden daher auch in der Bundesrepublik, unter der Trägerschaft von Einrichtungen der Altenhilfe, von Volkshochschulen oder Großbetrieben, Vorbereitungskurse auf den Ruhestand durchgeführt. Ähnlich wie die „Förderlehrgänge für noch nicht berufsreife Jugendliche" eine Vorbereitung für den Eintritt ins Erwerbsleben bieten, wollen die Bildungsmaßnahmen „für noch nicht pensionsreife ältere Leute" Hilfestellungen zur Verarbeitung der kritischen Austrittsphase geben.

5.2 Liebe und Partnerschaft: Gehört sich das noch im Alter?

Bereits im Zusammenhang mit den Gesetzmäßigkeiten der sozialen Wahrnehmung (vgl. Kapitel 1.2) konnten Sie Vorurteile und eine negative Einstellung gegenüber Liebe, Partnerschaft und Sexualität bei alten Menschen kennenlernen.

Sie als Altenpflegerin sollten alten Menschen jedoch auch in diesem Bereich vorurteilsfrei begegnen und intime Partnerschaften akzeptieren.

5.2.1 Liebe und Partnerschaft als Entwicklungsaufgaben

Die psycho-sexuelle und psycho-soziale Entwicklung eines Menschen stellt aus psychodynamischer Sicht ein den ganzen Lebenszyklus begleitendes und eng miteinander verknüpftes Geschehen dar.

Bereits in der frühen Kindheit wird der Grundstock für die zukünftige emotionale Entwicklung gelegt (vgl. Kapitel 3.6). Die liebevolle Aufmerksamkeit seiner Umgebung erfährt ein Kind bereits vom Zeitpunkt seiner Geburt an über die Körpersinne (streicheln, liebkosen, Wärme), denen also von Anfang an eine gewichtige Rolle beim Austausch von Zuneigung und Liebe zukommt. Dies ist wichtig zu wissen, um den Stellenwert sexueller Aktivitäten auch im Alter angemessen einschätzen zu können.

Je nachdem, ob die Bezugspersonen der frühen Kindheit ein liebevolles oder eher liebloses Verhalten zeigten, wird sich ein Mensch im weiteren Entwicklungsverlauf mit dem Aufbau emotionaler Bindungen leichter oder schwerer tun. Darüber hinaus spielt es eine Rolle, ob die Bezugspersonen (Elternpersonen) ein gutes oder schlechtes „Modell" für Partnerbeziehungen darstellen.

Im Verlauf der psychosexuellen Entwicklung tritt mit der Geschlechtsreife eine neue Dimension hinzu. Für die weitere Entwicklung der „Liebesfähigkeit" ist nun von Bedeutung, wie jemand lernt, seine sexuellen Bedürfnisse und Aktivitäten so in intime Partnerschaften einzubringen, dass es sich um ein gleichberechtigtes Nehmen und Geben handelt.

Im frühen Erwachsenenalter ist jeder Mensch vor die Entwicklungsaufgabe gestellt, auf Gegenseitigkeit beruhende Bindungen einzuüben. Die Erfahrungen, die jemand bei der Auseinandersetzung mit dieser Entwicklungsaufgabe gemacht hat, prägen großenteils seine Einstellung und sein Verhalten, mit dem er auch als älterer Mensch an intime Beziehungen herangeht.

Wer beispielsweise erfahren hat, dass er für einen Partner attraktiv sein kann – nicht nur in sexueller Hinsicht –, wird als älterer Mensch selbstbewusster persönliche Beziehungen knüpfen können als jemand, der in dieser Hinsicht viele Enttäuschungen erlebt hat.

Es hängt also wesentlich von der bisherigen Lerngeschichte eines Menschen ab, welche „Liebesfähigkeit" er im Alter besitzt. Dies bezieht sich sowohl auf den Stellenwert der „körperlichen Liebe" als auch auf die generelle Fähigkeit zum Aufbau emotionaler Bindungen.

Sexualität bildet in allen Lebensaltern als integrierter Bestandteil der Gesamtpersönlichkeit eine wichtige Quelle des physischen und psychischen Wohlbefindens.

Alte Menschen sind jedenfalls keine geschlechts- und körperlosen Wesen, weshalb emotionale Bindungen selbstverständlich auch in dieser Lebensphase ihren Ausdruck in körperlicher Zuneigung finden; selbst wenn die körperliche Vereinigung zugunsten anderer Formen des Zärtlichkeitsaustausches bei manchen alten Menschen an Gewicht verliert.

5.2.2 Die feinen Unterschiede: Können – Wollen – Dürfen?

Ein weit verbreitetes Vorurteil stellt die Annahme dar, dass mit den „Wechseljahren" auch die sexuelle Funktionstüchtigkeit beeinträchtigt sei und es zu einer natürlichen Verringerung sexueller Bedürfnisse komme. Das Aufhören der Menstruation der Frau ist das äußere Zeichen hormoneller Veränderungen, deren unangenehme körperliche Begleiterscheinungen in Hitzewallungen, Herzklopfen, Schwindel und Schweißausbrüchen bestehen können.

Nicht verbunden damit ist ein Verlust der sexuellen Empfindungsfähigkeit, häufig kommt es sogar zu einer Steigerung.

Psychosomatische Beschwerdebilder und depressive Verstimmungszustände können auftauchen. Sie sind aber weniger die Folge einer hormonellen Störung, als vielmehr einer noch nicht geglückten psychischen Verarbeitung dieser Herausforderung.

Die Auswirkungen der verringerten Produktion von Sexualhormonen verlaufen bei Männern offensichtlich weniger dramatisch; neuere Untersuchungen lassen sogar darauf schließen, dass die Zeugungsfähigkeit davon bis ins hohe Alter unberührt bleibt.

Allein das Bewusstsein einer Einschränkung der Zeugungsfähigkeit kann jedoch bei Männern zu sexuellen Störungen bis hin zur Impotenz führen.

Problematisch kann sich die Pensionierung auswirken, wenn die Leistungsfähigkeit und damit die „Männlichkeit" infrage gestellt werden. Ansonsten besitzen Männer unter den gegebenen gesellschaftlichen Bedingungen mehr Möglichkeiten zur „sozialen Sublimierung" innerpsychischer Konfliktsituationen, beispielsweise durch Aktivitäten im Beruf, im Freizeitbereich.

Die hormonellen Umstellungen bleiben bei beiden Geschlechtern nicht gänzlich ohne Einfluss auf die sexuellen Funktionsabläufe: „Das sexuelle Gesamtmuster besteht bei Männern und Frauen im Alter in einer verringerten anfänglichen sexuellen Reaktionsfähigkeit, in einem womöglich weniger eindrucksvollen und intensiven Orgasmus und in einem schnelleren Rückgang auf das Erregungsniveau vor der sexuellen Reizung. Dies bedeutet jedoch nicht die Unfähigkeit, ein aktives Sexualleben zu haben und dabei angenehme Gefühle zu empfinden. Der Verlust der Zeugungsfähigkeit im Alter ist nicht identisch mit einem Verlust sexueller Fähigkeit. Dies ist eine wichtige Unterscheidung für das Verständnis des Sexualverhaltens im höheren Erwachsenenalter" (Whitbourne/Weinstock, S. 255).

Und was ist mit den erotischen und sexuellen Bedürfnissen?
Einschlägige wissenschaftliche Untersuchungen weisen nach, dass die sexuellen Interessen eines alten Menschen keinem spezifischen Altersabfall unterliegen, sondern in enger Beziehung zu seinen diesbezüglichen Bedürfnissen und Erfahrungen während der vergangenen Lebensjahre stehen. Dies trifft insbesondere für die „jungen Alten" bis zum 75. Lebensjahr zu, während durch die zunehmenden körperlichen Einschränkungen bei den „alten Alten" über 75 deutliche Einbußen zu verzeichnen sind.

Die Befragungen ergaben ansonsten eine weitgehende Konstanz des Sexualverhaltens über die gesamte Spanne des Erwachsenenalters.

Der Wunsch nach sexueller Aktivität bleibt bei älteren Menschen eher bestehen, wenn sie positive Erfahrungen in diesem Lebensbereich machen konnten. Wer negative Erfahrungen sammeln musste, der wird vielleicht froh sein, wenn ihm sein Alter eine Begründung für den Rückzug von „ehelichen Pflichten" ermöglicht. Wer allerdings auch als alter Mensch eine positive Grundeinstellung zu intimen Partnerschaften bewahrt hat, der kann auch bis ins hohe Alter sexuell aktiv sein.

Ungebrochene sexuelle Aktivität ist auch ein Zeichen für ungebrochenes Selbstbewusstsein. Mit intimen Partnerschaften ist gerade für ältere Menschen mehr als nur körperliche Befriedigung verbunden: vor allem die Erfahrung des Liebenkönnens, des Geliebtwerdens, der Bestätigung ihrer Individualität und des Akzeptiertwerdens mit allen „Alterserscheinungen".

Wenn sexuelle Aktivitäten im Alter dennoch aufgegeben werden, so hat dies nicht unbedingt etwas mit einem Nachlassen entsprechender Bedürfnisse zu tun. Als Gründe hierfür wurden gefunden:

➤ Am häufigsten ist der *Verlust des Ehepartners* nach langen Ehejahren für eine Aufgabe sexueller Aktivitäten verantwortlich.

Neue Partnerschaften fallen schwer, wenn man die meiste Zeit seines Lebens mit einem Partner verbracht hat. Oft besteht an diesen Partner noch eine enge gefühlsmäßige Bindung, weshalb neue intime Beziehungen als Treulosigkeit empfunden werden.

➤ *Geschlechtsspezifische Ursachen:*

Bei alleinstehenden und verwitweten Frauen ist ein deutliches Nachlassen sexueller Aktivitäten zu verzeichnen. Hierbei spielt die gesellschaftliche Norm vom „aktiven" Mann und der „passiven" Frau, der es nicht ansteht, die Initiative zu übernehmen (schon gar nicht, wenn sie „alt" ist), die ausschlaggebende Rolle, weniger die tatsächlichen Bedürfnisse.

Witwer gehen in der Regel schneller wieder Partnerschaften ein und heiraten auch eher wieder als Witwen. Neben der Rollenzuschreibung vom aktiven Mann hängt dies auch mit der verbreiteten Ansicht zusammen, dass ein älterer Mann eine Frau braucht, die ihn „versorgt".

➤ Der *Gesundheitszustand* spielt ebenfalls eine sehr wichtige Rolle.

Einschränkungen des körperlichen Wohlbefindens durch akute oder chronische Erkrankungen können zu einer erheblichen Reduktion sexueller Aktivitäten bis hin zum völligen Erlöschen der Sexualfunktion führen. Die sexuelle Reaktivierung nach längerer Krankheit oder überstandenen Operationen (z.B. Prostata-Operation) gestaltet sich dabei wesentlich problematischer als in jüngeren Jahren.

Nachwirkungen von *Moralvorstellungen*, die im Verlauf der primären Sozialisation übernommen wurden:

– Tabuisierung der Sexualität ganz generell
– Sexualität als etwas „Unanständiges", wenn nicht in erster Linie zur Fortpflanzung betrieben
– Negative Einstellung gegenüber Sexualität im Alter.

Ja dürfen denn die das noch ?

Es lässt sich wissenschaftlich keinerlei Beweis einer Altersgrenze sexueller Bedürfnisse und Fähigkeiten erbringen; vielmehr spricht – vom Können und Wollen her gesehen – alles für die Beibehaltung sexueller Aktivitäten bis ins hohe Alter.

Dennoch schränken bis heute die gesellschaftlichen Vorurteile diesen Lebensbereich alter Menschen erheblich ein. Dazu Simone de Beauvoir (in: Das Alter, S. 273):

„Ein anderes Hindernis ist der Druck der öffentlichen Meinung. Der alte Mensch beugt sich dem konventionellen Ideal, das ihm vorgehalten wird. Er fürchtet den Skandal oder einfach nur, sich lächerlich zu machen. Er macht sich zum Sklaven des ‚Was werden die Leute sagen'. Er macht sich die Gebote der Schicklichkeit, der von der Gesellschaft verlangten Keuschheit, zu eigen. Selbst seiner Begierden schämt er sich und leugnet sie: er will auch in seinen eigenen Augen kein Lustgreis, keine schamlose Alte sein. Er wehrt sich gegen seinen Geschlechtstrieb und verdrängt ihn unter Umständen sogar ins Unbewusste."

Dieser Beschreibung entspricht dann auch das herkömmlicherweise gezeichnete Bild von Partnerschaft im Alter: Oma und Opa sitzen auf der Bank, die heitere Ruhe und Abgeklärtheit des Alters liegt über ihrer Beziehung, Besinnlichkeit und nicht Sinnlichkeit steht im Vordergrund. Beide sind sich zwar geistig verbunden, die körperlichen Leidenschaften jedoch längst erloschen und einer gelassenen Ruhe gewichen.

Diesem Bild entsprechend sind körperliche Zuneigungsbeweise (z.B. sich umarmen, sich küssen) verpönt und wirken „anstößig", zumindest aber ungewöhnlich.

Während Ehepartner auf diese äußeren Restriktionen mit einem engeren Zusammenrücken und einer Vertiefung ihrer Partnerbeziehung reagieren können, wird durch diese Vorurteile alleinstehenden älteren Menschen die Entwicklung intimer Freundschaften erschwert. Alte Menschen neigen aufgrund ihrer Sozialisation dazu, sich vorgegebenen Normen eher anzupassen als „aufzumucken". Die eigenen Bedürfnisse werden dann als unmoralisch oder nicht altersangemessen unterdrückt, um Spott zu vermeiden. Verwitwete sehen sich in manchen Familien auch der Bevormundung durch die eigenen erwachsenen Kinder ausgesetzt, die auf neue Partnerschaften teilweise ablehnend reagieren und Versuche in dieser Richtung als „kindische Dummheiten" qualifizieren.

Den gleichen Vorurteilen sehen sich ältere Menschen in Heimen gegenüber, allerdings verschärft durch die noch größeren sozialen Kontrollmöglichkeiten der Heimorganisation. Das Privatleben und die Intimsphäre sind nicht nur durch die räumlichen und organisatorischen Verhältnisse, sondern auch durch negative Einstellungen auf Seiten mancher Heimleitungen und Altenpflegerinnen eingeschränkt.

Nur eine Änderung dieser Einstellungen und die Schaffung einer Heimumwelt, die auch intime Beziehungen ermöglicht, nicht aber die Einrichtung von „Liebeszimmern", könnte Abhilfe schaffen.

Die Forderung nach solchen Liebeszimmern ist wohl eher als provokativer Hinweis auf die Missstände in diesem Bereich zu verstehen.

5.3 Kränkungen im Alter: Zum Beispiel Einsamkeit

„Und Gott der Herr sprach: es ist nicht gut, dass der Mensch allein sei; ich will ihm eine Gehilfin machen, die um ihn sei."
(aus der Schöpfungsgeschichte im I. Buch Moses).

Nicht nur die Bibel, auch die Evolutionsbiologen und die Sozialwissenschaftler sehen den Menschen als gesellschaftliches Wesen.

Soziale Beziehungen gehören zu den Grundbedürfnissen aller Menschen, wie die Bedürfnisse nach Nahrung, Wärme oder Schlaf.

Das Bedürfnis nach zwischenmenschlichen Beziehungen ist freilich nicht bei allen Menschen in gleicher Weise ausgeprägt; der eine hat einen größeren, der andere einen geringeren Bedarf an Sozialkontakten.

Alleinsein und Einsamkeit ist nicht dasselbe

Alleinsein und Einsamkeit fallen zwar manchmal, aber keineswegs immer, zusammen:

Nicht jeder, der allein lebt, ist einsam und nicht jeder Einsame lebt allein. Für Menschen mit einem geringen sozialen Bedürfnis kann die Tatsache des Alleinseins durchaus gefühlsmäßig positiv erlebt werden. Einsamkeit ist also nicht etwas objektiv Definierbares, sondern ein Gefühlszustand; es kann daher nicht einfach an den Umständen (z.B. Alleinsein) abgelesen werden, ob jemand auch einsam ist.

Das Gefühl der Einsamkeit kann dann entstehen, wenn die Wünsche und Bedürfnisse eines Menschen nach sozialen Kontakten einerseits und seine Lebenswirklichkeit andererseits auseinanderklaffen.

Einsamkeitsgefühle sind als Signal für eine umfassende Störung des sozialen Beziehungssystems zu werten.

Amerikanische Psychologen fanden in einer Untersuchung *vier Gruppen von Gefühlen* heraus, die im Zusammenhang mit Einsamkeit auftreten:
- Verzweiflung (hilflos, hoffnungslos, verlassen),
- Geringe Selbstachtung (Selbstunsicherheit, Selbstvorwürfe),
- Depression (niedergeschlagen, leer, traurig, isoliert),
- Ungeduldige Langeweile.

Einsamkeitsfördernde Bedingungen

Verschiedene strukturelle Merkmale unserer gesellschaftlichen Situation erhöhen die Wahrscheinlichkeit sozialer Isolation für erwachsene Menschen jeden Alters:
- Zerfall der Großfamilie und Herausbildung der Zweigenerationen-Familie,
- Arbeitsteilige Produktionsweise,
- Wohnbedingungen in städtischen Wohnbauvierteln,
- Wirkung des Massenmediums Fernsehen in Richtung Kommunikationslosigkeit,
- Ersatz menschlicher Dienstleistungen durch Automaten.

Verschiedene situative Bedingungen reduzieren bei alten Menschen zusätzlich noch die sozialen Kontaktmöglichkeiten:
- Pensionierung,
- Einschränkungen durch Krankheiten und Behinderungen,
- Tod von Bezugspersonen.

Obwohl alte Menschen häufiger allein leben als jüngere Erwachsene, fühlen sie sich nach den Ergebnissen von Umfragen weitaus weniger als landläufig angenommen sozial isoliert oder einsam. Das Vorurteil von „den" einsamen alten Leuten bedarf daher einer Korrektur.

Ob sich alte Menschen einsam fühlen oder nicht, hängt nach diesen Umfragen von mehreren Umständen ab:
- Verwitwete ältere Menschen fühlen sich eher einsam, als solche, die ihr Leben lang allein waren.

- Alleinlebende Frauen leiden mehr unter Einsamkeit als alleinlebende Männer.
- Ältere Ehepaare klagen weniger über Einsamkeit als ältere Menschen, die bei Kindern oder Verwandten leben.

➤ Einsamkeit und ihre Folgen

Aus dem Gefühl der Einsamkeit heraus entwickeln ältere Menschen oft Einstellungen und Verhaltensweisen, die von der sozialen Umgebung als „eigenbrötlerisch" oder „komisch" beurteilt werden und die Beziehungen belasten:
- Resignierte oder gereizt-mürrische Stimmungslage,
- Misstrauen und ablehnendes Verhalten gegenüber fremden Personen,
- Rückzug auf eigene Probleme und Abkapselung von der sozialen Umwelt,
- Festhalten am eingespielten Tagesrhythmus und Widerstand gegen Änderungsvorschläge,
- Verständnislosigkeit und Misstrauen gegenüber allem Neuen,
- Entwicklung psychosomatischer Störungen.
- „doctor hopping": soziale Kontakte und Zuwendung werden über Arztbesuche organisiert.

Gerade in der ambulanten Altenpflege sind Sie durch solche Verhaltensweisen beziehungspflegerisch herausgefordert. Es sind Reaktionen auf die mit der sozialen Isolation verbundenen psychischen Konflikte, keine alterstypische „Bosheit". Als solche werden sie von der Umgebung jedoch nicht selten aufgefasst und „beantwortet". Im Teufelskreis führt dies rückwirkend zu noch mehr Abkapselung, Resignation und Flucht in die Vergangenheit.

➤ Folgerungen für die Altenarbeit

Soziale Isolierung geschieht nicht von heute auf morgen, sondern stellt einen längeren Prozess dar, der häufig schon vor der Altersgrenze einsetzt und im Alter nur an Schärfe gewinnt.
Alte Menschen müssen dabei unterstützt werden, bestehende Kontakte zu pflegen und verlorengegangene zu ersetzen, wenn man sie nicht der Gefahr aussetzen will, dem gesellschaftlichen Leben langsam zu entgleiten.

Hilfreich sind folgende Maßnahmen:
- Erweiterung der Nachbarschaftshilfe,
- Knüpfung eines engmaschigeren Netzes der ambulanten Altenhilfe
- Breitenwirksame Maßnahmen zur Bekämpfung des negativen gesellschaftlichen Alternsbildes,
- Ausbau bestehender Kommunikationssysteme (z.B. telefonische Kontaktbrücke).

Sie glauben, dass einsame Menschen die menschliche Begegnung brauchen? Wenn Sie sich da nur nicht täuschen; vielleicht lässt sich mit „lauschigen Puscheltierchen" auch beim Pflegepersonal noch einiges einsparen:

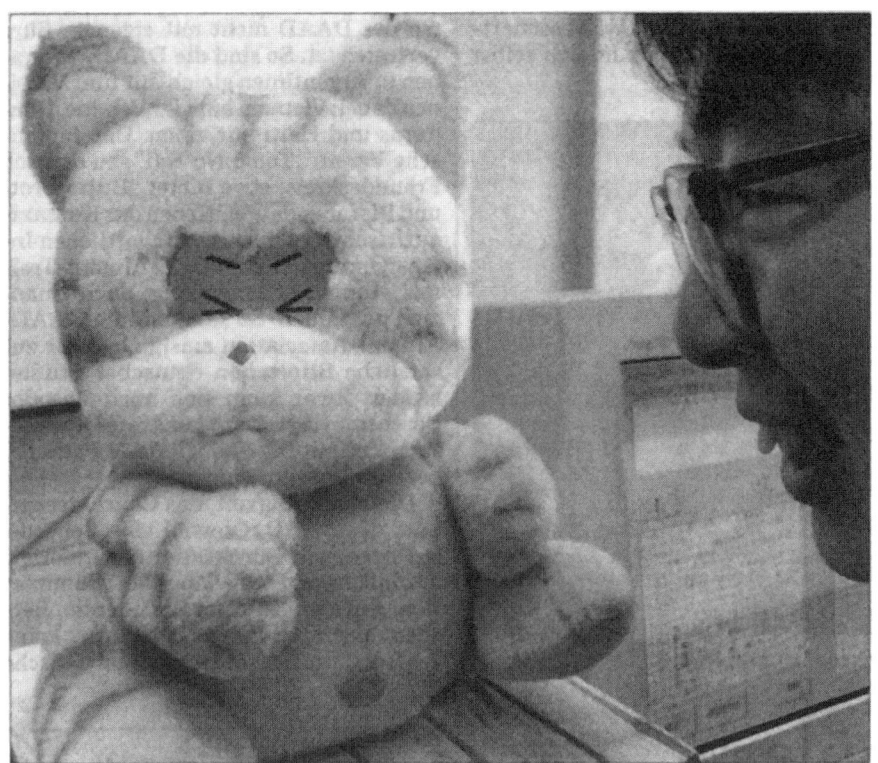

EIN LAUNIGES PUSCHELTIERCHEN zeigt der japanische Ingenieur Kenji Mizutani, vom Elektronik-Konzern Matsushita. Das Stofftier kann einfache Gespräche führen und beherrscht ein beachtliches Repertoire an Gesten. Ein Chip im Inneren des Roboters speichert Informationen, die mit seinem Herrchen ausgetauscht wurden. Das Maschinenwesen ist jedoch nicht für Kinder sondern für einsame ältere Menschen gedacht.

Photo: AP

Abbildung 41: Süddeutsche Zeitung vom 7. 4. 1999

5.4 Wohnen und Identität: Wo lebt es sich im Alter am besten?

5.4.1 Die Wohnsituation älterer Menschen

Die Wohnungsfrage spielt eine wichtige Rolle für das Wohlbefinden, die Gesundheit und Lebensfreude im Alter.

Wie die Bonner gerontologische Längsschnittuntersuchung ergab, wurde für 63 % der befragten älteren Menschen ihre Wohnsituation zu einem aktuellen Problem:

➤ mit der Pensionierung wurde häufig die verbilligte Werkswohnung gekündigt;

➤ Die Familiengründung der erwachsenen Kinder zwang zur Überprüfung der Wohnsituation, da nach dem Wegzug der Kinder die bisherige Wohnung vielfach zu groß und zu arbeitsintensiv erschien;

> durch den Tod des Ehepartners stellte sich ebenfalls des öfteren die Frage nach einer Verkleinerung der bisher benötigten Wohnraumgröße.

Hochrechnungen der Wohnungsstichprobe von 1978 lassen erkennen, dass insbesondere solche älteren Leute, die in Einpersonenhaushalten leben (zumeist ältere Frauen), hinsichtlich der Wohnraumausstattung unterversorgt sind:
Viele ältere Menschen in Wohnungen leben unter Wohnbedingungen mit wenig Komfort.
Nur ein Drittel der Älteren lebt in Wohnungen, die nach 1948 errichtet wurden, während der Anteil der unter 65-jährigen bei nahezu 50 v.H. liegt.
Neben der unzureichenden sanitären Ausstattung stellt die Beheizung der Wohnung deshalb ein besonderes Problem dar, weil infolge körperlicher Leistungseinbußen das Angewiesensein auf fremde Hilfe z.B. beim Herauftragen von Koks oder Öl zunimmt.
Die Mehrheit der in eigenen Haushalten lebenden älteren Menschen nimmt Abstriche am Wohnkomfort aber eher in Kauf als einen Umzug aus der vertrauten Umgebung. Die heutigen Sanierungskonzepte machen infolge der damit verbundenen erheblichen Mieterhöhungen einen Umzug in Institutionen der Altenhilfe oder in Neubauwohnungen am Stadtrand oftmals unumgänglich.

Der *UNO-Weltversammlung über Altersfragen* (Wien 1982) lagen zum Problemkreis „Wohnen im Alter" folgende Empfehlungen vor:
> Unterstützung der alten Menschen, solange wie möglich in ihrem eigenen Heim zu leben, wobei für die Instandsetzung und den Ausbau und, soweit möglich und erforderlich, die Neugestaltung und Verbesserung der Wohnungen und ihre Anpassung an die Bedürfnisse der alten Menschen ... Sorge zu tragen ist ...
> Stadtsanierung sowie Entwicklungsplanung und -recht sollten den Problemen der alternden Menschen besondere Aufmerksamkeit widmen und dazu beitragen, ihre soziale Integration zu sichern.
> Besonderes Augenmerk sollte Umweltproblemen und der Gestaltung einer Wohnumwelt geschenkt werden, die der Funktionsfähigkeit der älteren Menschen Rechnung tragen und die Beweglichkeit und Kommunikation durch Bereitstellung angemessener Beförderungsmittel erleichtern würden ... Die Wohnumwelt ... sollte so gestaltet werden, dass sie den älteren Menschen, sofern sie dies wünschen, ermöglicht, in einer Umgebung weiterzuleben, die ihnen vertraut ist, wo ihr Engagement in der Gemeinde von Dauer sein kann und wo sie Gelegenheit haben, ein erfülltes, normales und sicheres Leben zu führen.
> Wo immer dies möglich ist, sollten die alternden Menschen an den wohnungspolitischen Konzeptionen und Programmen für die Altenbevölkerung beteiligt werden.

„Um ältere Menschen vor einem zumeist mit Unsicherheit und sozialer Isolierung verbundenen Verlust der vertrauten Wohnumgebung möglichst weitgehend zu bewahren, wäre ein umfassenderer Ausbau der bereits bestehen-

Szenario: „Wohnbedürfnisse zukünftiger Altengenerationen"

Wohnbedürfnisse im Alter	1910–1920 Geborene (Großelterngeneration)	1935–1945 Geborene (Elterngeneration)	1960–1970 Geborene (Gurtenstarke Jahrgänge)
1. Sicherung von Hilfe- und Betreuungs- möglichkeiten	Lebenserwartung der Frauen deutlich höher als der Männer; W: 30%, O: 41% Alleinlebende sind ggf. auf Fremdhilfe angewie- sen; Kinder zum größten Teil erwerbsfähig, daher Präferenz für außerfami- liale Betreuungsformen.	Lebenserwartung der Frauen noch höher als die der Männer; mehr gemeinsam alt werden- de Paare; steigender Betreuungsbedarf durch Hochaltrigkeit; Zahl der familialen Kontakt- und Hilfeoptionen sinkt; Kinder überwiegend erwerbsfähig; eher Prä- ferenz für außerfamiliale Betreuungsformen; steigendes Interesse an Gruppenwohnformen.	Lebenserwartung von Männern und Frauen nähern sich an; mehr Part- nerwohnen im Alter; Zahl der familialen Kontakt- und Hilfeoptionen sinkt weiter; Kinder in der Regel erwerbsfähig, daher Prä- ferenz für außerfamiliale Betreuungsformen; steigender Hilfebedarf durch steigende Lebens- erwartung.
2. Funktionsge- rechtigkeit, Sicherheit und Schutz	Wachsende Angst vor Einbrechern; Sicher- heitsbedürfnis wächst.	Guter Wohnstandard; z.T. große Wohnun- gen; Sicherheitsbe- dürfnis hoch.	Hohe Wohnstandard; gro- ße Wohnungen; Sicherheitsbedürfnis hoch.
3. Eigenständig- keit, Selbst- bestimmung und Kontinuität	W: 54%, O: 32% im Wohneigentum; geringere Umzugs- bereitschaft im Alter; Wunsch sich möglichst lange selbst versorgen zu können, aber sehr gerin- ger Anteil altengerechter Wohnungen.	W: 63%, O: 32% im Wohneigentum; Wunsch sich möglichst lange selbst versorgen zu können, aber gerin- ger Anteil altengerech- ter Wohnungen; relativ gute finanzielle Situation im Alter, daher eher geringe Umzugsbereit- schaft in der Alters- phase.	W: ca. 73%, O: 40% im Wohneigentum. Wunsch, sich möglichst lange selbst versorgen zu können; evtl. höherer Anteil altenge- rechter Wohnungen; Bin- dung an das Wohneigen- tum, da Überangebot an Wohneigentum und Eigennutzungsinteresse der Kinder; wieder geringere Mobilitätsbereitschaft.
4. Privatheit, Intimität und Ungestörtheit	Hohe Präferenz.	Hohe Präferenz.	Hohe Präferenz.
5. Selbstdarstel- lung und Re- präsentativität	Geringe Präferenz; überwiegend beschei- dene Wohnansprüche.	Gestiegene Wohn- ansprüche; Platzbedarf für Hobbies.	Hohe Wohnansprüche; Selbstverwirklichung auch im Wohnbereich; Platz- bedarf für Hobbies.
6. Kommunika- tions- und Kontaktmög- lichkeiten	Geringe Präferenz; relativ große Familien- orientierung	Steigende Präferenz; Pflege außerfamilialer Netze; viele Reisen; z.T. Zweitwohnungen; rela- tiv geringes Interesse an Nachbarschafts- kontakten.	Steigende Präferenz; wachsendes Interesse an der Pflege außerfamilialer Netze im Rahmen von Freundschaften und Nach- barschaften?
7. Bezahlbarkeit	Bescheidene Wohn- ansprüche und finan- zielle Leistungsfähigkeit meist im Gleichgewicht, aber in der Regel über- schreiten die Pflege- kosten die verfügbaren Einkünfte.	Gehobene Wohnan- sprüche und finanzielle Leistungsfähigkeit meist im Gleichgewicht; Pfle- gerisiko durch Pflege- versicherung abgedeckt	Mehr Rentenanspruchs- berechtigte, daher wahr- scheinlich geringere Ren- tenhöhen und engerer finanzieller Spielraum; konsumorientierter Lebensstil; relativ hohe Wohnansprüche; großer Anteil im Wohneigentum; Pflegerisiko abgesichert?

W: = alte Bundesländer; O: = neue Bundesländer
Quelle: IES, 1993, 119/120.

Abbildung 42: Szenario: Wohnbedürfnisse zukünftiger Altengenerationen

den ambulanten Dienste (Hauspflege, Essen auf Rädern, Einkaufs-, Putz- und Transportdienste usw.) wünschenswert, wobei in Zukunft der organisierten Nachbarschaftshilfe und anderen Selbsthilfeformen (z.B. Telefonketten) noch mehr Gewicht als bisher beigemessen werden sollte." (So in der ersten Ausgabe dieses Lehrbuches vor 15 Jahren). Da hat sich doch einiges getan bis heute, oder? Und die Entwicklung wird weitergehen, wie sich im „Szenario" auf Seite 147 zeigt, dessen Schlüssigkeit Sie einmal ganz privat für sich selbst und Ihre Altersgruppe überprüfen sollten:

5.4.2 Alt und Jung unter einem Dach tut nicht gut?

Zunächst einige sozialstatistische Daten:
➤ Verheiratete alte Menschen wohnen überwiegend mit dem Ehepartner allein, ohne weitere Familienmitglieder zusammen.
➤ Alleinstehende alte Menschen wohnen nur zu etwas mehr als einem Viertel völlig für sich allein. Sie haben Wohnpartner aus dem Kreis der Verwandten, der erwachsenen Kinder oder der Geschwister.
➤ Der Anteil der alten Menschen, die nicht mit den Kindern und Verwandten leben, ist um so höher, je größer und städtischer die Wohngemeinde ist.

Wie sieht es nun mit den Einstellungen und Bedürfnissen aus, die alte Menschen hinsichtlich gemeinsamen Wohnens mit ihren erwachsenen Kindern entwickeln?
Auf die Frage „Ist es begrüßenswert, mit den eigenen erwachsenen Kindern im gemeinsamen Haushalt zu wohnen?" wurden in einer psychologischen Untersuchung folgende Antworten gegeben:

Dafür:	29%
Dagegen:	50%
keine Antwort:	21%

Dies bedeutet freilich keine generelle Ablehnung von Familienbindungen; vielmehr kommt dort, wo die familiären Beziehungen intakt sind, dem Kontakt mit den erwachsenen Kindern eine besondere Rolle zu.
Eine den eigenen Bedürfnissen gemäße Lebensführung erwarten sich die Menschen am ehesten in den eigenen vier Wänden.
Man will nicht direkt mit den erwachsenen Kindern wohnen, es wird jedoch begrüßt, wenn die Wohnungen nahe beieinanderliegen.
Eine Untersuchung in den USA zeigte ähnliche Ergebnisse:

Mit der Familie wohnen:	17%
Allein, aber in der Nähe der Familie wohnen:	50%
Allein, und entfernt von der Familie wohnen:	30%
Keine Antwort:	3%

Der Familie kommt zwar nach wie vor hinsichtlich der Befriedigung von emotionalen Bedürfnissen, der materiellen und praktischen Hilfeleistungen sowie der Pflege im Krankheitsfall eine wesentliche Bedeutung zu, es bedarf dazu aber nicht unbedingt der Wohnform des Mehrgenerationenhaushaltes. Die Notwendigkeit zum Mehrgenerationenhaushalt ist oft eine Folge geringen Einkommens, des Verlustes eines Ehepartners oder sich verschlechternder Gesundheit, entspricht jedoch nicht dem eigentlichen Bedürfnis der älteren Generation nach Selbständigkeit und Unabhängigkeit.

Umgekehrt kann auch die Unterstützungsbedürftigkeit der erwachsenen Kinder die Notwendigkeit des Zusammenlebens begründen, wenn beispielsweise bei Erwerbstätigkeit beider Elternteile die Versorgung der Enkelkinder oder die Führung des Haushalts den Großeltern überlassen werden muss.

Ob Alt und Jung unter einem Dach guttun, dürfte von mehreren Faktoren abhängig sein:
- von der Freiwilligkeit des Zusammenlebens im Mehrgenerationenhaushalt,
- der finanziellen Situation der Gesamtfamilie,
- traditionellen Vorstellungen und einer möglichst weitgehenden Balance zwischen dem, was jeder Beteiligte an Dienstleistung in die „Wohngemeinschaft" einbringt.

5.5 Die Lebensgemeinschaft Altenheim

Altenpflegerinnen sind oft ziemlich verblüfft, wenn sie hören oder lesen, wie wenig Menschen über 65 Jahren in Einrichtungen der Altenhilfe leben: die Schätzungen schwanken zwischen 3 und 5 %. Sie sind der Auffassung, dass die Zahl doch viel größer ist. Durch die Erfahrungen im Pflegealltag verschiebt sich offenbar die Wahrnehmung der gesellschaftlichen Realität. Verständlicherweise, da Altenpflegerinnen ja berufsbedingt den kranken und defizitären Begleiterscheinungen des Alterns viel häufiger konfrontiert sind als den gesunden. Dieser Blickwinkel verschärft sich in den letzten Jahren sogar, weil der Anteil hochbetagter, demenzkranker und pflegebedürftiger alter Menschen an der Gesamtzahl der Heimbewohner rasant im Steigen begriffen ist und sich die Anforderungen hin zu mehr medizinischer und gerontopsychiatrischer Pflege verschieben. Eine besondere Herausforderung für das Dienstleistungsunternehmen Altenheim stellen die gerontopsychiatrisch erkrankten Heimbewohner dar, weil sich diese Menschen krankheitsbedingt nicht mehr an die üblichen Spielregeln anpassen können.

Unterschiedliche „Lebensräume" werden daher diskutiert und erprobt:
- das vollintegrative Modell: gerontopsychiatrisch erkrankte und geistig gesunde Bewohner verbringen den ganzen Tag zusammen.
- Das teilintegrative Modell: gerontopsychiatrisch erkrankte und geistig gesunde Bewohner wohnen zusammen, tagsüber werden die psychisch kranken Menschen in einer speziellen Tagesgruppe betreut.

➤ Das segregative Modell: die gerontopsychiatrisch kranken Menschen wohnen in einem eigenen beschützenden Lebensraum.

Die Altenpflegeheime kommen in Zeiten knapper werdender finanzieller Ressourcen zunehmend auch ins Blickfeld der Managementberater: Mit Outsourcing, Networking, Total Quality Management, CASE-Management und Produktaufspaltung seien nur einige Begriffe des immer häufiger auftauchenden „Neusprechs" genannt, hinter dem sich kühle unternehmerische und betriebswirtschaftliche Zielsetzungen verbergen. Pflegerische Ethik oder Forderungen von Berufsverbänden an fachliche Standards werden teilweise schon als „Sozialromantik" abgetan. Ich bin übrigens recht altmodisch und begeisterter Romantiker, was einen klaren Blick für betriebswirtschaftliche Überlegungen und unternehmerisches Denken nicht ausschließt.

Prophezeit wird die Entwicklung einer Angebotspalette vom Billiganbieter für Otto Normalverbraucher bis hin zur Pflegeresidenz für die betuchte Klientel. Ganz sicher werden sich die stationären Altenpflegeeinrichtungen mehr dem Wettbewerb stellen und ihre „Produktpalette" am Markt ausrichten müssen, was innovative und flexible Organisationsstrukturen verlangt. Kundenorientierte „Servicehäuser" mit unterschiedlichen Angeboten für verschiedene Zielgruppen werden entstehen. Bereits heute gibt es schon Heime die sich auf eine besondere Klientel spezialisiert haben: in der Rhön ein Heim für alte obdachlose Männer, in Holland hat das erste Heim für altgewordene Drogenabhängige („Opa Junkies") eröffnet und in Frankfurt ein Heim für homosexuelle alte Menschen.

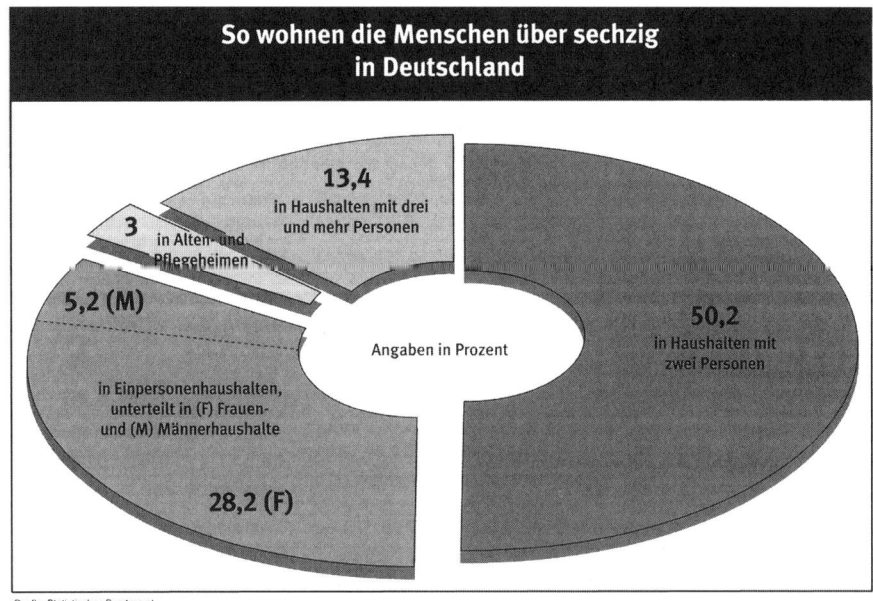

Abbildung 43: So wohnen die Menschen über sechzig in Deutschland

Die Bewohnerstruktur in Altenpflegeheimen ist derzeit durch folgende Merkmale charakterisiert (Schneider, 1998):

- Circa 70 % der in Heimen lebenden Menschen sind älter als 80 Jahre. Schon beim Einzug sind mehr als die Hälfte der „Neulinge" älter als 80 Jahre. Die Heime werden zum Lebensort für die „alten Alten", was man auch daran sieht, dass mehr als ein Drittel der über 90-jährigen in einer stationären Einrichtung lebt.
- In den Altenheimen leben überwiegend Frauen: im Durchschnitt stellen sie einen Anteil von über 80 %.
- Beim Familienstand unterscheidet sich die Gruppe der Heimbewohner deutlich von der in Privathaushalten lebenden Gruppe der Gleichaltrigen: 8 % sind verheiratet, in den Privathaushalten 60 %. 67 % sind verwitwet, 5 % geschieden und 20 % ledig.

Mit Blick auf die Bedürfnislage der Altenheimbewohnerinnen und die Angehörigenarbeit ist eine weitere Vergleichszahl sehr interessant: 15 % der in Privathaushalten lebenden älteren Frauen haben keine Kinder, bei den Frauen im Altenheim sind es fast 40 %.

5.5.1 Einstellungen zum Altenheim

Allein schon die Bezeichnung „Heim" begünstigt ein negatives Image mit dem Beigeschmack von „Versorgungsanstalt", „Endstation" oder „abgeschoben werden".

Die Bonner Längsschnittuntersuchung erbrachte, dass ältere Männer eine deutlich negativere Einstellung als ältere Frauen zur Institution Altenheim haben. Männer möchten sich nicht auf eine feste Heimordnung einlassen, Frauen möchten die Versorgung des eigenen Haushaltes nicht aufgeben.

Sowohl Männer als auch Frauen fürchten, bei einer Heimübersiedlung vom „Massenbetrieb" vereinnahmt zu werden.

Als positive Seiten einer Heimübersiedlung wurden in erster Linie das Versorgt- und Betreutwerden genannt, daneben noch die Tatsache, dass man auf diese Weise den Kindern nicht zur Last falle.

Nur knappe 3 % der befragten älteren Leute hatten sich bereits mit einer möglichen Heimübersiedlung gedanklich auseinandergesetzt.

Die Gedanken daran lagen offensichtlich um so ferner, je mehr die folgenden Faktoren gegeben waren:
- günstige Wohnsituation
- feste soziale Integration
- positive Zukunftseinstellung.

Altenpflegeheime sind wichtige Angebote für alte Menschen, die in Anbetracht fortgeschrittener körperlicher Schwäche oder schwerer Demenzerkrankung ambulant nicht mehr optimal versorgt werden können. So ist es wichtig, dass nicht wegen einer negativen Einstellung zur Institution „Heim" ein Umzug dorthin unterbleibt, wo die pflegerischen Dienstleistung angemessen erbracht werden können.

Daher braucht es dringend eine Verbesserung des Image der Altenheime. Es genügt nicht, die Einrichtungen der institutionellen Altenhilfe werbepsychologisch aufzupolieren, vielmehr ist eine umfassende Reform in diesem Bereich erforderlich: Öffnung der Heime, Qualitätsmanagement, Serviceorientierung, Gleichrangigkeit von Körper- und Seelenpflege (Beziehungspflege), Personalentwicklung (Fortbildung, Supervision, Qualifizierung in gerontopsychiatrischer Altenpflege) und Organisationsentwicklung.

Wenn dann noch eine den Erfordernissen entsprechende Personalausstattung mit gut ausgebildetem Pflegepersonal hinzukommt, dürften schon die veränderten Tatsachen zu einer Verbesserung des negativen Rufes der institutionellen Altenhilfe beitragen.

Beim Qualitätsmanagement wünsche ich mir eine „MÜV-Zertifizierung vom noch zu gründenden Menschlichkeits-Überwachungsverein", weil Deutsche Industrienormen (DIN), das Anlegen dicker Qualitätshandbücher und die Überwachung technischer Standards nichts über die Ergebnisqualität des Produktes „Altenpflege" aussagen. Irgendwie habe ich auch etwas gegen Methoden der Qualitätssicherung, die im Titel das Wort „Total" führen.

Und wie stehen Sie als Altenpflegerin zu „Ihrem" Heim? Interessant sind dazu die Ergebnisse einer Umfrage der Zeitschrift Altenpflege:

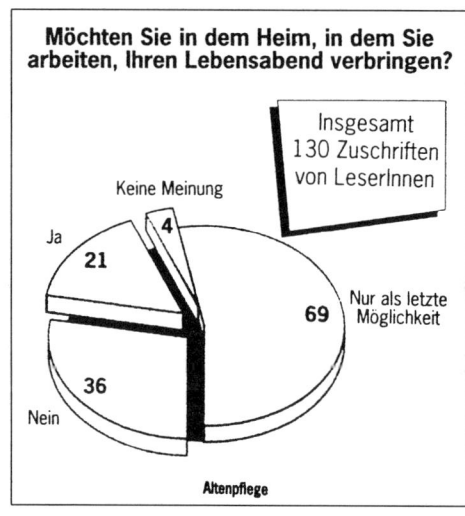

Abbildung 44: (aus: Altenpflege 4/94, Vincentz Verlag)

Das Kuratorium Deutsche Altershilfe (KDA) hat in den vergangenen Jahren eine Vielzahl von Praxistipps zur Qualitätsverbesserung in der stationären und ambulanten Altenpflege entwickelt. Besonders hilfreich ist das „Qualitätshandbuch – Wohnen im Heim" (1998), gedacht als praktisches Instrument zur internen Qualitätsentwicklung in den AEDL-Bereichen. Im Themenheft: „Pflegeheimat – Ideen für das Pflegeheim von morgen" (1995) finden sich interessante Beispiele einer Heimarchitektur, die sich an den Bedürfnissen der in den Pflegeheimen lebenden Menschen – also den Alten und den Altenpflegerinnen – orientiert. Vergleichen Sie nun das architektonische Milieu „Ihres" Altenpflegeheimes anhand des folgenden Ausschnittes aus den Planungsgrundlagen für die bauliche Gestaltung eines Altenpflegeheimes, das auch die zunehmende Anzahl demenzkranker alter Menschen berücksichtigt:

Sicherheit – physisch	Forderungen
Probleme sind: ➤ Selbstgefährdung ➤ Weglaufgefahr ➤ plötzliche Hilfsbedürftigkeit in Krisensituationen	➤ barrierefreie, gefährdungsarme Umgebung (Bsp. Fenster, Rampe) ➤ an verminderte Umweltkompetenz angepasste Umgebung (Glastüren? automatische Türen? optische Täuschung durch Boden hell-dunkel-wechselnd?) ➤ Grundriss, der (möglichst) ständigen Blickkontakt zwischen BewohnerInnen und Pflegepersonal ermöglicht ➤ Naturkontakt: ungiftige Pflanzen ➤ Wegeführung und Eingangsgestaltung, die Weglaufen nicht nahelegt (im Innen und Außenbereich)
Autonomie und Selbstbestimmung Bewegungsdrang kann bei räumlicher Enge zum Problem werden	**Forderungen** ➤ Angebot von Flächen/Wegen für „Wanderer" im Innen- und Außenraum, barrierefreie Ausbildung des „Wanderweges", erlebnisreiche Gestaltung (Ausblicke, Verweilen, Ablenkungen) ➤ unauffällige Kontrolle von einem zentralen Punkt aus sollte möglich sein, insbesondere auch im Freibereich ➤ ins Zimmer gehen können, wenn man will (oft phasenweise verschlossen!) ➤ Personalisierung des eigenen Bereiches durch Wahlmöglichkeit bei Ausstattungsgegenständen (Vorhänge, Bettüberwurf usw.)

Abbildung 45: Anforderungen an das architektonische Milieu eines Altenpflegeheimes (aus: Heeg, 1995)

5.5.2 Der Umzug ins Altenheim: eine psychische Krisensituation

Ein Umzug ins Altenheim kann von mehreren Seiten veranlasst werden:

➤ einmal durch die alten Menschen selbst, ausgelöst durch zunehmende gesundheitliche Einschränkungen, fehlende Möglichkeiten zur Selbstversorgung, ungünstige Wohnsituation oder Verlust des Partners;

➤ durch Verwandte (erwachsene Kinder oder andere Angehörige), die aus unterschiedlichsten Erwägungen heraus (z.B. zunehmende Pflegebeanspruchung, Benötigung des zusätzlichen Wohnraumes) auf Unterbringung in einem Heim drängen und ein mehr oder weniger erzwungenes Einverständnis herbeiführen;

➤ durch Dritte (Hausarzt, Krankenhaus, Polizei), die auf Grund des verwirrten Verhaltens eine Heimeinweisung in die Wege leiten.

In einer Befragung von Altenheimbewohnern wurden folgende Gründe genannt, die zum Einzug in das Heim führten:

Gesundheitszustand:	36,5%
Wohnungsprobleme:	33,2%
Versorgung:	13,2%
Wunsch der Verwandten:	3,1%
aus Einsamkeit:	3,1%
Wunsch nach Alleinsein:	2,3%
stets Wunsch gewesen:	2,1%
wirtschaftliche Gründe:	1,0%
sonstige Gründe:	2,1%
keine Angaben:	3,3%

Folgen einer plötzlichen und unvorbereiteten Heimeinweisung

Das abrupte Herausreißen aus gewohntem Milieu und vertrautem Lebensrhythmus, wie es die unvorbereitete Überweisung in eine Institution der Gesundheitsfürsorge (Krankenhaus, Heim) bedeutet, stellt ein *großes Risiko für die psychische Verfassung des alten Menschen* dar.

Das Risiko wird um so größer, je plötzlicher und unvorbereiteter der Umgebungswechsel vollzogen werden muss. Die Kombination beider Faktoren wirkt als massiver Stressfaktor. Die Folge kann sein, dass die in der vertrauten Wohnumgebung bislang gut kompensierten (und „getarnten") körperlichen und psychischen Defizite (z.B. Gedächtnisstörungen, Orientierungsprobleme) massiv außer Kontrolle geraten.

Psychosomatische Störungen können auch andere Organsysteme betreffen und ganz allgemein eine Beschleunigung des körperlichen Alterns mit umfassenden psychophysischen Verfallserscheinungen hervorrufen:

„Bei 34% der gegen ihren Willen und unvorbereitet und falsch vorbereitet in ein Altersheim Eingewiesenen kommt es zum Verlust der zeitlichen und örtlichen Orientierung mit traumhafter Bewusstseinsveränderung. Wir haben das typische Bild einer akuten Hirnreaktion. Dass dieser Zustand mit einer schweren Demenz nur allzu leicht verwechselt werden kann, ist verständlich

... außer diesen 34% alter Menschen, bei denen die Altenheimeinweisung zur psychosomatischen Dekompensation führt, finden wir 41%, bei denen die fehlmanipulierte und psychologisch ungeschickte Alternheimeinweisung eine Adaptation in der neuen Umgebung erschwert." (Jansen, 1971, zitiert nach Lehr, Psychologie des Alterns, S. 268)

Zur **Vorbereitung auf einen Umzug ins Altenheim** ist es hilfreich, folgende Gesichtspunkte zu beachten:

Realitätsnahe Information über die neue Lebenssituation

Über die Unterschiede zwischen den verschiedenartigen Einrichtungsformen, über die Durchführung der finanziellen Abwicklung, über die wahrscheinlich notwendigen Änderungen in der Lebensführung, über Rechte und Pflichten in der Heimorganisation.

Diese Informationen können durch Prospekte, Gespräche mit Heimbewohnern oder auch durch „Wohnen im Heim auf Probe" vermittelt werden.

Durch eine gezielte Vorbereitung können einmal die psychischen Probleme im Umfeld der Heimeinweisung verringert und der Anpassungsprozess an die neuen Lebensbedingungen unterstützt werden.

Die Zeit auf der Warteliste

Die Zeit vor dem endgültigen Umzug ins Heim bedeutet sowohl für den alten Menschen wie auch für seine soziale Umgebung eine besondere emotionale Belastung (z.B. Schuldgefühle in der Familie, Gefühle der Verlassenheit beim alten Menschen).

Folgende *Faktoren* machen diese Wartezeit zum besonderen Problem:
- der Endgültigkeitscharakter des „Umzugs ohne Wiederkehr" bzw. des „Letzten Umzugs im Leben"
- der antizipierte Verlust von:
  - Selbstständigkeit
  - Familienanbindung
  - vertrauter gegenständlicher und sozialer Umgebung
  - finanziellem Spielraum (s. „Taschengeldregelung").
- die Angst und Ungewissheit vor der neuen Lebenssituation.

Unter diesem psychischen Druck wird das Selbstschutzprogramm der „Abwehrmechanismen" wirksam (s. S. 77ff.). Außerdem treten als ganz natürliche Reaktion auf die erwarteten Verluste Trauerreaktionen auf:
- Tendenz zu apathischem Verhalten,
- Tendenz zu Rechtfertigung oder passivem Akzeptieren des Schicksals,
- negative Bewertung der bisherigen Lebensspanne,
- Neigung zu Selbstvorwürfen,
- Bitterkeit und Reizbarkeit.

Die Wartezeit ist nach den Ergebnissen einschlägiger Untersuchungen oft psychisch belastender als die Anpassungsprozesse an die Heimsituation.

Die ersten Tage im Heim

Der sogenannte Prozess der Institutionalisierung – aus dem Namen wird bereits deutlich, dass sich das Individuum an die Institution anzupassen hat – bringt in jedem Falle eine psychische Belastung mit sich. Frauen zeigen dabei nach den vorliegenden Untersuchungsergebnissen eine größere und schnellere Anpassungsfähigkeit an das Heimleben als Männer. Dennoch: etwa 65% aller „Neulinge" passen sich ohne größere Schwierigkeiten an.

Wenn psychische Probleme auftauchen, dann ergeben sie sich in der Regel aus folgenden Umständen:
➤ neuer Lebensrhythmus
➤ Einengend empfundene Hausordnung
➤ Regelung von Besuchszeiten
➤ gestörte Kommunikation mit den Mitbewohnern
➤ Gefühl, dass es keinen Weg zurück gibt
➤ ungewohnte Unterordnung individueller Bedürfnisse unter institutionelle
➤ Unwissen über die „ungeschriebenen" Gepflogenheiten („das war bei uns schon immer so üblich").

Hauptsächlich wird die *persönliche Identität* bedroht durch:
➤ den Verlust des bisherigen räumlichen Bezugsrahmens:
➤ Notwendigkeit, sich von Wäsche, Möbeln, Bildern, kurzum solchen Dingen zu trennen, die mit vielen Erinnerungen verknüpft und einem ans Herz gewachsen sind;
➤ den Verlust der Einbindung in lange gewachsene soziale Beziehungen: Abschiednehmen von den Nachbarn in den Wohnvierteln und in der näheren Umgebung;
➤ den Verlust der bislang eigenverantwortlichen Lebensführung: Notwendigkeit der Anpassung an neue Tagesrhythmen und fremdbestimmte Regelungen.

Für den „Neuling" im Heim heißt es, einen Kompromiss zwischen bisherigen Lebensgewohnheiten und Gepflogenheiten der Institution zu finden. Hilfreich ist dabei, wenn die Möglichkeit gegeben ist, Dinge ins Heim mitzunehmen, die ein Gefühl der Kontinuität vermitteln.

Unter welchen weiteren Voraussetzungen eine günstige *Anpassung an die Heimsituation* gegeben ist, zeigt die nachfolgende Aufstellung:
➤ Menschen, die eine positive Erwartungshaltung zeigen, sind schneller angepasst als jene, die nur Negatives erwarten.
➤ Alleinlebende sind leichter angepasst als Menschen, die zuvor in einem Familienverband lebten.
➤ Menschen mit starker sozialer Kontaktfähigkeit, die bereits vor der Übersiedlung ins Heim viele Kontakte pflegten, passen sich schneller an als Menschen mit Kontaktschwierigkeiten.

➤ Entscheidend trägt die Heimsituation selbst zu einer guten Eingewöhnung bei:
  - Achtung und Wertschätzung der mitgebrachten Lebensgeschichte und Besonderheiten,
  - Gezielte pflegerische Unterstützung beim Eingewöhnungsprozess,
  - Ausmaß der angebotenen Anregungen,
  - Abwechslungsreiche Tagesgestaltung.

Eine schlechte Anpassung (psychologisch gesehen) kann eine gute Anpassung (von Seiten des Pflegeheimes gesehen) darstellen, wenn passives, inaktives und übervorsichtiges Hinnehmen bestehender Regelungen als besondere Anpassungsleistung erwünscht ist.

Zur Lebensgemeinschaft Altenheim gehören auch die Altenpflegerinnen, die in der stationären Altenhilfe ihre berufliche Lebenszeit – und das ist bekanntlich nicht wenig – ebenfalls im Heim verbringen.
Auch sie passen sich an den „geheimen Lehrplan des Betriebs" an, ob es ihnen manchmal passt oder nicht.
Und: Altenpflegerinnen haben viele Spielräume, die sie im Rahmen einer Teamentwicklung mutig ausloten sollten. Bewohnerorientierung führt nämlich – entgegen dem oft gehörten : „Keine Zeit, keine Zeit, keine Zeit" – nicht automatisch zu höherem zeitlichen Aufwand, wenn man sich die zeitliche Gesamtbilanz ansieht.

Selbsterfahrung „Heimeinweisung"

In unseren Weiterbildungsseminaren arbeiten wir mit spielerischen Elementen aus dem Methodenrepertoire des Psychodramas und der Gruppendynamik. Lassen Sie folgende Äußerungen einer Gruppe von Altenpflegerinnen auf sich wirken, die im Rahmen einer Selbsterfahrung in die Rolle der Bewohner geschlüpft sind und aus dem „Blickwinkel der anderen Seite" spontan ihre Gefühle und Gedanken ausgesprochen haben:

„... Ich mach in die Hose, wenn keiner kommt ... Ich will 'ne Beruhigungstablette, ... Die (zeigt auf die Gruppe der Pflegekräfte) haben wohl nichts zu tun ... Die Zwangseingewiesenen dürfen wieder raus ... Komm näher, ich hab einen warmen Pullover ... Mir wird es zu eng ... Wie lange halten wir das noch aus ... Wir haben Geduld ... Warum hat keiner Mitleid ... Wann werden wir abgeholt ... Ich will heim ... Kommt da niemand ... Die machen wohl Betriebsausflug ... Keiner kümmert sich um uns ... Die rauchen und trinken Kaffee ... Das lassen wir uns nicht gefallen ... Mir wird's zu heiß ... Mir wird's zu eng ... Nichts zu essen kriegt man hier ... Eine Erpressung ...Uns kann hier nichts passieren ... Hier bin ich sicher ... Die mögen alle was von mir – mir wird ganz übel ... Ich möcht' ein Motorrad – in deinem Alter doch nicht! ... Das regt mich auf ... Was haben die vor mit uns? ... Wir haben bloß einen Gedanken: raus ... Draußen wäre es grün ... Jetzt ist finster ... Immer

die gleichen ... Was sollen wir denn sonst machen außer schauen? ... Wie bestellt und nicht abgeholt ... Nicht mal 'ne Zigarette! ... Das lassen wir uns nicht gefallen! ... Wir könnten ein Spiel machen! ... Dürfen wir bald wieder raus? ... Ihr müsst auch rein! ... Ihr kommt schon auch noch dran!

Was brauchen Menschen, die ihr momentanes Lebensgefühl so ausdrücken?
Was davon können Sie als Altenpflegerin leisten?
Wo sind ihre Spielräume, individuell und im Team?
Wo grenzen Sie sich ab?
Was muss die Institution (der Träger) an Rahmenbedingungen zur Verfügung stellen?

5.5.3 Das Heim, eine neue Heimat

Ankunft

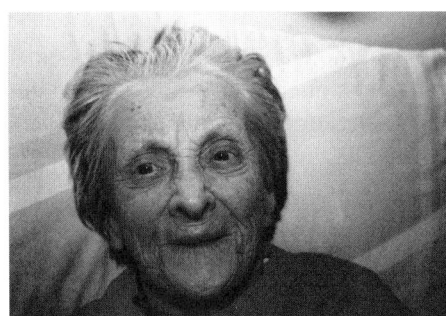

*Als die alte Anna
das Licht in den Augen
der Pflegerin sah
die Wärme ihrer
Hand spürte
die wohltuende Frische
des neubezogenen Bettes
durch ihre
krause Nase zog
der bunte Blumenstrauß
auf dem Nachtschränkchen
ein Willkommen
in ihre verwirrten Sinne schickte
da wusste sie
sie war nicht mehr
zuhause
aber
wohlgeborgen
beschützt von tiefer Menschlichkeit
DAHEIM*

(Dieter Christian Ochs)

Abhängig von den räumlichen und psychologischen Bedingungen der Heimumwelt, vor allem von der Personalkontinuität, können ältere Menschen auch in der Heimsituation Lebenszufriedenheit gewinnen. Neue Freundschaften unter den Mitbewohnern und mit Pflegekräften können das Gefühl vermitteln, wie in einer Familie gut aufgehoben zu sein. Die Vorstellungen von einem „idealen Heim" für alte Menschen, gehen – nach den Ergebnissen der Bonner Studie – zwischen älteren Menschen, die noch in Privatwohnungen leben und solchen, die das Heimleben bereits aus eigener Erfahrung kennen, teilweise auseinander:

> Der gemeinsame Speisesaal stößt bei den noch in der eigenen Wohnung lebenden alten Menschen (besonders den Frauen) eher auf Ablehnung, während er bei den Heimbewohnern selbst mehr Zustimmung findet.
> Die in der eigenen Wohnung Lebenden (ganz besonders die Frauen) halten eine Möblierung der Heimzimmer durch eigene Möbel für die bessere Lösung, während die Heimbewohner teilweise die neue moderne Möblierung – nach längerer Gewöhnungszeit – schätzen gelernt haben.
> Die in der eigenen Wohnung Lebenden ziehen zum überwiegenden Teil eine Stadtrandlage des Heimes vor, während die Heimbewohner einer zentralen Lage den Vorzug geben.

Die Heime werden sich – über die Bereichspflege hinaus – zunehmend von der krankenhausähnlichen Stationsorganisation weiterentwickeln in Richtung von Wohngruppen und ähnlichen Strukturen.

Hauptsächlich hochbetagte, pflegebedürftige und – in unterschiedlichen Stadien – demenzkranke alte Menschen werden in den Altenpflegeheimen wohnen, die sich an die psychischen Veränderungen und Verhaltens – „Buntheiten" dieser Menschen anpassen müssen.

Im Milieutherapeutischen Ansatz (Kapitel 8.8.3) werden heilsame Rahmen- und Raumbedingungen für diese Kundengruppe entwickelt, die ihre Bedürfnisse kaum mehr artikulieren kann.

Eine Altenpflegerin hat versucht, diesem Problem vorzubeugen. Lesen Sie das Ergebnis:

Betreuungswunsch einer Altenpflegerin für das Jahr 2021

Da ich im Jahre 2021 stolze 75 Jahre sein werde, möchte ich mich bei Ihnen vorstellen:

Lassen Sie mir bitte meine Identität: Ich heiße Helga Weitz und möchte auch so genannt werden. Nicht Oma oder Helga, auch bin ich kein Zirkusmitglied und heiße Floh.

Wahrscheinlich werde ich nicht mehr in der Lage sein, meine Wünsche zu äußern, darum möchte ich es jetzt tun.

Aus finanziellen Gründen kann ich mir kein Einzelzimmer leisten, aber meine Bitte: Bei der morgendlichen Grundpflege stellen Sie doch bitte einen Sichtschutz auf, damit ich nicht allen Blicken preisgegeben bin.

Ich wasche mich nicht so gern, dafür dusche ich aber um so lieber und dies täglich. Zum Abschluss bitte einmal ganz kalt. Das bin ich von Kind auf so gewöhnt (daher selten erkältet).

Trocknen Sie mich bitte gut ab, damit ich nicht wund werde. Solange ich noch als Altenpflegerin tätig war, habe ich immer auf kurze und saubere Fingernägel Wert gelegt.

Würden Sie das bitte für mich übernehmen (auch zu Ihrem eigenen Schutz, damit ich Sie nicht kratzen kann).

Falls ich mich nicht mehr allein anziehen kann, hätte ich gern, dass die Schwester mir dabei behilflich ist. Ich möchte so nett wie möglich gekleidet sein. Röcke und Blusen sollen miteinander passen, auch die Jacke soll farblich harmonieren (bitte keinen bunten Paradiesvogel kleiden).

Strümpfe ohne Laufmaschen sehen dazu gepflegt aus.

Mein Bargeld reicht wahrscheinlich dazu, dass ich zweimal im Monat zum Friseur kann, ach ja, einmal Fußpflege bitte, denn die Hühneraugen tun so schrecklich weh.

Falls ich tagsüber im Gemeinschaftsraum sitzen muss, bitte, wäre es möglich, dass hier zeitweise etwas Ruhe herrscht?

Der Fernseher oder das Radio müssen doch nicht den ganzen Tag laufen?

Wenn man mir ein gutes Buch zum Lesen gibt, z.B. Eugen Roth, reichen Sie mir dann auch meine Brille bitte?

Sollte ich nicht mehr allein essen können, zerkleinern Sie doch bitte die großen Stücke für mich mundgerecht. Nur nicht passieren, das sieht so vorgekaut aus.

Gern will ich versuchen, mit dem Löffel auch allein zu essen, damit Sie mich nicht „füttern" müssen. Der Teller müsste wohl einen höheren Rand haben, damit ich das Essen nicht über den ganzen Tisch jagen muss, Sie sind sonst verärgert mit mir und ich bekomme keine frische Tischdecke.

Wenn ich Blase und Darm nicht mehr kontrollieren kann, würden Sie mich dennoch als einen normalen Menschen behandeln? Könnten Sie versuchen, die Nase nicht zu rümpfen, wenn Sie die Bettdecke aufschlagen und es nicht so gut riecht? Nennen Sie mich bitte auch nie einen Schmutzfink, auch wenn es im Sozialhilfegesetz die erhöhte Geldzulage für Schmutzer gibt, so die Auskunft eines Beamten beim Sozialamt.

Ich würde gerne auch mal ausgeführt werden, vielleicht in die Oper? Es darf auch ein Ausflug in den Frühling sein.

Sollte ich einmal senil werden, ihre Wünsche nicht verstehen können, schimpfen Sie nicht mit mir, das macht mich nur noch unruhiger und aggressiver. Behandeln Sie mich bitte mit Ruhe und Nachsicht.

Meine Welt wird zunehmend immer kleiner, darum lassen Sie mich doch an ihrer ein klein wenig teilhaben. Erzählen Sie mir doch etwas von ihrer Familie, oder wie Ihr Urlaub war. Meine Wünsche nehmen kein Ende. Doch sind sie alle recht einfach zu erfüllen. Was ich brauche, ist ein gutes Essen, menschliche Wärme und jemand, der mich liebevoll betreut und versorgt.

Ich habe Ihnen viel zum Nachdenken gegeben, vielleicht kann ich auch das später nicht mehr und Sie müssten es für mich tun. Würden Sie das für mich übernehmen?

Für alle ihre Bemühungen möchte ich mich jetzt bei Ihnen bedanken, vielleicht kann ich auch das später nicht mehr.

Helga Weitz

(aus: Altenpflegerin und Altenpfleger 1/2. 93)

Kapitel 6

Kommunikation:
Miteinander in Beziehung treten

Wenn ich mit Menschen- und Engelszungen redete,
Hätte aber die Liebe nicht, so wäre ich ein
Tönendes Erz oder eine klingende Schelle.

I. Korinther 13,1

Als Altenpflegerin sind Sie beruflich tagtäglich herausgefordert, mit unterschiedlichsten Menschen in Beziehung zu treten: mit schwer demenzkranken alten Menschen, mit Kolleginnen im Team, mit Vorgesetzten, mit Angehörigen, mit lieben Menschen, mit bösartigen, mit traurigen, mit fröhlichen Menschen. Eine aufmunternde Geste, ein interessierter Blick, oder eine mitfühlende Berührung zählen ebenso zur Kommunikation mit einem anderen Menschen wie das Gespräch.

Ein Leben lang begleitet uns ein elementares Bedürfnis: der Wunsch nach Beziehung und Kommunikation mit anderen Menschen. Nicht nur die körperliche Pflege, sondern auch die Beziehungspflege – als Unterstützung des alten Menschen in seiner Selbstwahrnehmung und in seinem Weltbezug – gehören in Form vielfältiger Kommunikationsangebote zum Hand- und auch Herzwerkzeug in der Altenpflege.

Machen Sie sich in diesem Kapitel zunächst mit einigen psychologischen Grundlagen der zwischenmenschlichen Kommunikation vertraut. Anschließend werfen wir einen Blick auf typische Beziehungsmuster zwischen Altenpflegerinnen und alten Menschen. Hilfreiche Tipps zur Kommunikation mit demenzkranken Menschen sollen Ihre ganz persönliche „Lösungkiste" mit weiteren Ideen füllen.

6.1 Psychologische Grundlagen der Kommunikation

6.1.1 Sender, Empfänger, Wellenlänge

Hätten Sie gedacht, dass Sie manchmal ein Sender oder ein Empfänger sein können? Diese Begriffe sind uns eher in unserer Rolle als Radio- und Fernsehkonsumenten geläufig. Aber sehen Sie selbst, was trocken-theoretisch als Kommunikation zwischen Menschen bezeichnet wird:

➤ Aussendung von Information, die einen *Inhalt* vermittelt, durch einen *Sender* und

➤ Reaktion bzw. Antwort des *Empfängers,* entsprechend der Art und Weise, wie er den Inhalt wahrnimmt.

Diese Kommunikation wird auch *Interaktion* genannt, weil die Beteiligten wechselseitig aufeinander einwirken. Solche Interaktionen sind bekanntlich von vielfältigen Missverständnissen begleitet, die dadurch zustande kommen, dass Sender und Empfänger nicht „die gleiche Sprache sprechen" oder dass der Empfänger sich nicht auf die Wellenlänge des Senders einstellt. So kommt es, dass die beim Empfänger hervorgerufene Wirkung nicht immer der Absicht des Senders entspricht.

Das klingt alles ein bisschen technisch und hochtrabend. Jedenfalls wissen Sie jetzt, wie man einen saftigen Streit, bei dem die Wortfetzen fliegen, auch in wissenschaftlich trockenen Worten beschreiben kann. Dieser sogenannte *Verzerrungswinkel* (vgl. Abb. 46) ist bestimmt
➤ durch die prinzipielle Mehrdeutigkeit von Informationen:
Schwitzen kann z.B. Angst und Unsicherheit oder Angespanntheit, aber auch erhöhte Raumtemperatur signalisieren.
Stimmlage, Tonfall, Wortwahl, Mimik und begleitende Körperbewegungen können ebenfalls eine verbale Botschaft verändern.
➤ durch unterschiedliche Motive, Einstellungen und Erfahrungen der Kommunikationspartner.

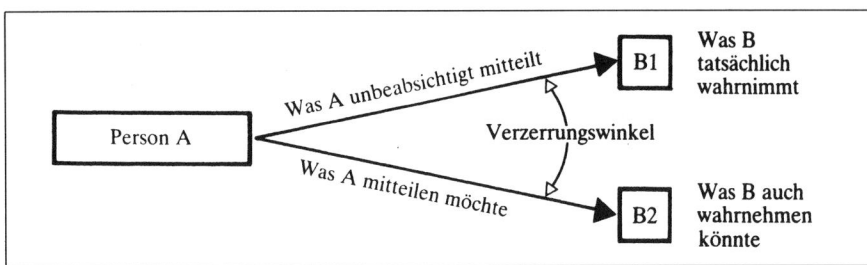

Abbildung 46

6.1.2 Die vier Kernsätze der Kommunikationspsychologie

Der berühmte Kommunikationsforscher Paul Watzlawick hat vier, für das Verständnis von zwischenmenschlicher Kommunikation besonders wichtige Kernsätze aufgestellt.
Lesenswert ist zudem sein Buch „Anleitung zum Unglücklichsein", ein etwas anderer psychologischer Ratgeber zur schmunzelnden Verbesserung der Selbsterkenntnis.

1. Man kann nicht Nicht-Kommunizieren
Dieser Kernsatz geht von der Einsicht aus, dass immer, wenn Menschen sich wahrnehmen und aufeinander beziehen können, sie miteinander kommunizieren. Watzlawick nennt solche Situationen „face-to-face-Situation", also eine Situation von „Angesicht zu Angesicht".

Diese Unmöglichkeit, in face-to-face-Situationen nicht zu kommunizieren, ist darin begründet, dass alle an der Kommunikation beteiligten Personen ständig das Verhalten in Bezug auf sich interpretieren. Wir befinden uns sozusagen in einem *Netz kommunikativer Beziehungen,* das uns umgibt und innerhalb dessen wir fortwährend kommunizieren. Zwei Menschen, die sich im Lift gegenüber stehen, können beispielsweise nicht umhin zu kommunizieren. Ohne dass sie nur ein Wort wechseln müssten, findet ein Nachrichtenfluss zwischen beiden statt: Blicke, Gesichtsausdruck oder Körperhaltung teilen dem Anderen etwas mit, sei es auch nur: „Ich will nicht mit dir reden".

2. Jede Kommunikation hat einen Inhalts- und einen Beziehungsaspekt

Die Unterscheidung zwischen diesen beiden Aspekten wird in jeder Mitteilung von einem Menschen zu Anderen möglich:

➤ der Inhaltsaspekt einer Kommunikation betrifft deren Aussage (Sachverhalt)
➤ der Beziehungsaspekt hingegen legt allgemein fest, wie ein Sender seine Beziehung zum Empfänger bestimmt; insbesondere ergibt sich mit dieser Bestimmung dann auch für den Empfänger eine Art Zusatzinformation, wie er den Inhalt der Kommunikation verstehen soll.

3. Jede Kommunikation enthält eine Verlaufsstruktur (Interpunktion)

Wir neigen dazu, das eigene Verhalten immer als Reaktion auf etwas Vorausgegangenes zu erleben. Allerdings beurteilt selbstverständlich jeder der Beteiligten das Geschehen aus seiner Sicht. So entstehen Muster wie „Du bist Schuld", „Nein, du bist Schuld" oder „Du hast angefangen", „Nein, du". Dieses Spiel kann endlos weitergehen, wenn nicht einer der Kommunikationspartner bereit ist, zunächst auf seine Interpretation der Problementstehung zu verzichten und auf den Anderen einzugehen.

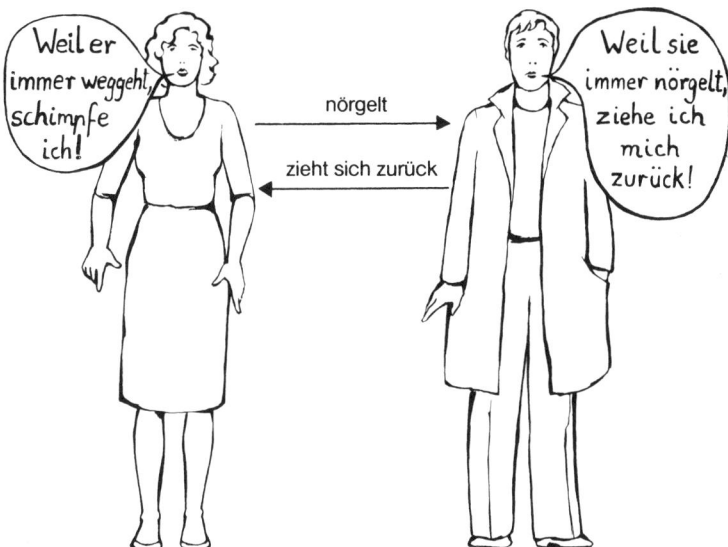

Abbildung 47: Frau und Mann interpunktieren ihre Interaktion verschieden
(aus: Schulz v. Thun [1989]. Miteinander reden. Reinbek: Rowohlt Taschenbuch Verlag)

4. Die menschliche Kommunikation kann in digitaler oder in analoger Weise erfolgen.

Digitale Kommunikation ist relativ eindeutig und meist mit verbaler Kommunikation (Worte, Schriftzeichen) gleichzusetzen. Auch Zahlen gehören dazu, wie uns die Digitaluhr zeigt.

Analoge Kommunikation liegt dann vor, wenn die Information mit Mitteln verschlüsselt wird, die nur eine ungefähre, indirekte oder „übertragene" Darstellung erlauben; meist sind diese Mittel Bestandteil der nonverbalen Kommunikation (nichtsprachliche Zeichen wie z.B. Mimik, Gestik).

6.2 Nonverbale Kommunikation: Wie wir ohne Worte reden

Wir verfügen über weitaus mehr Möglichkeiten als das geschriebene und gesprochene Wort, um Botschaften an unsere soziale Umgebung zu übermitteln: durch eine Geste können wir oft mehr als mit Worten ausdrücken; unsere Kleidung tragen wir nicht nur zum Warmhalten, sondern auch zur Kommunikation („Ich bin ein sportlicher Typ" o.ä.); und wir lassen auch nicht jeden Menschen beliebig nahe an uns heran.

In der Kommunikation mit anderen Menschen werden rund 70% der Informationen nicht über das Sprechen, sondern über nonverbale Ausdrucksformen vermittelt. Dies gilt vor allem für bewusste oder unbewusste Mitteilungen über die Art der Beziehung.

6.2.1 Körpersprache

Jeder Mensch spricht und versteht neben seiner Muttersprache noch eine weitere Sprache: die Körpersprache. Sie ist der oft unbewusste Kommunikationskanal, auf dem wir vor allen Dingen unsere Empfindungen signalisieren.

Die Körpersprache kann das gesprochene Wort unterstreichen: z.B. bekräftigt eine drohende Geste die Aufforderung: „Geh' mir aus dem Weg".

Nicht immer senden wir aber auf beiden Kanälen mit der gleichen Wellenlänge: Die Aussage „Ich habe keine Angst vor der Operation" wird vom Gesprächspartner sicherlich als unglaubwürdig interpretiert, wenn dem Sender gleichzeitig der „Angstschweiß" auf der Stirn steht, seine Stimme zittert und er ängstlich schaut.

Die Körpersprache unterliegt ebenso wie das gesprochene Wort bestimmten Regeln, ohne die eine Verständigung gar nicht möglich wäre. Manche nonverbalen Signale ermöglichen uns die Verständigung mit Menschen anderer Rassen und Kulturkreise, auch wenn wir deren Sprache nicht sprechen: von den meisten Menschen wird Kopfnicken als Zustimmung, eine erhobene Faust als Zorn und Winken als Gruß interpretiert.

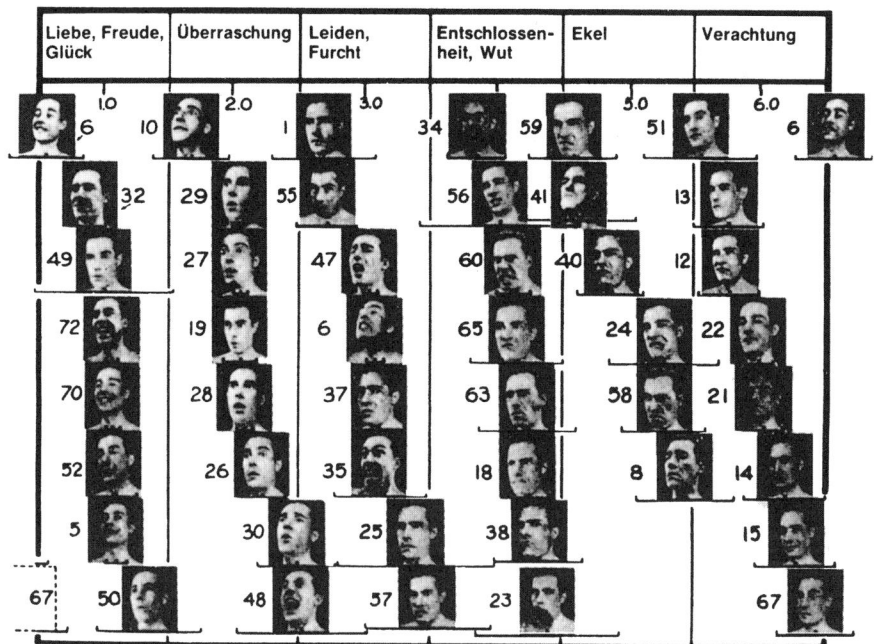

Abbildung 48: Die Bildtafel veranschaulicht die Zuordnung von jeweils sechs bis acht mimischen Ausdrucksformen zu einer bestimmten Emotionskategorie (aus: Legewie & Ehlers, 1972, S. 145)

Andere Zeichen wiederum sind kulturabhängig und bleiben daher auch für Fremde unverständlich. Was „sagt" beispielsweise ein Türke, wenn er den Kopf zurückwirft und mit der Zunge schnalzt? Er sagt: „nein" oder „kein Interesse" (nichts ist einfacher, um aufdringliche Händler in orientalischen Bazaren abzuschütteln).

Die Sprache des Gesichts

Der Gesichtsausdruck spielt bei der Übermittlung von Gefühlszuständen eine zentrale Rolle. Besonders die *physiologischen Begleiterscheinungen* von starken Emotionen (Erröten, Blass werden, Weinen, Weitung der Pupillen usw.) lassen sich kaum unterdrücken und sind für einen Kommunikationspartner offensichtlich.

➤ *Mimik:* Mit dem äußerst komplexen Muskelspiel unserer Mimik (Bewegungen der Mundregion, der Nase, der Augenbrauen usw.) können wir Gemütsbewegungen wie Trauer, Freude oder Angst differenziert Ausdruck verleihen.

➤ *Blickkontakt:* Ein wichtiges Kommunikationsmittel ist der Blickkontakt zwischen zwei Menschen, der die gegenseitige Aufmerksamkeit verstärkt. Wenn Sie einem Anderen etwas erzählen und dieser schaut dabei in der Gegend herum, wird wohl der Eindruck starken Desinteresses bei Ihnen entstehen. Andererseits sind „tiefe" Blicke ein Zeichen von Vertraulichkeit, welches erfreuen (bei Verliebten) oder verletzen (bei Fremden) kann. Unangemessen langer Blickkontakt ruft in der Regel Hemmungen und Unbehagen hervor.

Die Sprache der Gestik und Körperhaltung

Während durch die Mimik vor allem die Art von Gefühlszuständen signalisiert wird, unterstreichen Gesten und die Körperhaltung deren Intensität. Die Körperhaltung kann uns zudem Aufschluss darüber geben, ob ein anderer uns gegenüber freundlich, kühl, dominant oder unterwürfig eingestellt ist.

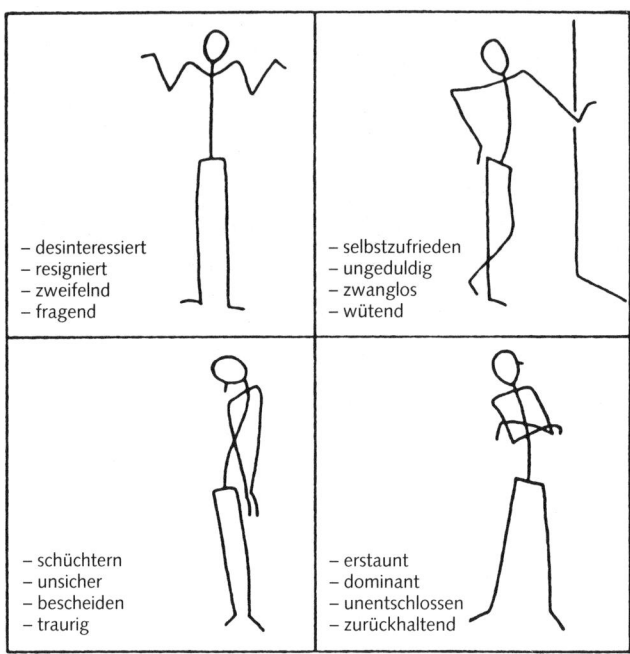

Abbildung 49: Ausdruck emotionaler Zustände durch die Körperhaltung (nach Sarbin & Hardyck, 1953, in Argyle, 1972)

6.2.2 Soziale Distanz

Von der Art der Beziehung zueinander hängt es ab, wie nahe Menschen einen Anderen an sich heranlassen. Es ist daher kein unbedingt angenehmes Gefühl, in einem überfüllten Bus mit völlig fremden Menschen eng auf Tuchfühlung stehen zu müssen. Das notgedrungen unterdrückte Bedürfnis nach dem persönlichen Freiraum kann sich daher schon bei unbedeutenden Anlässen in aggressiven Verhaltensweisen (schimpfen, rempeln usw.) entladen.

Der persönliche Raum, mit dem jeder Mensch gleichsam unsichtbar umgeben ist, wird in vier Distanzzonen unterschieden (Argyle, 1981):

➤ **Intimer Raum** (bis 45 cm)

Innerhalb dieses Raumes werden nur Ehepartner, Geliebte, Kinder und enge Familienangehörige geduldet. Wir können uns auf diese Distanz praktisch überall berühren, uns riechen, Wärme spüren oder Feinheiten der Haut erkennen.

Fremden wird ein Eindringen in den intimen Raum nur bei einer professionellen Beziehung gestattet: Angehörige der medizinisch-pflegerischen Berufe dürfen ebenso hautnah berühren wie der Friseur und der Schneider.

> **Persönlicher Raum** (45 bis 120 cm)
Auf diese Distanz, etwa eine Armeslänge, dürfen sich Freunde nähern, ohne dass wir zurückweichen. Bestimmte Berührungen sind noch möglich und auch gestattet (z.B. Hand auf die Schulter legen).

> **Sozialer Raum** (120 bis 270 cm)
Diese Distanz ist charakteristisch für die meisten sozialen Interaktionen, die wir täglich erleben (im Beruf, beim Einkaufen, usw.). Körperliche Berührungen sind hier bereits ausgeschlossen.

> **Öffentlicher Raum**
Größere Abstände werden als öffentlicher, sozusagen unpersönlicher Raum betrachtet. Was sich auf diese Distanz abspielt, liegt außerhalb des für Interaktionen gewöhnlich relevanten persönlichen Raumes und ist für die räumliche Kommunikation weniger bedeutsam.

Den persönlichen Raum, der uns umgibt, versuchen wir wenn möglich zu markieren, um Eindringlinge abzuhalten oder ihnen zu signalisieren: „Dies ist mein persönliches Territorium". So kann beispielsweise das Aufstellen kleiner persönlicher Utensilien (Bilder, Bücher usw.) durch Pflegeheimbewohner auch als Versuch zur Kennzeichnung ihres Reviers angesehen werden.
Kennen Sie aus Ihrer Pflegepraxis noch weitere Beispiele?
Wird der persönliche Raum verletzt, so versucht man den Eindringling zu vertreiben oder sich selbst zurückzuziehen: Probieren Sie doch in einem Gasthaus am vollbesetzten Tisch einmal aus, wie ein fremder Nachbar reagiert, wenn Sie unauffällig persönliche Gegenstände wie z.B. Ihr Glas oder Ihr Zigarettenetui nach und nach in sein „Territorium" schieben. Mit großer Wahrscheinlichkeit wird er, ganz unbewusst, diesen Gegenstand wieder „über die Grenze abschieben". Wenn einem ein Fremder zu nahe „auf den Pelz rückt", wird man versuchen die der Beziehung entsprechende Distanz wieder herzustellen, in dem man ein Stückchen weiterrutscht oder aufsteht und weggeht.

6.3 Vier-Seiten-Modell der Kommunikation: „Anatomie einer Nachricht"

Altenpflege ist tägliches Handeln in zwischenmenschlichen Beziehungen. Der Pflegeprozess ist immer eingebettet in die Begegnung mit einem anderen Menschen, der mit seinem ganzen Menschsein pflegebedürftig geworden ist und nicht nur als „Demenz" oder „Parkinson". Allerdings begegnen Sie sich nicht im luftleeren Raum, sondern füllen beide unterschiedliche Rollen aus: er die Rolle des alten und kranken Menschen, Sie die Berufsrolle der Altenpflegerin, was die Rahmenbedingungen Ihrer Beziehung absteckt.

Ihre professionelle pflegerische Aufgabe ist es, neben der verantwortungsvoll und kunstgerecht ausgeführten Pflegehandlung, die Beziehung zum pflegebedürftigen alten Menschen so zu gestalten und zu pflegen, dass er in seinem Menschsein gestärkt wird, ohne dass Sie dabei krank werden (Helfersyndrom!). Sie müssen daher das für Sie gesunde Maß an Nähe zum kranken Menschen (mich einlassen) und Abstand (mich abgrenzen) immer wieder neu erspüren. Altenpflege spielt sich häufig in Grenzsituationen ab und Sie sind als „Grenzgängerin" herausgefordert, täglich Ihren Standpunkt zu finden:

➤ zwischen Nähe und Distanz,
➤ zwischen Ansprüchen und Belastbarkeit,
➤ zwischen Normalität und Verrücktheit,
➤ und manchmal im Bereich zwischen Leben und Sterben.

Beziehungen werden in besonderer Weise durch Gespräche, durch Zuhören, durch Frage und Antwort, durch Mitteilungen aufgenommen und gestaltet. Wie wichtig das Gespräch für das Pflegehandeln der Altenpflegerin ist, wird dann schlagartig deutlich, wenn sich ein Mensch nicht mehr sprachlich ausdrücken kann (hirnorganische Ausfälle, psychische Beeinträchtigungen etc.). Fehlende sprachliche Verständigungsmöglichkeit wird als große psychische Belastung erlebt und lässt oft das Gefühl von Hilflosigkeit aufkommen. Schwer erträglich ist es, wenn mir ein Mensch ganz offensichtlich etwas mitteilen will und ich ihn entweder akustisch nicht mehr verstehen oder seine Botschaft nicht entschlüsseln kann.

Unsere nicht-sprachlichen Mitteilungsmöglichkeiten (Blicke, Gesten, Berührungen) werden in solchen Situationen besonders hilfreich für die Gestaltung der zwischenmenschlichen Beziehung.

Die Fähigkeit zu einer professionellen Analyse und Gestaltung der Kommunikation mit alten Menschen, Kolleginnen und im Arbeitsteam ist eine wichtige Schlüsselqualifikation von Pflegeberufen.

Eine Altenpflegerin muss in der Lage sein, hinter einem Bewegungsablauf dessen anatomische Grundlagen zu erkennen. Ebenso muss sie auch einige grundlegende Instrumente zur „Sektion" zwischenmenschlicher Beziehungsabläufe beherrschen, um hinter deren „Anatomie" zu kommen. Ein gut handhabbares Instrument ist das Vier-Seiten-Modell der Kommunikation.

Betrachten wir einen ganz kurzen Ausschnitt aus einer Kommunikation zwischen drei Altenpflegerinnen:

Altenpflegerin A. kommt ins Stationszimmer; dort trifft sie auf ihre Bereichskollegin Schwester B., die sich mit der Stationsleiterin unterhält. Schwester B. wendet sich ihr zu und begrüßt sie mit dem Satz: „Du, unter'm Bett von Frau L. liegen lauter zerknüllte Tempos rum."

Was hat Schwester B. ihrer Kollegin mit diesem Satz gesagt und welche Botschaft hat Schwester A. verstanden? Was ist die „Anatomie" dieser Nachricht? Dazu müssen wir zunächst daran denken, dass wir bei jeder Kommunikation unseren Blick auf die zwei Ebenen richten, die wir bei den Grundregeln der

Kommunikation schon kennengelernt haben: Die Sach- oder Inhaltsebene und die Beziehungsebene.

Schulz von Thun (1991) hat die Modellvorstellung über den Vorgang der Kommunikation noch weiter differenziert. Er unterscheidet an einer Nachricht (Botschaft) vier bedeutsame Aspekte: Sachinhalt, Selbstoffenbarung, Beziehung und Appell. Der Sachinhalt entspricht dem Inhaltsaspekt bei Watzlawick, während Selbstoffenbarung, Beziehung und Appell den Beziehungsaspekt umfassen.

➤ Der **Sachinhalt** der Nachricht bezieht sich auf die Übermittlung von Sachinformationen an den Empfänger.

In Teambesprechungen werden Sie vielleicht schon einmal erlebt haben, dass jemand, der Konflikte auf der Beziehungsebene offen anspricht, mit einem „das gehört hier nicht zur Sache" oder „zurück zum Thema" abgebügelt wird. Solche Appelle, die eine Verbannung der menschlichen Beziehungen und der Gefühlsebene aus der Kommunikation zum Ziel haben, entfalten jedoch eine unheilvolle Wirkung. Je mehr nämlich die sogenannten nicht-sachlichen Anteile aus der offenen Kommunikation verdrängt werden, desto negativer bleiben sie weiterhin wirksam.

➤ **Selbstoffenbarungsfunktion der Nachricht** = Informationen über die Befindlichkeit des Senders, die dieser als bewusste Selbstdarstellung oder als unfreiwillige Selbstenthüllung mitliefert. („Was gebe ich von mir kund?")

Aus diesen Informationen gewinnt der Empfänger ein Bild vom Sender. Da wir selbst auch Empfänger sind, wissen wir das und richten unser Verhalten so ein, dass wir zumeist nur unsere „Schokoladen-Seite" präsentieren. Solche *Imponiertechniken* begegnen uns immer wieder in der Kommunikation und wir wenden sie auch selbst an:

– Elitärer Sprachgebrauch: wenn z.B. eine Altenpflegerin im Kollegenkreis mit medizinischen Fachausdrücken „um sich wirft"
– Hochwertige Personalmeldung auf dem Kanal der Beiläufigkeit: Wenn z.B. ein Praktikant im Kollegenkreis sagt: „Da kann ich dir nicht ganz zustimmen, bei mir seinerzeit im Biologieabitur …"

Daneben gibt es auch Techniken, die vor einer zu weitgehenden Selbstoffenbarung schützen sollen. Solche *Fassadentechniken* sind:

– sich keine Gefühle anmerken lassen
– keine Schwächen zeigen
– schweigen (z.B. in der Arbeitsgruppe)

Angst vor Selbstoffenbarung verstärkt gerade in sozialen Berufen die psychische Belastung. Jeder glaubt sich mit seinen Problemen allein, da ja die Anderen (zumindest nach ihren Selbstoffenbarungen der „Schokoladen-Seite") „alles im Griff" zu haben scheinen. Umso größer ist erfahrungsgemäß die Erleichterung und psychische Entlastung, wenn in einem offenen Gruppengespräch plötzlich die Erfahrung gemacht wird, dass auch Kolleginnen ähnliche Probleme haben.

> **Appellfunktion der Nachricht** = Information über die Wünsche des Senders an den Empfänger („Wozu will ich dich veranlassen?"). Nachrichten haben in der Regel den Zweck, auf den anderen Einfluss zu nehmen. Der Appell-Aspekt ist vom Beziehungsaspekt zu unterscheiden, da man den gleichen Appell auf einer unterschiedlichen „Beziehungsschiene" transportieren kann.
> **Beziehungsfunktion der Nachricht** = Information über die Einschätzung des Senders bezüglich der Art der Beziehung zum Empfänger („Was halte ich von dir, wie stehen wir zueinander?"). Mit dem Senden einer Nachricht sind immer auch Signale verbunden, mit denen eine bestimmte Beziehung zum Empfänger ausgedrückt wird. Der Empfänger macht sich daraus ein Bild davon, wie der Sender ihn sieht.

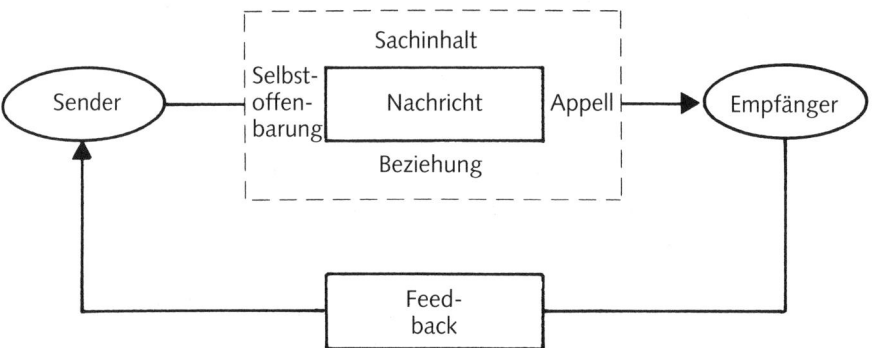

Abbildung 50: Psychologisches Modell der zwischenmenschlichen Kommunikation (aus: Schulz von Thun, Fittkau u.a., 1977, S. 27)

„Sezieren" wir jetzt anhand dieses Modells die Kommunikation zwischen den beiden Altenpflegerinnen.
> Der Sachinhalt der Botschaft ist klar: Schwester B. hat eine überprüfbare Aussage zum Zustand des Fußbodens unter dem Bett von Frau L. getroffen.

Was auf der Beziehungsebene abläuft, sieht bei weitem nicht so eindeutig aus. Wie wird Schwester A. die Botschaft dieses Satzes interpretieren? Dies wird davon abhängen, wie sie momentan „drauf ist" und was sie grundsätzlich von der Beziehung zur Schwester B. hält.
Bei Schwester B. könnte der sachliche Teil ihrer „Sendung" mit folgenden Botschaften garniert sein:
> Selbstoffenbarung: Vielleicht will B. indirekt ihre Unzufriedenheit darüber zum Ausdruck bringen, dass sie sich auch noch um die Sauberkeit in den Zimmern kümmern muss.
> Appell: Damit kann der Appell an A. verbunden sein, sich um die Beseitigung der Tempos zu kümmern.
> Beziehung: Und sie kann ihren „Beziehungsärger" im Verhältnis zu Schwester A. äußern, dass diese unzuverlässig ist.

Bei Schwester A. wird ein Prozess der Entschlüsselung und Deutung einsetzen, da im Unterschied zur Sachebene die Botschaften auf der Beziehungsebene nur indirekt mitgeteilt werden.

Der „Ton" macht hier die Musik. Die Stimmlage, die Mimik, Gestik und Körperhaltung drücken unterschwellige Botschaften aus. Nietzsche sagt es drastisch so: „Man lügt wohl mit dem Mund, aber mit dem Maule, das man dabei macht, sagt man doch die Wahrheit". Je nachdem, zu welcher Interpretation Schwester A. gelangt, wird ihre Reaktion und Antwort sehr unterschiedlich ausfallen. Ihre Interpretation hängt davon ab, mit welchem Ohr sie hinhört:

Mit dem Sach-Ohr, dem Selbstoffenbarungs-Ohr, dem Appellohr oder dem Beziehungs-Ohr?

"Selbstoffenbarungs-Ohr":
Was ist das
für einer?
Wie geht es ihm?
Was ist mit ihm los?

"Sach-Ohr":
Wie ist der
Sachverhalt zu verstehen?
Um welche Information
handelt es sich?

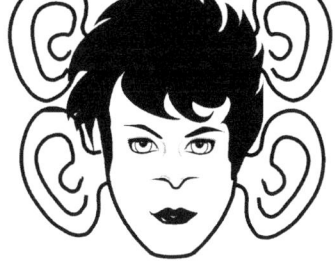

"Beziehungs-Ohr":
Wie steht er zu mir?
Wie findet er mich?
Was denkt er
über mich?

"Appell-Ohr":
Was soll ich tun,
denken, fühlen?
Was wird von mir
erwartet?

Abbildung 51: Der vierohrige Empfänger

Setzen wir jetzt unser kommunikationpsychologisches Seziermesser an den Ohren von Schwester A. an und analysieren wir einige mögliche Reaktionen:

➤ Antwort auf den Sachinhalt:
„Ja, das ist mir auch aufgefallen" oder: „Hab' ich wohl übersehen".

➤ Antwort auf eine von Schwester B. selbstoffenbarte Unzufriedenheit: Schwester A. hält Schwester B. als „Retourkutsche" ihren eigenen Ärger entgegen: „Du, ich hab' mich heute früh total geärgert, dass es auf dem Pflegewagen wie Kraut und Rüben ausgeschaut hat."

➤ Antwort auf einen wahrgenommenen Appell, die Tempos aufzuheben und Ordnung zu schaffen:
„Ich werde das gleich erledigen und mich drum kümmern."

➤ Antwort auf eine wahrgenommene Aussage zur Unzufriedenheit mit der Beziehung, auch mit Blickrichtung auf die anwesende Vorgesetzte:
„Ich kann mich ja wirklich nicht um alles kümmern, wo heute schon wieder die Kollegin C. krank ist."

Es ist auch wichtig zu wissen, dass es zwei besonders problematische Grundmuster des „Ohrenaufstellens" gibt:

➤ Die **Beziehungslauer**
Menschen, die „gekränkt sind", also auch kranke alte Menschen, oder Menschen mit wenig Selbstvertrauen, neigen dazu, bei Botschaften nur

die Beziehungsseite herauszuhören. Unverarbeitete Konflikte (Verluste, Einschränkungen etc.) machen für die Beziehungslauer anfälliger. Solche Menschen „hören" oft Abwertungen oder Missachtung und meinen dann z.B. „Die Schwester hat was gegen mich."

In Arbeitsteams kann es zudem ganz schön Knatsch geben, wenn eine Kollegin dazu neigt, ihr Beziehungsohr generell aufzustellen und jede Äußerung nicht in den falschen Hals, sondern – unserem Modell entsprechend – ins falsche Ohr kriegt.

➤ Den **Appellsprung**

In Pflegeberufen spielt das Appellohr eine besondere Rolle und – das Helfersyndrom lässt grüßen – hört aus Botschaften allzuschnell eine Aufforderung zum Handeln heraus: „Tu was", „Hilf mir", „Versteh' mich", „Sei für mich da", „Kümmere dich um mich", „Lass' mich nicht allein" usw.

Nehmen wir an, eine Kollegin sagt in der Teambesprechung: „Hier ist ein ganz schöner Zigarettenqalm". Auf dem Appellsprung wären Sie, wenn Sie gleich aufspringen würden, um das Fenster zu öffnen.

Wie wird die Kommunikation zwischen Schwester A. und Schwester B. weitergehen?

Der Verlauf hängt davon ab, in welches Ohr Schwester B. die Äußerungen von Schwester A. bekommt und wie sie ihrerseits wieder reagiert. Die Entwicklung eines handfesten Streites ist dabei nicht ausgeschlossen. Vielleicht streiten sich beide schließlich darüber, wer „angefangen" hat.

Vielleicht schaltet sich aber auch die Stationsschwester ein, die kürzlich ein Seminar für Führungskräfte in der Pflege besucht hat, und schlägt zur Konfliktlösung vor, dass jede der Beteiligten offen ausspricht, in welchen „Kanal" sie die Botschaften bekommen hat. Sie spricht davon, dass es „bei Konflikten keine Schuldigen, sondern nur Beteiligte gibt" und erwähnt den Begriff **Meta-Kommunikation**. Gemeint ist, dass es sich bei der Lösung von solchen Konflikten als sehr hilfreich erweist, wenn man darüber kommuniziert, wie die strittige Kommunikation abgelaufen ist. Und sie wird fragen: „Wie machen wir weiter", „Wo sind euere Lösungsideen".

Die Arbeitszufriedenheit im Arbeitsteam hängt also wesentlich von der Fähigkeit der Leitung und der Mitarbeiter ab, miteinander ins Gespräch zu kommen. Das gilt auch für die Beziehung zu den Menschen, die wir pflegen.

Zur Veranschaulichung noch ein weiteres Beispiel:

Eine Altenpflegerin berichtet:

Mit Frau W. habe ich eigentlich ein gutes Verhältnis, wir scherzen sogar manchmal miteinander. Sie ist 87 Jahre alt und lebt schon seit circa sechs Jahren bei uns im Heim.

Kürzlich, als ich gerade dabei war, ihr beim Anziehen zu helfen, sagte sie wie aus heiterem Himmel zu mir: „Sie hassen mich bestimmt genauso wie alle Anderen und wären froh, wenn ich sterben würde." Ich war wie geplättet und wusste überhaupt nicht, was ich darauf sagen sollte. Ich war doch wie immer freundlich zu ihr.

Eine mögliche Version von vielen, wie diese Altenpflegerin den Satz „hört":

```
                        ┌─────────────────────┐
                        │  Alle hassen mich   │
                        └─────────────────────┘
```

```
┌────────────────┐  ┌─────────────────────────┐     ┌───────────────────┐
│ Ich fühle mich │  │ „Sie hassen mich bestimmt│     │ Ich brauche mehr  │
│ ungeliebt und  │  │ genauso wie alle anderen │     │ Zuwendung         │
│ verlassen.     │  │ und wären froh, wenn ich │     └───────────────────┘
└────────────────┘  │ sterben würde".          │
                    └─────────────────────────┘
```

```
                  ┌──────────────────────┐
                  │ Ich fürchte, auch ihr│
                  │ lästig zu werden     │
                  └──────────────────────┘
```

Wie wird die Altenpflegerin wohl reagiert haben? Mit einem: „Das stimmt doch gar nicht, Frau W.", oder „Haben Sie Angst, dass ich Ihnen nicht mehr gern helfe?", oder „Jetzt bin ich aber ganz schön platt, dass Sie so was denken", oder ...? Was wäre Ihre Lösung, von der Sie annehmen, dass sie hilfreich ist?

In der Kommunikation gibt es keine objektiven „Musterlösungen", sondern jeder reagiert aus seinem ganz individuellen Verhaltensrepertoire heraus, mit seinen Möglichkeiten und Begrenzungen.

Sie sollen als Kommunikationsprofis einige theoretische Hintergründe kennen. Nicht, um ständig zu analysieren, wer, was, warum gesagt hat. Eine solche Psycho-Nabelschau dient mehr der Selbstbespiegelung als der Suche nach Lösungen. Mit diesem Analysemodell erweitern Sie jedoch in Problem- und Konfliktsituationen Ihren Blickwinkel für Lösungswege.

Da bei einer Kommunikation stets alle vier Aspekte einer Nachricht im Spiel sind, heißt dies, für Sender wie Empfänger, über den Sachinhalt hinaus auch die anderen Aspekte im Auge zu behalten.

Ein Sender muss sich bewusst sein, dass er mit vier Antennen sendet, der Empfänger muss vier Antennen „ausfahren". Je nachdem auf welcher Seite einer Nachricht der Empfänger hört, ist seine „Empfangsbestätigung" (= Reaktion) eine andere:

- Selbstoffenbarungs-Diagnose: „Was ist das für einer?"
- Beziehungs-Diagnose: „Was hält er von mir?"
- Appell-Diagnose: „Wo will er mich hinhaben?"

Konflikte entstehen, wenn der Empfänger mit seiner Reaktion auf eine Seite der Nachricht antwortet, auf die der Sender eigentlich keinen besonderen Wert legen wollte.

Die **Vermeidung einseitiger Kommunikation**, der Quelle vieler verdeckter und die Verständigung störender Missverständnisse, kann Menschen dabei helfen, besser miteinander klarzukommen. Ebenso bedeutungsvoll ist der **Einsatz von Feedback**, d.h. der offenen und direkten Rückmeldung versteckter Botschaften, die auf der Selbstoffenbarungs-, Beziehungs-, oder Appell-Seite empfangen wurden.

Meta-Kommunikation ist ein dritter Weg, um Kommunikation zu verbessern. Damit ist die Kommunikation über die Kommunikation gemeint.

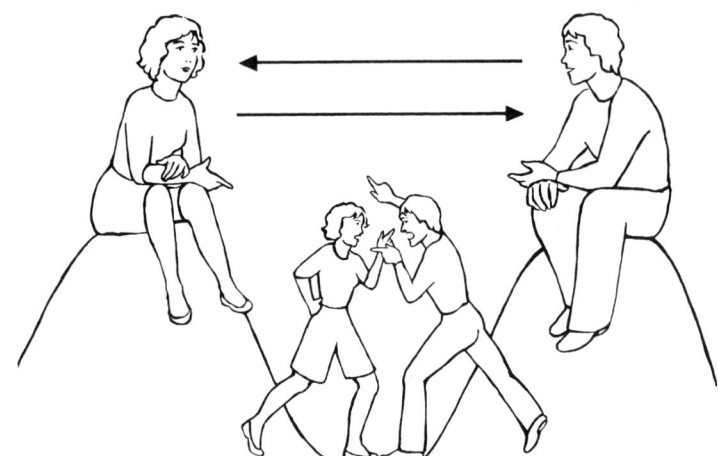

Abbildung 52: Metakommunikation (aus: Schulz von Thun [1989]. Miteinander reden. Reinbek: Rowohlt Taschenbuch Verlag)

Bei der Lösung von Konflikten ist es sehr hilfreich, wenn man die Art der zwischenmenschlichen Kommunikation selbst zum Gegenstand der Kommunikation werden lässt.

Bei Ärger, Streit und unlösbar scheinenden „sachlichen" Differenzen sollten wir daher überprüfen: Wie stehen wir zueinander? Weshalb ist eine sachliche Konfliktlösung nicht möglich? Gibt es Verhaltensweisen auf einer oder auf beiden Seiten, die zur Beziehungsstörung führen?

Auf diese Weise wird es möglich, einen Konflikt, der auf der Beziehungsseite schwelt, jedoch auf der Sachebene ausgetragen wird, auf der Ebene, auf der er sich tatsächlich abspielt, auch auszusprechen und damit den Weg für eine Lösung freizumachen.

Die Arbeitszufriedenheit in beruflichen Gruppen hängt wesentlich auch vom „meta-kommunikatorischen Klima" ab, welches dann gegeben ist, wenn jemand sagen kann: „Wir haben zwar auch Probleme miteinander, aber wir können offen nach Lösungen suchen".

Doppelbindung oder Beziehungsfalle nennen wir folgenden Sonderfall einer Kommunikationsstörung: Wenn zwischen dem verbal geäußerten Inhalt einer Nachricht und dem nonverbal übermittelten Beziehungsaspekt ein nicht lösbarer Grundwiderspruch besteht, spricht man von einer Doppelbindung oder Beziehungsfalle.

Paradoxe Kommunikation. Ein viel zitiertes Beispiel einer solchen Kommunikation: Wenn jemand Sie auffordert: „Sei doch spontan!", dann sitzen Sie in einer Zwickmühle. Kommen Sie nämlich der Aufforderung nach, dann sind Sie eben nicht spontan. Kommen Sie der Aufforderung nicht nach, dann riskieren Sie eine Verschlechterung der Beziehung.

Solche verzwickten Gedankengänge zur Kommunikation in der Altenpflege lassen sich aber wegrationalisieren, wenn wir die Beziehungsseite – analog der Apparatemedizin – auf den neuesten Stand der Technik bringen und menschliche Kommunikationsschwächen damit ausschalten. Oder?

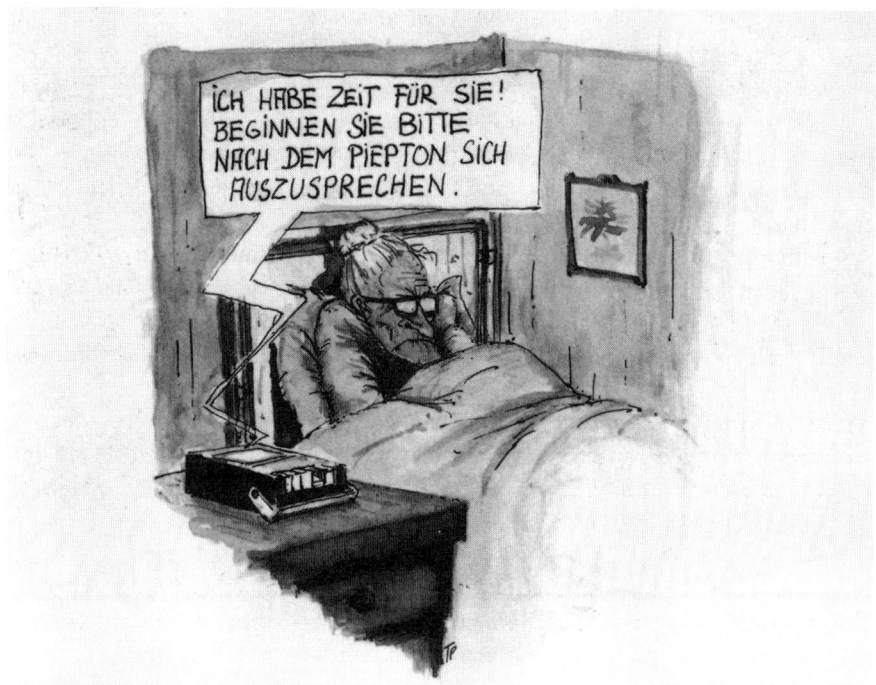

(Thomas Plaßmann)

6.4 Das Verhaltenskreuz: zwei Dimensionen der Beziehungsseite

Mit dem Verhaltenskreuz (Schulz von Thun, S. 163) haben wir einen anschaulichen Rahmen zur Hand, um uns die Art der Beziehung zwischen zwei Menschen zu verdeutlichen.
Die emotionale Dimension lässt sich in den Polen **Wertschätzung-Geringschätzung** ausdrücken.
Ihr Kommunikationsverhalten als Altenpflegerin sollte zum Ausdruck bringen, dass Sie den alten Menschen (auch mit seinen Gebrechen und Schwächen) achten. Wesentliche Merkmale von Wertschätzung sind Höflichkeit und Takt,

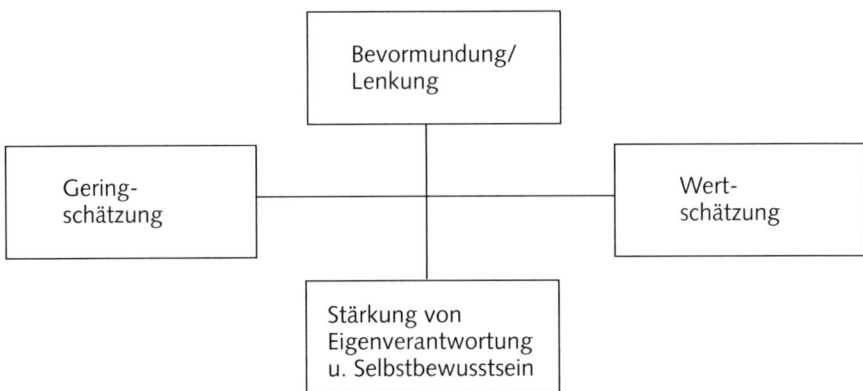

Abbildung 53: Die zwei Dimensionen der Beziehungseite: Emotion und Lenkung

besonders wenn pflegerische Eingriffe in die Intimsphäre der Persönlichkeit des hilfsbedürftigen Menschen notwendig werden und dessen Ich-Identität bedrohen.

Als Altenpflegerin finden Sie einen hilfreichen Maßstab für Ihr Verhalten, wenn Sie es auf Umkehrbarkeit hin überprüfen: „Würde ich mich als Mensch akzeptiert fühlen, wenn der andere sich mir gegenüber so verhalten würde, wie ich jetzt ihm gegenübertrete?", „Kann er sich das gleiche Verhalten mir gegenüber erlauben?"

Wertschätzung heißt nicht, dass Sie alle Menschen, mit denen Sie beruflich zu tun haben, von Herzen mögen müssen. Falls andere oder Sie selbst den Anspruch an sich hätten, gegenüber jedermann eine gleichbleibend-wohlwollende Freundlichkeit an den Tag legen zu müssen, dann wären Sie ein Pflegeroboter.

Negative Gefühle und Konflikte sollen also nicht mit einer freundlich-neutralen Fassade zugedeckt werden, sondern in einer offenen und auf Gegenseitigkeit beruhenden Beziehung bearbeitet werden.

Geringschätzung drückt sich in Verhaltensweisen aus, die dem Anderen signalisieren, nicht für „voll" genommen zu werden: z.B. jemanden lächerlich machen, seinen Wert als Mensch geringschätzen, ihn von oben herab behandeln u.a.

Neben der emotionalen gibt es noch eine weitere Dimension der Beziehungsseite:

Lenkung/Bevormundung – Stärkung von Eigenverantwortung und Selbstbewusstsein

In der Betreuung alter Menschen wäre zu wünschen, wenn so wenig wie möglich und nur so viel wie nötig – im wohlverstandenen Interesse beider Seiten – lenkendes Verhalten an den Tag gelegt würde.

Unter Lenkung/Bevormundung versteht Schulz von Thun einen Verhaltensstil, „der darauf angelegt ist, den Empfänger in seinem Denken und Handeln weitgehend unter den eigenen Einfluss zu bringen, z.B. durch Anweisungen, Vorschriften, Fragen, Verbote usw."

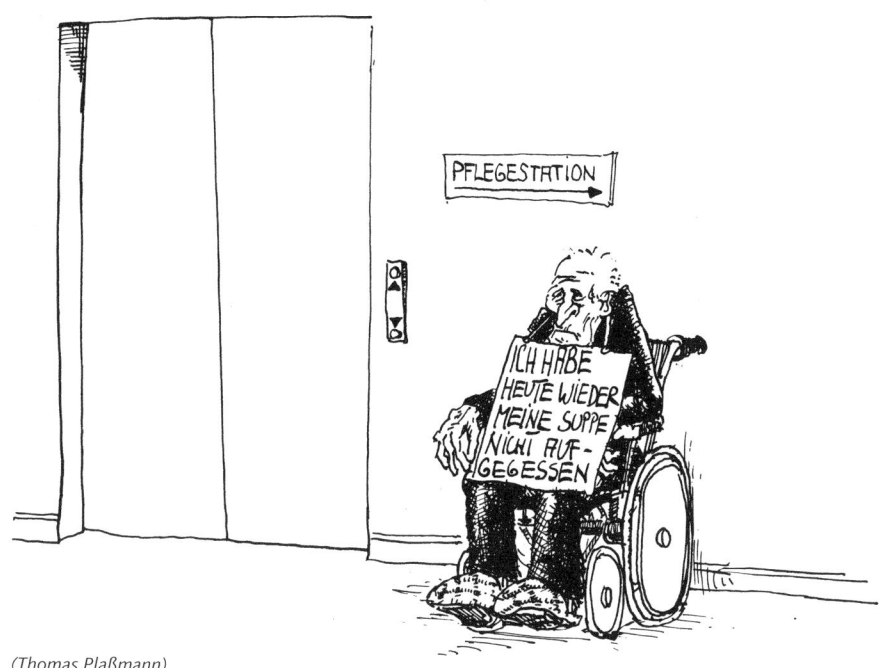

(Thomas Plaßmann)

Die Praxis zeigt, dass stark bevormundendes Verhalten nicht nur als individuelles Fehlverhalten mancher Pflegekräfte zu beobachten ist, sondern in den oft einengenden Reglements von Altenhilfeeinrichtungen regelrecht institutionalisiert ist. Die Entscheidungsfreiheit und die Handlungsspielräume der hilfsbedürftigen alten Menschen sind vielfach auf ein Minimum reduziert.

Je nach Situation und Aufgabenerfordernis ist eher mehr oder weniger an Lenkung erforderlich: z.B. kann es im Extremfall notwendig sein, einen alten Menschen vorübergehend zu fixieren, wenn erhebliche Selbstverletzungsgefahr besteht (totale Lenkung/Bevormundung); z.B. ist es völlig unnötig, Altenheimbewohner mit Hausordnungen zu gängeln, wie sie allenfalls in Kinderheimen angebracht sein mögen.

6.5 Typische Beziehungsmuster zwischen Altenpflegerinnen und alten Menschen

Die Beziehung zwischen Helferinnen und den von ihrer Hilfe abhängigen alten Menschen werden einerseits durch Faktoren bestimmt, die aus der Organisationsstruktur des Berufsfeldes (z.B. stationäre, ambulante oder teilstationäre Altenpflege) resultieren, andererseits aber auch ganz wesentlich durch die individuellen Persönlichkeitsstrukturen der Beteiligten.

Bei der Beschäftigung mit dem Helfer-Syndrom werden wir sehen, dass unser aktuelles Verhalten Erfahrungen der ersten sozialen Umweltkontakte in der frühen Kindheit (vgl. auch Kapitel 3.4) widerspiegeln kann, besonders unverarbeitete Probleme aus der Eltern-Kind-Beziehung.

Auch die später hinzukommenden Sozialisationserfahrungen (Schule, Betrieb, Freundeskreis usw.) spielen eine Rolle. Jede Interaktion zwischen Menschen wird von meist unbewussten Einstellungen und Gefühlen beeinflusst, die durch das Verhalten, Geschlecht, Alter und weitere Merkmale des Anderen, sowie durch die Rahmenbedingungen (z.B. Pflegerposition gegenüber Position des alten Menschen) ausgelöst werden.

Ohne dem Einzelnen bewusst zu werden, steuern diese Gefühle und Einstellungen entscheidend den weiteren Verlauf der Beziehung. Die Tiefenpsychologie nennt diesen Vorgang **Übertragung** bzw. **Gegenübertragung**.

Beispiele:

> Ein neues Autoritätsverhältnis (z.B. Lehrer-Schüler-Beziehung in der Fachschule) lässt alte Probleme mit Lehrern unbewusst wieder aufleben und aktiviert ähnliche Gefühle bzw. Reaktionen wie damals (z.B. sich „kleingemacht" fühlen; ängstliche Zurückhaltung oder „verdeckte" Angriffe in Form typischen Schüler-Störverhaltens).

> In einem alten Menschen können bei Beziehungen zu jüngeren Altenpflegerinnen Gefühle lebendig werden, die er den eigenen Kindern gegenüber hatte. Eine Gegenübertragung von Seiten der Altenpflegerin wäre ein Verhalten, wie es ihrer Beziehung zu den eigenen Eltern entspricht.

Zur Vermeidung von Beziehungsstörungen zwischen ihr und ihren Klienten sollte die Helferin in der Altenarbeit die in der Interaktion jeweils wirksamen Ich-Zustände möglichst zu reflektieren versuchen. Auf diese Weise findet sie einen Zugang zur Beziehungsebene und zu lösungsorientiertem Verhalten. Hilfreich ist dazu ein Einblick in das anschauliche Kommunikationsmodell der Transaktionsanalyse (siehe Kapitel 6.6).

6.5.1 Junge Altenpflegerin – alter Mensch

Im Berufsfeld Altenpflege sind die Helferinnen überwiegend wesentlich jünger als die hilfesuchenden Menschen, die von ihnen betreut oder gepflegt werden. Die sonst in der Beziehung zwischen jüngeren und älteren Menschen vorherrschende Übertragungsbeziehung läuft unter anderen Vorzeichen ab, da die Helferin von vornherein in der Position der Stärkeren dem von ihr weitgehend abhängigen alten Menschen gegenübersteht.

Welche Beziehungsmuster, in Abhängigkeit von der von Helfern erlebten Eltern-Kind-Beziehung, auftreten können, wird von Radebold (1973) anschaulich beschrieben:

> Nach einer als sehr streng und schwierig erlebten Kindheit kann jetzt in den Jüngeren das Gefühl der Revanche für die vielen Jahre der Unterwerfung verstärkt auftreten, wobei sich endlich die Chance eines Triumphes über den Älteren ergibt. Die feindseligen Regungen lassen sich deutlich im allgemeinen Umgang mit den Älteren ablesen, z.B. beim Lange-

warten-Lassen, bei Betonung der eigenen Autorität gegenüber dem Älteren, bei den Aufforderungen „sich endlich zusammenzureißen", beim Anlegen gleicher oder sogar verstärkter Anforderungen wie gegenüber Jüngeren, bei unfreundlicher Abfertigung, bei verärgertem Reagieren gegenüber dem nichtverstehenden Älteren und durch auffallend schnelle Hospitalisierung.

- Andere feindliche Regungen werden hinter der „Verkindlichung" des Älteren sichtbar, so zum Beispiel durch Duzen und joviales Schulterklopfen, betonen der „senilen" Auffälligkeiten und durch das reißen von Witzen, speziell sexueller Art, oder schimpfen über die „unartigen, ungezogenen" Alten.

- Aber auch hinter unrealistischen Idealisierungen und Überschätzungen der Fähigkeiten Älterer, können sich im Sinne einer Verklärung ins Gegenteil unbewusste Feindseligkeiten verbergen.

- Auf der anderen Seite kann eine Idealisierung auch anzeigen, dass der Sozialarbeiter sich weiterhin in der Rolle des unterwürfigen, braven Kindes erlebt, das immer noch unbewusst dominierende, einflussreiche, schützende Elternfiguren erwartet, die diesem Wunsch jetzt im Alter natürlich nicht mehr nachkommen können.

- Ablehnungen verbergen sich oft auch hinter rationalen Argumenten, so zum Beispiel, dass ältere Klienten keine therapeutischen Chancen haben, alle gezeigten Symptome abbaubedingt sind und die Arbeit mit ihnen zwecklos ist.

Für die junge Helferin in der Altenarbeit ergibt sich daraus die Notwendigkeit, sich intensiv mit ihren eigenen Erfahrungen in der Beziehung zwischen ihr und ihren Eltern auseinanderzusetzen, wenn sie in ihrem Verhältnis zu älteren Menschen nicht Opfer unbewusster und unverarbeiteter Elternbilder werden will. Auf diese Weise kann sie auch bewusst Gefühlsübertragungen solcher alten Menschen verarbeiten, die eine Eltern-Kind-Beziehung zu ihr entwickeln.

6.5.2 Ältere Altenpflegerin – alter Mensch

Einer jungen Altenpflegekraft fällt es noch relativ leicht, die durch die ständige Konfrontation mit den zum Teil sehr negativen Folgen des Altwerdens (z.B. körperliche Gebrechlichkeit, Demenzerkrankung) hervorgerufenen Ängste vor dem eigenen Älterwerden beiseite zu schieben. Eine ältere Altenpflegerin muss da schon massive Abwehrmechanismen zu diesem Zwecke einsetzen.

Die ältere Altenpflegerin ist ja nicht nur mit fremdem, sondern auch mit eigenem Altern anschaulich konfrontiert. Aus dieser Tatsache ergibt sich zum einen die Chance, eine enge und verstehende Beziehung zum alten Menschen aufzubauen, andererseits jedoch auch die Gefahr, dass unbewältigte Ängste vor dem eigenen Älterwerden die Beziehung belasten:

- z.B. eine Abwehr der eigenen Ängste durch die Einstellung, dass die alten Menschen an ihrem Schicksal selbst „Schuld" sind, also aus dem fremden Altern keine unmittelbare Bedrohung für das eigene Ich folgen;

➤ z.B. Probleme und Schwierigkeiten der älteren Menschen nicht zur Kenntnis nehmen und dadurch auch notwendige Zuwendung und Betreuung unterlassen.

Ein weiteres Modell der Kommunikation ermöglicht uns auf recht anschauliche Weise den Blick für das, was sich zwischen zwei Menschen auf der Beziehungsebene abspielt.

6.6 Die Transaktionsanalyse: Ein Modell zur Beziehungseinschätzung

Die Transaktionsanalyse (TA) ist eine Methode zur Analyse und zum Verständnis menschlicher Beziehungen. Der Begründer Eric Berne (ein amerikanischer Psychologe) entwickelte mit der TA ein sehr anschauliches und gerade für die Analyse beruflicher Beziehungsmuster recht praktikables Modell. Die TA ermöglicht eine schnelle und kompetente Bewertung dessen, was zwischen zwei Menschen oder in einem Arbeitsteam „beziehungsmäßig abgeht".

In der Psychotherapie, noch mehr aber in der Arbeits- und Organisationspsychologie ist die TA zu einem populären Modell der Erklärung menschlichen Verhaltens geworden.

Manche in der TA entwickelten Fachbegriffe, wie z.B. die „Streicheleinheiten" gehen uns auch umgangssprachlich wie selbstverständlich von den Lippen. Berne, der die TA aus der Psychoanalyse Sigmund Freuds heraus entwickelte, legte großen Wert darauf, menschliche Verhaltensmuster bildhaft und leicht verständlich zu beschreiben.

6.6.1 Ich-Zustände: Die Bausteine der Beziehungsanalyse

Die grundlegenden Bausteine der TA sind die **Ich-Zustände**, in denen wir uns abwechselnd befinden können:

Eltern-Ich
streng   fürsorglich
kritisch

Erwachsenen Ich
fragend
sensibel
analysierend
sachlich

Kind-Ich
frei
spontan
angepasst   rebellisch
folgsam   trotzig
brav   frech

Diese Ich-Zustände sind unterschiedliche Quellen für unser konkretes Verhalten im Kontakt mit anderen Menschen.
Je nachdem, in welcher der Quellen wir uns gerade tummeln, agieren und reagieren wir anders. Wir können in einem dieser Ich-Zu stände für längere Zeit verweilen, jedoch auch rasch zwischen allen „umschalten". Jeder von uns hat eine andere „Grundmischung" an Ich-Zuständen, abhängig von den einzigartigen Erfahrungen unserer Kindheit.

Abbildung 54: Ich-Zustände

Das **Eltern-Ich** enthält Einstellungen, Wertvorstellungen und Verhaltensweisen, die von äußeren Vorbildern, vor allem von den Eltern übernommen wurden. Wir lernen in einem Alter, in dem wir sehr stark zu beeinflussen sind, dass die Erfahrungswelt hauptsächlich aus Belohnungen und Bestrafungen besteht. Unsere Eltern sind fürsorglich, sie unterstützen und ermutigen uns, sie weisen uns aber auch Schuld zu, verurteilen uns und schränken uns ein. Auch Körperhaltungen, Gesten und andere nonverbale Ausdrucksformen „erben" wir in dieser Zeit.

Das **Erwachsenen-Ich** ist auf die gegenwärtige Realität gerichtet, sammelt Informationen, ist geordnet und anpassungsfähig. Es überprüft die Realität, schätzt Wahrscheinlichkeiten ein und versucht, die Umgebung auf rationale Weise zu beeinflussen. Unser Erwachsenen-Ich beginnt sich zu entwickeln, sobald wir spüren, dass unsere Bedürfnisse und Identität unterschiedlich von denen anderer, speziell unserer Eltern, sind.

Das **Kind-Ich** stammt aus unseren eigenen Kindheitserfahrungen. Der unverbildete, freie und spontane Anteil, intuitiv und neugierig, entspricht dabei genau dem Verhaltensstil, den Kinder natürlicherweise haben, bevor die Erziehung (soziale Konditionierung) ihnen das abgewöhnt. Wir lernen, unsere wahren Gefühle zu verbergen, oder das, was wir haben wollen, durch den Griff in die „Gefühlskiste" („ich bin ein hilfloses Kind") und durch braves Parieren zu erreichen (angepasstes Kind-Ich). Bei Trotz und Rebellion schimmert noch die urwüchsige Energie des freien Kind-Ichs durch.

In der TA wird die grundlegende Kommunikationseinheit als **„Anstoß"** bezeichnet. Wenn ich jemanden mit „Hallo" begrüße, dann ist das ein Anstoß. Wenn ich jemanden mit Zuneigung berühre, dann ist das ein Anstoß. Wenn ich jemanden kritisiere, schlage etc., dann sind das Anstöße.

Anstöße geben oder erhalten heißt also, jemandem Aufmerksamkeit zu widmen oder selbst welche zu erhalten. Ein positiver Anstoß ist etwas, was man mag – in der TA genannt **„Streicheleinheiten"** –, ein negativer Anstoß ist etwas, was man nicht mag – **„kalte Dusche".** Menschen brauchen Anstöße, und wenn sie keine Streicheleinheiten bekommen können, dann sind ihnen kalte Duschen immer noch lieber als ignoriert zu werden.

Ein Beispiel: Unwirsche Reaktionen auf „unnötiges" Klingeln – wenn wir als Pflegekräfte der Meinung sind, dem pflegebedürftigen alten Menschen „fehle" doch im Moment eigentlich gar nichts – haben vielleicht deshalb oft wenig Erfolg, weil ihm doch etwas fehlt, nämlich Anstöße.

Es ist für uns ein sehr schwer erträglicher Zustand, keine Anstöße von Mitmenschen zu bekommen. Wir haben einen großen „Hunger" nach Anstößen, nach Beachtung und Zuwendung. Jeder Mensch tut daher viel, um nicht ignoriert zu werden.

Es fällt uns bekanntlich nicht leicht, positive Anstöße (Streicheleinheiten) zu geben – ganz offensichtlich bei vielen Vorgesetzten zu beobachten – oder auch selbst anzunehmen. Wie würden Sie antworten, wenn Ihnen jemand Komplimente über eine Leistung macht? Etwa: „Vielen Dank, ich habe hart gearbeitet, um das zu erreichen und bin echt stolz darauf." Oder: „Ach, das war doch nichts besonderes …"

Anstöße sind die fundamentalen Einheiten der sozialen Aktion. Transaktion wird der Austausch von Anstößen genannt (daher der Name Transaktionsanalyse). Ausgangs- und Zielpunkte sind die jeweiligen Ich-Zustände der beteiligten Menschen. Es gibt drei Arten von Transaktionen:

Eine **Komplementäre Transaktion** findet statt, wenn Sender und Empfänger auf „einer Wellenlänge" in Kontakt kommen. Beispiel: Ich erzähle einen Witz, der Adressat lacht herzlich. Wir kommunzieren also von Kind-Ich zu Kind-Ich.

Ein weiteres Beispiel:

Ein Bewohner appelliert mit regressiven Verhaltensweisen (aus seinem angepassten Kind-Ich) an die Hilfsbereitschaft der Altenpflegerin und löst „bemutternde" Reaktionen aus dem fürsorglichen Eltern-Ich aus.

In der Zeichensprache der TA wird dies so veranschaulicht:

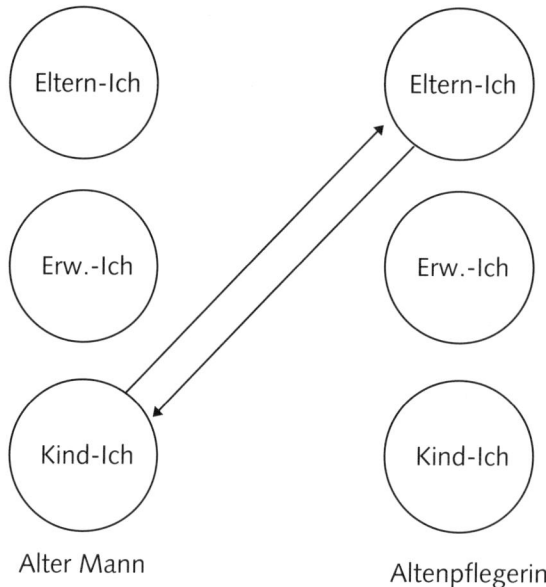

Abbildung 55: Eine komplementäre Transaktion

Problematisch für die Beziehung wird es, wenn eine **Über-Kreuz-Transaktion** stattfindet. Wenn also ein Anstoß in eine bestimmte Richtung gegeben wird, die Antwort jedoch unerwartet aus einem ganz anderen Ich-Zustand kommt. Wenn die Kommunikationskanäle nicht parallel laufen. Beispiel: Ich erzähle einen Witz (Kind-Ich) und erhalte eine Belehrung, dass man darüber keine Witze macht (strenges Eltern-Ich).

Weiteres Beispiel: Ich frage jemanden nach der Uhrzeit (Erwachsenen-Ich an Erwachsenen-Ich) und bekomme zur Antwort „Können Sie sich nicht selbst eine Uhr kaufen" (belehrendes Eltern-Ich).

Wer eine erwartete Reaktion nicht erhält, der fühlt sich zumindest unverstanden, manchmal „abgebügelt" oder sogar gedemütigt. Seine Gegenreaktion könnte sein: sich zurückziehen, sich abwenden, verbal angreifen u.ä.

Weiteres Beispiel: Eine alte Frau wendet sich mit einer sachlichen Bitte an das Erwachsenen-Ich einer Altenpflegerin: „Können Sie mir sagen, ob es heute Mittag ein Diätgericht zur Wahl gibt?" Diese antwortet mit ihrem (zurechtweisenden) Eltern-Ich an die Adresse des Kind-Ichs und nicht wie erwartet des Erwachsenen-Ichs der Fragestellerin: „Haben Sie denn keine Zeit, um selbst auf den Speiseplan zu schauen?"

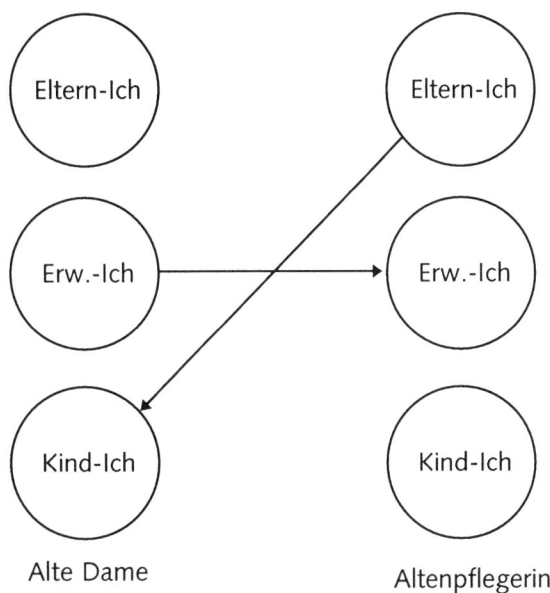

Abbildung 56: Eine Über-Kreuz-Transaktion

Verdeckte Transaktionen finden statt, wenn wir das eine sagen und das andere meinen und damit verborgene oder verdeckte Botschaften aussenden. Oft wird die verborgene Ebene der Transaktion durch nonverbale Kommunikation ausgedrückt, die mit der verbalen Ebene in Widerspruch steht oder zumindest nicht genau übereinstimmt. Beispiel: Ein alter Mann verneint die Frage, ob er Schmerzen habe; zugleich drückt er aber mit seiner Mimik, seinem Tonfall etc. das Gegenteil aus.
Solche verdeckten Transaktionen werden in der TA auch als psychologische Spiele bezeichnet, die wir oft miteinander treiben und die für eine gesunde Kommunikation schädlich sind.

6.6.2 „Spiele" der Erwachsenen

Berne hat in seinem Buch „Spiele der Erwachsenen" anschaulich beschrieben, was wir in unserer „Spielkiste" der Kommunikation finden können. Hier eine kleine Auswahl:

Ja ..., aber ...

Jemand fragt um Rat und leitet damit eine Erwachsener-Erwachsener-Transaktion ein. Wenn der andere dann einen Rat oder eine Antwort oder eine Lösungsmöglichkeit anbietet, antwortet der Ja-Aber-Spieler jedoch mit „Ja, aber ..." und findet bei jedem Lösungsvorschlag ein Haar in der Suppe, egal wie kreativ und emsig sich der um Rat Gefragte auch den Kopf zerbricht.

Der Spieler will also nicht wirklich eine Antwort, eine Lösung, sondern den status quo beibehalten. Vielleicht will er auch nur beweisen, dass die Anderen dumm sind, auch keine Lösungen wissen etc.

Tritt mich

Der Spieler erhält negative Anstöße wegen der von ihm gezeigten Inkompetenz. Er kann planmäßig andere Leute mit zunehmend unerträglicher werdenden Demonstrationen seiner Unfähigkeit nerven und so bei Anderen einen Ausbruch an Zorn gegen sich auslösen. Danach jammert er dann: „Warum passiert das immer mir?"

Der Pechvogel

Während es die Absicht des Tritt-mich-Spielers ist, bestraft zu werden, möchte der Pechvogel-Spieler, dass man ihm verzeiht. Er macht andere mit demonstrativer Unbeholfenheit und allgemeiner Lebensuntüchtigkeit wütend. Zugleich schaltet er jedoch sein nonverbales „Ich bin doch so hilflos und lieb, wie kannst du mich nur so anschreien?" ein und der Ärger der Anderen löst sich in nachsichtiger Vergebung auf.

Jetzt hab' ich dich endlich erwischt

Dieser Spieler greift andere in Situationen an, in denen er eine zutreffende Antwort oder richtige Lösung weiß. Er unterlässt es aber gezielt, den Anderen die ihm zur Verfügung stehenden Mindestinformationen zu vermitteln, so dass sie unausweichlich scheitern müssen. Darauf wartet er nur und haut dem Anderen hinterhältig sein „Siehst du! Du kannst aber auch gar nichts!" um die Ohren.

Holzbein

Viele Menschen haben ein Handikap, ein echtes oder ein eingebildetes. Viele können es überwinden, entweder aus eigener Kraft oder mit Hilfe anderer. Manche ziehen es jedoch vor, es als Entschuldigung zu benutzen, um Sympathie zu gewinnen und Untätigkeit zu entschuldigen.

Der Spieler signalisiert „Was erwartest du denn von jemandem mit einem Holzbein/mit dieser Krankheit/mit dieser Schulbildung?" etc. Hypochonder sind beispielsweise großartige Holzbein-Spieler.

Gerichtssaal

wird meist dann gespielt, wenn zwei oder mehr „Kinder" möchten, dass „Vater/Mutter" einen Streit zwischen ihnen schlichtet: „Sie hat mir das angetan", „Nein, er hat mir das angetan".

Ehemänner und Ehefrauen können „Gerichtssaal" mit einem Freund spielen, Angestellte mit Vorgesetzten, alte Menschen mit Altenpflegerinnen etc.

Oh, Sie sind wundervoll, Herr Professor

Eine Person in einer weniger mächtigen Position (Schüler, Patient, Untergebener) kann einer Person in einer mit mehr Macht ausgestatteten Position (Lehrer, Arzt/Pfleger, Vorgesetzter) Komplimente machen. Wenn die Schmeicheleien dem Adressaten wie Honig runtergegangen sind und der Spieler seine eigentlichen Interessen durchgesetzt hat, er diesen Mächtigeren also nicht mehr braucht, wechselt er zu anderen Mächtigeren über; und das Spiel beginnt von vorne. Sicher fällt es uns gerade wegen der Gefahr dieses Spieles schwer, positive Anstöße/Streicheleinheiten von anderen Menschen anzunehmen.

Aufeinanderhetzen

Der Spieler dieses Spiels bringt zwei andere Menschen dazu, miteinander zu kämpfen und lehnt sich dann zurück, um der Auseinandersetzung zuzuschauen. Er ist häufig ein geschickter „Gerüchteschmied", hetzt mit Andeutungen und Verdächtigungen die Anderen gegeneinander auf. Er selbst kann so jede Verantwortung für den Konflikt von sich weisen.

Der Hinweis auf diese Psycho-Spiele will wirkliche Konflikte nicht herunterspielen. Es ist jedoch sinnvoll, folgende Faustregel zu beachten:
Wenn eine bestimmte Transaktion einmal ohne befriedigende Lösung abgelaufen ist, dann ist das schade, aber normal.
Wenn sie zweimal vorkommt, dann ist das ein Zufall.
Wenn sie innerhalb kurzer Zeit dreimal oder öfter vorkommt, tut man gut daran zu vermuten, dass hier ein Spielchen gespielt wird.
Welche Art von Spielen wir bevorzugen, hängt unter anderem auch mit grundsätzlichen Lebenseinstellungen zusammen.

6.6.3 Das Lebens-Drehbuch: Gebote, Verbote und Grundhaltungen

Jeder von uns entwickelt in der Kindheit ein grundlegendes Bild von sich und Anderen – und davon, wie das Leben abzulaufen hat. Geprägt durch die Transaktionen von den Eltern zu uns Kindern, wird in unsere Seele eine Art „Lebens-Drehbuch" geschrieben. Eine Fülle von Geboten und Verboten macht uns klar, was wir zu tun oder zu lassen, auch wie wir zu sein haben.

Wenn wir für die Lebensreise stärkende und ermutigende Botschaften in unser wachsendes Eltern-Ich hineingepackt bekommen, sind wir gut für die unausweichlichen Konflikte und Stürme gerüstet. Häufig schleppen wir jedoch auch „Wackersteine" in Form schädlicher Gebote mit uns herum. Einige solcher **„Gebots"-Botschaften** sind:

➤ **Sei perfekt.** Strebe nach unmöglichen Zielen und verfolge sie in einer selbstvernichtenden Weise. Bestrafe dich selbst, wenn du unvermeidlich scheiterst, mit der Devise: „Du solltest es besser machen."

- **Beeile dich.** Sei immer in Bewegung. Sonst wird dich jemand ertappen, wenn du müßig bist, und ein müßiger Geist ist aller Laster Anfang. Sei aktiv, immer dynamisch, springe, renne, schlafe schneller. Bestrafe dich selbst mit der Devise: „Du wirst nie fertig."
- **Arbeite hart.** Versuche alles, entspanne nie, mach uns stolz, sei hartnäckig und halte durch. Rückenschmerzen und Magengeschwüre sind Medaillen im Lebenskampf. Bestrafe dich selbst mit der Devise: „Du musst es versuchen."
- **Sei stark:** Setz dich durch, zeige keine Schwäche. Siegen kann nur, wer Stärke zeigt. Nach außen lachen, nach innen weinen; kümmere dich nicht um andere. Bestrafe dich selbst mit der Devise: „Du darfst sie nicht wissen lassen, dass du auch schwach bist."
- **Mach mir Freude:** Diene anderen total, du schuldest uns alles, denke nie an dich selbst, beweise, dass du mich liebst; wenn ich sage „Spring", dann frage nur „Wie hoch?" Bestrafe dich selbst mit den Devisen: „Du bist nicht gut genug" und „Sorge dafür, dass andere sich wohlfühlen."

Mit so einem schweren Marschgepäck kommt man im Leben ganz schön ins Schwitzen, bricht vielleicht vor Überanstrengung manchmal zusammen. Stress und Belastung machen wir uns auf diese Weise auch selbst; nicht immer sind es in unserer Pflegetätigkeit nur die objektiven Umstände, die uns „stressen".

Für den gesunden Umgang mit Belastungen und Konfliktsituationen heißt dies: Schau dir mal dein Eltern-Ich-Gepäck genauer daraufhin an, ob du nicht einige ungesunde Gebote und Programme mit dir herumschleppst, von denen du dich jetzt als erwachsener Mensch ent-lasten könntest.

Schlagwortartig lassen sich die individuellen Lebenseinstellungen in vier Grundmustern zusammenfassen:

Ich bin in Ordnung, du bist in Ordnung

Menschen mit dieser Grundhaltung haben ein gesundes Selbstbild. Sie sind zufrieden mit ihren Stärken und Schwächen, ohne dabei egozentrisch zu sein. Sie sind selbstkritisch und wollen sich weiterentwickeln. Sie respektieren die Individualität anderer und deren Recht, abweichende Meinungen und Verhaltensweisen zu haben. Sie sind Problemlöser und treiben selten Psychospiele.

Ich bin in Ordnung, du bist nicht in Ordnung

Menschen mit dieser Haltung fühlen sich Anderen überlegen. Sie schätzen andere gering ein, weil sie nicht wie sie selbst sind, und misstrauen jedem, der ihnen überlegen zu sein scheint. Sie weisen Anderen gerne nach, Versager zu sein; auch die Retterrolle können sie spielen: „Du armer Unfähiger, lass mich deine Probleme für dich lösen".

Ich bin nicht in Ordnung, du bist in Ordnung

Menschen, die diese Haltung haben, fühlen sich Anderen grundsätzlich unterlegen. Jeder andere schafft seine Angelegenheiten besser, ist kompetenter und bewundernswerter. Dieser Mensch ist oft deprimiert, ängstlich und schuldbeladen. Und er spielt oft Opferspiele wie „Tritt mich".

Ich bin nicht in Ordnung, du bist nicht in Ordnung

Diese Grundhaltung ist sicherlich die destruktivste. Alles ist nutzlos, man könnte genauso gut aufgeben. Ein Mensch mit dieser Haltung verachtet nicht nur sich selbst, sondern auch die Anderen. „Wenn ich gekränkt bin, dann kränke ich auch die Anderen."

> *„Ich achte mich selbst nicht.*
> *Ich kann niemanden achten, der mich achtet.*
> *Ich kann nur jemanden achten, der mich nicht achtet.*
>
> *Ich achte Jack,*
> *weil er mich nicht achtet.*
> *Ich verachte Tom,*
> *weil er mich nicht verachtet*
> *Nur eine verächtliche Person*
> *kann jemanden so verächtlichen wie mich achten.*
> *Ich kann niemanden lieben, den ich verachte.*
> *Da ich Jack liebe,*
> *kann ich nicht glauben, dass er mich liebt.*
>
> *Wie kann er es mir beweisen?"*
>
> *Robert Laing*
>
> (aus: Paul Watzlawick, Anleitung zum Unglücklichsein)

Sie als Pflegekräfte, die alten pflegebedürftigen Menschen, die Ärzte, die Angehörigen lassen unsere grundsätzlichen Lebenseinstellungen natürlich nicht zuhause, wenn wir ins Altenheim gehen, sondern bringen diese mit.

Wie wir miteinander alltäglich umgehen, wie wir uns in Konflikten verhalten, wie wir Belastungen verarbeiten etc., das hängt auch von diesen Einstellungen ab.

6.7 Kommunikations-Werkzeuge: Einander verstehen lernen

Unter Zugrundelegung eines psycho-sozial orientierten Rollenverständnisses gehört das individuelle Gespräch genauso zur Aufgabe einer Altenpflegerin wie die medizinisch-pflegerische Versorgung. Bei demenzkranken alten Menschen macht die Beziehungspflege sogar einen wesentlichen Teil menschlicher Altenpflege aus.

Oftmals bleibt das Gespräch mit der Altenpflegerin für ans Bett gefesselte alte Menschen der einzige persönliche Kontakt innerhalb der Institution Pflegeheim.

Von den Altenpflegerinnen wird dabei kein therapeutisches, sondern ein vertrauensvolles Gespräch von Mensch zu Mensch, auf der Basis einer akzeptierenden Grundhaltung und gleichberechtigten Beziehung erwartet.

Der Dialog zwischen Altenpflegerin und altem Menschen gehört zur täglichen und oft „hautnahen" Kommunikation beider, kann also nicht an „Spezialisten" (Pfarrer, Arzt, Psychologe usw.) delegiert werden.

6.7.1 „Aktives Zuhören":
Mit ganzem Ohr und offenen Augen dabeisein

„Was die kleine Momo konnte wie kein anderer, das war Zuhören.
Momo konnte so zuhören, dass dumme Leute plötzlich auf sehr gescheite Gedanken kamen. Nicht etwa, weil sie etwas sagte oder fragte, was den Anderen auf solche Gedanken brachte, nein, sie saß nur da und hörte einfach zu, mit aller Aufmerksamkeit und Anteilnahme. Sie konnte so zuhören, dass ratlose und unentschlossene Leute auf einmal ganz genau wussten, was sie wollten. Oder dass Schüchterne sich plötzlich frei und mutig fühlten. Oder dass Unglückliche und Bedrückte zuversichtlich und froh wurden. Und wenn jemand meinte, sein Leben sei ganz verfehlt und bedeutungslos und er selbst nur irgendeiner unter Millionen, einer auf den es überhaupt nicht ankommt und der ebenso schnell ersetzt werden kann wie ein kaputter Topf – und er ging hin und erzählte alles das der kleinen Momo, dann wurde ihm, noch während er redete, auf geheimnisvolle Weise klar, dass er sich gründlich irrte, dass es ihn, genauso wie er war, unter allen Menschen nur ein einziges Mal gab und dass er deshalb auf seine besondere Weise für die Welt wichtig war.
So konnte Momo zuhören."

(aus: Michael Ende, Momo, S.15f.)

Momo wusste eben, weshalb wir zwei Ohren und nur einen Mund haben: weil Zuhören so wichtig ist für die zwischenmenschliche Kommunikation.
Ein Kommunikationsspezialist, der gern rechnet, hat dieses Verhältnis (von zwei Ohren zu einem Mund) in einem Zahlenspiel einmal so ausgedrückt: bei dreißig Minuten Kommunikation mit einem anderen Menschen sollten wir darauf achten, dass wir zwanzig Minuten hören und zehn Minuten reden. So exakt mathematisch geht es natürlich im Pflegealltag nicht zu, einige „Formeln" und theoretische „Modelle" aus der Kommunikationsforschung sind jedoch für die praktische Arbeit in der Pflege hilfreich und wir wollen einen Blick darauf werfen:
Es ist nicht damit getan, mein Gegenüber als Mensch zu akzeptieren und mich auf ihn einzustellen, sondern ihn diese offene Grundhaltung auch spüren zu lassen.
Im Gespräch während der Grundpflege, beim Baden, Spazierengehen, Essen eingeben, der Gymnastik- oder Bastelstunde usw. kommt es ganz wesentlich darauf an, vierseitig empfangen zu können, was der andere sendet: Sachinhalt, Selbstoffenbarungen, Beziehungsaussagen und Appelle.
Woran erkennt nun mein Gegenüber, dass ich ihm Aufmerksamkeit schenke? Er wird es entweder an meinem nicht-sprachlichen oder meinem sprachlichen Verhalten erkennen:

Nichtsprachlicher Ausdruck
➤ Blickkontakt: Unsere Augen, die Begegnung mit Blicken, sind tatsächlich ein „Spiegel der Seele".

Selbsterfahrung zur Wirkung des Blickkontaktes

Zwei Partner sitzen sich gegenüber.
Während der Erste spricht, sollte der Zweite zuhören, dabei aber jeden Blickkontakt mit dem Sprecher vermeiden.
Wie wirkt sich das auf den Sprecher aus?

Jetzt mit Blickkontakt.
Wie wirkt sich das aus?
Rollenwechsel

➤ Mimik: z.B. lächeln
➤ Gestik: z.B. zuwendende Handbewegung, Kopfnicken
➤ Körperhaltung- und Bewegung: z.B. Zuwendung, innehalten
➤ körperliche Berührung: z.B. Hand nehmen

Das mimische Ausdrucksverhalten kann Art und Intensität der Gefühle reflektieren, die vom Gegenüber ausgedrückt werden.
Ein Mangel an mimischen Reaktionen signalisiert mit Sicherheit mangelnde Zuwendung zum Gesprächspartner und geringes persönliches Interesse an dessen Situation.
Dasselbe gilt für eine Körperhaltung, die „Abwendung" ausdrückt.

Sprachlicher Ausdruck
➤ stimmliche Charakteristika: Tonfall, Sprechgeschwindigkeit, Lautstärke usw.
➤ minimale sprachliche Verstärker: „ja", „aha", „hm".
➤ Reverbalisierung: Wiederholung des Gesagten mit eigenen Worten, um dem Anderen zu signalisieren: „Das habe ich verstanden ..."
➤ Reflektieren: Widerspiegelung der vom Gegenüber empfangenen Signale, die ich als Ausdruck seiner momentanen gefühlsmäßigen Lage empfinde.

Beim aktiven Zuhören versuche ich, Empfindungen oder Botschaften des Senders zu verstehen. Ich melde dem Sender zur Bestätigung des richtigen „Empfangs" zurück, was nach meinem Gefühl dessen Botschaft bedeutet. Der Empfänger sendet also keine eigene Botschaft (Urteil, Meinung, Argument, Ratschlag), nur die eine: Ich höre ...

Pluspunkte des aktiven Zuhörens:
Aktives Zuhören fördert:
➤ **vertrauensvolle Beziehung**
Es entsteht ein Gefühl des Verstandenwerdens, der Verbundenheit, wenn man einen „Draht" zum andern spürt.

> **Offene Kommunikation über Gefühle**
  Wenn ich spüre, dass ein anderer meine Gefühle versteht und akzeptiert, dann ermöglicht mir dies, offener darüber zu reden und besser mit meinen Gefühlen zurechtzukommen.

> **Aussprache über Probleme**
  Wer ein Problem mit einem anderen Menschen durchsprechen kann, statt nur „im eigenen Saft zu schmoren" und darüber nachzugrübeln, ist der Problemlösung schon einen wesentlichen Schritt näher gekommen.

> **Entschlüsselung verschlüsselter Botschaften**
  Ein alter Mann sagt zur Altenpflegerin: „Mit einem alten Mann will niemand etwas zu tun haben." Wie soll sie jetzt damit umgehen? Mit einem oberflächlichen Ratschlag oder einer gutgemeinten Belehrung? Wie: „Ihnen geht es doch im Vergleich zu Herrn X. noch recht gut!" Vielleicht versucht sie es mit einer Reverbalisierung: „Niemand will etwas mit Ihnen zu tun haben?" Oder sie reflektiert das bei ihr angekommene Gefühl – falls die Art des Tonfalls und der Mimik eine starke gefühlsmäßige Beteiligung unterstreichen: „Fühlen Sie sich alleingelassen und sind traurig darüber?" Wie würden Sie reagieren?
  Auf verschlüsselte Botschaften und scheinbar zufällige Bemerkungen hinzuhören gibt mir und dem Gesprächspartner die Möglichkeit einer Identifizierung und Bearbeitung dahintersteckender Probleme (z.B. Angst vor Zuwendungsverlust durch die Altenpflegerin). Aktives Zuhören ermuntert den Partner eher zum offenen Gespräch.

> **Selbstreflexion**
  Wer Gefühle aussprechen kann, ist eher in die Lage versetzt, sein Fühlen und Denken zu analysieren und gegebenenfalls zu korrigieren.

6.7.2 Wahrnehmungen überprüfen

Der nichtsprachliche Ausdruck eines Gesprächspartners ist oft mehrdeutig und eine daraus resultierende Interpretation seiner dahintersteckenden Gedanken und Gefühle recht fehlerbehaftet.

Es ist daher zweckmäßig, sich immer dann der Methode der *Wahrnehmungsüberprüfung* zu bedienen, wenn man sich hinsichtlich der Einschätzung der Gefühlslage des Anderen unsicher ist. Eine gute Wahrnehmungsüberprüfung besteht aus zwei Schritten:

1. Schritt:
Teilen Sie dem Anderen mit, welche nonverbalen Signale Sie bei ihm wahrnehmen.
Beispiel: „Sie lassen heute die Schultern so hängen und sagen gar nichts ...".

2. Schritt:
Teilen Sie dann dem Anderen ihre Interpretation seiner nonverbalen Signale mit. Bringen Sie dabei ihre Unsicherheit und ihr Bedürfnis, ihn richtig verstehen zu wollen, zum Ausdruck.
Beispiel: „Sind Sie wegen irgendetwas traurig?"

Eine Wahrnehmungsüberprüfung ermöglicht es dem Anderen, offener über seine Gefühle zu reden, und verringert durch die Korrekturmöglichkeit Missverständnisse.

Sie darf in keinem Fall so etwas wie Missbilligung oder Zustimmung zum Verhalten des Anderen enthalten, sondern teilt lediglich mit: So fasse ich deine Gefühle auf. Ist das richtig? Und das ganze natürlich mit ihren Worten und von Herzen kommend, nicht „lehrbuchmäßig" (vgl. Beobachtung und Interpretation).

6.7.3 Ich-Botschaften senden

Eine häufig gebrauchte Verschlüsselungsform ist das „verpacken" eigener Gefühle in Du-Botschaften (Gordon, 1972).

Beispiel: Eine Altenpflegerin A. fühlt sich durch das Verhalten einer Kollegin B. bei der Dienstplaneinteilung enttäuscht. Ihr Gefühl drückt sie indirekt so aus:

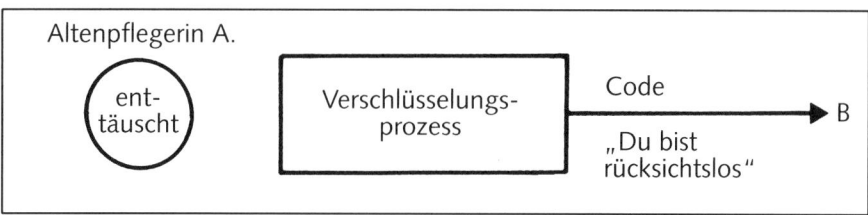

Diese Du-Botschaft lässt zwar auch Rückschlüsse auf den Gefühlszustand der Altenpflegerin zu, jedoch „verpackt" in einen Angriff auf die Gesprächspartnerin.

Eine unmissverständliche Mitteilung darüber, was in ihrem Inneren vorgeht, könnte die Altenpflegerin A. viel direkter senden:

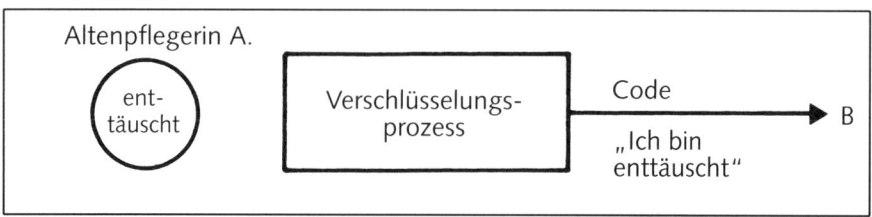

Diese Ich-Botschaft übermittelt genau die Empfindung, die durch das Verhalten der Kollegin ausgelöst worden ist und spiegelt damit auch wider, dass die Altenpflegerin A. ein Problem besitzt und nicht die Altenpflegerin B.

Den typischen Kommunikationsverlauf in Gesprächen, die mit Du-Botschaften beginnen, kennt jeder aus eigener Erfahrung: In der Regel entwickelt sich ein Streit, bei dem sich beide Teile abwechselnd verteidigen oder angreifen (wechselseitige Beschuldigungen oder Beschimpfungen).

Pluspunkte von Ich-Botschaften

> Der andere erkennt, dass **ich** ein Problem habe, ausgelöst durch sein Verhalten. Er bekommt die Wirkung seines Verhaltens übermittelt, ohne durch einen Vorwurf oder Angriff zu Widerstand provoziert zu werden.

> Dem Anderen wird zugetraut, dass er meine Bedürfnisse respektiert und auf sie eingeht. Dadurch wird es ihm ermöglicht, selbst sein Verhalten zu reflektieren und etwas daran zu ändern.

> Ich-Botschaften des einen Menschen fördern Ich-Botschaften des anderen. Senden beinhaltet auch stets ein großes Stück Selbstoffenbarung und Aufrichtigkeit (wer gibt schon so ohne weiteres zu, gefühlsmäßig verletzlich zu sein?).

> Die Beziehung zwischen beiden Gesprächspartnern und ihre Fähigkeiten zur Konfliktlösung verbessern sich dadurch.

Fehler bei Ich-Botschaften

Peick und Klawe (1982) weisen auf folgende Fehler beim Übermitteln von Ich-Botschaften hin:

> *Falsche Ich-Botschaften*
> Hierbei handelt es sich um Aussagen, die etwas über den Gesprächspartner, nicht jedoch über den Sprecher beinhalten. Beispiel: „Ich habe das Gefühl, dass Sie ..." Es handelt sich also eigentlich um eine Du-Botschaft.

> *Generalisieren*
> Verallgemeinerung von Beobachtungen und Gefühlen, anstatt sich auf die konkrete Situation zu beziehen. Beispiel: „Immer wenn ich Sie sehe, fühle ich mich bedrängt".

> *Einseitige Betonung negativer Empfindungen*
> Ich-Botschaften sollen nicht nur dann gebraucht werden, wenn wir unserem Gesprächspartner gegenüber negative Empfindungen haben, sondern auch auf positive Empfindungen hin erfolgen. Beispiel: „Ich freue mich ...".

> *Gefühle begründen*
> Eigene Gefühle auszusprechen ist zunächst ungewohnt, weshalb erste Ansätze mit langen Begründungen und Erklärungen verwässert werden. Wir haben aber ein Recht auf unsere Gefühle und brauchen sie daher nicht zu begründen.

6.7.4 Feedback (Verhaltensrückmeldung) geben und entgegennehmen

Feedback (= Verhaltensrückmeldung) ist eine Art Kontrollinstrument im Bereich der zwischenmenschlichen Kommunikation, mit dessen Hilfe überprüft werden kann, ob Botschaften zwischen Gesprächspartnern auch „richtig ankommen".

Feedback geben: die Mitteilung an einen Gesprächspartner darüber, wie er von mir wahrgenommen, verstanden und erlebt wird (vgl. Wahrnehmungsüberprüfung).

Feedback entgegennehmen: von einem Gesprächspartner erfahren, welche Wirkung mein Verhalten auf ihn hat.

Die Anwendung von Feedback ermöglicht daher, Störungen in einer Beziehung frühzeitig herauszufinden und gegebenenfalls zu beheben.

Regeln für die Verhaltensrückmeldung

1. *Verhaltensrückmeldung geben*
- Wahrnehmungen als Wahrnehmungen, Vermutungen als Vermutungen und Gefühle als Gefühle mitteilen.
- Keine Analyse und Diagnose (z.B. „Sie sind introvertiert") der Persönlichkeit des Anderen.
- Auf konkret begrenztes Verhalten beziehen, nicht auf die ganze Persönlichkeit des Anderen.
- Auch positive Gefühle und Wahrnehmungen rückmelden.
- Direkte Rückmeldung, nicht irgendwann einmal einen ganzen „Sack" öffnen.
- Feedback muss umkehrbar sein; das was ich zum Anderen sage, muss auch er prinzipiell zu mir sagen können.

Feedback geben bedeutet, Informationen zu geben, und nicht, den Anderen zu verändern. Es ist ein Prozess, der Veränderungen auslösen kann; diese müssen jedoch von beiden beteiligten Parteien gemeinsam überlegt werden. Die Richtung der Veränderung ist nicht durch den Feedbackgeber vorbestimmt. Wenn ich Feedback nur mit der Hoffnung gebe, dass der andere sein Verhalten ändert, werde ich produktive Veränderungen eher verhindern.

2. *Verhaltensrückmeldung entgegennehmen*
- Zunächst dem Anderen zuhören, um seine Botschaft auch richtig zu verstehen.
- Gegebenenfalls Unverstandenes durch nachfragen klären.
- Keine Verteidigungshaltung einnehmen, also nicht sich rechtfertigen oder sein Verhalten „klarstellen" wollen.
- Konstruktive Verhaltensrückmeldung als förderlich für die Gesprächsbeziehung akzeptieren.

Ein mutiges Arbeitsteam wird diese hilfreichen Kommunikations-Werkzeuge zur Entwicklung eines offenen Miteinanders nutzen. Beziehungsstörungen zwischen Arbeitskollegen entstehen häufig durch die Unfähigkeit zu offener und direkter Kommunikation. Wenn man sich über das Verhalten eines Partners ärgert, dann verhält man sich ihm gegenüber zwar dementsprechend, sagt es ihm in der Regel nicht direkt. Schon gar nicht ist es vielen Helfern möglich, mit Kollegen offen über ihre eigenen Schwierigkeiten z.B. im Umgang mit alten Menschen zu sprechen. Diese Angst vor der Bloßstellung eigener Schwachpunkte ist zugleich mit der Unfähigkeit, Kritik annehmen zu können, verknüpft.

Auseinandersetzungen und Konflikte, wie sie natürlicherweise das Zusammenleben und Zusammenarbeiten von Menschen begleiten, werden nicht offen bearbeitet, sondern im „verdeckten Kampf" ausgetragen. Eine Menge psychischer Energie, von der gerade im sozialpflegerischen Berufsfeld von Seiten der dort Beschäftigten sehr viel investiert werden muss, schlägt dabei lediglich als Reibungsverlust zu Buche.

Diese kommunikations- und kooperationsfördernden Verhaltensweisen (Aktives Zuhören, Wahrnehmungsüberprüfung, Ich-Botschaften, Feedback) sind nicht so einfach zu handhaben, als dass sie nach der theoretischen Lektüre problemlos in die Praxis umgesetzt werden könnten.

Eine Verbesserung Ihrer sozialen Handlungskompetenzen müssen Sie als Lernprozess auffassen. Dieser Prozess wird bei Ihnen nur dann in Gang kommen, wenn Sie dazu bereit sind, mit diesem „neuen" Verhalten zu experimentieren.

Als „Lernorte" bieten sich an:
➤ Gruppenarbeit und Kommunikationsübungen während der schulischen Ausbildung
➤ Ausbildungsbegleitende Supervision der Praxiserfahrungen

Auf diese Weise können neue Verhaltensweisen, losgelöst von der beruflichen „Ernstsituation", erprobt und eingeübt werden.

6.7.5 Formen des helfenden Gespräches in der Altenarbeit

Die Gesprächsinhalte der Interaktionen zwischen Altenpflegerinnen, hilfsbedürftigen alten Menschen und Angehörigen bestimmen sich aus der Enge der bestehenden Beziehung und aus aktuellen Problemen und Konflikten. Auch der Gesprächsort (eigene Wohnung, Altenwohnheim oder Pflegestation) spielt eine Rolle. Zur Sprache kommen dabei häufig Probleme, die mit den körperlichen und psycho-sozialen Begleiterscheinungen des Alterns verknüpft sind (vgl. auch Kapitel 5).

In der ambulanten Altenhilfe beziehen sich die Gespräche häufig auf Probleme, die mit der sozialen Isolation zusammenhängen, auf die Beschränkung des Aktionsraumes durch Krankheiten und Behinderungen, finanzielle Probleme und die eigenständige Haushaltsführung.

Im Heim kommen schwerpunktmäßig noch Konflikte hinzu, die sich aus dem enggesteckten Rahmen der Heimumwelt ergeben. Sie betreffen zumeist das Pflegepersonal, Mitbewohner und die Verpflegung.

Helfende Gespräche können in vier Formen unterteilt werden:

Stützung
Wenn keine wirklichen Auswege mehr gegeben sind (unheilbare Krankheit, Sterben), dann ergibt sich die Hilfe dadurch, dass man dem Anderen das Gefühl vermittelt, ihn zu verstehen, seine Probleme zu sehen und ihn nicht alleine zu lassen.

Entlastung

Wenn alte Menschen sich mit ihrem bisherigen Leben konflikthaft auseinandersetzen, vielleicht Schuldgefühle entwickeln oder den Verlust eines Partners verarbeiten müssen, dann sind helfende Gespräche angebracht, die das bestehende Problem nicht verniedlichen, sondern ernstnehmen und dem Anderen diese Akzeptanz auch signalisieren.

Beratung

Besonders in der ambulanten Altenpflege werden die Pflegekräfte mit psychosozialen Problemen und der Bitte um Beratung konfrontiert. Eine solche Beratung kann auch von ausgebildeten Altenpflegerinnen erfolgen, so weit es sich um lebenspraktische Probleme (z.B. die Haushaltsführung betreffend, Behördenprobleme, Ernährungsfragen usw.) handelt. Die Ursachen von Schwierigkeiten können im Gespräch herausgearbeitet und Lösungswege gesucht werden.

Ratschläge

In jede Beratung fließen auch Informationen mit ein, die dem Anderen bei seinen eigenen Entscheidungen helfen sollen.

Vorsicht ist geboten mit vorschnellen „Patentrezepten", da sich langfristige Problemlösungen nur aus der aktiven Mitarbeit und der Einsicht von Hilfesuchenden ergeben. Gespräche mit alten Menschen können besonders schwierig werden, wenn

- Appelle um Hilfe enthalten sind, durch die man sich überfordert fühlt
- Fragen gestellt werden, auf die man nicht die richtige Antwort findet
- eigene Ängste und Unsicherheit berührt werden.

Besonders im Zusammenhang mit emotionalen Problemen alter Menschen (z.B. Furcht vor Krankheit, Furcht davor, nichts mehr Wert zu sein, Furcht vor Abhängigkeit usw.) ist es mit sachlichen Informationen und direktiven Rat-, Schlägen nicht getan. Ohne aktives Zuhören, also ohne ein Ansprechen der ausgedrückten oder mitschwingenden Gefühle, werden Erklärungen und Ratschläge kaum akzeptiert. Dies führt dann wiederum zum Ärger auf Seiten der Pflegekräfte, wenn Ratschläge nicht befolgt werden (z.B. Medikamente nicht eingenommen werden usw.) und keine Verhaltensänderungen eintreten.

Burton (1977) nennt zwei weitverbreitete Fehler:

Die **„Es-wird-schon-wieder-Masche"**: Wenn Sie zu jemand anderem, von dem Sie sich Verständnis und Hilfe erwarten, sagen: „Morgen muss ich zur Operation ins Krankenhaus, ich habe ganz schön Angst davor", und dieser andere reagiert mit: „Kopf hoch, das wird schon wieder", fühlen Sie sich dann besser? Viel eher dürfte ein Gefühl entstehen, dass der andere sich eigentlich nicht auf ein Gespräch über ihre Angst einlassen möchte und ihr Problem mittels einer billigen Redensart verharmlost.

Unmittelbarer Effekt solcher Antworten ist die Blockade einer weitergehenden Kommunikation über die signalisierten Emotionen.

Die **„Anderen-geht-es-genauso-Masche"**: Infolge der täglichen Konfrontation mit vielen ähnlichen Lebensschicksalen, Krankheiten und Problemen neigen Pflegekräfte zur Anwendung oberflächlicher „Beruhigungsversuche" auf emotionale Probleme und Fragen: „So schlimm ist das auch wieder nicht, Anderen geht es genauso und die stellen sich nicht so an". Oder: „Diese Operation ist recht häufig und andere Leute überstehen sie sehr gut".

Unmittelbarer Effekt solcher Antworten ist, dass sich der Gesprächspartner nicht als Individuum angenommen fühlt und einen Mangel an Verständnis für seine Sorgen empfindet.

6.8 Sprachstörungen und Kommunikation

Für demenzkranke alte Menschen, deren Angehörige und die professionellen Pflegekräfte sind Störungen der sprachlichen Ausdrucksfähigkeit mit erheblichen psychischen Belastungen verbunden. Ein fortschreitender Verfall der Fähigkeit, Sprache zu benutzen und zu verstehen, also ein Wegbrechen des altvertrauten, lebenslang alltäglich benutzten „Werkzeugs" Sprache ist für alle Beteiligten eine schlimme Erfahrung und kaum zu ertragen.

Als Altenpflegerin muss ich mich folgenden Herausforderungen stellen:
➤ Ich weiß oft nicht, was der betreute Mensch möchte
➤ Der betreute Mensch versteht Hinweise von mir nicht
➤ Ich muss ständige Wiederholungen ertragen
➤ Ich muss Stummheit ertragen

Drei hauptsächliche Ursachen von Sprachstörungen

1. **Störungen des Gedächtnisses und der Verarbeitung von Informationen im Gehirn** (betroffen ist hauptsächlich das Kurzzeitgedächtnis)
➤ Hinweise werden nicht verstanden und Fragen nicht beantwortet, weil sich der betreute alte Mensch nicht mehr an das erinnert, was ich ihm gerade gesagt habe.
➤ Sätze enden „unlogisch", weil der Satzanfang vergessen wurde.
➤ Komplizierte Sätze werden wegen der Verlangsamung der Informationsverarbeitung im Gehirn nicht verstanden.

2. **Zerstörungen von Hirngewebe, das direkt für die Sprachfunktionen zuständig ist** (vergleiche Aphasie)
➤ Die Bedeutung von Wörtern und Redewendungen wird nicht mehr verstanden.
➤ Personen und Gegenstände werden falsch benannt.

3. **Zerstörungen von Hirngewebe, das für die Sprechmotorik zuständig ist** (Vergleiche Schlaganfallpatienten)
➤ Schwierigkeiten beim Aussprechen von Wörtern
➤ Schwierigkeiten beim Schlucken

Tipps zur Kommunikation mit sprachbeeinträchtigten Menschen

➤ Als erstes Aufmerksamkeit des Partners auf mich lenken, bevor ich ihn anspreche:
  – Blickkontakt
  – Namentlich anreden
  – Berühren
  – Eventuell meinen Namen nennen
➤ Langsam sprechen
➤ Hintergrundgeräusche und Lärm vermeiden
➤ Bei Bedarf einfache nichtsprachliche Zeichen vereinbaren
➤ Kurze Sätze
➤ Einfache Worte
➤ Hinweise mit denselben Worten wiederholen
➤ Immer nur eine Frage oder einen Hinweis auf einmal
➤ Möglichst keine offenen Fragen stellen, sondern Alternativen vorgeben
➤ Dem betroffenen alten Menschen bei der Suche nach Worten helfen bzw. Umschreibungen erbitten
➤ Die „Tonart" macht die Musik. Die Betroffenen spüren Ärger, Hast, Anerkennung etc. und reagieren entsprechend
➤ „Entschlüsselung" sogenannter Konfabulation
➤ Gesichtsausdruck und Körpersprache beachten.
➤ Auch schwer demente alte Menschen „verstehen" oft viel mehr als wir meinen. Daher keine unbedachten Äußerungen in ihrer Gegenwart machen.

6.9 Kommunikationsregeln im Umgang mit demenzkranken alten Menschen

Demenzkranke alte Menschen bringen überraschend viel „Verhaltensbuntheit", ungewöhnliche und kreativ-chaotische sowie befremdliche Verhaltensweisen in die Kommunikation mit ein. Dies belustigt, ängstigt und nervt uns manchmal und stellt uns immer wieder vor neue Herausforderungen. Dennoch gibt es einige Regeln, die nach Buijssen (1996) für eine gute Kommunikation hilfreich sind:

Hören und Aufmerksamkeit
➤ Prüfen Sie, ob der betroffene Mensch Hör- oder Sehstörungen hat.
➤ Sprechen Sie nicht lauter als gewöhnlich.
➤ Bleiben Sie bei der Kommunikation im Blickfeld des betroffenen Menschen.
➤ Sorgen Sie für eine ruhige Umgebung.
➤ Machen Sie keine zwei Dinge gleichzeitig, z.B. beim Ausziehen helfen und Fragen stellen.

Verständnis
➤ Sprechen Sie vorzugsweise in kurzen, deutlichen Sätzen.
➤ Stellen Sie keine Fragen mit mehreren Auswahlmöglichkeiten.
➤ Erzählen Sie kurz, was Sie machen oder machen wollen.

- Kontrollieren Sie, ob der betroffene Mensch Sie verstanden hat: Achten Sie auf Gesichtsausdruck und Verhalten.
- Machen Sie Handlungen vor, um die Sie bitten.
- Verlangen Sie erwünschtes Verhalten immer in gleicher Umgebung.
- Stellen Sie keine Fragen mit „warum" am Anfang, sondern stellen Sie Fragen die mit „Was", „Wie" oder „Wo" beginnen.
- Stellen Sie Fragen kurz bevor Sie die Handlung wünschen.
- Rechnen Sie damit, dass Informationsverarbeitung mehr Zeit beansprucht: Warten Sie deshalb ein wenig länger auf die Handlung.

Nicht überfragen
- Stellen Sie keine Fragen, die sich auf die jüngste Vergangenheit beziehen.
- Sprechen Sie lieber über das, was der betroffene Mensch jetzt hören, sehen, riechen, fühlen, schmecken kann oder
- Sprechen Sie über Dinge von früher.
- Benutzen Sie, falls möglich, Gedächtnisstützen.
- Schließen Sie an (frühere) Interessen, Gewohnheiten und Lieblingsbeschäftigungen an.
- Fragen Sie nicht nur, sondern erzählen Sie auch von sich selbst.
- Bedenken Sie, Ihre Anwesenheit und Nähe ist für den betroffenen Menschen oft noch wichtiger, als dass Sie mit ihm reden.

Beugen Sie der Angst vor
- Vermeiden Sie Worte oder Themen, die dem betroffenen Menschen Angst einflößen könnten, wie zum Beispiel „Krankenhaus".
- Vermeiden Sie zu flüstern.

Beugen Sie Versagen vor
- Formulieren Sie Fragen so, dass das Risiko des Versagens so gering wie möglich wird.
- Vermeiden Sie rechthaberische Worte wie „doch", „immer", „nie" und „eigentlich".

Richtiger Ton und Haltung
- Sprechen Sie den betroffenen Menschen als Erwachsenen an.
- Beziehen Sie den betroffenen Menschen so oft wie möglich in die Entscheidungen und Auswahl ein.
- Denken Sie nicht voreilig, dass der betroffene Mensch keine Ahnung von seiner Situation hat.
- Tragen Sie, wenn Sie den betroffenen Menschen ansprechen, seinem Hintergrund und seiner Vergangenheit Rechnung.
- Zeigen Sie ihm Ihr Wohlwollen auch nonverbal.
- Achten Sie auf den Gesichtsausdruck, um zu beurteilen, ob das, was Sie sagen, gefällt.

- Sprechen Sie in der Anwesenheit des betroffenen Menschen nicht über ihn in der dritten Person.
- Bedenken Sie, dass Freundlichkeit und ein Lächeln oft der Schlüssel zu einer guten Kommunikation sind.

Hilfe bei Ausdrucksschwierigkeiten
- Reden und seien Sie so entspannt wie möglich.
- Drängen Sie, wenn das Gedächtnis versagt, nicht zu lange auf Antwort oder Fortsetzung der Geschichte.
- Behaupten Sie nicht, etwas verstanden zu haben, wenn das nicht stimmt.
- Wiederholen Sie den Teil des Satzes oder die Worte, die Sie verstanden haben oder machen Sie ein Ratespiel.
- Reagieren Sie auf Gebärden, mit denen der betroffene Mensch etwas sagen möchte.

Gefühle in den Mittelpunkt stellen
- Versuchen Sie die Gefühle, die sich hinter den Worten verstecken, zu entdecken.
- Versuchen Sie in Ihrer Reaktion an die Gefühle und das Erleben in der Aussage des betroffenen Menschen anzuschließen.
- Rechnen Sie damit, dass beim Fortschreiten der Senilen Demenz körperlicher Kontakt immer wichtiger als Übermittler von Kommunikation wird.

Und zum Schluss möchte ich Ihnen noch ein paar hilfreiche Tipps aus der Praxis mit auf den Weg geben, gesammelt von Altenpflegerinnen in einem meiner Workshops:

Für Ihre Lösungskiste

- Aus dem Spannungsfeld gehen
  (raus und bis 10 zählen)
- Tief ausatman
- Urschrei
  (auf der Heimfahrt im Auto)
- Nimm's mit Humor
- Ich-Botschaften
  meine Wahrnehmung, meine Gefühle und meine Wünsche
  direkt ausdrücken
- Meine Grenzen akzeptieren
  Hilfe holen und einfordern
- Klare Haltung zeigen
- Wertschätzung geben
  mir selber und dem Anderen
- Kreatives „Chaos" zulassen

Kapitel 7

Psychologische Aspekte in der Grund- und Behandlungspflege

7.1 Der alte Mensch als Pflegefall

Die Wahrscheinlichkeit von Krankheiten und körperlichen Leistungseinbußen steigt im Alter. Man spricht daher von Multimorbidität (wörtlich: vielfach krank). Betroffen sind in unterschiedlichem Ausmaß alle Organe und Funktionsbereiche, besonders aber der Stütz- und Bewegungsapparat infolge von Abnutzungserscheinungen und das Herz-Kreislaufsystem durch arteriosklerotisch bedingte Funktionseinbußen.

Sowohl in Tagespflegeeinrichtungen wie in Altenpflegeheimen stellen alte Menschen mit psychischen Störungen, Verhaltensauffälligkeiten und Demenzerkrankungen eine wachsende Problemgruppe dar.

Tabelle 4: Psychische Störungen und Verhaltensauffälligkeiten bei Bewohnern in 20 Mannheimer Alten- und Altenpflegeheimen (Erhebung 1994–1997) und 17 Tagespflegeeinrichtungen in Baden (Erhebung 1997/1998)

Psychische Störungen und Verhaltensauffäligkeiten (nach Einschätzung der Pflegekräfte)	Bewohner in 20 Mannheimer Alten- und Altenpflegeheimen		Klienten in 17 badischen Tagespflegeeinrichtungen
	Neuaufnahmen (N = 187) %	Stichtagspopulation (N = 1.927) %	Stichtagspopulation (N = 257) %
Dementielle Störungen	53,1	50,6	44,8
Depressivität	54,5	48,8	51,0
Ängstlichkeit	42,9	31,6	44,5
Aggressive Äußerungen oder Handlungen	18,9	22,9	20,5
Agitiertheit	28,6	34,1	54,7
Misstrauen	18,4	22,7	29,5
Wahnvorstellungen und Halluzinationen	10,0	11,1	10,3
Alkoholmissbrauch	3, 4	3,3	2,4

Multimorbidität ist ein Wirtschaftsfaktor: Nicht nur, dass Kosten für die Sozialversicherungen anfallen, es kann natürlich auch ganz gut daran verdient werden. Zum Beispiel im Arzneimittelsektor, wie die Ergebnisse einer älteren Mannheimer Studie zeigen:

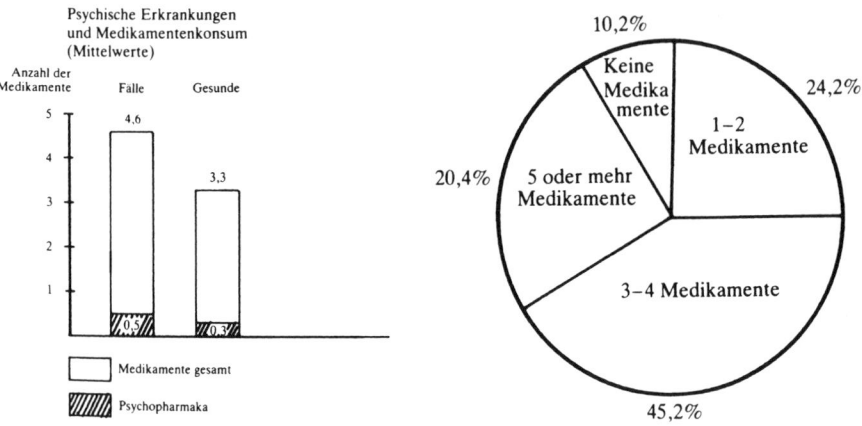

Abbildung 57: Medikamentenkonsum bei alten Menschen (nach: Vinzelberg-Sommer 1978)

Die Einnahme folgender Präparate wurde am häufigsten genannt:
Herzglykoside und andere Herzmedikamente, Antihypertensiva, Hypnotica, orale Antidiabetica, durchblutungsfördernde Medikamente und Venenmittel.
Von der psychisch kranken Gruppe in der Mannheimer Studie wurden durchschnittlich mehr Medikamente als von den Gesunden eingenommen. Dieser Unterschied lässt sich jedoch nicht durch eine etwaige vermehrte Verordnung von Psychopharmaka erklären, da solche Präparate in beiden Gruppen relativ selten verschrieben wurden.

7.1.1 Folgeerscheinungen von Krankheiten und Behinderungen

Akute Erkrankungen treten plötzlich auf und werfen den Betroffenen unvorbereitet aus seinem Lebensrhythmus (Herzinfarkt, Schlaganfall, akute Baucherkrankungen, Unfälle mit Oberschenkelhalsbrüchen).

Chronische Erkrankungen und Behinderungen (z.B. Diabetes, Rheuma, Parkinson, Demenz) bedeuten eine andauernde Einschränkung organischer oder psychischer Funktionsbereiche. Im Unterschied zu akuten Erkrankungen zwingen sie den betroffenen alten Menschen eine dauerhafte Änderung ihrer Lebensgewohnheiten auf und führen zu psychischen Belastungen, die ihrerseits wiederum auf das Krankheitsgeschehen negativ zurückwirken (somatopsychische Wirkungen). Umgekehrt können psychische Konflikte organisches Krankheitsgeschehen hervorrufen oder verstärken (psychosomatische Wirkungen).

- Schmerzzustände müssen bewältigt werden, wobei aus den geringen eigenen Möglichkeiten zur Beeinflussung des Schmerzgeschehens Gefühle der Resignation und Hilflosigkeit erwachsen können.
- Die Unberechenbarkeit des Schweregrades und Verlaufs von Erkrankungen lässt starke Ängste entstehen.
- Krankheit und Behinderung bedeuten weiterhin einen Direktangriff auf das Selbst und die eigene Unabhängigkeit:
  Das Erlebnis der Hilfsbedürftigkeit und des Angewiesenseins auf Pflegepersonen stellt eine erhebliche Bedrohung des normalerweise vorhandenen Strebens nach Unabhängigkeit und Selbständigkeit dar. Jeder erwachsene Mensch möchte „sein eigener Herr" sein. Eine Steigerung des Bedrohungsgrades ergibt sich bei Einweisung in ein Krankenhaus oder gar in ein Pflegeheim.
  Der Bedrohungsgrad hängt auch von der jeweiligen Bedeutung der von Einschränkungen betroffenen Körperfunktionen ab: Wer viel Selbstbestätigung und soziale Anerkennung beispielsweise durch umfangreiche Aktivitäten im Wanderverein bekommen hat, dessen Lebensgefühl wird durch Einschränkungen der Leistungsfähigkeit des Bewegungsapparates wesentlich mehr betroffen als etwa durch einen Altersdiabetes. Für den Menschen, der sich immer gern in der Sprache getummelt und gern gelesen oder diskutiert hat, sind Sprachstörungen eine schwer zu verkraftende Belastung.
- Im Alter bedeuten Krankheit und Behinderung in der Regel eine zusätzliche Belastung zu bereits bestehenden Problemsituationen (z.B. Verluste an sozialen Aufgaben, altersbedingte Einschränkungen der körperlichen Leistungsfähigkeit, Tod von Bezugspersonen).

7.1.2 Psychische Reaktionen auf Krankheit und Behinderung: Wenn die Lösung zum Problem wird

Für die Altenpflegerin sind die psychischen Verhaltensmuster solcher alter Menschen von besonderer Bedeutung, die mit erheblichen und lang andauernden Einschränkungen ihrer Leistungsfähigkeit leben müssen und auf fremde Hilfe angewiesen sind.

Gerade das Bewusstsein der eigenen Hilflosigkeit und die dadurch hervorgerufene Erschütterung des Selbstwertgefühls bringen besondere Schwierigkeiten mit sich. Hilflosigkeit führt zu einer Schwächung der Ich-Stärke, dieses wiederum schränkt die rationalen Verarbeitungsmöglichkeiten in der krisenhaften Situation zunächst ein. Von alten Menschen wird eine enorme Anpassungsleistung verlangt, um mit den behinderungsbedingten Einschränkungen des Lebensraumes, der selbstständigen Lebensführung und der Versagung von Bedürfnissen zurechtzukommen. Nicht immer gelingt es den Betroffenen, sofort das Unabänderliche zu akzeptieren und realistisch zu verarbeiten. Sie „produzieren" Lösungen, die für Altenpflegerinnen und pflegende Angehörige oftmals nicht unproblematisch sind:

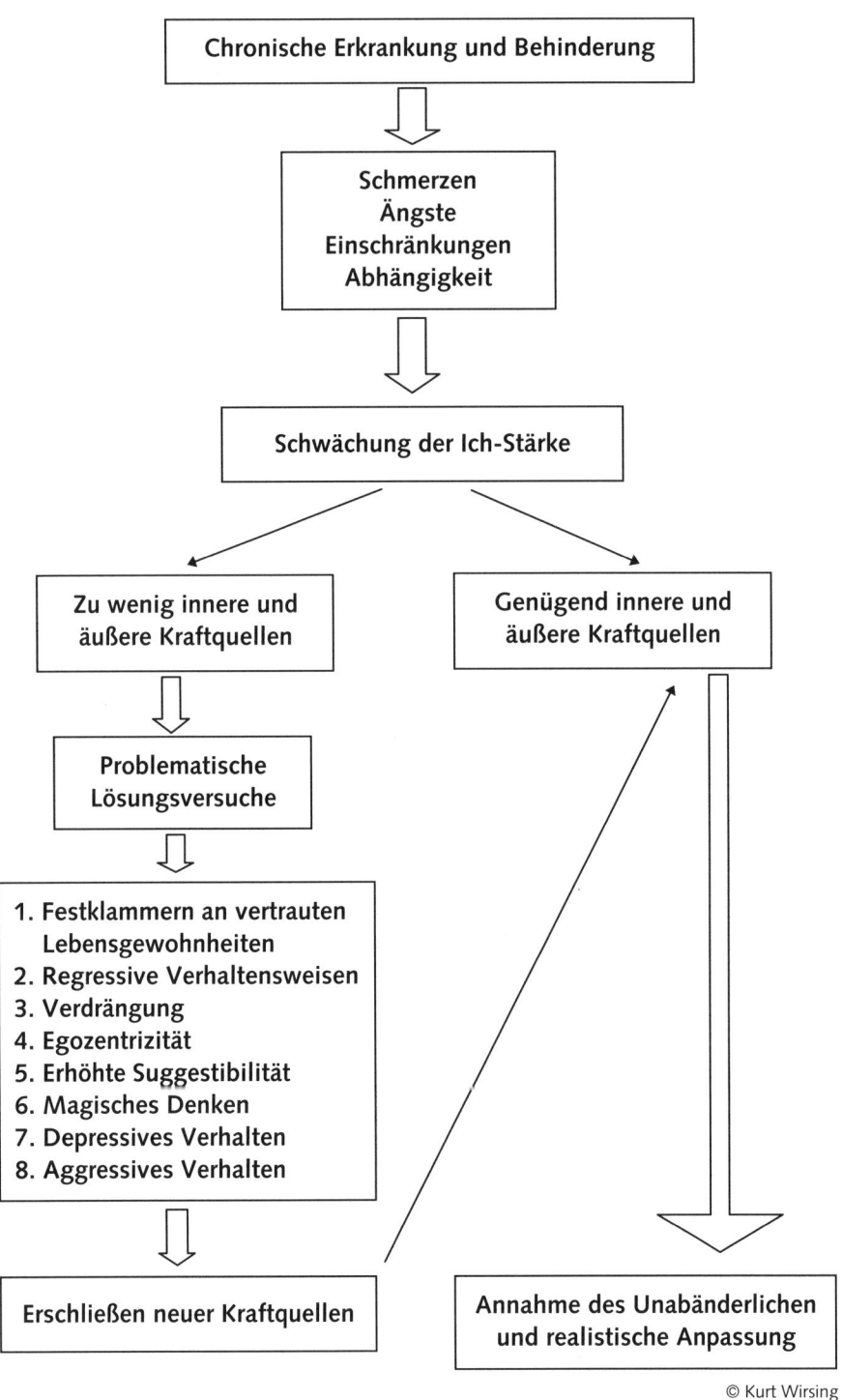

Abbildung 58: Psychische Reaktionen auf Krankheit und Behinderung

1. Festklammern an vertrauten Lebensgewohnheiten

Gerade ältere Menschen, deren Unabhängigkeit bedroht ist, versuchen die innerpsychische Stabilität durch ein starres Festklammern am „Status quo" der vertrauten Umgebung und der langjährig eingeschliffenen Lebensgewohnheiten zu bewahren.

Manche Verhaltensweisen, die als „Altersstarrsinn" bezeichnet werden, können daher auch als Schutzmechanismen gegen eine Bedrohung der Unabhängigkeit und des Selbstwertgefühls verstanden werden.

Falls bei einer notwendig werdenden Übersiedlung in ein Heim dann auch noch auf die vertrauten Gegenstände verzichtet werden muss, wie es heute noch oft der Fall ist, kann dies die ohnehin erlebte Bedrohung des Ichs erheblich steigern. Zur Stärkung des Selbstbewusstseins und zur Angstreduzierung trägt deshalb bei, wenn an möglichst vielen bisherigen Lebensgewohnheiten festgehalten werden kann. Die Biografiearbeit liefert dazu wertvolle Hinweise.

2. Regressive Verhaltensweisen

Ein Rückfall in „kindliche" Verhaltensweisen wird vielfach als alternstypische Veränderung, speziell bei hirnorganischen Prozessen, wahrgenommen. Tatsächlich lassen sich gerade in Altenheimen, und hier wieder besonders auf den Pflegestationen, Verhaltensweisen älterer Menschen beobachten, die eine solche Feststellung zu bestätigen scheinen.

Bei näherer Analyse stellt sich jedoch heraus, dass diese „kindlichen" Auffälligkeiten keineswegs alternstypische Abbauprozesse, sondern Schutzmechanismen des Ich zur Bewältigung des Verlustes an Selbständigkeit darstellen. Schraml (1975) unterscheidet drei Ursachen der Regression:

Die **situative Regression** ist durch die Krankheit und Behinderung selbst bedingt.

Wenn die Funktionen des Essens und Ausscheidens nur mehr mit Hilfe von Pflegepersonen erledigt werden können, so besteht hinsichtlich der Pflegebedürftigkeit kaum mehr ein Unterschied zur Situation eines Kleinkindes. Die Hilflosigkeit und Abhängigkeit ist dieselbe wie beim Kleinkind.

Die **institutionelle Regression** ist die „Verkindlichung" des erwachsenen Menschen durch die Struktur und das Reglement des Krankenhauses oder des Heimes. Der pflegebedürftige alte Mensch wird seiner Selbstverantwortung weitgehend enthoben und in die passive Patientenrolle gedrängt.

Wenn also „kindliche" Verhaltensweisen bei alten Menschen in Heim oder Krankenhaus zu beobachten sind, so muss man sich zunächst die Frage stellen, ob dies nicht eine Reaktion darauf ist, dass sie wie Kinder behandelt werden.

Die **individuelle Regression** ist durch die Persönlichkeit und das Lebensschicksal des jeweiligen Menschen bestimmt.

Der Zustand des Gepflegtwerdens kann auch genossen werden. Besonders solche Menschen, die gerne Verantwortung abschieben oder die sich ansonsten vernachlässigt fühlen, benutzen die krankheitsbedingte Hilflosigkeit als Möglichkeit, sich wieder wie ein Kind betreuen zu lassen.

Die zu beobachtenden regressiven Verhaltensweisen können von ihrer Ausprägung und inhaltlichen Thematik her zu früheren psychosexuellen und psychosozialen Entwicklungsstufen in Beziehung gesetzt werden:

Beziehungen zur oralen Phase
➤ übertriebener Stellenwert oraler Befriedigungsmöglichkeiten wie Essen, Trinken, Rauchen
➤ Wunsch nach Versorgung und Pflege: Verhaltensweisen, wie sie ein Kind gegenüber der Mutter entwickelt

Beziehungen zur analen Phase
➤ übertriebene Beschäftigung mit Verdauungs- und Ausscheidungsvorgängen
➤ vorwurfsvolles, nörglerisches und uneinsichtiges Verhalten („trotziges Kind")

Verbunden damit ist eine Aufgabe erwachsenentypischer Ich-Funktionen wie der Fähigkeit zur Selbstkontrolle, selbständiger Lebensführung und realitätsbezogenem Umgang mit der Umwelt.

3. Verdrängung

Die Verdrängung gibt dem alten Menschen die Möglichkeit, einer realistischen Auseinandersetzung mit Krankheit und Behinderung auszuweichen und Ängste und Unsicherheit („vielleicht bin ich unheilbar krank", „ich komme nicht mehr auf die Beine") abzuwehren.

Verschiedene Verhaltensweisen signalisieren die Wirksamkeit dieses Abwehrmechanismus:
➤ Verharmlosung von Symptomen
➤ Betonte Beschäftigung mit anderen Dingen
➤ Betonung der eigenen Unabhängigkeit
➤ Nicht-wahrhaben-wollen

4. Egozentrizität (das eigene Ich als Maß aller Dinge)

In Situationen, die eine körperliche oder seelische Lebensbedrohung bedeuten, ist ein auf Selbsterhaltung gerichtetes Verhalten durchaus auch als vernünftig und positiv zu bewerten. Egozentrische Verhaltensmuster können Altenpflegerinnen und Angehörige natürlich ganz gewaltig belasten:
➤ Einengung des Denkens auf die unmittelbar gegebene Situation. Die Gedanken kreisen unaufhörlich um das hier und jetzt.
➤ Teilnahmslosigkeit gegenüber der Umwelt.
➤ Soziale Interessen richten sich allenfalls auf Pflegepersonen und andere Helfer.
➤ Entwicklung einer hypochondrischen Einstellung.
➤ Die alten Menschen beschäftigen sich ängstlich mit ihren Körperfunktionen; damit ist auch eine besondere Sensibilisierung der Wahrnehmung für Dinge verbunden, die einen direkten Bezug zur Krankheit und Behinderung haben.

➤ Beanspruchung der Pflegekräfte ganz für sich.

Die Beschäftigung der Pflegekräfte mit anderen Heimbewohnern wird eifersüchtig verfolgt.

Die Einengung auf die Bedürfnisse der eigenen Person erschwert die Aufrechterhaltung und Entwicklung angemessener Beziehungen zur sozialen Umwelt.

Dem Mitbewohner nichts gönnen, ihm neidisch sein, gehässige Verhaltensweisen zu zeigen usw., sollte daher nicht leichtfertig mit den Etiketten „senil", „cerebralsklerotisch" und „dement" versehen, sondern auch als Selbstschutzmechanismus begriffen werden.

Egozentrische Verhaltensmuster können in ihrer Intensität noch verstärkt werden, wenn aus der Zuwendung von Seiten der Pflegekräfte ein **sekundärer Krankheitsgewinn** gezogen wird. Gemeint ist die Beobachtung, dass pflegerische Zuwendung auch genossen wird („endlich kümmern sich andere intensiv um mich"). Gerade solche Menschen, die einen Nachholbedarf an sozialer Zuwendung haben, wenn sie im Rahmen ihrer sonstigen Lebensbedingungen sozial eher isoliert sind, wollen die Pflegekräfte dann möglichst ganz für sich allein haben. Es entwickeln sich Verhaltensweisen, die eine starke Belastung für Pflegekräfte bedeuten, wie z.B. ständige Betätigung der Klingel, wodurch man „seine Altenpflegerin" für sich beansprucht und „in Trab hält".

5. Erhöhte Suggestibilität

Regressive Veränderungen bei Krankheit, Hilfsbedürftigkeit, Isolierung und Angst werden nicht selten von einer erhöhten Suggestibilität begleitet.

Gemeint ist eine leichte Beeinflussbarkeit durch „Ratgeber". Die soziale Umgebung kann daher einen stützenden, aber auch verschlechternden Einfluss auf die psychische Verfassung eines pflegebedürftigen alten Menschen ausüben.

Diese leichte Beeinflussbarkeit kann positiv genutzt werden, wenn z.B. harmlose Medikamente gegen Schlafstörungen verabreicht werden, die dann den gleichen Effekt wie hochwirksame Schlafmittel bewirken, weil der Patient an die Wirkung „glaubt" (Placebo-Effekt).

6. Magisches Denken

„Merkwürdige" Gedankengänge oder Handlungen eines kranken alten Menschen können Ausdruck magischen Denkens – also irrealer, unwissenschaftlicher Vorstellungen – sein.

Es können sich regelrechte Rituale ausbilden, mittels derer versucht wird, die Krankheit oder Behinderung zu „beschwören". Ähnlich wie bei Spielern, die beispielsweise immer das gleiche Jackett tragen, weil sie glauben, damit ihr Spielglück beeinflussen zu können. Der Glaube an „Wundermittel", aber auch überlieferter Aberglaube, spielt hier eine Rolle.

7. Aggressives Verhalten

Altenpflegerinnen sehen sich immer wieder auch aggressiv getöntem Verhalten alter Menschen gegenüber: von ständiger Unzufriedenheit, Besserwisserei („Meckern"), Feindseligkeit, Misstrauen bis hin zu körperlichen Attacken.

Derartige Verhaltensweisen richten sich auf die am ehesten greifbaren Pflegekräfte, die in der Regel jedoch nicht als Personen gemeint sind, sondern als „Sündenböcke" herhalten müssen.

Hinter aggressiven Verhaltensweisen stecken häufig
➤ unbewältigte Angstzustände und Hilflosigkeit
➤ heftige Schmerzzustände
➤ Frustration durch das Erlebnis körperlicher Funktionseinbußen
➤ Übertragungsphänomene: im Zusammenhang mit der Regression werden Verhaltensmuster gegenüber wichtigen Bezugspersonen (z.B. gegenüber den eigenen Eltern oder den eigenen Kindern) auf die Pflegekräfte übertragen. Der alte Mensch reagiert dann beispielsweise gegenüber der Altenpflegerin wie gegenüber seiner „bösen Mutter" oder seiner „frechen Tochter" usw.
➤ Verschiebungen der Affekte, die nicht gegen die „wesenlose Krankheit und Behinderung" losgebracht werden können, auf die Pflegekräfte.

8. Depressives Verhalten

Jeder Mensch ist manchmal „schlecht drauf", niedergeschlagen, lustlos oder traurig. Solche Stimmungen gehören zur Vielfalt menschlichen Erlebens und Fühlens. Als Altenpflegerin begegnen Ihnen immer wieder pflegebedürftige alte Menschen, bei denen diese Gefühlslage über das normale Maß hinausgeht und deren Erlebniswelt beherrscht. Sie hören dann Äußerungen wie „Ich fühle mich so nutzlos", „Ich habe zu nichts mehr Lust", beobachten klagsamjammerndes Verhalten, untätiges Herumsitzen oder Appetitlosigkeit. Diese Menschen geben sich auf. Ab einem gewissen Ausmaß ein ziemlich „stressiges" Verhaltensmuster: entweder nervt es die Pflegepersonen nach einer gewissen Zeit und macht sogar aggressiv oder es steckt an und „zieht runter".

Alte Menschen mit depressiven Bewältigungsmustern kosten mitunter mehr Kraft und Nerven als solche mit aggressiven.

Für Ihre Lösungskiste

Lösungsorientierte Grundhaltungen der Pflegekräfte

➤ Ein hilfreicher Blickwinkel ist es, wenn ich auffällige Verhaltensweisen pflegebedürftiger alter Menschen als deren Lösungsversuche sehe, um mit ihrer schwierigen Lebenssituation zurechtzukommen. Sie schützen sich dadurch in einer von Angst, Unsicherheit und Hilflosigkeit gekennzeichneten Krise.

➤ Ich kann die emotionalen Bedürfnisse des alten Menschen wertschätzend wahrnehmen und zugleich in der Pflege gezielt seine Ressourcen fördern, ohne infantile Verhaltensmuster (Zitat: „Schwester, ich kann mich nicht mehr waschen, weil ich schon so alt bin") zu bestärken.

➤ Ich darf mir meine eigenen Gefühle (Ängste, Ärger usw.) eingestehen, mir meine eigenen Grenzen bewusst machen und Unterstützung einfordern. Hierzu sind mir Gespräche und Erfahrungsaustausch im Arbeits-Team und in der Supervisionsgruppe hilfreich.

- Ich weiß, dass ich nicht persönlich als der Mensch, der ich bin, angegriffen werde, auch wenn es mich bei „Überraschungsangriffen" (z.B. ein Schimpfwort, das ich aufgrund meiner Lebensgeschichte nur schwer verkrafte) doch immer wieder in der Seele treffen kann. Im Rahmen der Pflegediagnose können wir im Team mögliche Ursachen regressiven, aggressiven und egozentrischen Verhaltens besprechen und nach Unterstützungsmöglichkeiten für den alten Menschen suchen, anstatt „Gegendruck" auszuüben.
- Ich kann mir bewusst machen, dass Übertragungen und Gegenübertragungen in einer Pflegebeziehung zum Alltag gehören. Supervision ist mir auch hier hilfreich, um nicht in Beziehungsfallen zu tappen.
- Ich beschränke mich nicht auf die medizinisch-pflegerische Versorgung organischer Leiden, sondern pflege auch die Beziehung des alten Menschen zu sich selbst und zur Welt. Zum Serviceangebot in der Pflege alter Menschen gehört die Seelenpflege, weil der ganze Mensch gepflegt wird und nicht nur seine Außenhaut.
- Im Rahmen der ambulanten Altenpflege kann ich pflegende Familienmitglieder unterstützen, bei belastenden Verhaltensauffälligkeiten hilfreiche Lösungen für den gepflegten Angehörigen und für sich selbst zu entwickeln.

7.2 Menschliche Grundbedürfnisse und Pflege

Das „Produkt" Altenpflege orientiert sich an den Bedürfnissen der Menschen, für welche Sie diese Dienstleistung erbringen. Es gibt Wünsche, die der Kunde individuell selber formuliert oder die von Marktforschern im Marktsegment „Dienstleistung für pflegebedürftige alte Menschen" für spezielle Nachfragegruppen analysiert werden.

Daneben gibt es menschliche Grundbedürfnisse, die für jeden Menschen gelten, ob er viel oder wenig Geld zum Einkaufen von Pflegedienstleistungen besitzt. Auf diesen gründet sich die allgemeine pflegerische Ethik, sei sie christlich oder anders motiviert.

„Der Dekubitus ist noch zu versorgen", „Der Schlaganfall muss noch gelagert werden", „Die Demente dreht heute wieder völlig durch". Diese Einengung eines alten Menschen auf seine Erkrankung oder Behinderung verschließt den Blick auf den ganzen Menschen. Auch wenn das Wort Ganzheitlichkeit manchem schon zum Halse raushängt, weil es zu oft als blutleere Rhetorik gedroschen wird: Ganzheitlichkeit ist die Basis für menschliche Altenpflege, weil es bei der Grund- und Behandlungspflege immer auch um die menschlichen Grundbedürfnisse geht.

Eine anschauliche Darstellung unserer grundlegenden menschlichen Bedürfnisse haben Sie bereits kennengelernt, als wir uns im Kapitel 3 (S. 54) mit der Entwicklung von Motiven beschäftigt haben: die **Maslow'sche Bedürfnis-**

pyramide. Von dem Bedürfnis nach Nahrung bis hin zum Bedürfnis nach Sinnfindung im Leben ist dort dargestellt, was wir Menschen brauchen. Pflegetheorien liefern dazu das wissenschaftliche Fundament.

7.2.1 Pflegetheorien und Pflegeprozessmodell: Maßstäbe für eine veränderbare Praxis der Altenpflege

Pflege hat traditionell ihre Wurzeln in aufopferungsvoller, selbstloser und weiblicher Hilfe für den kranken Mitmenschen, unter Aufsicht und Anweisung des Arztes.

Frauen waren es daher auch, die ihre praktischen pflegerischen Erfahrungen theoretisch reflektiert und zu Pflegemodellen weiterentwickelt haben. Lydia Hall, Martha Rogers, Dorothea Orem, Virginia Henderson und Nancy Roper konnten dadurch wesentliche Impulse zur Entwicklung eines professionellen Selbstverständnisses und einer Emanzipation der Pflege von der ärztlichen Dominanz geben. Im deutschen Sprachraum liegen verdienstvolle Arbeiten von Sr. Juliane Juchli und Monika Krohwinkel vor.

Die wesentlichen Kernannahmen in diesen Pflegemodellen:

➤ Aspekte der Interaktion zwischen der Pflegeperson und dem pflegebedürftigem Menschen ergänzen den rein medizinischen und auf das Krankheitssymptom gerichteten Blickwinkel.

➤ Ausgangspunkt der Pflege sind die Bedürfnisse, Probleme und Fähigkeiten des pflegebedürftigen Menschen und deren Auswirkungen auf seine Unabhängigkeit und sein Wohlbefinden.

➤ Ganzheitlichkeit dieser Bedürfnisse und Fähigkeiten, also keine Verengung des Blickwinkels auf einzelne Organe und Krankheitssymptome.

➤ Blick auf die Fähigkeiten des Pflegebedürftigen (seine Ressourcen), nicht nur auf pathologische Abweichungen (seine Defizite und Krankheiten).

➤ Einbeziehung der Umgebung des Pflegebedürftigen (Angehörige, materielle Situation).

➤ Pflegepersonen arbeiten mit dem pflegebedürftigen Menschen, nicht an ihm, für ihn oder gegen ihn.
Sie bieten Hilfe zur Selbsthilfe; die Selbstheilungskräfte des pflegebedürftigen Menschen und seine Ressourcen sollen gestärkt werden.

➤ Wahrnehmung und Verarbeitung der Gefühle der Pflegekraft gehören zum Pflegeprozess. Nur auf der Basis eines realistischen Umganges mit den eigenen Stärken und Schwächen – und der Akzeptanz der eigenen Person – ist der pflegende Mensch zu einer heilsamen professionellen Beziehungsgestaltung zu anderen Menschen in der Lage.

➤ Systematisierung des pflegerischen Handelns durch das Pflegeprozessmodell.

➤ Eigenverantwortung für den pflegefachlichen Teil der Arbeit mit pflegebedürftigen Menschen.

Die moderne Altenpflege findet in diesen Kernannahmen ihren pflegefachlichen Orientierungsrahmen. Insbesondere das Pflegeprozessmodell und die AEDL (Aktivitäten und existenzielle Erfahrungen des Lebens) sind hilfreiche theoretische Modelle für eine qualitätsorientierte Weiterentwicklung der Altenpflege. Das in diesem Lehrbuch präsentierte psychologische Grundwissen lässt sich praxisnah in diese Modelle integrieren (Wahrnehmung, Beobachtung, Stressbewältigung, Lerntheorien, tiefenpsychologische Selbstschutzprogramme, Entwicklungsstadien, Kommunikationsmodelle, Werkzeugverlust-Modell, Lern- und Verlerngeschichte aggressiven und versöhnlichen Verhaltens, und die Tipps für Ihre persönliche „Lösungskiste" etc.).

Der Pflegeprozess

Die Altenpflegerin, die hautnah und alltäglich mit dem pflegebedürftigen Menschen in Kontakt tritt, ihn beobachtet, ihn berührt, mit ihm kommuniziert, leistet einen eigenen pflegefachlichen Beitrag an diagnostischen und therapeutischen (= heilsamen) Handlungen. Die **Tätigkeiten im Rahmen des Pflegeprozesses gehören in den Bereich der fachlichen Eigenverantwortung der Altenpflegerin**. Altenpflege ist eben nicht auf die Ausführung ärztlicher Verordnungen begrenzt, sondern eigenständiges berufliches Handeln.

Für eine professionelle Pflege und Betreuung des alten Menschen ist es unerlässlich, nicht nur „aus dem Bauch heraus" zu handeln, sondern mein Tun auf der Grundlage des Pflegeprozesses zu reflektieren.

Reine Augenblicksentscheidungen, unzusammenhängendes und planloses Vorgehen werden dadurch vermieden und ein lösungsorientiertes sowie systematisches Zusammenarbeiten im Pflegeteam gefördert.

Dabei wird Altenpflege als ein Prozess verstanden, der für jeden alten Menschen anders verläuft und bei dem ich jeden alten Menschen individuell begleite.

Der Pflegeprozess ist ein gedankliches Modell zur besseren Orientierung: Wo stehen wir – der pflegebedürftige alte Mensch und ich – in Bezug auf ein Pflegeproblem?

Der Pflegeprozess ist also zunächst ein **Problemlöseprozess**.

Was in der Dokumentationsmappe zu lesen ist, ist dabei nur ein, wenn auch sehr wichtiger Aspekt, denn der Pflegeprozess geschieht nicht auf Papier oder im PC, er geschieht in der Begegnung zwischen Ihnen und dem Pflegebedürftigen.

Zwei Experten treffen aufeinander: Der pflegebedürftige alte Mensch und Sie als Pflegefachkraft – beide mit ihren Lebensgeschichten, ihren Bedürfnissen, Möglichkeiten und Begrenzungen.

Der Pflegeprozess ist daher auch ein **Beziehungsprozess**. Dieser Beziehungsprozess ist keine Einbahnstraße der Gefühle und des Tuns, sondern er ermöglicht Heilen, Wachsen und Lernen für alle Beteiligten.

Als Altenpflegerin treten Sie im Verlauf dieses Prozesses in **Interaktion**:
- mit dem alten Menschen selbst,
- mit seiner Umwelt (Angehörige, Ärzte etc.),
- und mit der Institution (Kolleginnen, Vorgesetzte, Leitbilder etc.)

„Die Beziehung zum Du ist unmittelbar ...
Alles wirkliche Leben ist Begegnung ...
Das Du begegnet mir von Gnaden – durch Suchen wird es nicht gefunden ...
Liebe ist Verantwortung eines Ich für ein Du ...
Die Schöpfung offenbart ihre Gestaltigkeit in der Begegnung ...
Im Anfang ist die Beziehung ...
Der Mensch wird am Du zum Ich ..."

(Martin Buber, zitiert in Wehr, 1986)

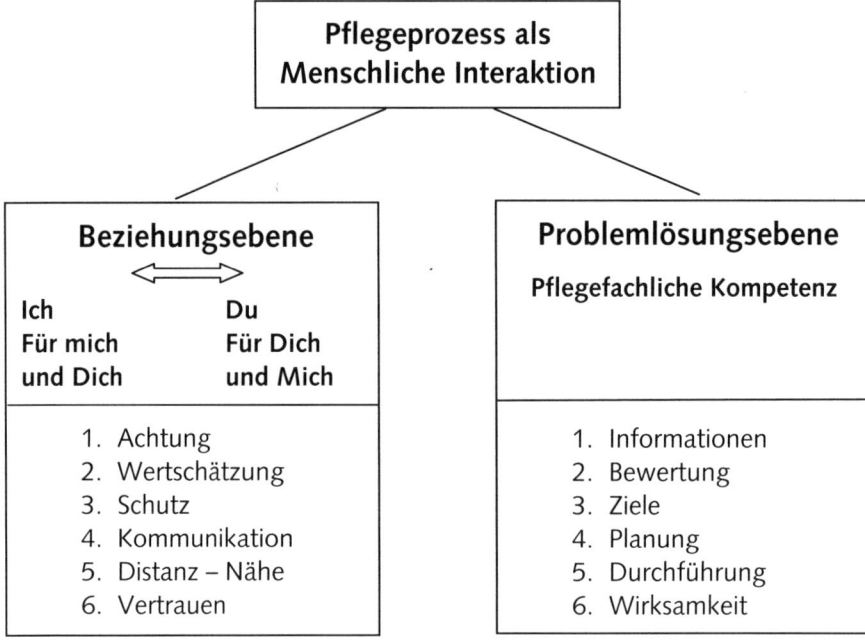

© Kurt Wirsing

Abbildung 59: Pflegeprozess als menschliche Interaktion

Der Pflegeprozess besteht aus sechs Schritten, wobei man sich nicht vorstellen darf, dass diese schön brav im „Gänsemarsch" – einer nach dem anderen und immer nur in eine Richtung – zu gehen sind.

Diese Schritte sind logisch aufeinander bezogen und zugleich voneinander abhängig. Alle Schritte können auch sehr zeitnah durchgeführt werden.

Der Pflegeprozess ist nach Köthner und Gnamm (1993, S. 258) von folgenden drei Bereichen abhängig:

> **Der Pflegeprozess ist abhängig von der Situation des alten Menschen:**
> - von seinen Problemen: körperliche Behinderungen, Krankheiten, unverarbeitete Konflikte, Verlusterlebnisse,
> - von seinen Ressourcen: Wille zu größtmöglicher Selbständigkeit, Zufriedenheit mit dem bisherigen Leben, Freude, Humor u.a.,
> - von seiner Einstellung zum Alter, zum Altenpflegeheim,
> - von seiner Beziehung zu den Pflegekräften.

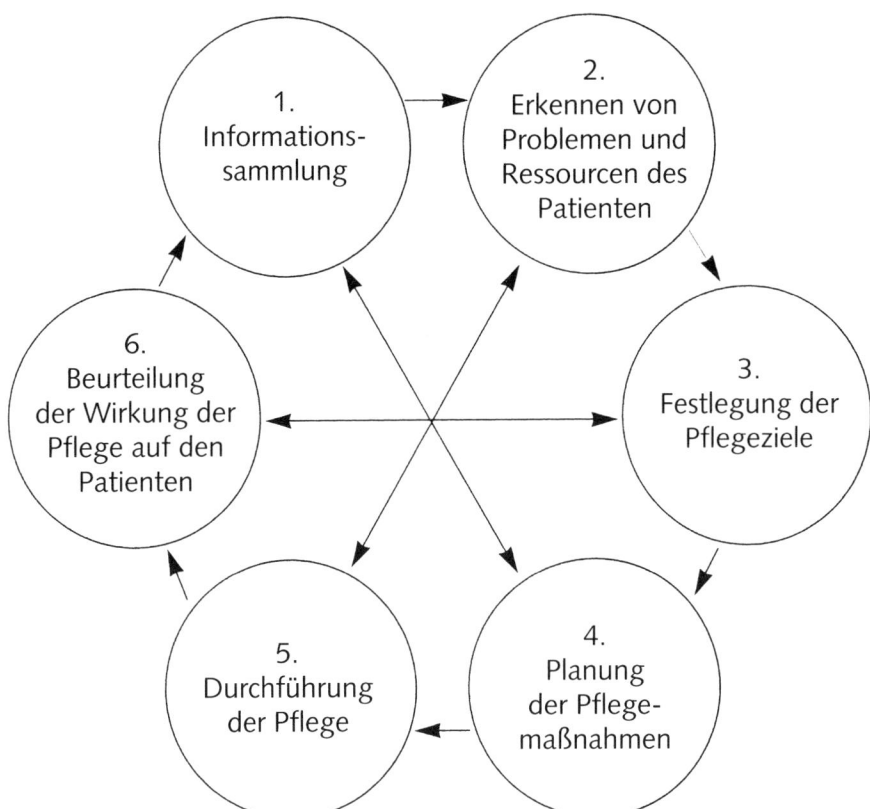

Abbildung 60: Pflegeprozess (aus: Bausteine der Pflegepraxis, Deutscher Berufsverband für Pflegeberufe, LV Bayern 1996)

> **Der Pflegeprozess ist abhängig von den Pflegekräften:**
> – von ihrem beruflichen Wissen und Können,
> – von ihrer Bereitschaft, eine Beziehung zu alten Menschen einzugehen, „Begleiter" sein zu wollen,
> – von ihrer persönlichen Einstellung und Haltung dem alten Menschen gegenüber,
> – von ihren Wertvorstellungen und charakterlichen Eigenschaften und
> – von ihrem körperlichen und seelischen Gesundheitszustand,

> **Der Pflegeprozess ist abhängig von der Institution:**
> – von der Anzahl der Pflegekräfte im Verhältnis zu den betreuten alten Menschen,
> – von den Strukturen und der Konzeption der Einrichtung,
> – von der Ausstattung und den räumlichen Gegebenheiten,
> – von den kulturellen und sonstigen Angeboten,
> – von der Offenheit der Einrichtung in das sie umgebende Wohngebiet hinein.

In der Pflegeliteratur stoßen Sie auf unterschiedliche Modelle und teilweise verwirrende Abkürzungen wie ADL, IADL, ATL, AEDL:

Nancy Roper setzt in ihrem Pflegemodell die pflegerischen Aufgaben in Beziehung zu den grundlegenden menschlichen Lebensaktivitäten. Sie nannte ihr Modell ADL = Activities of Daily Living. Die tagtägliche Realisierung dieser Lebensaktivitäten hat wesentlichen Einfluss auf die Lebensqualität und die körperlich-seelische Gesundheit jedes Menschen, ob jung oder alt, ob gesund oder krank.

Dieser Ansatz wurde auf den Bereich der sogenannten IADL = Instrumental Activities of Daily Living erweitert, worunter u.a. Aktivitäten wie Hausarbeit, Einkaufen, Erledigung von Formalitäten und Benutzung öffentlicher Verkehrsmittel zusammengefasst werden.

Juliane Juchli hat die Lebensaktivitäten nach Roper durch die Aktivitäten „Sinn finden" und „Erleben der Geschlechtlichkeit" ergänzt und nennt ihr Modell ATL = Aktivitäten des täglichen Lebens.

Monika Krohwinkel (1990/1998) hat – aufbauend auf den anderen Pflegemodellen – speziell dieses Konzept erweitert um die Aspekte „Soziale Bereiche des Lebens sichern" und „Mit existenziellen Erfahrungen des Lebens umgehen". Sie nennt ihr Modell AEDL = Aktivitäten und Existenzielle Erfahrungen des Lebens.

7.2.2 Aktivitäten und existenzielle Erfahrungen des Lebens

Das AEDL-Pflegemodell stammt aus der Krankenpflege und ist im Rahmen einer wissenschaftlichen Studie zur Erfassung und Entwicklung ganzheitlich-rehabilitierender Prozesspflege bei Apoplexiepatienten entwickelt worden. Nicht am grünen Tisch, sondern in der pflegerischen Praxis entstanden und erprobt, hat es in die Altenpflege Eingang gefunden, weil sich gerade auch die sozial- und beziehungspflegerischen Aspekte darin finden lassen.

Als Aktivitäten und existenzielle Erfahrungen wurden dreizehn Bereiche in das Pflegemodell aufgenommen, die untereinander in Beziehung stehen:

Zwischen der „Drei-S-Pflege: satt – sauber – still" und einer Altenpflege, die sich an den menschlichen Grundbedürfnissen der AEDL-Bereiche und den Qualitätsstandards z.B. des „Qualitätshandbuchs Wohnen im Heim" (Kuratorium Deutsche Altershilfe, 1998) orientiert, liegen Welten. Ich wünsche Ihnen, dass Ihr Arbeitsplatz in einer stationären oder ambulanten „Pflegewelt" liegt, die sich um eine interne Qualitätsentwicklung nach diesen Standards bemüht.

Zu den „Existenziellen Erfahrungen" zählen die Herausforderungen, denen sich gerade pflegebedürftige alte Menschen tagtäglich und über lange Zeiträume hinweg konfrontiert sehen: der Verlust der Unabhängigkeit, die Beeinträchtigung wichtiger „Werkzeuge" wie des Gedächtnisses, möglicherweise die „Verbannung in die innere Welt der Demenz", die Vorbereitung auf Sterben und Tod.

AKTIVITÄTEN UND EXISTENTIELLE ERFAHRUNGEN DES LEBENS (AEDL)

1. Kommunizieren können

2. Sich bewegen können

3. Vitale Funktionen des Lebens aufrecht erhalten können

4. Sich pflegen können

5. Essen und trinken können

6. Ausscheiden können

7. Sich kleiden können

8. Ruhen, schlafen und sich entspannen können

9. Sich beschäftigen, Lernen und sich entwickeln können

10. Sich als Mann oder Frau fühlen und verhalten können

11. Für eine sichere und fördernde Umgebung sorgen

12. Soziale Bereiche des Lebens sicheren und gestalten können

13. Mit existentiellen Erfahrungen des Lebens umgehen können

Abbildung 61: AEDL-Pflegemodell nach Krohwinkel

In der neuesten Weiterentwicklung ihres Modells hat Krohwinkel diesen AEDL-Bereich in die anderen zwölf Bereiche eingearbeitet.
Die begleitenden psychologischen Verarbeitungsmuster und die dadurch erforderlichen sozial- und beziehungspflegerischen Maßnahmen werden als selbstverständlicher Teil der zwischenmenschlichen Begegnung angesehen

13 MIT EXISTIENTIELLEN ERFAHRUNGEN DES LEBENS UMGEHEN (Beispiele)

Mit belastenden und gefährdenden Erfahrungen umgehen können

➤ Verlust von Unabhängigkeit
➤ Sorge/Angst
➤ Misstrauen
➤ Trennung
➤ Isolation
➤ Ungewissheit
➤ Hoffnungslosigkeit
➤ Schmerzen
➤ Sterben

Existenzfördernde Erfahrungen machen können

➤ Wiedergewinnung von Unabhängigkeit
➤ Zuversicht/Freude
➤ Vertrauen
➤ Integration
➤ Sicherheit
➤ Hoffnung
➤ Wohlbefinden

Erfahrungen, welche die Existenz fördern oder gefährden können, unterscheiden und sich daran entwickeln können

➤ Kulturgebundene Erfahrungen wie Weltanschauungen, Glauben und Religionsausübung
➤ Lebensgeschichtliche Erfahrungen

Abbildung 62: Mit Existenziellen Erfahrungen des Lebens umgehen (Beispiele; nach Krohwinkel, 1998)

und kaum dokumentiert. Sie geschehen deshalb „unsichtbar", für Qualitätskontrolleure wie den Medizinischen Dienst der Krankenkassen oder die Heimaufsicht. Medizinisch-pflegerische „Hardfacts", wie sie in den somatisch orientierten AEDL-Bereichen geleistet werden, gelten offenbar als dokumentationswürdiger.

Ich empfehle daher eine Professionalisierung der Sprache in der Altenpflege, insbesondere was die Beziehungspflege und deren Dokumentation anbelangt. Ich schlage vor, für Tätigkeiten der Beziehungspflege den Fachbegriff **sozialpflegerische Behandlungspflege** einzuführen, der den eigenverantwortlichen Behandlungsanteil der Altenpflegerinnen im Pflegeprozess bei alten Menschen herausstellt.

Im Pflegealltag wird nicht nur „hobbymäßig" geredet und Zuwendung praktiziert, sondern Beziehungspflege gemäß den AEDL durchgeführt und sollte deshalb zum Nachweis der erbrachten Pflegequaliät in der Fachsprache dokumentiert werden:

➤ Sie führen die Pflegehandlung **Biografiearbeit** durch, wenn Sie einem alten Menschen aufmerksam zuhören, der von früher redet – und gewinnen dadurch wichtige Informationen für eine individuelle sozialpflegerische Behandlungpflege.

➤ **Reminiszieren** sollten Sie als zusätzliche Pflegehandlung dokumentieren, wenn Sie bei der körperlichen Pflege demenzkranker alter Menschen das Gespräch bewusst (und geplant) auf seine lebenspraktischen Erfahrungsschätze von früher richten.

➤ Es ist **Validation**, wenn Sie mit verbalen Attacken wie „Du alte Drecksau" oder handgreiflicher Aggression heilsam umgehen.

➤ Wenn Sie desorientierte und verwirrte alte Menschen begleiten (wortlos, redend, musizierend) ist dies kein Privatvergnügen, sonder **ebenfalls Validation**.

➤ Die belebende Ganzkörperwäsche bei depressiven alten Menschen ist **Basale Stimulation**.

➤ Sie betreiben **Angehörigenarbeit,** wenn Sie lösungsorientiert mit einer Angehörigen reden, die Ihnen Vorwürfe macht.

➤ **Kontinenztraining** führen Sie durch, wenn Sie anstelle eines zeitsparenden Windelwechsels einen pflegebedürftigen alten Menschen auf die Toilette begleiten, um ihm wieder mehr seiner Selbständigkeit und Würde zu geben.

➤ Sie stellen sich tagtäglich aufs neue einer demenzkranken alten Dame vor und geben Informationen zu deren zeitlichen und räumlichen Orientierung? Das ist eine pflegefachliche Tätigkeit aus dem **Realitäts-Orientierungs-Training (ROT)**.

Diese Professionalisierung der Pflegefachsprache ermöglicht außerdem die dringend benötigte Distanz zwischen Privatleben und Pflegetätigkeit.

Denn: zuhören, mich zuwenden und reden tu ich auch mit meinen Lieben zuhause.

Ebenfalls am AEDL-Modell orientieren sich die vom Kuratorium Deutsche Altershilfe herausgegebenen „Stufen der Pflegequalität in der ambulanten Pflege", bei denen nicht mehr nach Grund- und Behandlungspflege unterschieden wird. Christine Sowinski u.a. (1995) wählen bei ihrer Beschreibung angemessener und unangemessener (gefährlicher) Bedingungen ambulanter Pflege die Einteilung nach „Indirekter Pflege" und „Direkter Pflege".

Dieser Blickwinkel ist sehr interessant, da er auch die Rahmenbedingungen, unter denen Altenpflege geleistet wird, mit einbezieht. Als relevante Faktoren dieser „Indirekten Pflege" werden beschrieben:

> Unternehmensleitbild
> Pflegetheorien und Pflegekonzept
> Pflegemanagement
> Pflegeorganisation
> Praxisanleitung und Begleitung
> Kooperation mit anderen Berufsgruppen
> Mitarbeit bei ärztlicher Diagnostik und Therapie (früher „Behandlungspflege")
> Schaffen einer pflegerischen Infrastruktur.

Die Qualitätsstandards für die direkte Pflege umfassen die dreizehn AEDL-Bereiche.

Dieser Diskussionsentwurf kann als Plakat vom KDA angefordert werden.

7.3 Psychologische Aspekte des Essenreichens

Unsere Sprache hält Sprichwörter und Redewendungen zum Lebensbereich Essen und Trinken parat, die aus dem Schatzkästchen der Alltagspsychologie stammen: „Essen und Trinken hält Leib und Seele zusammen"; „Liebe geht durch den Magen"; „Ich hab' dich zum Fressen gern"; „Jemandem den Mund wässrig machen"; „Das hat sich mir auf den Magen geschlagen"; „Das ist ja zum Kotzen"; oder wie es einem prominenten Reformator in den Mund gelegt wird: „Warum rülpset und furzet ihr nicht, hat es euch nicht geschmacket?" (Luther).

Sie wissen aus eigener Erfahrung, dass sich aus dem ganzen „Drum und Dran" der Nahrungsaufnahme ein schönes Stück ihres psychischen Wohlbefindens speist. Warum sollte das bei alten Menschen anders sein?

Versetzen Sie sich in die Lage eines Menschen, der diese Prozedur der Nahrungsaufnahme nicht mehr unabhängig und ohne fremde Hilfe bewältigen kann. Seit seiner Kindheit hat er diesen elementaren Lebensbereich selbstständig gestaltet, jetzt muss er die Beeinträchtigung oder gar den Verlust kognitiver sowie motorischer „Werkzeuge" zur Nahrungsaufnahme verkraften. Wollen Sie eine Ahnung von dieser Situation gewinnen? Dann probieren Sie es doch einmal mit einer Kollegin aus und reichen Sie sich gegenseitig Essen sowie Trinken.

Ein Fallbeispiel (aufgeschrieben von einer Altenpflegepraktikantin):

*„Ich füttere Frau F., die total bettlägerig ist, es ist Sonntag, wir sind perso-
nalmäßig relativ gut besetzt. Die alte Frau isst oft nicht gut, je nachdem wie
es ihr schmeckt und wie sie selbst „da" ist, d.h. bewusstseinsmäßig zeitlich
und räumlich orientiert. Sie spricht kaum, und wenn, dann nur stammelnd
und wenn sie ‚gut drauf‘ ist. Vor allem reagiert sie bewusst und unbewusst
auf alles, was mit ihr gegen ihren Willen oder auch einfach ohne sie zu fragen getan wird. Wenn sie merkt, dass man ihr das Essen oder Trinken mit
ziemlicher Bestimmtheit eingibt – und noch dazu schnell, es ihr vielleicht
nicht mal schmeckt (sie isst manche Dinge nicht gern, Süßes um so lieber) –
schaltet sie auf totalen Widerstand und isst dann auch Süßes nicht mehr.*

*Ich gebe Frau F. Kaffee und Kuchen, sie mag den Kaffe nicht gern. Sie trinkt
nicht gern – sie muss aber eine bestimmte Menge pro Tag trinken, leider
bekommt sie nur den grässlichen Haustee, den Kaffee und die Suppe als
Flüssigkeit. Die meisten geben die Suppe im Trinkbecher nach dem Essen –
da trinkt sie sie meist nicht mehr. Ich gebe sie ihr vor dem Essen mit dem
Löffel – das dauert länger, aber sie isst sie dann meistens – und so braucht
sie (für meine Begriffe, leider nicht nach den Prinzipien der Stationsschwester) einen Becher Tee weniger zu trinken, wenn sie nicht mag und er ihr
nicht schmeckt. Sie hat überhaupt was gegen den Becher – oft trinkt sie
nicht, nimmt aber Kaffee oder Tee, wenn ich es ihr löffelweise gebe und
etwas Süßes einbrocke. Wenn Frau F. nicht austrinkt, gibt es riesige
Schimpfkanonaden – oft wird ihr der Becher dann von jemand anderem
regelrecht hineingeschüttet.*

*Das Essen hat Frau F. langsam genommen, mit viel Zusprache. Sie ist nicht
ganz da, tritt oft weg, wenn ich ihr zurede, fragt sie „Wo bin ich denn überhaupt?" Ich geb‘ ihr Kuchen und Kaffee langsam abwechselnd, sie isst
Kuchen gern. So dauert es länger – aber ich brauche ihr nicht den Becher
Kaffee ‚hineinschütten‘.*

*Die Tür ist offen und ich höre die Stationsschwester im Vorbeigehen schimp-
fen, ich würde nicht weitermachen und wieder herumtrödeln.*

*Im Abschlussgespräch, nach dem Praktikum, habe ich diese ‚Langsamkeit‘
vorgeworfen bekommen. Dieser Vorwurf hat mich ziemlich geärgert und
gekränkt".*

Eine Krankenschwester (zit. in Borker, 1996) meint:
„Das Wort „Füttern" hat im ersten Moment keine negative Bedeutung für
mich, doch bei genauerer Betrachtung beinhaltet es ‚nur‘, dass man den Patienten füttert – also ihm das Essen gibt, damit er etwas im Magen hat und satt
ist. „Essenreichen" hingegen sagt doch mehr aus. Es sagt aus, dass man dem
Patienten zwar auch das Essen gibt, damit er satt ist, aber auch eventuell
Ressourcen erkennt und diese fördert. Dazu kommt noch, dass das Essen ein
wenig nett hergerichtet wird. Das Auge isst ja auch mit."

Der akademisch-theoretische Streit um eine korrekte Bezeichnung – von
„Essen eingeben, Essen reichen, Essen anreichen, ausspeisen (österreichisch)

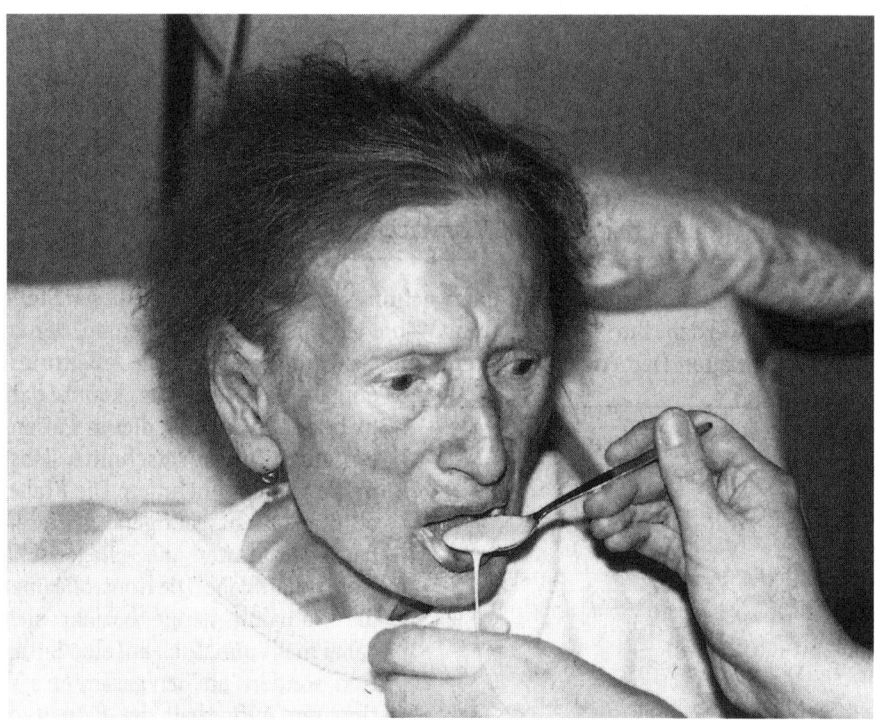

Abbildung 63: Einer alten Dame wird das Essen gereicht (aus: Borker, S. 1996)

bis füttern usw." ist solange zweitrangig, wie bei dieser elementaren Pflegehandlung das Herz der Altenpflegerin am rechten Fleck schlägt:
Es ist für die alte Frau F. allemal besser, von einer herzenswarmen Altenpflegerin geduldig und einfühlsam „gfuadert" (auf bayrisch) zu werden, als
schnell und kaltherzig – aber akademisch korrekt – „Essen eingegeben" zu
bekommen.
Die Nahrungsaufnahme ist ein Lebensbereich, der in Form und Inhalt stark
von kulturellen, regionalen und ökonomischen Gegebenheiten geformt wird.
Jeder von uns, Pflegeperson wie alter Mensch, hat im Laufe seiner Entwicklung Botschaften zum Thema Ernährung mit auf den Weg bekommen, die
unsere Wertvorstellungen in Bezug auf „richtiges" und „anständiges" Essen
und Trinken prägen:

Eine kleine Auswahl elterlicher Botschaften

Hast du die Hände gewaschen?
Man spielt nicht mit dem Essen.
Der Teller wird leer gegessen.
Kau gescheit.
Frech, dann ohne Essen ins Bett.
Du musst doch was Gescheites essen.

> Sitz gerade.
> Um 12 Uhr wird gegessen.
> Schling nicht so.
> Sonntags gibt's Schweinebraten.
> Essen und Trinken hält Leib und Seele zusammen.
> Wirf das nicht weg, das ist eine Sünde.
> Selber essen macht fett.
> Vor der Kommunion wird nichts gegessen.
> Wer gut kocht, bekommt einen gescheiten Mann.
> Der Mensch ist, was er isst.

Wann wir essen, was wir essen, wie wir essen und welche „Lehren" wir bewusst oder unbewusst damit verbinden, hat also eine gewisse Tradition.

Betrachtet man den Altenpflegealltag, dann läuft sehr viel Kommunikation über das Essen und während des Essens ab: zwischen den alten Menschen, sowie zwischen Altenpflegerinnen und alten Menschen. Dieser Lebensbereich hat im Heim einen viel größeren Stellenwert für die Lebensqualität als außerhalb des Heimes und wird so zu einer wesentlichen Quelle der Beziehungsgestaltung.

Probleme mit der Nahrungsaufnahme können daher für alle Beteiligten zu einer großen Belastung werden.

Ursachen von Problemen beim Essen und Trinken:

Für Sie als Altenpflegerin ist es wichtig sich vor Augen zu führen, wie vielschichtig die Ursachen für Probleme und Konflikte rund um den AEDL-Bereich „Essen und trinken können" sind. Sie finden dann eher zu einem lösungsorientierten Blickwinkel, vermeiden unnötige „Machtkampf-Spiele", wie sie in den Heimen und der ambulanten Altenpflege zur täglichen Routine mancher Begegnungen zwischen den Beteiligten gehören, und können Ansatzpunkte für Ihr Pflegehandeln entwickeln.

Probleme können sich aus fünf Quellbereichen speisen (nach Borker, 1996):

> **Sozialer Bereich:**
> Ein alter Mensch, der einsam und isoliert lebt, ist der Gefahr ausgesetzt, sich selbst zu vernachlässigen. Dies betrifft auch die Nahrungsaufnahme: Essen wird nicht mehr appetitlich hergerichtet, „Tischsitten" spielen keine Rolle mehr, Reste bleiben liegen usw.
> In der ambulanten Altenpflege treffen wir deshalb im Erstkontakt manchmal auf unbeschreibliche Zustände.

> **Kultureller Bereich**
> „Was der Bauer nicht kennt, das frisst er nicht".
> Der Speiseplan mit der „Chinesischen Woche" als Spezialservice der Heimküche, zeugt zwar von Kreativität und dem Bemühen um Abwechslung, stößt jedoch nicht immer auf ungeteilte Zustimmung der Bewohner. So kann es auch beim Essenreichen zur Ablehnung kommen, weil Ge-

schmack oder Geruch nicht (mehr) positiv assoziiert werden oder vergessen wurden (Demenz) und fremdartig geworden sind.

Auch religiöse Gebote und Verbote spielen hier eine Rolle: zum Beispiel dürfen Muslime kein Schweinefleisch essen, Katholiken kein Fleisch am Freitag.

> **Institutioneller Bereich**

Essstörungen können auch mit starren Essenszeiten und Wertvorstellungen in der jeweiligen Einrichtung zu tun haben. Zwischen individuellen Bedürfnissen einerseits und institutionellen Einschränkungen andererseits liegen manchmal Welten: Wollen Sie tagein – tagaus zum gleichen Zeitpunkt frühstücken? Was ist, wenn Sie sich tatsächlich jahrzehntelang an Ihren Essenszeitenrhythmus gewöhnt haben, im Heim aber ein anderer Rhythmus gilt.

Zuneigung und Abneigung lassen sich über Kooperation oder Abwehr beim Essenreichen ausdrücken.

Im „Widerstand" kann sich ein pflegebedürftiger alter Mensch auch als lebendig und selbstbestimmt wahrnehmen, allerdings zu Lasten des „Nervenkostüms" der Altenpflegerin.

> **Körperlicher Bereich**

Das Mundgefühl spielt fürs körperlich-seelische Wohlbefinden eine wichtige Rolle. Schlecht sitzende Zahnprothesen und entzündetes Zahnfleisch oder Mund- und Zungenschleimhautentzündungen (z.B. Aphten) sind eine Appetitbremse.

Erkrankungen der Speiseröhre, des Magens und des Darmes können ebenfalls Ursache von Essstörungen sein.

Gelenkentzündungen, die Schmerzen beim Kauen zur Folge haben, bewirken verständlicherweise ebenfalls ein Ausweichverhalten.

Auch die Verlangsamung und der Handtremor als Folge einer Parkinsonerkrankung belastet die Betroffenen und kann dazu führen, dass für diese Menschen die Nahrungsaufnahme zu einer schwierigen Prozedur wird, verbunden mit Schamgefühlen und Versuchen, die „Schwäche" zu kaschieren.

Einschränkungen des Schluckreflexes, des Gedächtnisses und der Motorik als Folge einer hirnorganischen Veränderung bei Demenzerkrankungen, machen die Nahrungsaufnahme für den Betroffenen und das Essenreichen für die Altenpflegerin schwierig.

> **Psychischer Bereich**

In der Altenpflege spielen die klassischen Essstörungen wie Magersucht und Bulimie kaum eine Rolle. Großes Gewicht haben jedoch die Auswirkungen von Depressionen, die sich in Form von Appetitverlust und Nahrungsverweigerung zeigen können.

Der Zwiespalt beim Essenreichen: Zwischen Be-vor-Mund-en und Sein(s)-lassen:

Was machen Sie als Altenpflegerin, wenn Sie beim Essenreichen folgenden Verhaltensweisen eines pflegebedürftigen alten Menschen konfrontiert sind:

> Wirkt teilnahmslos, dreht den Kopf weg, verzieht das Gesicht,
> öffnet den Mund nicht, hält den Bissen zwischen den Lippen,

- spuckt den Bissen wieder aus, schluckt die Nahrung nicht runter,
- greift ins Essen, schlägt Ihre Hand mit dem Löffel weg,
- schreit wie am Spieß, weint ...

Ergänzen Sie diese Liste aus Ihrem altenpflegerischen Erfahrungsschatz.

Wie sollen Sie solche Verhaltensweisen **pflegediagnostisch** interpretieren? Was sind die Botschaften dieses alten Menschen? Welche hilfreichen **Maßnahmen** können und müssen Sie ergreifen, was würde alles nur noch schlimmer machen und Sie sollten es daher seinlassen?

Im Trubel des Pflegealltages „stören" solche Verhaltensweisen, sie halten auf, bremsen das Arbeitstempo der Pflegeroutine, bringen Zeitpläne durcheinander. Das bedeutet Stress. Sie können im Kapitel 9.3.3 nachlesen, dass es eine Frage der Bewertung und persönlichen Entscheidung ist, ob Sie sich in einer solchen Situation von der Schlange Kaa hypnotisieren lassen („Ich halt's nicht mehr aus", „Ich werd' mit meiner Arbeit nicht mehr fertig") oder auf den Lösungstipp von Balu dem Bären hören: „Probier's mal mit Gemütlichkeit". Vielleicht können **Sie** mit Hilfe dieses alten Menschen ein Stück Langsamkeit wiederentdecken.

In der Gesamtbilanz spart es Pflegezeit, wenn Sie sich an den Bedürfnissen der Bewohnerinnen orientieren.

Ein erster Schritt, der zunächst Zeit kostet, dann aber Zeit spart, ist die pflegediagnostische Interpretation: Greifen Sie dazu bitte auf die oben beschriebene Ursachenliste zurück.

Dies ist der „Dreh" weg von der persönlichen Betroffenheit hin zur pflegefachlichen Sichtweise.

In der Checkliste des KDA-Qualitätshandbuches finden Sie wertvolle Fragen zur Reflexion der pflegerischen Grundhaltungen zum AEDL-Bereich „Essen und Trinken können": Ihrer eigenen Grundhaltungen, denen des Teams und denen der Institution, in der Sie arbeiten.

Für Ihre Lösungskiste habe ich einige dieser Fragen als Tipps formuliert („Achten Sie auf ...") und mit weiteren Praxistipps von Seminarteilnehmerinnen angereichert:

Für Ihre Lösungskiste

- Achten Sie beim Anreichen auf eine ruhige und entspannte Atmosphäre.
- Achten Sie darauf, dass beim Anreichen der Nahrung das Tempo von der Bewohnerin bestimmt wird.
- Achten Sie darauf, dass Bewohnerinnen mit Problemen bei der Nahrungsaufnahme genügend Zeit zum Essen und Trinken zur Verfügung steht.
- Bemühen Sie sich um eine Organisation, die es ermöglicht, dass das Essen möglichst oft durch dieselbe Person angereicht wird.
- Helfen Sie kognitiv eingeschränkten Bewohnerinnen, Speisen zu erkennen oder zu sich zu nehmen:
  - geben Sie Tasthilfen
  - benennen Sie die Speisen

> – reichen Sie die verschiedenen Komponenten separat und nicht als „Einheitsbrei".
> – Erinnern Sie immer wieder an die Essenssituation.
> ➤ Wenn nicht jetzt, dann später (aufwärmen).
> ➤ Jetzt ist halt keine Zeit für Kuchen.
> ➤ Abzählmethode: Ein Löffel für ....
> ➤ Geschichte erzählen, bei der's ums Essen oder Trinken geht.
> ➤ Vielleicht geht's mit der Kollegin heute besser.
> ➤ Wenn mal was verschüttet wird, macht's nichts.

Lesen Sie jetzt nochmals unser Fallbeispiel vom Anfang dieses Kapitels und beurteilen Sie selbst: Wer von beiden entspricht mit seiner pflegerischen Grundhaltung eher den beschriebenen Qualitätsstandards, die Altenpflegepraktikantin oder die Stationsschwester?

7.4 Wenn alle Brünnlein fließen: Umgang mit Inkontinenz

Der AEDL-Bereich „Ausscheiden können" findet im Alltag von uns Gesunden üblicherweise an einem „stillen Örtchen" statt. Und weil das „Geschäft" mitunter eine deftige Duftnote verbreitet, wird besagtes Örtchen mit Tannen- und Veilchenduft olfaktorisch behandelt. Anders in der Altenpflege: hier müssen die pflegebedürftigen Menschen diesen Intimbereich sozusagen „veröffentlichen", eine ziemlich unangenehme Situation. Und für die Altenpflegerinnen gehört der pflegliche Umgang mit diesem heiklen Thema zur täglichen Herausforderung. Neben der „Versorgung" (AEDL Essen und Trinken können) gehört die „Entsorgung" der verarbeiteten Nahrung zu den zeit- und beziehungsintensiven Lebensbereichen in der Pflege.

Fallbeispiel (aufgeschrieben von einer Altenpflegepraktikantin):

„Frau B., die geistig verwirrt ist, hat das dritte Mal hintereinander ins Bett genässt und gekotet. Meine Kollegin ist ziemlich wütend und macht Frau B. gegenüber kein Hehl daraus. Da sich Frau B. sträubt, wird sie mit Gewalt aus dem Bett gezogen und auf einen Stuhl gesetzt. Sie hat sich bis zu den Füßen hin beschmiert, weshalb ihr die Kollegin diese in eine Waschschüssel legt, während sie das Zimmer verlässt, um frische Bettwäsche zu holen. Frau B. stieß in dieser Zeit die Waschschüssel um und blieb weiterhin hilflos auf ihrem Stuhl sitzen. Als die Kollegin das Zimmer wieder betritt und das Malheur sieht, beschimpft sie Frau B. Nachdem das Bett frisch bezogen ist und Frau B. wieder ins Bett befördert wird, droht ihr die Kollegin: ‚Wenn du nochmals reinmachst, dann kannst du in deiner Soße liegen bleiben'. Frau B. ist jetzt immer sehr ängstlich, auch wenn ich sie betten will, und kann es kaum fassen, nicht beschimpft zu werden."

Ein Beispiel aus längst vergangenen Zeiten der Erstauflage dieses Lehrbuches (1984)?

Leider nein, wie die aktuellen Berichte über skandalöse Zustände in Altenpflegeheimen oder über Gewalt in der häuslichen Pflege zeigen. In Bayern zog das Sozialministerium Anfang 1999 Konsequenzen und ordnete eine Verbesserung der Qualitätsüberprüfung an.

Wenn auch dieses Fehlverhalten der einen Altenpflegerin einen besonders krassen Ausnahmefall darstellen mag, so demonstriert es doch recht anschaulich eine grundlegende Problematik im Umgang mit inkontinenten alten Menschen: Inkontinenz wird von ungenügend qualifizierten Pflegekräften als Böswilligkeit des alten Menschen angesehen, der lediglich zu „faul" zur Selbstkontrolle ist und damit unnötige Mehrarbeit verursacht.

Zudem wird der Kontrollverlust über die Ausscheidungsfunktionen mit einem Rückfall der Gesamtpersönlichkeit auf die Entwicklungsstufe der frühen Kindheit gleichgesetzt. Die Folge ist ein Verhalten wie gegenüber einem ungehörigen Kleinkind (Schimpfen, Anrede mit Du).

Bei den Betroffenen selbst erzeugt ihr „Versagen" einen erheblichen Leidensdruck – soweit sie, trotz aller Willensanstrengung ohnmächtig und bei vollem Verstand, die gleichsam öffentliche Zurschaustellung des Kontrollverlustes im Intimbereich erleben müssen. Sie können sich das tiefe Schamgefühl und die Verzweiflung der betroffenen Menschen vorstellen, wenn Sie sich zwei Dinge vor Augen halten:

➤ das Gewicht, welches in unserem Kulturkreis auf das Sauberkeitstraining des Kleinkindes gelegt wird, und

➤ den Wert, der sich aus der Beherrschung dieser Funktionen für die persönliche Identität eines erwachsenen Menschen ergibt.

7.4.1 Häufigkeit der Inkontinenz

Das Wort „Inkontinenz" gehört zum medizinischen Fachlatein und ist von dem Wort „continere = zusammenhalten" abgeleitet. Inkontinenz bedeutet demnach das Unvermögen zum Zusammenhalten beziehungsweise Zurückhalten von Urin oder Stuhl.

Die Inkontinenz von Urin ist dabei wesentlich häufiger als die Stuhlinkontinenz (ca. viermal so häufig). Was kaum jemand weiß:

Etwa vier Millionen Menschen leiden in Deutschland an einer Inkontinenz.

Die putzmuntere ältere Frau von nebenan kann davon ebenso betroffen sein wie ein bettlägeriger Altenheimbewohner.

Mehr als 10% der zu Hause lebenden Menschen über 65 Jahre sind von Harninkontinenz betroffen. Bei den 80jährigen sind es etwa 40% und in der Gruppe pflegebedürftiger demenzkranker Menschen steigt diese Zahl auf über 90% an.

Inkontinenz ist eine der häufigsten Einweisungsgründe in geriatrische Kliniken und Altenpflegeheime.

Zu der menschlichen Tragik kommen die Kosten für Pflege, ärztliche Versorgung, Einlagen und andere Hilfsmittel. Anhand der Daten von 114 Patienten aus 60 urologischen Praxen schätzten Forscher der Universität Hannover die Krankheitskosten für Harninkontinenz. Sie beliefen sich im Jahre 1993 auf über neun Milliarden Mark. Den größten Anteil machten Pflegekosten in Höhe von 5,3 Milliarden und die Hilfsmittelversorgung mit 2,5 Milliarden Mark aus. Nur ein Bruchteil der Summe floss in Therapien (Süddeutsche Zeitung, 28. 7. 1998, S.V2/9).

7.4.2 Formen der Harninkontinenz

„Inkontinenz" ist keine genaue Diagnose und keine Bezeichnung für eine Krankheit, sondern der Sammelbegriff für das Krankheitssymptom „Unvermögen, den Harn willentlich zurückzuhalten".

Als **aktive oder intermittierende Harninkontinenz** wird der Harnabgang bei Überschreiten eines gewissen Füllungszustandes der Blase bezeichnet, wenn sich die Blasenmuskulatur unkontrolliert zusammenzieht oder die Schließmuskelreflexe wegen hirnorganischer Veränderungen nicht mehr funktionieren.

Als **passive oder permanente Harninkontinenz** wird ständiger Urinfluss bezeichnet, unabhängig von der Blasenfüllung. Diese Form kann auf eine Schwäche des Beckenbodens sowie auf Störungen der Nervenversorgung von Blase und Schließmuskel zurückgeführt werden.

Sie werden sich fragen: „Was soll denn diese Spielerei, volle Hose bleibt volle Hose". Für die Pflegeplanung – z.B. die fachlichen Überlegungen, ob ein Kontinenztraining Sinn macht – ist es jedoch erforderlich, die breite Palette unterschiedlicher Ursachen zu kennen.

Sie bekommen dann einen ganz anderen fachlichen Blickwinkel auf den pflegebedürftigen Menschen und stärken zudem Ihr pflegerisches Selbstvertrauen.

Stress-Inkontinenz hat nichts mit dem umgangssprachlichen „Stress" zu tun. Es sei denn mit dem „Stress", der entsteht, wenn Sie mit vollster Blase und verschränkten Beinen vor der verschlossenen Toilettentür stehen und plötzlich kräftig niesen müssen. Das hält wahrscheinlich der stärkste Schließmuskel nicht aus. Diese Schließmuskelfunktion ist es, die im Zusammenhang mit einer nachlassenden Stabilität des Beckenbodens zur Stress-Inkontinenz führt. Der Beckenboden wird schon altersbedingt schlaffer, es können aber auch äußere Verletzungen, operative Eingriffe und Geburten dazu beitragen. Deshalb sind von dieser Form der Inkontinenz sehr viel häufiger Frauen als Männer betroffen. Durch gezieltes Beckenbodentraining und operative Verfahren kann die Beckenbodenanatomie stabilisiert werden.

Bei der **Drang-Inkontinenz** reagiert der Blasenmuskel sehr empfindlich auf eine beginnende Füllung der Blase. Ausgelöst durch Irritationen im Zusammenhang mit Entzündungen und Tumoren sowie durch psychische Unruhe („Reizblase") wird dem Gehirn fälschlich gemeldet „Blase voll" – und schon ist „es" passiert. Diese Form wird sensorische Dranginkontinenz genannt.

Tabelle 5: Die Formen der Harninkontinenz, Definition und häufigste Ursachen (aus: Hoogers, 1993, S. 23)

Typ der Harninkontinenz	Definition	häufigste Ursachen
1. Stress-Inkontinenz	Passiver unwillkürlicher Urinverlust ohne Harndrang bei Versagen des Harnröhrenverschlussmechanismus. Je nach Schweregrad tritt der Harnverlust besonders bei erhöhtem intraabdominellen Druck, z.B. Husten, Lachen, Niesen, auf.	Schädigungen des Beckenbodens und der Harnröhre, z.B. infolge Geburten, Bindegewebsschwäche, Schwäche des Schließmuskels
2. Drang- oder Urge-Inkontinenz	Unwillkürlicher Harnverlust bei gesteigertem Harndrang und unkontrollierter Blasenmuskelaktivität bei intaktem Harnröhrenverschluss. Man unterscheidet eine sensorische und motorische Form der Urge-Inkontinenz.	Entzündungen, Tumoren, Fremdkörper, neurologische Störungen, Harnröhrenverengungen, Östrogenmangel in der Postmenopause, Schlaganfall
3. Reflex-Inkontinenz	Der Reflex zum Wasserlassen kommt ohne Kontrolle der übergeordneten Gehirnschaltzentrale zustande. Das subjektive Gefühl des Harndrangs besteht nicht.	Rückenmarkschädigungen oberhalb des sakralen Miktionszentrums infolge Tumoren oder traumatischer Einwirkungen, Erkrankungen des zentralen Nervensystems, vor allem Multiple Sklerose
4. Überlauf-Inkontinenz	Anstieg des Blasendrucks über das Druckmaximum in der Harnröhre hinaus, als Folge passiver Überdehnung der Blasenwand. Charakteristisch: große Restharnmengen	Abflussbehinderungen durch Prostatavergrößerung, Harnröhrenverengungen, Verengungen der Abflussbahn
5. Extraurethrale Inkontinenz	Urinabgabe durch andere Kanäle	Angeborene Fehlbildungen, Harnleiter-, Blasen- oder Harnröhrenscheidenfisteln

Die „Reizblase" ist wohl auch dafür verantwortlich, wenn ein alter Mensch kontinent ins Altenheim kommt und nach kurzer Zeit das Symptom Inkontinenz entwickelt.

Daneben kann die Störungsquelle aber, weit weg von der Blase, im Gehirn selbst sein, wenn beispielsweise infolge eines Schlaganfalls „falsche" Befehle in der Blasenmuskulatur eintreffen – und schon ist „es" wieder passiert. Diese Form wird motorische Dranginkontinenz genannt.

Das bei Dranginkontinenz anzutreffende Missverhältnis zwischen häufigem Harndrang und geringen Urinportionen gehört zu diesem Krankheitsbild und hat nichts damit zu tun, dass der betroffene alte Mensch Sie als Altenpflegerin „drangsalieren" will. Es ist ebenfalls nicht der „Bösartigkeit" von Bewohnerinnen zuzuschreiben, wenn diese ihr Bedürfnis für einen Toilettengang melden und – bevor Sie als Altenpflegerin reagieren können – die Sache schon in die Hosen gegangen ist. Wenn der Harndrang auftritt, kann es nämlich schon nach wenigen Minuten „zu spät" sein. Nur wer noch schnell genug laufen kann, gleich die Toilette findet und die Hosen rasch runterbringt, schafft es.

Was hier gut helfen kann, ist ein **systematisches Kontinenztraining**.

Schülerinnen der Altenpflegeschule Manoah in Lörrach haben sich im Rahmen einer Projektarbeit mit der Frage beschäftigt, ob sich Toilettentraining mit Bewohnerinnen „lohnt". Hier ihr Fazit:

„In Bezug auf Inkontinenzverhalten bringt Toilettentraining für geeignete BewohnerInnen einen Schritt in Richtung Normalität. Die Kosten für Inkontinenzhilfsmittel können drastisch gesenkt werden. Ökologisch bringt Toilettentraining eine messbare Entlastung der Umwelt durch Abfallverminderung. Waschbare Baumwolleinlagen anstelle von Wegwerfartikeln können bei Schaffung von entsprechenden Systemen darüber hinaus die Umwelt entlasten. Sie sind zusätzlich eine Sparmöglichkeit. Toilettentraining braucht pro Tag und Bewohner 20 Minuten mehr Zeit. Physisch und psychisch bringt es BewohnerInnen und Personal mehr Vorteile als Nachteile. Unser Fazit: Toilettentraining lohnt" (aus: Altenpflege 1/96, S. 20–23).

Mit der **Reflex-Inkontinenz** haben Sie als Altenpflegerin besonders bei demenzkranken alten Menschen zu tun, deren neuronale Funktionen beeinträchtigt sind. Wenn die „Kommandozentrale" im Hirnstamm ausfällt, unterliegt die Blasenfunktion keiner willkürlichen Kontrolle mehr und es kommt zu einer reflektorischen Entleerung.

Eine Beeinflussung durch Kontinenztraining ist bei dieser Form der Inkontinenz kaum hilfreich, ganz im Gegenteil: Sowohl für die Altenpflegerin wie auch für den pflegebedürftigen alten Menschen sind Frust und Ärger vorprogrammiert. Sie sehen also, wie wichtig die genaue Diagnose der Ursachen von Inkontinenz ist.

Auch bei der **Stuhlinkontinenz** werden mehrere Formen unterschieden:
➤ Die muskuläre Stuhlinkontinenz infolge einer Schwäche oder Verletzung des Schließmuskels.
➤ Die sensorische Stuhlinkontinenz infolge einer Störung der sensiblen Rezeptoren in der Analschleimhaut.
➤ Die neurogene Stuhlinkontinenz infolge einer Schädigung der Nervenbahnen im Rückenmark.
➤ Die psychoorganische Stuhlinkontinenz infolge einer Erkrankung und Schädigung des Gehirns (bei Demenz, Schlaganfall, Durchblutungsstörungen).

Der Schweregrad der Stuhlinkontinenz kann in drei Stadien eingeteilt werden:
1. Teilinkontinenz ersten Grades: Unkontrollierter Abgang von Winden.
2. Teilinkontinenz zweiten Grades: Abgang von Winden und flüssigem Stuhl.
3. Vollinkontinenz: Fehlende Kontrolle selbst über geformten Stuhl.

Als Altenpflegerin haben Sie es bei Stuhlinkontinenz überwiegend mit pflegebedürftigen Menschen zu tun, die infolge einer Demenzerkrankung die Kontrolle über den Schließmuskel verloren haben. Es handelt sich also um ein **Krankheitssymptom**. Schade, dass die rabiate Altenpflegerin – in unserem anfangs zitierten Fallbeispiel – davon nichts zu wissen scheint. Entweder ist sie fachlich unqualifiziert oder menschlich bereits „ausgebrannt".

Natürlich ist die Konfrontation mit stinkenden Ausscheidungen eine berufstypische Belastung, zumal wenn von demenzkranken Menschen Kot verschmiert oder gar gegessen wird. Ekelgefühle sind das normalste von der Welt. Zum professionellen Handeln gehört jedoch, damit so umzugehen, dass nicht der pflegebedürftige alte Mensch darunter leidet. Tipps dazu finden Sie weiter unten.

7.4.3 Inkontinenz als Tabu

Ich werde nie den Gesichtsausdruck eines alten Mannes vergessen, der in einer Gaststätte vom WC zurückkam und – wie ein großer nasser Fleck an der Hose erkennen ließ – ganz offensichtlich das „rettende Örtchen" nicht mehr rechtzeitig erreicht hatte. Eine Mischung aus Verwirrung („irgend etwas ist passiert"), Scham („was sich nicht gehört") und Hilflosigkeit („ich weiß nicht, was ich jetzt tun soll") stand in seinem Gesicht geschrieben und er setzte sich ziemlich „bedripst" wieder an seinen Platz.

Weshalb ich das nicht vergessen habe? Vielleicht, weil ich seinerzeit – aus Hilflosigkeit – nicht reagiert habe und dieser Stachel noch im Gewissen sitzt.

Im Zusammenhang mit „Blasenschwäche" stoßen wir aus psychologischer Sicht auf drei Tabus, auf „verbotene" Körperteile und „schamhafte" Lebensbereiche:

1. Ausscheidung von Urin und Kot
2. Geschlechtsorgane und Sexualität
3. „Unanständige" Krankheiten

Tabu

Die Polynesier bezeichneten damit Orte, die verbotene Zonen waren und wo derjenige, der das Tabu brach und sie betrat – oder verbotene Gegenstände berührte – damit rechnen musste, tot umzufallen oder sonstwie von den Göttern bestraft zu werden.

1. Mit viel Eifer wurden wir als Kleinkinder dazu erzogen, unsere Schließmuskeln zu kontrollieren, bis wir „sauber" und „brav" waren. Ein starkes Gebot entstand, diese Kontrolle niemals zu verlieren. Zugleich mit unserem neugewonnenen Stolz und Selbstbewusstsein („Da, schau mal, was ich gemacht habe" – erinnert Sie das nicht an manche Begebenheit in der Pflege?) erlernten wir die Scham. Wir lernten uns zu schämen, wenn es doch einmal „daneben ging" und mit der Zeit wurde die ganze Ausscheidungsprozedur zum Tabu-Bereich, über den man nicht spricht. Wie sollte da jemand so einfach darüber reden können, wenn er Schwierigkeiten mit der Blasenkontrolle hat?
2. Ein weiteres mächtiges Tabu betrifft dieselbe Körperregion: Unsere Geschlechtsorgane, wie überhaupt unsere Sexualität. In unserer Kindheit wurden uns etwa zum gleichen Zeitraum wie beim „Sauberkeitstraining" Berührungsverbote und Scham bezüglich der Geschlechtsorgane gelehrt. „Darüber darf man nicht sprechen", „da langt man nicht einfach so hin", wenn man sich da eine Blöße gibt, muss man sich schämen".
3. Hinzu kommt noch ein drittes Tabu. Es gibt offenbar zweierlei Krankheiten:
   - „Ordentliche und anständige" Krankheiten wie den Herzinfarkt, die Gallensteine, Wirbelsäulenprobleme oder das Magengeschwür, über die man ohne weiteres reden und sich sogar der Aufmerksamkeit sicher sein kann.
   - Andere Krankheiten haben einen eher negativen Beigeschmack. Offensichtlich immer dann, wenn sie im Verdacht stehen ansteckend (Aids) zu sein oder die Umgebung aufgrund ihrer Symptome irgendwie abstoßen, zum Beispiel wenn sie mit Gerüchen verbunden sind („Frei von ekelerregenden Krankheiten" heißt es ja auch im ärztlichen Gutachten!).
   - „Urin tröpfelt in die Hosen" gehört zu den unordentlichen und unanständigen Symptomen, über die man nicht spricht. Im Gegenteil, die Betroffenen versuchen oftmals alles, um ihr Problem zu verheimlichen. Der „Deckmantel" des Verschweigens wird darübergebreitet, aus Furcht, die Anderen könnten sich ansonsten vor einem ekeln und sich abwenden.
   - Natürlich wird dieser Deckmantel auch zu einem „Schutzmantel", entsprechende Lebenserfahrungen spielen hier sicherlich eine große Rolle.
   - Sprachlosigkeit und Vereinsamung drohen auch den pflegenden Angehörigen, für die oft „eine Welt zusammenbricht".

7.4.4 Somato-psychische Zusammenhänge

Das erlebte Unvermögen, die wichtige Körperfunktion der Blasenkontrolle zu beherrschen, ist für jeden Menschen kränkend, verletzt das Selbstwertgefühl und bedroht die ganze Persönlichkeit.

Die psychische Belastung ist in der Regel so bedrückend, dass es den meisten Betroffenen „die Sprache verschlägt". Diese Sprachlosigkeit wird noch verstärkt durch die Tabuisierung und die Ängste vor sozialer Ächtung. Es tauchen sofort große Sorgen auf:

➤ in Abhängigkeit von anderen Menschen zu kommen (die „Vision" des Pflegefalles),
➤ ständige Sorge des „Misslingens",
➤ Angst, dass sich Partner, Freunde und Bekannte zurückziehen,
➤ Angst, nachts ins Bett zu machen (führt zusätzlich zu Schlafstörungen).

Besonders bei schleichendem Beginn der Inkontinenz quälen diese Sorgen die Betroffenen lange Zeit und sie versuchen alles, um ihre Problematik zu verheimlichen, bis ihre Bewältigungsmöglichkeiten erschöpft sind. Verschmutzte Unterwäsche wird versteckt oder weggeworfen, damit die Angehörigen nichts merken. Die Beschwerden werden manchmal sogar dann noch geleugnet, wenn Flecken an Kleidern und Möbeln eine deutliche Sprache sprechen.

Der Preis des Verschweigens und des Deckmantels ist sehr hoch:
➤ Verlust an Bewegungsspielraum
Die Menschen trauen sich aus Angst davor, dass etwas „in die Hose geht", nicht mehr aus der Wohnung, verzichten auf Cafébesuche, Busfahrten, Stadtbummel, Verwandtenbesuche.
➤ Verlust an sozialen Kontakten
Die Menschen vermeiden, dass Besuche in die eigene Wohnung kommen, aus Angst, die anderen könnten etwas merken und "Wind" von ihrem Problem bekommen.
➤ Verlust an Lebensfreude
➤ Isolation und Einsamkeit
➤ Teufelskreis: Der innerseelische Leidens-„Druck" nimmt zu und wirkt zurück auf die Kontrolle der Blasenfunktion. Im schlimmsten Fall gibt sich der Mensch auf und lässt wirklich „alles laufen".

7.4.5 Psychosomatischer Blickwinkel

„Immerfort suche ich eine Erklärung für meine Krankheit, denn selbst erjagt habe ich sie doch nicht.
Manchmal scheint es mir, Gehirn und Lunge hätten sich ohne mein Wissen verständigt. „So geht es nicht weiter", hat das Gehirn gesagt und nach fünf Jahren hat sich die Lunge bereiterklärt zu helfen."

(Franz Kafka in einem Brief an Max Brod [Kafka war lungenkrank])

Sehr häufig, jedoch nicht immer, sind körperliche Ursachen für die Blasenschwäche verantwortlich.

Es gibt nämlich enge Zusammenhänge zwischen unserer seelischen Befindlichkeit und körperlichen Funktionen. Sie kennen vielleicht bei sich selbst das Bedürfnis, vor einer wichtigen Prüfung oder Besprechung plötzlich dringend pinkeln zu müssen.

Je sprachloser jemand unter Konflikten und Lebenskrisen leidet, um so wahrscheinlicher wird es, dass er körperliche Leidenssymptome entwickelt, die zur „Stimme der Seele" werden.

Unsere Umgangssprache weist sehr anschaulich auf die Möglichkeiten dieser Körpersprache hin: Vor Aufregung zittern, mir liegt etwas im Magen, das Herz rutscht einem in die Hose, in die Hose machen vor Angst, blass vor Schreck werden, vor Lachen in die Hose pinkeln usw.

In Kapitel 5 haben wir uns näher damit beschäftigt, mit welchen Lebenskrisen und seelischen Konfliktsituationen sich alte Menschen öfter als andere auseinandersetzen müssen: Verlust von Angehörigen und Freunden, Verlust von Leistungsmöglichkeiten (Sinneskraft, körperliche Beweglichkeit), Multimorbidität, Hilfsbedürftigkeit, Rollenverlust.

Durch die Zunahme innerer und äußerer Einschränkungen – besonders bei einer unvorbereiteten Heimeinweisung – gerät die Selbstachtung ins Wanken und der ältere Mensch wird unsicherer. Dies erhöht seine Empfänglichkeit für die Erwartungen und Einschätzungen seiner Umgebung. Falls er auch noch von dieser Seite entmutigt wird, drohen depressive Verstimmungen, die sich auch körperlich ausdrücken können („durch die Blase weinen").

Wer ist nun besonders gefährdet, psychosomatisch auf Konfliktsituationen zu reagieren?

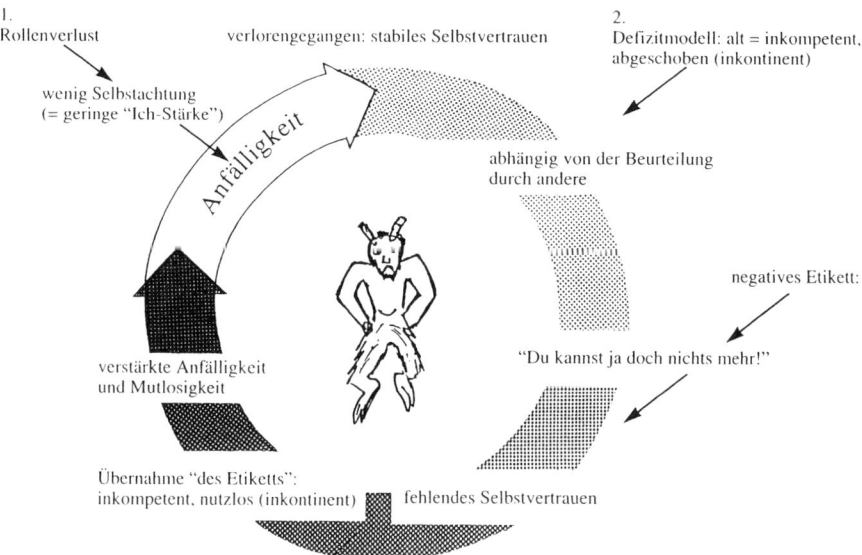

Abbildung 64: Teufelskreis von Geringschätzung und Entmutigung nach Kuypers/ Bengtson (1973) (aus: Hoogers, 1993)

Der Körpersprache muss sich der Mensch bedienen, der seine seelische Not nicht anders ausdrücken kann, der gelernt hat, dass man Gefühle nicht zeigen darf, Gefühle der Schwäche schon gleich gar nicht. Auch jemand, der seine Probleme immer alleine lösen muss und der aufgrund seines Harmoniebedürfnisses davon ausgeht, dass es keine Probleme geben darf.

Für mich als Mann gehen die Erklärungen für manche Ursachen von Reizblasen und deren wunderbare Heilung allerdings ganz schön zur Sache:

„Bevor sich jemand operieren lässt", sagt Sauermann, „sollten nicht nur ein Urologe und ein Gynäkologe, sondern auch ein Neurologe konsultiert werden." Denn es werde immer klarer, welch großen Einfluss das Gehirn in vielen Fällen von Inkontinenz hat. Dabei spielt auch die Seele eine Rolle: Das für Emotionen zuständige limbische System im Gehirn kontrolliert nämlich den Unterleib. Und wie leicht die Lösung des Problems sein kann, schilderte Beate Drews von der Selbsthilfegruppe Wilhelmshaven: „In meiner Gruppe hatte ich zwei Frauen mit einer Reizblase. Die eine ließ sich scheiden, bei der anderen starb der Mann. Danach ging es beiden besser". Die Blase ist eben ein sensibles Organ.

Zeitungsausschnitt aus Süddeutsche Zeitung vom 28. 7. 1998, S. V2/9

Die sogenannten neuen Alten oder jungen Alten, die sich selbstbewusster mit dem eigenen Altern auseinandersetzen können und mit aktiver Lösungssuche an Konflikte herangehen, sind nur scheinbar besser raus als die früheren Generationen. Ihnen droht bereits ein neuer Stress und neuer Druck: Der Reklamespruch „Sie sind zu jung, um alt zu sein" spricht hier eine deutliche Sprache. Ein Mitmachen bei diesem „Jugendwahn" ist natürlich auch nichts anderes als eine aktive Art von Verdrängung und Verleugnung, die sehr viel seelische Energie kostet und früher oder später möglicherweise „in die Hosen geht".

Manchmal beschleicht Altenpflegerinnen das Gefühl, „die macht das extra".

Da ist natürlich was dran, denn sowohl die Lernpsychologie als auch die Tiefenpsychologie liefern Hinweise auf psychogene Faktoren bei inkontinentem Verhalten, soweit körperliche Ursachen ausgeschlossen sind. Man spricht von einem „Hilferuf nach Zuwendung und Aufmerksamkeit" durch regressives Verhalten. Falsch wäre die Vorstellung, der pflegebedürftige alte Mensch würde im Bett liegen und sich bewusst überlegen: „Ach, ich brauche jetzt etwas Zuwendung. Ich mach mal in die Hosen, weil sich dann jemand um mich kümmert". Dieser Prozess läuft vielmehr unbewusst ab.

Mit etwas mehr Zuwendung außerhalb des Körperpflegebereichs kann der zeitintensive und die Beziehung belastende Teufelskreis unterbrochen werden.

7.4.6 Ein ganz normales Gefühl: Ekel

„Ach so, du putzt jetzt alten Leuten den Hintern ab ..." Solche oder ähnliche Bemerkungen bekommen Altenpflegerinnen zu hören, wenn sie sich zu ihrem Beruf bekennen. Es stimmt ja auch, dass schwer pflegebedürftige alte Menschen auf Intimpflege angewiesen sind und solche Pflegearbeiten zu den täglichen Aufgaben der meisten Altenpflegerinnen gehören. Altenpflege ist also intimer als intim, denn den eigenen Lebenspartner begleiten wir üblicherweise nicht auf die Toilette. Nur bei den eigenen Kindern macht es uns keine Probleme, einen „Stinki" mitsamt Windel aus der Hose zu holen und die erforderliche Hautpflege zu leisten. Der Stuhlgang brustgestillter Kinder gilt ja sogar als „aromatisch riechend".
Davon kann in der Altenpflege natürlich keine Rede sein und es muss so manche „herbe Duftnote" verkraftet werden, wenn es bei der Grundpflege inkontinenter alter Menschen gelegentlich stinkt. Mit der Aussage einer Altenpflegerin: „Anfangs habe ich mich schon überwinden müssen, aber dann gewöhnst du dich irgendwie", ist gut beschrieben, dass Ekelgefühle beim beruflich erforderlichen Kontakt mit Ausscheidungen des Harn- und Verdauungstraktes (Kot, Urin) nicht die große Rolle spielen, wie dies landläufig vermutet wird. Man gewöhnt sich – oder verlässt das pflegerische Berufsfeld wieder. Mit Sprays und Desinfektionsmitteln versuchen Altenpflegerinnen „üblen Gerüchen" beizukommen und auf diese Weise einen ganz pragmatischen „olfaktorischen Abstand" zu gewinnen.

Christine Sowinski (1996), die mit ihren Arbeiten viel zur Enttabuisierung des Ekelgefühls in der Pflege beigetragen hat, beschreibt drei Abstufungen von Ekel:
1. Ekel wird empfunden, wenn Ausscheidungen nicht auf der Toilette plaziert werden, sondern bei Inkontinenz im Bett und im Zimmer stattfinden. Die Pflegenden empfinden auch Ekelgefühle, wenn die Tischmanieren gegen die kulturellen Spielregeln verstoßen oder sich jemand in die Vorhänge schneuzt.
2. Ein wesentlich stärkeres Ekelempfinden lösen Pflegesituationen aus, bei denen die Altenpflegerinnen mit abgestorbenem Gewebe konfrontiert werden, z.B. Eiter und geschwürige Wunden. Auch das Wegputzen von Erbrochenem, Speichel und verschmiertem Kot gehört zu dieser Kategorie.
3. Dieser Umfrage nach ekelt es Altenpflegerinnen jedoch am meisten, wenn ein demenzkranker alter Mensch seinen eigenen Kot isst und der Mund gesäubert werden muss.
   Ekelerregende Bilder und Gerüche werden gerade im Mundbereich am wenigstens verkraftet, da sich hier Geschmacks- und Geruchssinn verknüpfen.

Orientiert an Sowinski (1996) finden sie im Folgenden einige gute Tipps, wie Sie sich in Ihrer Pflegepraxis helfen können.

- Benutzen Sie konsequent Handschuhe im Umgang mit Körperflüssigkeiten. Das tut einer vertrauensvollen Beziehung keinen Abbruch und signalisiert zugleich demenzkranken alten Menschen die Grenze zwischen fachlich-pflegerischer Handlung und Intimität.
- Ziehen Sie in intimen pflegerischen Situationen einen Schutzkittel über. Der schützt Sie und den Demenzkranken, weil er deutlich macht, dass Sie ihm rein beruflich im Intimbereich so nahe kommen.
- Arbeiten Sie zu zweit oder zu mehreren, wenn's mal besonders hart kommt (z.B. kotverschmierter Mund). Dann geht's schneller und Solidarität tut außerdem gut.
- Sie haben nicht immer Ihren besten Tag. Warum dann nicht einmal unangenehme Arbeiten tauschen? Nächstesmal sind Sie wieder dran und helfen der Kollegin.
- Manches verkraften Sie besser, anderes Ihre Kollegin. Tauschen Sie doch.
- Sorgen Sie für angenehme Gerüche, es muss ja nicht immer Tanne oder Veilchen sein. Stoßlüftung und dann ein angenehmes Duftspray.
- Humor hilft. (Ich habe neulich meinen Hausarzt belauscht, wie er mit seiner Arzthelferin über „aufgschmalzne Brotsuppn" geredet hat, nachdem sie mir einen Ohrpfropf entfernt hatten.)
- Zelebrieren Sie ein „Reinigungsritual", um nach Dienstschluss die unangenehmen Gerüche und Bilder nicht mit nach Hause zu nehmen.
- Sprechen Sie in Ihrem Team offen über das ganz normale Gefühl „Ekel".

7.5 Sinnen-volle Altenpflege

Als Altenpflegerin sind Sie eine Fachfrau für „leibhaftige" Wahrnehmung und Kommunikation im Kontakt mit pflegebedürftigen alten Menschen. Zu diesen Lebensbereichen konnten Sie in den Teilen 1 und 6 bereits einiges an psychologischem Grundlagenwissen kennenlernen. In diesem Kapitel wollen wir jetzt den Blick auf die „sinnlichen" Aspekte einer lebendigen sozialpflegerischen Grund- und Behandlungspflege vertiefen.

7.5.1 Hautnahe Altenpflege und heilende Hände

> *„Er konnte dort nicht eine einzige Tat tun, außer dass er wenigen Kranken die Hände auflegte und sie heilte."*
>
> *(Markus Evangelium, 6,5)*

Wilhelm Hufeland schrieb über die Haut: „Wir müssen nämlich unsere Haut nicht bloß als einen gleichgültigen Mantel gegen Regen und Sonnenschein betrachten, sondern als eines der wichtigsten Organe unseres Körpers, ohne dessen unaufhörliche Tätigkeit weder Gesundheit noch langes Leben bestehen kann und dessen Vernachlässigung eine Quelle unzähliger Krankheiten und Lebensabkürzungen geworden ist."

Unsere Haut ist mit circa zwei Quadratmetern Fläche bekanntlich unser größtes Organ und mit circa vier Kilogramm Gewicht zugleich auch unser schwerstes. Sie entwickelt sich vorgeburtlich aus dem gleichen Keimblatt wie das Nervensystem und die Sinnesorgane. „Hautmantel" und „Nervenkostüm" haben also eine gemeinsame Entwicklungsgeschichte, die das lebenslange Wechselspiel zwischen Hautreaktionen und seelischen Empfindungen erklärt. In manchen Situationen möchten Sie am liebsten „aus der Haut fahren"; manche Erlebnisse „gehen unter die Haut"; Sie werden „kreidebleich vor Schreck" oder Ihnen „stehen die Haare zu Berge".

Der Tast- oder Berührungssinn ist als Erster der fünf Sinne voll ausgebildet und wir wissen, dass es ein biologisches Bedürfnis nach Berührung gibt. Die Haut ist Kontakt- und Grenzorgan zur Umwelt, sie ist zugleich Schutzschild, Sinnesorgan und Ausdrucksorgan.

Ein wesentliches Kennzeichen pflegerischen Handelns ist die körperliche Nähe, mit der mehr oder weniger fremde Menschen zueinander in Beziehung treten. In der Pflege kommunizieren Sie nicht nur mit Worten, sondern vielfach

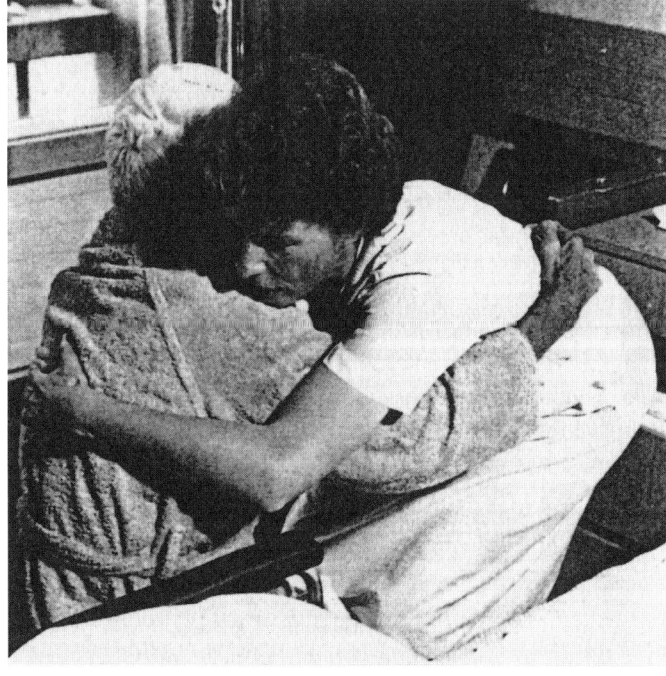

Wer Menschen beim Gehen oder Aufstehen unterstützt, gibt die Distanz auf und schafft körperliche Nähe. Viele Pflegende sind sich sicher der zwischenmenschlichen Beziehung nicht bewußt, die sie dabei eingehen.

Abbildung 65: (aus Zeitschrift Altenpflege 10/93, S. 622)

mit Berührungen, die in ihr pflegefachliches Handeln eingebunden sind. Solche Berührungen haben – neben einer bewussten Zielsetzung (z.B. Veränderung der Lagerung) – einen un- und unterbewusst wirkenden Anteil.

Sie transportieren Signale über die Beziehung, in der Sie zu dem berührten Menschen stehen: Er spürt, ob Sie sich jetzt im Moment der Berührung ganz auf ihn einstellen oder ihn „ungerührt" pflegen. Unsere Hände sind Antennen und Sender zugleich, mit denen wir Signale aussenden und empfangen können, ohne dass uns dieser Informationsaustausch immer bewusst ist. Die innere Nähe oder Distanz, mit der ihre Hände jemanden berühren, entscheidet darüber, ob dieser Mensch sich angenehm oder unangenehm berührt fühlt. Sie besitzen also „sprechende und hörende Hände".

Wenn Sie mit einem anderen Menschen durch Berührung in Kontakt treten, entsteht sofort eine im wahrsten Sinne des Wortes „spürbare" Verbindung. Körperliche Nähe schafft zugleich eine emotionale Nähe, auf die wir uns einlassen können oder vor der wir uns innerlich schützen, wenn wir zueinander eigentlich keine so nahe Beziehung haben.

Unsere Hände, die zum Berühren, Halten und Bewegen konstruiert sind, enthalten bis zu zweihundert Nervenenden pro Quadratzentimeter. Die Fingerspitzen gehören neben den Lippen und der Zunge zu den empfindlichsten Körperteilen und sind daher wichtige „Antennen" zur Wahrnehmung des alten Menschen beim Pflege-Hand-eln. Es geht um Fingerspitzengefühl und Einfühlungsvermögen, wenn Sie tagtäglich anderen Menschen „auf den Pelz rücken" und miteinander in Bewegung kommen. Ob beim Waschen, Baden, aus dem Bett heben oder der Unterstützung beim Essen und Gehen: Sie berühren und bewegen einander.

Andere berühren _____	Selbst berührt/angerührt sein
Andere bewegen _____	Selbst bewegt sein

Viele Pflegetätigkeiten könnten Sie – rein theoretisch – ohne ein Wort zu verlieren oder den gepflegten Menschen eines besonderen Blickes zu würdigen durchführen. Auf ihre Hände als Werkzeug und auf das Mittel der Berührung aber, könnten Sie nicht verzichten.

Manchmal ist „einfaches" Hand halten und Berühren die beste Form der Pflege, ohne dass viele Worte gewechselt werden müssen.

Noch etwas sehr wichtiges: Niemand kann gut berühren, der selbst nicht berührt werden will. Wer diese Schlüsselqualifikation im Bereich der Kontaktfähigkeit nicht mitbringt, sollte sich ein berührungsärmeres Berufsfeld suchen.

Wenn Sie eine halbe Stunde Zeit haben, um sich anrühren zu lassen, dann können Sie mit der folgenden Selbsterfahrung in ihrer Seminargruppe (wieder-)entdecken, was Hände doch für ein wunderbares Pflege-Werkzeug sind:

Selbsterfahrung „Heilende Hände"

Optimal sind zehn Teilnehmerinnen und eine Anleiterin.

Sorgen Sie für eine ruhige und entspannte Atmosphäre und eine angenehme Sitzfläche am Fußboden (Decken).

Je fünf Teilnehmerinnen bilden sitzend – mit ihren Rücken – einen Kreis.

Diese schließen die Augen und legen ihre geöffneten Hände mit den Handrücken nach unten auf die Knie.

Vermeiden Sie zu sprechen, sondern konzentrieren Sie sich ganz auf die Wahrnehmung.

Von den fünf anderen Teilnehmerinnen geht jeweils eine auf eine der im Kreis sitzenden Teilnehmerinnen zu und kniet oder setzt sich bequem vor diese hin.

Sie lässt sich von den kontaktbreiten Händen einladen, diese achtsam – den eigenen Impulsen folgend – zu berühren, zu sehen, zu bewegen.

Die Berührende und die Berührte nehmen wahr, was sie empfinden.

Nach circa zwei Minuten gibt die Anleiterin ein Zeichen, sich von diesen Händen wieder zu verabschieden.

Die Berührte öffnet die Augen, um die Teilnehmerin sehen zu können, mit der sie Kontakt hatte.

Die im Kreis sitzenden Teilnehmerinnen schließen dann wieder die Augen.

... solange wiederholen, bis jede im Innenkreis von jeder im Außenkreis „berührt" wurde.

Erfahrungsaustausch in der Gruppe.

7.5.2 Den Jahren Leben geben: Erlebnisaktivierende Pflege

Neben dem unmittelbaren pflegerischen Kontakt über Hand und Haut gehören zur sinnen-vollen Altenpflege „erlebnisaktivierende Maßnahmen", wie sie als Basale Stimulation (Bienstein/Fröhlich, 1991), Die zehn Minuten Aktivierung (Schmidt-Hackenberg, 1998) oder Snoezelen bekannt geworden sind.

Im deutschen Sprachraum hat Hilarion Petzold (1976) bereits seit Mitte der sechziger Jahre mit seinem integrativen Konzept der „Multiplen Stimulierung" wesentliche und zukunftsweisende Impulse für diese Art von Arbeit mit alten Menschen gegeben. Mit einem Puzzle aus Teilen der integrativen Bewegungstherapie, der Heilgymnastik, der Therapie mit kreativen Medien, der Gestalttherapie und des Psychodramas entwickelte er ein Trainingskonzept für erlebnisaktivierende Methoden. Zunächst für die Arbeit mit gesunden alten Menschen gedacht, sind seine Ideen wie für die sozialpflegerische Behandlungspflege von alten Menschen mit Hirnleistungsstörungen „zugeschneidert".

Ein Leitsymptom dieser hirnorganischer Abbauprozesse, wie sie bei der Demenzerkrankung vorliegen, sind massive Gedächtnisstörungen. Die in der Erinnerungsbibliothek gespeicherten „Lebenstagebücher" geraten durcheinander oder werden gar zerstört.

Über das „Verstandesgedächtnis" finden die Betroffenen und ihre Pflegepersonen daher kaum mehr einen Zugang zu deren Erinnerungschatz, wohl aber über den wahrnehmungs- und erinnerungsfähigen Leib. Petzold verwendet dafür den ausdrucksstarken Begriff **Leibgedächtnis.**

Er beschreibt: „Das Leibgedächtnis vermag Kompetenzen freizusetzen, deren Realisierung schon lange verloren gegangen ist. So berichten ehemalige Sportler im 7. Und 8. Lebensjahrzehnt, dass ... sie die einzelnen Bewegungsabläufe noch klar ‚im Körper' zu spüren vermögen. Die kinästhetische Erinnerung derartiger Bewegungserlebnisse wird so intensiv, dass mit ihr die gesamte Atmosphäre der Turnhalle, des Wettkampfgeschehens aufkommt. Sogar der ‚Geruch' der Turnhalle kann ‚wahrgenommen' werden. Die Vergegenwärtigung vergangener Bewegungserlebnisse führte bei den alten Menschen regelmäßig zu einem ‚Bewegungsappetit'."

Das Prinzip der **Multiplen Stimulation** nach Petzold:

- „Biografiearbeit, um in der Lebensgeschichte Ansatzpunkte für individuelle körper- und bewegungsbestimmte Wahrnehmungen zu finden, an die sich anknüpfen lässt.
- Angebot vielfältiger sensorischer Reize, um das Leibgedächtnis zu aktivieren:
  z.B. ein Stück harziger Rinde lässt einen „Wald" vor den inneren Augen des alten Menschen entstehen. Nicht nur das visuelle Erinnern wird angesprochen, sondern auch das auditive (Vogelgezwitscher), das olfaktorische (Duft von Walderde oder Pilzen) und vielleicht erzählt dieser Mensch dann eine Geschichte aus seiner Kindheit, die sich im Wald abgespielt hat.
- Wir bringen eine Schafgarbe mit – ihr Bild und ihr Geruch lassen Wegraine, Wiesen auftauchen. Ein paar glatte Kieselsteine rufen Bäche und Flüsse ins Gedächtnis.
- Positive Körpererfahrungen über die Arbeit mit kreativen Medien: z.B. taktile Angebote, indem Fellstückchen, Holzklötzchen, Glaskugeln als „Handschmeichler" angeboten werden. Oder Zweige, Blumen, Blätter, Früchte, Riechfläschchen, die den Geruchssinn ansprechen.
- Oder wir geben Klangkörper, Klangstäbe, Glockenspiele. Oder wir arbeiten mit Ton, Plastilin, „Fingerpuppen", Puppenspiel etc.
- Einbeziehung der Bewohner in die Gestaltung des Heimalltags, Übernahme von Aufgaben in Haus und Garten, Pflege von Haustieren. Gerade letzteres hat sich für die Aktivität, die emotionale Zufriedenheit und das allgemeine psychische Wohlbefinden von alten Menschen besonders bewährt."

Die Basale Stimulation

Auf ähnlichen Annahmen fußt das Konzept der basalen Stimulation, das von A. Fröhlich in den 70er Jahren zur Förderung der Wahrnehmungsmöglichkeiten schwerstbehinderter Kinder entwickelt wurde. Es ist ein großes Verdienst von Christel Bienstein (1991), die basale Stimulation für die Pflege entdeckt, fachlich angepasst und weiterentwickelt zu haben.

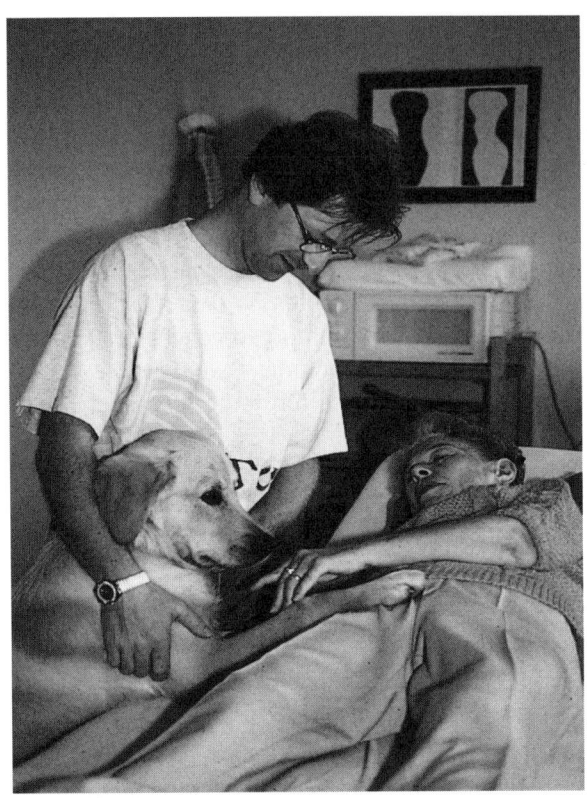

Abbildung 66: „Zwei Altentherapeuten bei der Arbeit"

Als Altenpflegerin begegnen Ihnen tagtäglich alte Menschen mit zum Teil schweren Wahrnehmungsstörungen und Verwirrtheitszuständen, die vor allem infolge von Demenzerkrankungen, Schlaganfällen und Depressionen auftreten. Die Selbstwahrnehmung und die Kontaktaufnahme mit der Umwelt sind beeinträchtigt. Durch gezielte Stimulation (= Reizung, Anregung) basaler (= grundlegender, elementarer) „leibhaftiger" Wahrnehmungsbereiche wird der pflegebedürftige Mensch dabei unterstützt, sich wahrzunehmen und zu spüren, in (innere und äußere) Bewegung zu kommen. Die gesamte Wahrnehmung dieser Menschen wird stimuliert (angeregt) und versucht, sie dadurch wieder mehr in Kontakt mit sich selbst und ihrer Umwelt zu bringen.
Die basale Stimulation orientiert sich an den physiologischen Entwicklungsstufen des Menschen.

Im Mittelpunkt steht also der Leib, mit allen seinen unterschiedlichen Wahrnehmungs- und Bewegungsmöglichkeiten – und als Gefäß der Erinnerungen und der Seele:
1. Die Haut als Kontaktstelle zur Welt (somatische Stimulation).
   Förderung des Körperselbstbildes z.B. durch „Modellieren": die Altenpflegerin umfasst beim Baden einer Bewohnerin mit beiden Händen einen Arm oder ein Bein und fährt mit sanftem Druck – unter Verwendung eines Massagehandschuhs – daran entlang.

2. Die Empfindung der Lage des eigenen Körpers im Raum (vestibuläre Stimulation).
   Die Altenpflegerin „wiegt" z.B. eine Bewohnerin in den eigenen Armen.
3. Die Wahrnehmung des Körper (besonders des Knochengerüsts) als „Resonanzboden" für Schwingungen (vibratorische Stimulation).
   Die Altenpflegerin verwendet z.B. ein Vibrationskissen.
4. Stimulation des Geruchssinnes, des Geschmackssinnes, des Gehörsinnes und der visuellen Wahrnehmung.
   Die Altenpflegerin bietet als Reiz z.B. „typische" Gerüche aus der früheren Lebenswelt des gepflegten alten Menschen an.

Der ganzheitlich-therapeutische (= heilsame) Aspekt pflegerischen Handelns wird bei dieser Methode sehr deutlich, weshalb Basale Stimulation nicht nur eine Methode der medizinische Pflege, sondern auch der Beziehungs- und Seelenpflege ist.

Folgende **pflegerische Grundfähigkeiten und Grundhaltungen** sind erforderlich, um basale Stimulation erfolgreich und heilsam anwenden zu können:
➤ Die Fähigkeit des Pflegeteams, fachkundig den pflegebedürftigen alten Menschen zu beobachten und auch kleinste Ressourcen wahrzunehmen.
➤ Eine konkrete Pflegediagnose und Pflegeplanung unter Einbeziehung biografischer Informationen, um den Menschen nicht „zwangszustimulieren".
➤ Die Wahrnehmung der eigenen Hände als wichtiges Werkzeug für die Pflege.
➤ Die Kontinuität gleicher Stimulationsformen über einen längeren Zeitraum hinweg.
   Schwer wahrnehmungsgestörte alte Menschen sollten sich auf wenige Stimmen, Hände und Persönlichkeiten einstellen können.

Ute Schmidt-Hackenberg (1996) hat ihre langjährigen Erfahrungen in der aktivierenden Arbeit mit psychisch gesunden und demenzkranken alten Menschen in einer sehr praxisnahen Ideensammlung und Handlungsanleitung für **Die 10-Minuten-Aktivierung** zusammengefasst.
Ihre kreativen Angebote zur Förderung der Sinnen-Lust, Lebensfreude und Aktivität, die in den Pflegealltag eingebaut werden können, nutzen ebenfalls die Kraft des Leibgedächtnisses, um Erinnerungen wiederzubeleben. Selbst bei schwer demenzkranken Menschen kann auf diese Weise an die Altgedächtniswelt „angekoppelt" werden – und sei es nur für ein kurzes Aufblitzen aus der psychischen Dämmerung.
Der biografische Blickwinkel ist für Schmidt-Hackenberg sehr wichtig, um nicht an den individuellen Prägungen des Altgedächtnisses „vorbeizuaktivieren". Sie knüpft jedoch an generationstypische Lebenserfahrungen der alten Menschen an, die über ähnliche Rahmenbedingungen der Erziehung, der Lebensart und der Arbeitswelt vermittelt wurden.
Es ist schon erstaunlich, welch bunter Strauss an Erinnerungen bei alten Damen beispielsweise durch das „Spielen" mit Wäscheklammern auftaucht und

welche Assoziationsketten „gesponnen" werden, bis hin zum verschämt-kichernden Gedankenaustausch über die Erotik verschiedener Unterhosen-formen. Und gleichzeitig erfolgt so ganz nebenher ein Training der visuellen und taktilen Wahrnehmung und der fingermotorischen Fertigkeiten.

Ich habe einiges aus der Schatzkiste der 10-Minuten-Aktivierung schon zur praktischen Selbsterfahrung in Seminaren angeboten. Und ich weiß jetzt, auch bei Altenpflegerinnen entfalten solche Angebote eine motivierende Wirkung. Es macht Spaß und „be-lebt", die Nachbarin zu zwicken, blödsin-nige Sachen mit Wäscheklammern anzustellen und in gemeinsamer Runde ein „Wäscheklammernkunstwerk" entstehen zu lassen.

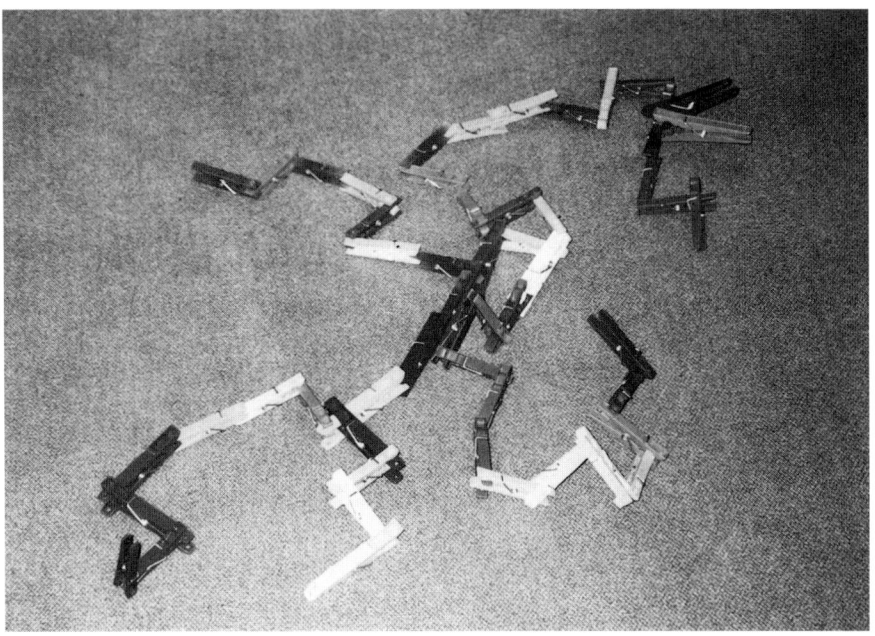

Snoezelen (sprich: snuselen) gehört ebenfalls zu den Angeboten sinnen-voller Pflege.

Klingt irgendwie geheimnisvoll. Was verbirgt sich hinter dem Namen? Zu-nächst ein holländisches Kunstwort das sich aus den Wörtern „snuffelen" für schnüffeln, schnuppern und „doeze-len" für dösen, schlummern, träumen zusammensetzt. So recht was drunter vorstellen kann man sich nur, wenn man selbst einmal mit den eigenen fünf Sinnen in Snoezelräumen herumge-schnüffelt, getastet, gedöst, sich umgesehen und relaxt hat.

Ähnlich wie die basale Stimulation, wurde das Snoezelen-Konzept zunächst als ein wahrnehmungsförderndes Angebot für schwer geistig behinderte Menschen entwickelt.

Durch eine ausgewogene Kombination von Musik, Lichteffekten, sanfter Vibration, taktilen Reizen und Düften wird eine anregende und zugleich ent-spannende Atmosphäre gezaubert. Wie angenehm ist für uns doch ein Spaziergang am Wasser mit der Nase im Wind, beim Gehen im Wald das Rascheln der Blätter zu hören, das Spiel von Licht und Schatten zu beobachten oder die feuchte Erde zu riechen. Aus dem unendlichen Stimulationsangebot des „Snoezelraumes Natur" bezieht dieses Konzept seine Anregungen. Durch die Gestaltung der Materialien und der Umgebung sollen die Besucher ermuntert werden, je nach Sinnes-Lust und Laune spontan nach etwas zu greifen (z.B. nach einem „begreifbaren" Wandbild), eine irisierende Lichtsäule intensiv zu betrachten oder sich einfach nur passiv genießend in der Atmosphäre des Raumes treiben zu lassen.

Snoezelräume nehmen sich für mich wie eine phantastische Welt aus, in die ein demenzkranker alter Mensch sehr behutsam hineingeführt und begleitet werden muss, um durch die ungewöhnlichen Reize nicht verwirrt zu werden. Eine Frage zum Schluss: Wie können Sie in ihrer Institution sinnen-voller arbeiten?

Der Phantasie sind keine Grenzen gesetzt.

7.6 Es ist zum aus der Haut fahren: Der Umgang mit Aggressionen, Gewalt und Macht in der Altenpflege

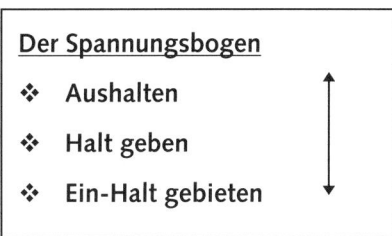

Aggressionen zwischen pflegebedürftigen alten Menschen und Altenpflegerinnen sind ein Tabuthema, weil nicht sein kann, was nicht sein darf. Dies gilt noch mehr für die Aggressionen zwischen pflegebedürftigen alten Menschen und deren pflegende Angehörigen. Nur, wo gibt es denn lebendige, langjährige und „hautnahe" intensive Beziehungen zwischen Menschen, ohne dass sich knisternde Spannungen aufbauen und diese Menschen gelegentlich auch aggressiv aneinandergeraten? Das pflegerische und familiäre Ideal von Aufopferung und Nächstenliebe möchte mit so negativ besetzten Begriffen wie Aggression, Gewalt und Macht nicht in einen Topf geworfen werden. Nur, wo gibt es Pflege ohne Machtgefälle? Provokativ gefragt: Ist ein Berufswahlmotiv neben dem „Helfen" möglicherweise auch die „Macht" über schwächere und abhängige Menschen? Und noch eine Frage: Wer wird die institutionell verliehene Macht in einer Pflegebeziehung eher missbräuchlich nutzen: die Altenpflegerin, die sich die machtvollen Anteile bewusst eingesteht und auch über ihre aggressiven Impulse spricht („Am liebsten hätte ich ihr da den Kragen umgedreht") oder diejenige, die das alles leugnet?

Macht meint die Autorität einer Altenpflegerin, aufgrund ihrer beruflichen Position und ihres Expertinnenstatus abhängigen alten Menschen bestimmte Verhaltensweisen vorschreiben oder deren Verhaltensspielraum einengen zu können (z.B. wann die Zeit zur Körperpflege ist).

Gewalt wird von der Wirkung auf ein „Opfer" her definiert. Die einem alten Menschen gegen seinen Willen „verordneten" Einschränkungen seiner Entfaltungsmöglichkeiten (z.B. auch ein unfreiwilliger Einzug ins Heim) sind nach dieser Definition Gewalt. In jedem Altenheim wird täglich aus wohlverstandener Fürsorge die „Gewaltfrage" gestellt und muss beantwortet werden: z.B. „Muss ich Herrn A. jetzt auch gegen seinen Willen waschen (um Wundliegen und Infektionsgefahr zu vermeiden) oder kann ich seinen Willen noch tolerieren?" Bei vielen alltäglichen Pflegehandlungen müssen die Pflegekräfte diese Gratwanderung meistern und sich des Zwangscharakters, der strukturellen Gewalt ihres Handelns bewusst sein, da aus dieser Quelle eine Vielzahl von Konflikten sprudeln.

Aggression bedeutet umgangssprachlich, dass ein „Täter" mit Absicht und gezielt einen anderen Menschen an Leib und Seele schädigen möchte. Nicht nur die Verhaltensforschung, sondern auch unsere Lebenserfahrung lehrt uns jedoch, dass die urwüchsige Kraft und Energie der Aggression in jedem von uns wohnt und viele Gesichter hat, wie die spontanen Äußerungen von Seminarteilnehmerinnen zeigen.

Eine Sammlung von Assoziationen auf die Frage:
„Was verstehen Sie unter Aggression?".

- Das, was sich angestaut hat, rauslassen
- Wut
- Nicht mehr Herr über meine Gefühle sein
- Gewalt
- Hoher Blutdruck
- Es kocht innerlich
- Man schreit
- Verzweiflung
- Zittern am ganzen Körper
- Beherrschung verlieren
- Man beschimpft sich
- Ungerechte Behandlung
- Eine Art der Hilflosigkeit
- Sachen werfen
- Ausfällig werden
- Magenschmerzen
- Gegengewalt
- Verlassenheit
- Neid und Missgunst
- Trotz

- Enttäuschung
- Wegsehen
- Drohen
- Einsperren
- Erpressung
- Liebesentzug
- Grenzüberschreitung
- Fixierung
- Zwang
- Schläge
- Überlebensstrategie
- Frust
- Bevormundung
- Zwangsernährung
- Nahrungsverweigerung
- Einkoten
- Einnässen
- Nicht sprechen
- Zeitmangel
- Unwissenheit

- Zorn
- Überforderung
- Sich abgeschoben fühlen
- Sich wehren
- unterdrückte Gefühle
- Tränen

- Angst
- Selbstzerstörung
- Depression
- Alkohol
- Schreien

Aggression zeigt sich als Gefühl (offen oder unterdrückt) und als verbales oder handgreifliches Verhalten. Wir richten Aggression körperlich gegen andere, aber auch gegen uns selbst (Psychosomatik, Sucht, Suizid).

Die „wilden Kerle" in uns sind nicht allein dunkle und „böse" Kräfte, sie befähigen uns auch zu Schutz und Verteidigung. Wortwörtlich heißt Aggression auch „Heranschreiten" und „Angreifen" (aus dem Lateinischen). Immer wenn wir aufeinander zugehen, noch mehr, wenn wir uns dabei sogar anlangen (angreifen) – an unserer Grenze zwischen Ich-Land und Du-Land – ist diese Lebensenergie mit im Spiel. Sie müssen nur einmal beobachten, wie viele Rituale und „Friedensgesten" wir benutzen, wenn wir uns dem Revier und Territorium eines anderen Menschen nähern oder gar eintreten wollen (Lächeln, Augenkontakt, Grußformel, Entschuldigung, „Ist dieser Platz noch frei?" etc.). Wir benutzen aber auch Drohgebärden, machen Unterwerfungsgesten und klären so im „Begegnungstanz", was wir voneinander zu halten haben.
Und wie gehen wir manchmal frühmorgens in das Zimmer von Heimbewohnern?
Schauen wir uns jetzt einige Mechanismen etwas genauer an, die zu destruktiven Aggressionen und Machtkämpfen in der Altenpflege führen:

7.6.1 Strukturen in der Altenpflege als Nährboden für aggressive Auseinandersetzungen

„Aushalten – Maul halten – Durchhalten", so der Tipp einer vierundneunzigjährigen Heimbewohnerin an eine Altenpflegerin, wenn diese sich über irgendetwas oder irgendjemand auf der Station aufregte (Bericht einer Seminarteilnehmerin).
Da ist natürlich eine ganze Menge dran: sowohl die Pflegekräfte wie auch die Alten im Heim müssen viel „Frust" aushalten, manchmal auch das Maul halten, wo sie lieber lautstark ihrem Ärger Luft verschaffen würden, und allemal die täglichen Herausforderungen eines Zusammenlebens oder Arbeitens im Altenpflegeheim und in der ambulanten Altenpflege durchhalten.
Die **Frustrations-Aggressions-Hypothese** der Motivationspsychologie lehrt uns, dass es einen engen Zusammenhang zwischen „Frust" im Lebensalltag und der Höhe des Aggressionspotentials gibt. Aggressive Handlungen speisen sich oft aus Frustration der Bedürfnisse der Beteiligten.

In der folgenden Abbildung sind die Quellen des „Frust-Potentials" von Altenpflegerinnen und pflegebedürftigen alten Menschen zusammengefasst.

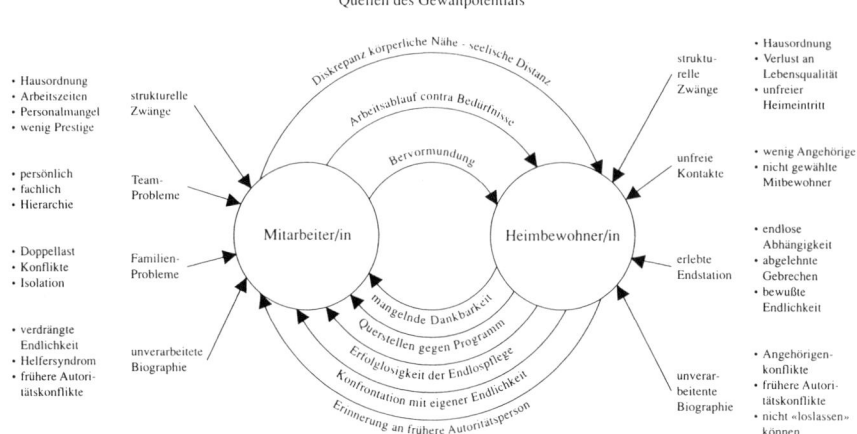

Abbildung 67: Quellen des Gewaltpotentials von Mitarbeiter/innen und Heimbewohnern. Interaktive Frustrationen aus ihrem Umgang miteinander und Faktoren der Gewalt
außerhalb der Beziehung (aus Ruthemann: Aggression und Gewalt im Altenheim, S. 31)

Es ist daher hilfreich, sich einige Fragen zu stellen:
Kann ich bei aggressivem Verhalten von pflegebedürftigen alten Menschen
wahrnehmen, dass die besondere Lebenssituation im Heim – als einer total
durchorganisierten Institution – viele Möglichkeiten der Frustration von Bedürfnissen (nach Schutz des Intimbereichs, nach Zuwendung, nach Selbstbestimmung etc.) bereithält?
Sehe ich den eingeschränkten Lebensraum des alten Menschen in seiner
Wohnung, dem sich die Welt aufgrund von Krankheit, Behinderung und
Isolation immer mehr entzieht?
Mache ich mir gerade im Altenheim immer wieder bewusst, dass wir uns
zwar in der gleichen Umgebung, aber in verschiedenen Welten begegnen;
dass die Ereignisse im Heimalltag für den alten Menschen eine andere Wer-
tigkeit haben können und er daher für mich „unverständlich" reagiert?
Ist aggressives Verhalten dann nicht manchmal eine zwar „stressige", nichts
desto trotz aber auch energievolle und lebendige Art zur Verteidigung der
eigenen Identität gegenüber „Eindringlingen" in die Privatsphäre und den
institutionellen Zwängen? Böhm (1988) provoziert und frustriert – ganz bewusst – energielos wirkende alte Menschen mit seiner „Lebendigkeits-
diagnostik", um zu schauen, ob sich noch Lebenswillen herauslocken und die
vorwärtsbringende Energie der Aggression zur Aktivierung nutzen lässt.
Wie steht es andererseits mit meinen Einflussmöglichkeiten auf die tägliche
Arbeitsorganisation?
Fühle ich mich als Mensch und mit meinen pflegefachlichen Vorstellungen
ernstgenommen oder nur als bedeutungs- und einflussloses Rädchen in der
„Pflegemühle"?

Altenpflegerinnen und pflegebedürftige alte Menschen geraten in den ganz alltäglichen Pflegesituationen aneinander (im wahrsten Sinne des Wortes!):

- bei der Körperpflege: waschen, baden, rasieren usw.
- wenn's um die Ernährung geht: essen, trinken
- bei der Bekleidung: anziehen, ausziehen
- bei der Behandlungspflege und Medikation: Lagern, Katheder legen, Medikamente geben

---

Für Ihre Lösungskiste

Spontane Lösungsideen von Altenpflegerinnen

- Individuelle Schlaf- und Wachzeiten der Heimbewohner bei der Pflege berücksichtigen.
- Kleidung auswählen lassen.
- Über das, was man gerade tut, in ruhigem Tonfall informieren.
- Auf die Bedürfnisse des Einzelnen eingehen.
- Lieblingsspeisen erforschen.
- Es später wieder versuchen.
- Aggressionen der Bewohner ausleben lassen.
- Grenzen des Personals akzeptieren.
- Kollegin, die am besten mit Heimbewohner klar kommt, um Hilfe bitten.
- Tropfen in Tee geben (barmherziges „Schummeln").

Lautstarke Missfallensäußerungen und handgreifliche Abwehr gutgemeinter und erforderlicher Pflegehandlungen kennt jede Altenpflegerin. Manchmal ist es hilfreich, überzeugt und bestimmt aufzutreten und keine langen Diskussionen zu führen. Manchmal ist aber „kein guter Tag zum Baden" und ein beide Seiten quälender Machtkampf die Folge.

Die professionelle **Selbstreflexion** lautet: **Wie notwendig sind meine pflegerischen Maßnahmen jetzt und hier wirklich?**

Geben die Tagesroutinen unseres Heimes oder unserer Station den notwendigen Schutz für alle Beteiligten und zugleich den individuellen Spielraum?

Wie lösen wir in unserem Arbeitsteam Konflikte? Gibt es ungeklärte Konkurrenzen über die „richtigen" Pflegestandards und wer die „bessere" Altenpflegerin ist? Werden diese dann in Form „umgeleiteter Kontakte" auf dem Umweg über die alten Menschen ausgetragen?

Empfinde ich als pflegende Angehörige Konkurrenzgefühle gegenüber den Mitarbeiterinnen des ambulanten Pflegedienstes?

7.6.2 Auslösende Bedingungen für aggressive Stimmungen im Umgang mit pflegebedürftigen alten Menschen

Gibt es im Verhalten eines Menschen bestimmte „Schlüsselreize", die mich aggressiv stimmen oder zum „Ausrasten" bringen?

Hilfreich ist hier der Blick auf meine eigene Lebensgeschichte, weil mich der betreffende alte Mensch vielleicht an negative Erfahrungen mit bestimmten Situationen und Personen meiner Biografie erinnert. Vielleicht habe ich selbst in der eigenen Familie Gewalt erfahren oder stehe durch private Belastungen gerade unter besonderem Druck.

Kann ich als pflegende Tochter die Umkehr der Rollen („Wenn Eltern Kinder werden und doch die Eltern bleiben") nur schwer verkraften?

Bei Berufsanfängerinnen und jungen Altenpflegerinnen gibt es eine Tendenz, sich die Anerkennung und Bestätigung, die man von Seiten der erfahrenen Kolleginnen und Vorgesetzten bräuchte, ersatzweise von den gepflegten alten Menschen zu holen. Die Enttäuschung ist dann groß, wenn sich ein liebevoll gepflegter alter Mensch „undankbar" verhält und die Pflegekraft plötzlich aus heiterem Himmel zur Zielscheibe von Beschimpfungen, sexuellen Übergriffen oder sonstigen aggressiven Handlungen wird.

Solche Frustrationen bringen auch pflegende Töchter und Schwiegertöchter durcheinander und in Rage, für welche die Pflege eines Elternteils oft unbewusst mit einem Ringen um späte Anerkennung verbunden ist.

Bin ich mir solcher Abhängigkeiten und Übertragungsprozesse zwischen jung und alt bewusst, auch bei mir?

Also daran denken, wenn ich von manchen Menschen besonders zu enttäuschen bin und gekränkt den Spieß umzudrehen beginne.

Die besonderen Belastungssituationen des Pflegeberufs sind eine ergiebige Quelle für Frust und Überforderung, für eine Herabsetzung meiner Reizbarkeitsschwelle (Frustrationstoleranz). Überstrapazierte Nerven sind keine Seltenheit unter Nacht-, Schicht- und Sonntagsdienst, der Hektik wegen Personalmangels, des Stresses im Straßenverkehr, der Konfrontation mit verrücktem Verhalten, den Herausforderungen durch Sterbebegleitung und Trauerarbeit. Auch pflegende Angehörige, die sich mit „Haut und Haaren" in Beschlag genommen fühlen und keinen ausreichenden Frei- und Erholungsraum für sich haben, sind in ihrer Frustrationstoleranz verständlicherweise beeinträchtigt.

7.6.3 Können berufliche Idealvorstellungen in der Pflege gewalttätig sein und machen?

Eindeutig ja, wenn ich ein berufliches Selbstbild entwickle, dass ich als Altenpflegerin allezeit und allen Menschen gegenüber gleichermaßen freundlich und aufopferungsbereit sein soll. Dann wende ich nämlich Gewalt gegen mich selbst an und muss viel Verdrängungsenergie aufwenden, um ein verklärtes berufliches Ich-Ideal in den Niederungen des realistischen Pflegealltags aufrecht zu erhalten.

Kann ich mich mit meinen Bedürfnissen und Gefühlen wahrnehmen und akzeptieren? Oder dürfen meine schattenseitigen Impulse der Wut und des Ärgers nicht sein? Wohin aber damit: in meinen Rücken als Kreuzschmerzen, in meinen Magen-Darm-Trakt als Entzündung – also in Form psychosomatischer Selbstaggression – oder als verdeckte „Spitze" (oder auch aufgezogene „Spritze") gegen Alte?

Was brauche ich, um mit Kränkungen, Verletzungen und Grenzüberschreitungen durch alte Menschen pfleglich umgehen zu können, pfleglich für den anderen und pfleglich für mich?
In der Supervision und in Weiterbildungsseminaren erlebe ich als Dozent und Begleiter – im Schutz einer vertrauensvollen Gruppenatmosphäre – immer wieder die heilsame und entlastende Wirkung des offenen Gesprächs zwischen Kolleginnen. Denn „Wer von euch ohne Sünde ist, der werfe den ersten Stein". Wem ist nicht schon einmal unter besonders belastenden Bedingungen ein aggressiver Impuls im Leib hochgeschossen oder ein Schimpfwort „entschlüpft"? Oder wer hat noch nie Gewalt durch „Liebesentzug" ausgeübt, aus der mächtigen Pflegerposition heraus?

Altenpflege ist Beziehungspflege. Als Beziehungspflegende sind Altenpflegerinnen Grenzwanderer, die an der Landesgrenze zwischen Du-Land (beim anderen sein; sich auf den alten Menschen einstellen) und Ich-Land (zu mir kommen; auf mich besinnen) hin- und her pendeln.
Bei Grenzüberschreitungen ist es gesünder, mit einem verbal und nonverbal deutlichen Zeichen aufzuzeigen: Halt! hier ist meine Grenze, als den alten Menschen durch Gegenaggression in seine Grenzen zu verweisen.
Diese Beziehungs- und Grenzklärung ist kein einmaliger Akt, sie begleitet den gesamten Pflegeprozess.
Für diesen pflegerischen Grenzverkehr kann ich mich in der Aus- und Weiterbildung rüsten: ich lerne, mir meine persönlichen Grenzen einzugestehen und Nein zu sagen, und meinen Toleranzspielraum und mein Herz für das Ja zum ungewöhnlichen Verhalten pflegebedürftiger alter Menschen zu erweitern.
Hilfreich wird mir auch sein, das Land des alten Menschen, der ja aus einer ganz anderen Generation kommt, besser kennen und verstehen zu lernen: Seine andere Art der Konfliktbewältigung, seine andere Art Versöhnungsbereitschaft zu signalisieren.

Nicht immer ist es notwendig, einen Konflikt „auszudiskutieren". Zur pflegerischen Kompetenz gehört es, innerlich einen Schritt zur Seite tun und Aggressionen ausweichen zu können. Loslassen des Machtkampfseiles ist eine professionelle „Lösung" von „Wer hat recht"-Spielen, die in vielen Pflegebeziehungen zum alltäglichen Standardprogramm gehören. Auch ich kann durch eine Versöhnungsgeste, mit einem kleinen Zeichen des „Wiedergut-miteinander-seins", manchen quälenden Machtkampf beenden. Unsere nächsten Verwandten im Tierreich, die Affen, kraulen sich zur Versöhnung das Fell. Heilsam ist es auch, wenn ich mich mit mir selbst und meinen Unzulänglichkeiten versöhnen kann. Nur wenn ich meine eigenenaggressiven Anteile nicht tabuisiere, dann kann ich Verantwortung für eine unzulässige „Grenzüberschreitung" übernehmen, mich entschuldigen und solche Vorfälle künftig vermeiden. Verdrängte Schuldgefühle hingegen verhindern eine lösungsorientierte Beschäftigung mit meinem Verhalten und sind der Nährboden für „neue" Aggressionen.

Aggression und Versöhnung gehören zusammen.

Zeichen der Versöhnung
- Lächeln
- freundliches Berühren von Arm und Hand
- Umarmen
- Augenkontakt
- Streicheln
- Kuss
- Um Verzeihung bitten
- ein Geschenk machen
- Sich entschuldigen

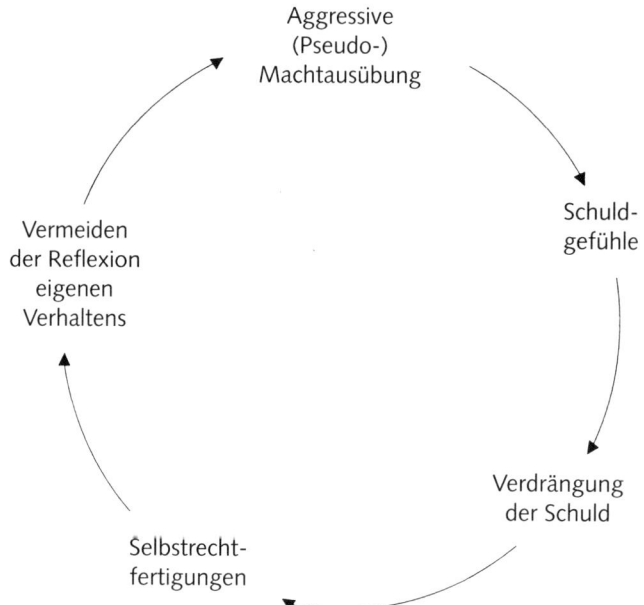

Abbildung 68: Schädliche Wirkung von Schuldgefühlen bei Fehlverhalten (aus: Ruthemann, 1993, S. 22)

7.6.4 Die Lern- und Verlerngeschichte des Ausdrucks von Aggression und Versöhnung

Die saftigsten Schimpfwörter aus dem Munde demenzkranker alter Menschen (von Seminarteilnehmerinnen schmunzelnd erzählt):

du Drecksau, Hurenmatz, Rindvieh, Mörder, Betschwester, alte Regiment-spritschn, ihr Arschlöcher, blöde Sau, du alter Trampl, Kuttenpisser, Schin-dermatz, Malefizzuchtl alte Kanaille, du Mistschlampe, Kamel, ihr Vergewal-tiger, du Hurensau, Schlampe, blöde Weiber, Schwesterlein, dick und fein, Russensau, alte Votzn, Leck mich am Arsch, gscherte Ausländerin...

Diese kleine Sammlung überwiegend bayrischer Schimpfwörter muss natür-lich durch das regionaltypische „saftige und pralle" Schimpfwörtergut anderer deutscher Gegenden sowie der österreichischen und schweizerischen Lande ergänzt werden.

Wie hat es eine Altenpflegerin zu verstehen, wenn eine zierliche alte Dame aus gehobener Schicht sie plötzlich mit „du Drecksau" betitelt, ihr bei der Pflege ins Gesicht schlägt oder sie anspuckt? Muss sie sich persönlich getrof-fen fühlen, handelt es sich um eine unverschämte persönliche Beleidigung?
Wir wissen bereits, dass aggressive Verhaltensweisen pflegebedürftiger alter Menschen auch aus dem Blickwinkel gesehen werden können, dass es sich um einen Versuch handelt, mit „allen Mitteln" die Selbstbestimmung zu ver-teidigen.
Weshalb erklärt dann die alte Dame der Altenpflegerin nicht ganz vernünftig, dass sie heute nicht baden oder warum sie gerne zwei Unterhosen und zwei Röcke übereinander anziehen möchte?
Die Erklärung finden wir im **Modell des Werkzeugverlustes**, das Sie unter Kapitel 8.6 nachlesen können.
Der alten Dame sind nämlich die Werkzeuge für ein gesellschaftsübliches Ausdrücken ihres Ärgers und ihrer Aggression durch die Demenzerkrankung abhandengekommen.
Für die Altenpflegerin ist es daher zum professionellen Verständnis der erleb-ten Aggressionen sehr hilfreich, sich die Lern- und Verlerngeschichte des Ausdrucks von Aggression und Versöhnung näher anzusehen.

Jeder Mensch besitzt ein Repertoire von Verhaltensweisen, mit denen er aggressive oder auch versöhnliche Stimmungen ausdrücken kann. Neben an-geborenen Verhaltensmustern (z.B. beißen oder lächeln), die nonverbal ab-laufen und auf der ganzen Welt verstanden werden, lernt er im Laufe seiner Erziehung auch sprachliche „Ausdrücke". Weiter lernt er, welche Ausdrucks-formen den gesellschaftlichen Spielregeln entsprechen und welche nicht.
Üblicherweise drücken wir Ärger und Aggression zunächst mit unserer Mimik aus, steigern uns dann in Beschimpfungen hinein und werden nur im Aus-nahmefall handgreiflich, beißwütig oder „spucken Gift und Galle".
Was aber, wenn uns durch eine Demenzerkrankung im Alter die sprachlichen Ausdrucksmöglichkeiten verlorengehen, mit denen wir so manches aggressive Wortgefecht geschlagen haben, mit Ironie, zynischen Reden und ähnlicher Wortmunition?
Aggressionen können nicht „weg"-diskutiert werden; erst recht nicht, wenn einem Menschen aufgrund der hirnorganischen Abbauprozesse die Werk-

zeuge „Sprache und Gedächtnis" zunehmend entgleiten (vgl. hierzu auch das Kapitel Demenz).

Die demenzkranken Menschen können daher nur auf die Ausdrucksformen zurückgreifen, die ihnen noch verblieben sind, oft nur kurze Sätze, einfache Worte oder eben Tätlichkeiten:

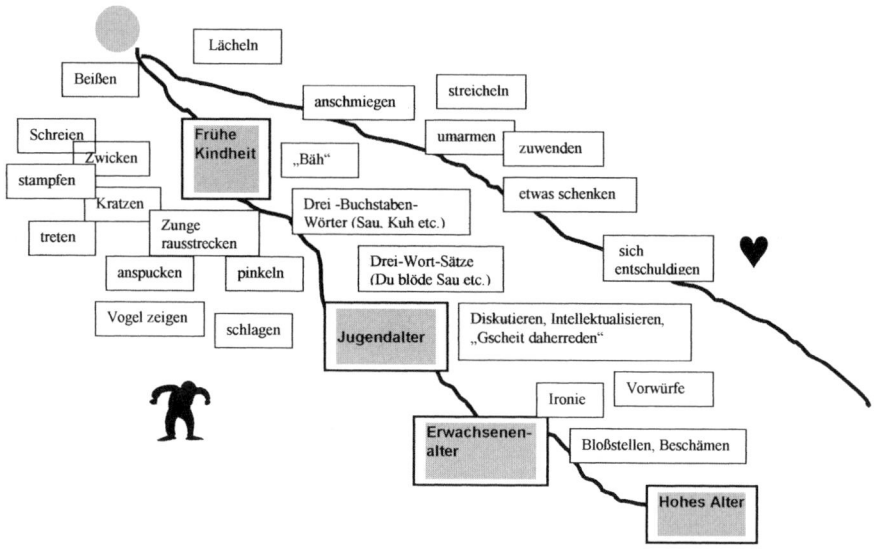

© Kurt Wirsing

Krankheitsbedingt findet durch Gedächtnis- und Sprachstörungen ein **Verlernen** der verbalen Ausdrucksform der Aggression statt – die „Wortmunition" geht nach und nach verloren. Diese Menschen können ihre aggressiven Stimmungen und Impulse daher nur noch auf urwüchsige und nichtsprachliche Weise ausdrücken.

Schimpfwörter oder Tätlichkeiten sind – so lernen wir in der Erziehung – keine akzeptablen Formen der Auseinandersetzung, sondern gelten als Regelverstöße, die in uns einen fast reflexartigen Gegen- oder Fluchtimpuls auslösen.

Wenn ich mir als Altenpflegerin bewusst mache, dass die alte Dame mich nicht persönlich beleidigen oder körperlich verletzen will, sondern mit den ihr zugänglichen Verhaltensmöglichkeiten ihre Gefühle ausdrückt, kann ich besser damit umgehen und mich auch ohne Gegenaggression schützen.

7.6.5 Taktile Abwehr. Oder: Der Schlag ins Gesicht

„Ich habe Frau A. doch ganz behutsam angefasst und da hat sie mir aus heiterem Himmel eine geknallt."

Weder hatten die beiden eine aktuelle Auseinandersetzung, noch war die Altenpflegerin grob oder die alte Dame erkennbar schlecht drauf.

Nach der verständlichen reflexhaften Schutz- und Abwehrreaktion, wird sich die Altenpflegerin fragen: Warum ist das passiert, wie kann ich es vermeiden, und wie mich zukünftig besser schützen?

Für unser hochsensibles Sinnesorgan Haut hat jede Form von Berührung eine Signalwirkung: Ich fühle etwas.

Aus der basalen Stimulation wissen wir von zwei grundlegenden Reaktionen:

- Was ist das? Ich bin neugierig.
- Vorsicht, da ist was! Ich wehre ab.

Diffuse Empfindungen, die nicht genau identifiziert werden können, lösen auch bei mir Vorsicht und taktile Abwehr aus; z.B. wenn der Griff in die Hosentasche nicht auf das vertraute Taschentuch, sondern auf einen klebrigen Bonbon stößt. Ich werde die Hand schnell zurückziehen und erst einmal die Lage „peilen".

Die beiden Grundhaltungen „Neugier und Abwehr" halten sich normalerweise die Waage. Sie kommen aber bei solchen alten Menschen aus dem Gleichgewicht, die durch demenzbedingten Werkzeugverlust (Gedächtnis usw.) das Zutrauen in die Welt zunehmend verlieren. Die taktile Abwehr, die Schreckreaktion, überwiegt.

Diese reflektorische Abwehrhaltung gegen ungewohnte oder überraschende Berührungen darf nicht als gezieltes aggressives Verhalten missverstanden werden.

Demenzkranke tun sich aufgrund ihrer Gedächtnisstörung schwer, sich an mehrere Altenpflegerinnen und deren unterschiedliche Berührungsstile zu gewöhnen.

Dazu einige hilfreiche Anregungen aus der basalen Stimulation:

- Blickkontakt und ruhige Stimmlage
- eine Anfangsberührung wählen, mit der ich den alten Menschen grundsätzlich zuerst berühre; möglichst am Körperstamm (z.B. Schulter). Eine Teamabsprache ist sinnvoll.
- punktuelle und oberflächlich streifende Berührungen vermeiden
- mit der ganzen Handfläche einen deutlichen Kontakt herstellen, nicht nur mit den Fingern.

Greifen Sie in die Lösungskiste (gepackt in Weiterbildungsseminaren), bevor Sie aus der Haut fahren.

➤ Aus dem „Spannungsfeld" gehen
„raus und bis zehn zählen"
„mich ausschütteln und tief durchatmen"

➤ mit Kollegin drüber reden
Fallbesprechungen im Team

➤ „Urschrei" im Auto bei der Heimfahrt

➤ Einen Schritt innerlich zur Seite treten (ich bin nicht persönlich gemeint)
Gefühle auch mal ausleben lassen

➤ Das Beziehungsseil in die Hand nehmen
(straffen oder loslassen)

➤ Humor
„ich nehm's witzig"

➤ Hilfe holen und einfordern

➤ Ich-Botschaften (meine Gefühle aussprechen)
„Ich bin wütend ..."
„Mich ärgert, wenn ..."

➤ „Schummeln"
bei Medikamentengabe Frust und Aggression vermeiden

➤ Spielräume nutzen
„Mit Spinnern mitspinnen ist ganz normal" (Verhalten „spiegeln")
Meinen Toleranzraum und den des Teams erweitern

➤ Mitgehen ... mitgehen ... führen
Nachgeben und Halt geben (buchstäblich und in übertragenem Sinne)

➤ Mit mir selbst versöhnlich sein

➤ Auch mal beleidigt sein; und den ersten Schritt zur Versöhnung tun

➤ Eindeutigen nonverbalen Kontakt herstellen; diffuse Berührungen vermeiden

7.7 Sterbebeistand:
Pflegerische Begleitung in der letzten Lebensphase

Die gedankliche Auseinandersetzung mit Sterben und Tod begleitet den Erwachsenen sein ganzes Leben hindurch mit unterschiedlicher Intensität. Vor allem die Konfrontation mit „fremdem Tod" sowie mit dem „eigenen Tod" bei schweren oder unheilbaren Erkrankungen, und das zunehmende Näherrücken des natürlichen Endes im Alter stellen diese Daseinsthematik mehr und mehr in den Mittelpunkt.

Die Bewahrung der Ich-Identität unter Akzeptierung der eigenen Sterblichkeit stellt eine Entwicklungsaufgabe dar, um deren Bewältigung sich jeder einzelne Mensch aktiv bemühen muss; er kann mit seinem nahenden Ende „ins reine kommen", oder aber auch daran verzweifeln. Welche Einstellung alte Menschen zu ihrem Sterben und Tod gewinnen, hängt wesentlich davon ab, ob sie im Rückblick eine „positive Lebensbilanz" ziehen oder mit ihrem bisherigen Leben hadern.

Der Tod ist für den alten Menschen kein allgemeines und abstraktes Schicksal mehr, sondern nun ein nahes, persönliches und unausweichliches Ereignis. Als solches gleicht kein Sterben dem anderen; jeder Mensch stirbt seinen ganz individuellen Tod. Insofern sind psychologische „Rezepte" für den Umgang mit Sterbenden nur von begrenztem Wert. Die im folgenden vermittelten Kenntnisse über hilfreiche psychologische Blickwinkel sind für Sie als Altenpflegerin wissenswert, können jedoch eine weitergehende persönliche Suche nach ihrem ganz eigenen Weg im Umgang mit Sterbenden nicht ersetzen. Hierzu bieten sich Seminare an, die den erforderlichen Raum zur Selbstreflexion schaffen, gerade weil das Thema Sterben und Tod nicht nur für junge Altenpflegerinnen eine große Herausforderung und Zu-Mut-ung ist.

7.7.1 Psychosoziale Aspekte des Sterbens in unserer Zeit

Bis in die Zeit nach dem letzten Weltkrieg gehörte es zumindest in den ländlichen Gebieten zur Sitte, dass verstorbene Familienmitglieder bis zur Beerdigung zuhause aufgebahrt wurden. Man hielt die Totenwache, Freunde und Nachbarn kamen zur stillen Zwiesprache mit dem Toten und zum Abschiednehmen. Sterben und Tod hatte seinen Platz in diesen Familien. Von Kindesbeinen an konnte jeder unmittelbare Erfahrungen mit Sterben und Tod gewinnen. Ich erinnere mich noch an meine Kindheit, als Verstorbene zuhause aufgebahrt waren und die Freunde und Nachbarn zum Abschiednehmen vorbeikamen. Wir Kinder waren mit von der Partie, beließen es jedoch nicht beim feierlichen Beten und „Schauen", sondern konnten uns dem gruselig-faszinierenden Reiz des „Unfasslichen und Unbekannten" nicht entziehen und berührten die kühlen Totenhände oder -wangen.

Bekannt sind auch die Abbildungen aus früheren Zeiten, auf denen sich Familie und Freunde um das Sterbebett scharen und den Sterbenden in seinen letzten Tagen und Stunden begleiten.

Ganz anders heute:

Sterben und Tod, obwohl alltäglich sich ereignend, sind zum Tabu geworden. Der „Gevatter Tod", der „Sensenmann", hat sein Gesicht und seinen Namen verloren, er wird oft – nicht immer – totgeschwiegen. Selbst in Todesanzeigen scheut man sich den Tod beim Namen zu nennen: man spricht lieber von „Heimgang, Dahinscheiden, in die Ewigkeit eingehen, entschlafen", um nur einige der gebräuchlichen Formulierungen zu nennen.

„Ich merke nur, dass der Tod in meiner Umgebung gar nicht vorkommt, dass es ihn gibt, dass er mir auf Büttenpapier und in der Zeitung angezeigt wird, dass er gleichwohl nicht da ist. Er bleibt Nachricht, die einen betreffen kann, aber er rückt nicht auf einen zu. Wir reden uns ein Leben ein, kein ewiges, aber doch eines, das sein Ende nicht denkt. Keine Todesangst, und wenn, wird sie verschwiegen, kein wissentliches Zugehen auf den Tod – und wenn, dann in der Sterbeklausur der Kliniken und Altersheime ... man stirbt versteckt, behelligt die Lebenden nicht. "

(P. Härtling: im Vorwort zu S. Baum: Der verborgene Tod, 1976)

Andererseits werden Sterben und Tod massenweise in den Medien behandelt und sogar live übers Fernsehen in die Wohnzimmer übertragen (Krieg, Massaker, Völkermord usw.). Diesen Tod erleben wir in der distanzierten Rolle von „Zaungästen"; es handelt sich nicht um ein unmittelbar erfahrenes Leiden, aus dem für das eigene Verhältnis zu Sterben und Tod etwas gelernt werden könnte.

➤ Das Zurechtkommen mit Sterben und Tod wird an Spezialeinrichtungen und Spezialisten (z.B. in Hospizen) delegiert.
 Nur noch selten können Familienangehörige die Aufgabe der Sterbebegleitung übernehmen.

➤ Sterben wird heute vielfach begleitet vom „heroischen" Kampf der Ärzte, von medizinischen Apparaturen und der potentiellen Möglichkeit einer Lebensverlängerung bis hin zur Sinnlosigkeit.

In unserer Wachstumsgesellschaft stellt das Sterben eine unerwünschte Erinnerung an die Begrenztheit menschlicher Möglichkeiten dar, weshalb größter Aufwand betrieben wird, um den Tod zu bezwingen.

Welche Art von Tod wir heute sterben hängt maßgeblich von Umweltbedingungen ab: Das Sterben im Kreis einer liebevollen Familie ist sicherlich ein anderes als beim „Badezimmer-Tod", den man einsam in manchen Krankenhäusern und Heimen sterben muss. Es macht auch einen Unterschied, ob es in der Umgebung Menschen gibt, die dem Gespräch über Sterben und Tod ausweichen oder sich ihm stellen.
Ein „guter" oder „schlechter" Tod hängt auch davon ab, wieweit jemandem noch die „Verfügungsgewalt" über ein seinen Wertvorstellungen und Bedürfnissen entsprechendes Sterben belassen wird.

7.7.2 Sterben als Entwicklungsprozess

7.7.2.1 Abschied, Trennung und Tod als Lebensbegleiter

Der Sterbevorgang ist als die Übergangsphase vom Leben zum Tod zu bezeichnen, wobei die Phase des Sterbens ohne Zweifel dem Leben zuzuordnen ist. Sie ist also Teil des Lebensprozesses, als sein Ende genau so wichtig wie sein Anfang. Im Lebenszyklus (vgl. Erickson S. 81 ff.) ist die Verarbeitung der unabwendbaren Erkenntnis des künftigen Todes als letzte große Entwicklungsaufgabe für jeden Menschen zu betrachten. Wie gut oder schlecht diese Entwicklungsaufgabe gelöst wird, hängt sehr von der bisherigen Lebens- und Lerngeschichte des jeweiligen Menschen ab.

Simone de Beauvoir meint dazu: „Mich macht der Gedanke an den Tod ... weniger traurig als früher: Der Tod ist Abwesenheit von der Welt, und mit dieser Abwesenheit konnte ich mich nicht abfinden. Aber so viele Abwesenheiten haben schon an mir gezehrt! Meine Vergangenheit ist abwesend, meine toten Freunde sind es, die verlorenen Freunde und all die vielen Orte hier auf Erden, die ich nie wiedersehen werde. Wenn die Abwesenheit eines Tages alles verschlungen hat, wird das keinen sehr großen Unterschied machen" (in: Das Alter, S. 381).

Abschied nehmen von Möglichkeiten, Orten und Freunden wird ein mit zunehmendem Lebensalter immer wahrscheinlicherer Vorgang. Jedoch lernt man auch in jüngeren Jahren Schmerz und Verlust kennen. Je bewusster jemand in seinem Leben dieses ständige Abschiednehmen erlebt und verarbeitet, um so besser wird er auf den einen, endgültigen Abschied vom eigenen Leben vorbereitet sein.
Trennungssituationen (Auseinanderbrechen von Freundschaften, Scheidung, Umzug, Arbeitsplatzwechsel, Abschied nehmen von unerfüllten Wünschen, Tod von Haustieren usw.) können also eingeübt werden, wobei nach den Gesetzen der Lernpsychologie in späteren ähnlichen Konfliktsituationen auf früher bewährte Reaktionsweisen zurückgegriffen wird.

7.7.2.2 Verhaltensmuster Sterbender: Ein Fünf-Phasen-Modell

Der wohl bekannteste Versuch einer Einteilung des Sterbens in bestimmte Phasen, die durch typische Verhaltensmuster der Betroffenen gekennzeichnet sind, stammt von der amerikanischen Sterbeforscherin Kübler-Ross und gründet sich auf umfangreiche Interviews mit Sterbenden.
Dieses Phasenmodell bietet eine hilfreiche Orientierung, ohne dem individuellen Sterbeerleben gerecht werden zu können. Der Sterbevorgang kann sich beim einen Menschen sehr lange hinziehen, während beim anderen, der durch Unfall, Herz- oder Gehirnschlag plötzlich aus dem Leben gerissen wird, die Übergangsphase vom Leben zum Tod fast völlig fehlt.
Das Phasenmodell bezieht sich auf die Arten des Sterbens, die sich über einen gewissen Zeitraum hin erstrecken und eine bewusste Verarbeitung von seiten des Sterbenden zulassen.
Sterbebeistand benötigt vor allem der Mensch, der diesen Vorgang mehr oder weniger bewusst erlebt, dem Tod also „entgegensieht".

Erste Phase: Nicht-wahrhaben-wollen und Isolierung („Nicht ich")
Diese Phase beginnt nach der ersten Konfrontation mit dem Sterbenmüssen. Vor der bedrohlichen Situation schützt sich der Betroffene mit dem Abwehrmechanismus der Verdrängung.

Typisches Verhalten: Neue ungünstige Informationen werden nicht zur Kenntnis genommen, auf Kleidung und äußere Erscheinung wird besonderer Wert gelegt, Zukunftspläne werden geschmiedet und Zuflucht zu „Ausreden", harmlosen Diagnosen usw. gesucht. In dem Maße, wie mehr und mehr die Unabänderlichkeit des Todes zur Gewissheit wird, ziehen sich die Betroffenen zurück, isolieren sich im „Schneckenhaus" ihrer Innenwelt.

Hilfreiche Pflege: Führen Sie dem Todkranken und Sterbenden nicht mit rationalen Argumenten die Irrationalität seines Verhaltens vor Augen, da dies Angst und Abwehrverhalten noch steigern würde. Warten Sie die weitere Entwicklung ab und bleiben Sie zum Gespräch bereit, wenn der Sterbende entsprechende Hinweise gibt.

Zweite Phase: Zorn („Warum ich")
Diese Phase ist durch die aggressive Auseinandersetzung mit dem unausweichlichen Schicksal bestimmt, gegen das verzweifelt angekämpft wird.
Verhalten: Ungerechtfertigte Vorwürfe gegen die Umgebung, aggressive Handlungen, Äußerung von Unzufriedenheit.
Dadurch wird das Verhältnis zur Umwelt, insbesondere auch zu den Pflegekräften, besonderen Belastungen unterworfen.

Hilfreiche Pflege: Fühlen Sie sich nicht „persönlich" angegriffen. Nur wer sich nicht in den Sterbenden einfühlen kann, wird mit Abwendung („Liebesentzug") reagieren oder gar „mit gleicher Münze heimzahlen". Solche Reaktionen werden den Sterbenden noch weiter in seine Einsamkeit und Hilflosigkeit zurückwerfen.
Halten Sie ungerechte Vorwürfe aus, ohne sich ganz den Nörgeleien auszuliefern. Akzeptieren Sie diese als Ausdruck der Auseinandersetzung des Sterbenden mit seinem Schicksal.

Dritte Phase: Verhandeln („Vielleicht doch nicht" oder „Jetzt noch nicht")
Diese oft sehr flüchtige Phase ist charakterisiert durch das Abfinden mit dem Schicksal und die Hoffnung auf eine günstige Wende.
Verhalten: Regelmäßiger Kirchenbesuch (Handel mit Gott), besondere Beteiligung an therapeutischen Maßnahmen (Handel mit der Medizin), Versprechen und Gelübde, Hoffnung auf Wundermittel.

Hilfreiche Pflege: Lassen Sie sich nicht so weit auf Verhandlungen ein, dass illusionäre Hoffnungen noch unterstützt werden.
Führen Sie die Hoffnung auf einen realen Hintergrund zurück, von dem aus sich der Sterbende wieder angemessen mit seiner Situation auseinandersetzen kann.
Überfordern Sie den Betroffenen dabei nicht durch die Konfrontation mit der „objektiven Wahrheit".

Vierte Phase: Depression („Was bedeutet diese Situation für mich")

Die Verarbeitung der Unausweichlichkeit des eigenen Todes ist nun so weit gediehen, dass irreale Hoffnungen, Ausflüchte und Abwehrmechanismen nicht mehr zur Aufrechterhaltung der Ich-Identität benötigt werden. Trauer und Niedergeschlagenheit können den Sterbenden überfluten, wenn er sich an sein Leben erinnert und sich bewusst wird, dass er von seinen Erinnerungen und seinen Angehörigen Abschied nehmen muss.

Die depressive Reaktion ist als ganz normale Folge der gedanklichen Auseinandersetzung mit dem Vorgang der Trennung von allem, was einem lieb geworden ist, zu verstehen.

Verhalten: Rückzug auf die eigene Gedankenwelt; der Sterbende erinnert sich vielleicht an Schuld, die er auf sich geladen hat, an Dinge, die er unterlassen hat oder bereut bestimmte Handlungen. Er kann in Schweigen verfallen, falls er befürchtet die Beziehung zu Pflegekräften zu belasten, wenn er seine Gedanken ausspricht.

Hilfreiche Pflege: Schenken Sie dem Sterbenden weiterhin ein offenes Ohr, wachsame Augen und eine haltende Hand. Signalisieren Sie ihm Verständnis für seine Angst und versichern Sie ihm ihre Gegenwart „Ja, ich bin bei Ihnen". Lassen Sie wohlgemeinte Aufmunterungen sein. Wie bei anderen depressiven Verstimmungszuständen ist auch hier ein oberflächliches Aufmuntern nicht hilfreich.

„und saßen mit ihm auf der Erde und sieben Tage und sieben Nächte und redeten nichts mit ihm; denn sie sahen, dass der Schmerz sehr groß war"

(Buch Hiob, 2,11)

Fünfte Phase: Zustimmung („Ja, ich kann mein Schicksal annehmen")

In dieser Phase stimmt der Sterbende seinem Schicksal zu und willigt darin ein. Sie ist fast frei von solchen Emotionen, wie sie in den vorausgegangenen Phasen heftig auf den Sterbenden eingestürmt sind. Der Sterbende ist physisch und psychisch erschöpft. Das Sterben wird als Erlösung betrachtet.

Verhalten: Der Sterbende beginnt sich zunehmend von seinen sozialen Bindungen zu lösen, entwickelt andererseits in dieser Phase eine besondere Sensibilität seiner Umgebung gegenüber. Selbst geringe Veränderungen im Verhalten der Altenpflegerinnen und der Angehörigen kann er noch registrieren, auch wenn er nicht mehr zu deutlichen Reaktionen in der Lage ist.

Hilfreiche Pflege: Akzeptieren Sie die Loslösung des Sterbenden von seinen sozialen Bindungen. Akzeptieren Sie, dass auch Sie diesen Menschen, den Sie vielleicht jahrelang gepflegt haben, innerlich loslassen müssen und dass Sie noch weiterleben dürfen.

Gerade in dieser Phase müssen Sterbehelfer ein Höchstmaß an Einfühlungsvermögen aufbringen. Sie können dem Sterbenden im Rahmen dieser letzten Phase nicht mehr als professionelle Pflegekraft, sondern als Mitmensch begegnen.

Diese einzelnen Phasen des Sterbens können unterschiedlich stark und lang ausgeprägt sein.

Sie müssen auch nicht unbedingt immer in der gleichen Reihenfolge ablaufen; einzelne Phasen können übersprungen werden, einige auch wiederholt auftreten.

Als Altenpflegerin können sie sich jedoch besser auf die individuellen Erlebens- und Verhaltensmöglichkeiten Sterbender einstellen, wenn sie sich der einzelnen Phasen bewusst sind und bestimmte Verhaltensweisen in diesem Zusammenhang einordnen können.

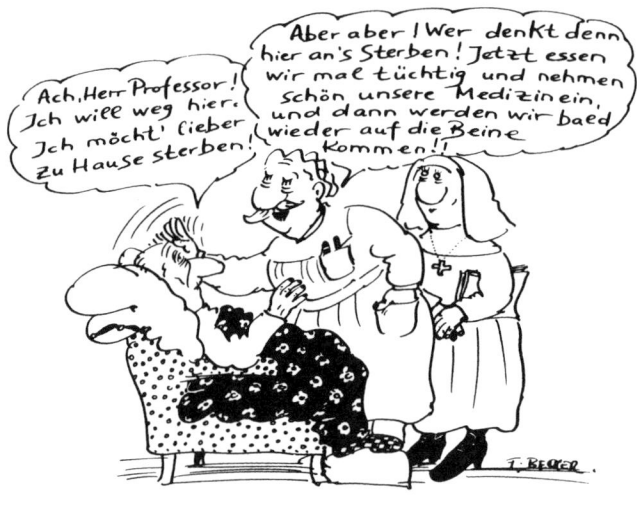

(Franziska Becker)

7.7.3 Die psychische Situation von Sterbenden

Die Erlebnismöglichkeiten und Verhaltensweisen Sterbender hängen von vielen Faktoren ab: dem physischen Befinden, den individuellen Eigenarten der Persönlichkeit, dem Lebensalter und den äußeren Rahmenbedingungen kommt eine besondere Bedeutung zu.

Ebensowenig wie mit dem Phasenmodell nach Kübler-Ross das individuelle Sterben als ein vorprogrammiertes Geschehen zu begreifen ist, können globale Aussagen über die psychische Situation Sterbender getroffen werden.

Die folgenden Kenntnisse von Erfahrungen, die im Umgang mit Sterbenden gewonnen wurden, decken sicher nicht die gesamte Bandbreite individueller Sterbevorgänge ab, fördern jedoch ihre Sensibilität als Altenpflegerin.

7.7.3.1 Bedürfnisse Sterbender

a) *Bedürfnisse, die bei vielen Sterbenden* **aus körperlichen Beschwerden** heraus entstehen
   - **Schmerzen**
     Bei Befragungen wird dem Wunsch nach einem möglichst schmerzfreien Sterben ein ganz besonderer Stellenwert eingeräumt.
     Der Einsatz von Schmerzmitteln stellt daher eine maßgebliche Hilfe für den Sterbenden dar, wenn bei der Dosierung darauf geachtet wird, eine unnötige Bewusstseinsminderung zu vermeiden. Medikamentierung „bei Bedarf" sollte heißen, sich an den Bedürfnissen des Sterbenden und nicht an denen der Pflegeorganisation zu orientieren. Dies umschließt auch die Verpflichtung, Sterbenden soweit wie möglich eine bewusste Auseinandersetzung mit ihrer Situation zu ermöglichen und sie nicht mittels unnötiger Medikamentengabe „ruhig zu stellen".
     Diese Gabe von Schmerzmitteln sollte daher den Tagesschwankungen hinsichtlich der Intensität der Schmerzen und dem Verlangen des Sterbenden entsprechend erfolgen.
   - **Müdigkeit und Erschöpfung**
     Die abnehmende Vitalität macht dem Sterbenden bereits kleine Anstrengungen im Bereich der täglichen Körperpflege zur großen Belastung. Er gerät schnell in Zustände der Müdigkeit und Erschöpfung.
     Bei der Grundpflege sollten Sie daher einem erkennbaren Bedürfnis des Sterbenden nach Ruhe Rechnung tragen, da er durch eine Überforderung seine Hilflosigkeit und sein Ausgeliefertsein noch verstärkt erleben müsste.
   - **Atemnot und Beklemmung**
     Die eingeschränkte Lungenfunktion erschwert zunehmend das Atmen und führt zu Beklemmungsgefühlen. Durch Ängste, zum Beispiel vorm Alleingelassenwerden, können solche Beschwerden verstärkt werden.
     Linderung kann durch Sauerstoffgaben, entsprechende Lagerungstechniken und das verlässliche Zur-Verfügung-stehen geschaffen werden.
   - **Durst**
     Durst gehört in den letzten Lebenstagen zu den besonders quälenden körperlichen Bedürfnissen Sterbender.
     Neben der Mundpflege ist daher ein häufiges Flüssigkeitsangebot notwendig, da der Sterbende seinen Wunsch nach Flüssigkeit oft nicht mehr artikulieren kann.
   - **Gesteigerte Transpiration**
     Das Ertragenmüssen von Begleiterscheinungen des körperlichen Verfalls (Schwitzen, Gerüche) schafft Schamgefühl. Eine sorgfältige Grundpflege hat daher positive Wirkungen auf den psychischen Zustand des Sterbenden.

b) Psychische Bedürfnisse Sterbender

Einige wichtige Hinweise zur psychologischen Betreuung Sterbender haben wir bereits im Zusammenhang mit dem Phasenmodell nach Kübler-Ross kennengelernt.

Darüber hinaus ist für Sterbende von besonderer Bedeutung:

- **Nähe und Kontakt**

  Es ist von elementarer Wichtigkeit für einen Sterbenden, nicht allein gelassen zu werden, sondern das Gefühl von Nähe und Verständnis anderer Menschen zu spüren.

  Dies kann einmal durch das Gespräch erreicht werden: wenn einem Sterbenden Gelegenheit gegeben wird über seine Erinnerungen, Ängste oder Schuldgefühle zu sprechen. Für viele Menschen bedeutet es eine große Erleichterung, sich vor ihrem Tod noch etwas „von der Seele reden" zu können.

  Nicht immer jedoch ist noch eine verbale Kommunikation möglich, weshalb dem Sterbenden mittels der Körpersprache signalisiert werden muss, dass er nicht allein ist, sondern ihm in dieser Phase seines Lebens jemand zur Seite steht.

  Ein Händedruck oder Streicheln können genauso viel, wenn nicht mehr, aussagen wie Worte.

- **Regelung praktischer und gefühlsmäßiger Angelegenheiten**

  Ein Sterbender hat in der Regel den Wunsch, sein Leben geordnet zu Ende zu bringen.

  Zur Klärung stehen oft an: Testamenterstellung, Regelung der Bestattungsprozedur, medizinische Fragen der Sterbebegleitung, Übermittlung von Nachrichten an Verwandte und Freunde, Aussprache mit Angehörigen usw.

  Eine Unterstützung bei der Erledigung dieser Angelegenheiten bedeutet für den Sterbenden eine wichtige Hilfestellung.

7.7.3.2 Todesangst

Beobachtungen bei Sterbenden weisen darauf hin, dass im Zusammenhang mit Todesangst folgende Gesichtspunkte bedeutungsvoll sind:

➤ Todesangst richtet sich weniger auf das „Danach". Fragen nach dem Jenseits oder nach dem Jüngsten Gericht treten gegenüber der Ungewissheit hinsichtlich des bevorstehenden Sterbevorganges in den Hintergrund:
   - Angst vor langem und schmerzhaftem Sterbevorgang,
   - Angst vor dem endgültigen Abschied von den Angehörigen,
   - Angst vor der Trennung von allem, was einem im Leben lieb und teuer geworden ist.

➤ Todesangst weicht dem Verlangen nach dem Sterbenkönnen, wenn sehr starke Schmerzen zu ertragen sind und sich der Betroffene dem Erschöpfungszustand nähert („Hoffentlich werde ich bald erlöst").

- Das Ausmaß der Todesangst hängt von der Persönlichkeit des Betroffenen und vom Lebensalter ab. Ältere Menschen, die zufrieden auf ein gelebtes Leben zurückblicken, entwickeln weniger Angst vor dem Tod. Das Ausmaß an auftauchender Angst wird durch die Verarbeitungsmöglichkeiten des sterbenden Menschen mitbestimmt – abhängig von seiner Lerngeschichte im Umgang mit Trennung, Abschied, Einsamkeit und fremdem Tod.
- Die Todesangst kann durch das Verhalten der betreuenden Personen verringert oder verstärkt werden.
- Verstärkt durch das geflissentliche „Übersehen" oder „Überhören" der ausgesprochenen oder unausgesprochenen Bitte nach einem solchen Gespräch.
- Verringert besonders dann, wenn dem Sterbenden Gelegenheit gegeben wird, über seine Todesangst zu sprechen.

7.7.3.3 Psychische Veränderungen beim Nahen des Todes

Psychopathologische Veränderungen sind keine zwangsläufige Begleiterscheinung des Sterbens, sondern in der Regel abhängig von der Verarbeitung dieser Situation durch den Betroffenen oder von krankheitsbedingten Ausfällen im zentralen Nervensystem.

Kognitive Veränderungen

Im Vorfeld des Todes beginnen sich bei einigen Menschen die psychischen Funktionen folgendermaßen einzuengen:
- Abfall der Leistungsfähigkeit im Bereich der Wahrnehmung, des Denkens und der Problemlösung.
- Minderung der Bewusstseinsklarheit und Mängel in der räumlich-zeitlichen Orientierung.
- Verschlechterung des Kurzzeitgedächtnisses und in der Folge zunehmende Unfähigkeit, Umweltreize zu verarbeiten.
- Abwendung vom aktuellen Geschehen in der Umwelt als Versuch, sich auf die eigenen Reserven zu konzentrieren.

Der zu beobachtende Leistungsabfall wird von einigen Autoren auch so gedeutet, dass der Sterbende gleichsam in zwei Welten lebt:
- Einmal lebt er im Kontakt mit der unmittelbaren Umgebung und seinen praktischen Bedürfnissen.
- Zum anderen lebt er in der Welt seiner Vergangenheit, deren Bedeutungen nichts mit der „realen" Situation zu tun haben müssen.

Das Verhalten des Sterbenden mag für die Umgebung deshalb „schizophrene" Züge tragen, da er ja tatsächlich in einer Innen- und Außenwelt lebt. Man würde jedoch der tatsächlichen Situation nicht gerecht werden, wenn man solche Verhaltensweisen als „psychotisch" etikettiert und dem Sterbenden durch die Gabe von Psychopharmaka die Möglichkeit einer Auseinandersetzung mit seiner Innenwelt nimmt.

Sterbende zeigen andererseits kurz vor dem Tod oftmals eine erstaunliche Verbesserung ihrer geistigen Verfassung, verbunden mit einer ausgeprägten Bereitschaft zur Kommunikation. Sie sind dann in der Lage, weit mehr zu verstehen und zu empfinden was um sie herum geschieht, als dies die Umgebung vielfach annimmt.

Emotionale Veränderungen

Im emotionalen Verhalten finden sich Veränderungen in Richtung auf Angst, Aggression und Depression, wie sie bereits beim Phasenmodell beschrieben wurden.

7.7.4 Psychologische Betreuung Sterbender

7.7.4.1 Psychische Situation der Pflegekräfte

Altenpflegerinnen und andere Personen, die beruflich häufiger mit Sterbenden zu tun haben, berichten nicht selten von Unsicherheit, Hilflosigkeit und Unbehagen, wenn sie als Sterbebegleiter gefordert werden.

Als Reaktionen der Pflegepersonen auf die Konfrontation mit der endgültigen und unabänderlichen Situation des Sterbens werden beobachtet:

➤ **Verstecken hinter der Maskerade der Krankenhaus- oder Heimroutine**
   Die „Vogel-Strauß-Strategie" drückt sich in verschiedenen Verhaltensweisen aus:
   - Gebrauch der medizinischen Fachsprache („weil ich den Sterbenden schonen will")
   - Besondere Geschäftigkeit durch Betonung der medizinischen Pflegemaßnahmen („wir tun ja alles für ihn").
   - Verabreichung von Schmerzmitteln und Psychopharmaka über das zur Schmerzbekämpfung notwendige Maß hinaus („Leiden erleichtern").
   - Absonderung des Sterbenden („die anderen sollen nicht beunruhigt werden").

➤ **Vermeiden enger Kontakte mit Sterbenden**
   Die „Ausweich-Strategie" dient zur Abwehr der eigenen Hilflosigkeit eines Helfers und der Ängste vor dem eigenen Tod, die beim Kontakt mit dem Sterbenden natürlicherweise aktualisiert werden.
   Die Kommunikation mit Sterbenden fällt Altenpflegerinnen besonders schwer, wenn diese Menschen:
   - vom bevorstehenden Tod wissen und immer wieder Fragen in dieser Richtung stellen
   - das bevorstehende Ende noch nicht akzeptiert haben
   - unter starken Schmerzen leiden.

➤ Aggressionen gegen andere

Auftretende Aggressionen gegen Angehörige, die sich zu wenig um ihre Sterbenden kümmern, manchmal auch gegenüber Stationskollegen, können als Versuch zur Bewältigung des eigenen „schlechten Gewissens" interpretiert werden.

Die verspürte Hilflosigkeit der Pflegekräfte ist mit dem Idealbild der „guten Altenpflegerin" nicht vereinbar. Entstehende Schuldgefühle werden in Form von Aggressionen, die sich eigentlich gegen die eigene Person richten, stellvertretend an den anderen „ausgelassen".

Diese problematischen Verhaltensweisen, die keinesfalls den Bedürfnissen der Sterbenden und der Altenpflegerinnen angemessen sind, lassen sich auf *drei hauptsächliche Defizite* zurückführen:

1. Im Rahmen der Ausbildung werden nur unzureichende Kenntnisse über die psychische Situation Sterbender, deren Erwartungen, sowie über angemessene Kommunikationsmöglichkeiten erworben.

   Darüber hinaus wird von angehenden Altenpflegerinnen berichtet, dass sie beispielsweise im Nachtdienst ohne die notwendige Anleitung erfahrener Sterbebegleiter ganz allein auf sich gestellt mit Sterben und Tod konfrontiert werden. Wer nicht vorbereitet und ohne Unterstützung zum ersten Mal jemanden sterben sieht, kann dies als sehr traumatische Situation erleben, die sein zukünftiges Verhalten beeinflusst.

2. Aus- und Fortbildung wirken zu wenig auf eine Auseinandersetzung der Pflegekräfte mit den eigenen Einstellungen gegenüber Leben, Krankheit und Tod hin. Es fehlt an Hilfen, die verständliche Verdrängung der Gedanken an die eigene Sterblichkeit zu überwinden.

3. Die Sterbehilfe in Altenheimen leidet ebenso wie beispielsweise die sinnen-volle Pflege unter dem Zeitdruck, dem die Pflegekräfte in Anbetracht der zur Zeit gültigen Personalschlüssel ausgesetzt sind.

   Die beste Ausbildung erreicht letztlich nicht ihr Ziel, wenn die situativen Gegebenheiten eine Anwendung der gelernten und bewährten Möglichkeiten des Sterbebeistandes kaum zulassen.

7.7.4.2 Das Gespräch mit Sterbenden

„Patentrezepte", die schematisch bei der Gesprächsführung mit Sterbenden anzuwenden wären, kann die Kommunikationspsychologie nicht zur Verfügung stellen.

Grundsätzlich hat sich die Gesprächsführung mit Sterbenden, unter Beachtung der in Kapitel 6 dargestellten Grundregeln der menschlichen Kommunikation, an den Bedürfnissen der Sterbenden zu orientieren. Die eigene Persönlichkeit kann dabei nicht „außen vor" bleiben, sie bedarf vielmehr der Stützung, Entlastung und Ermutigung durch die Begleitung eines kollegialen Teams.

Im Folgenden werden einige über die sonstige Gesprächsführung hinausgehende Gesichtspunkte des Gesprächs mit Sterbenden vorgestellt.

Handhabung der „Wahrheit"

Jede Gesprächsführung mit Sterbenden wird irgendwann an einen Punkt gelangen, wo der Sterbehelfer in die Konfliktsituation gerät, ob er den Betroffenen über sein Schicksal im unklaren lassen oder ihn mit der Wahrheit über die Unabwendbarkeit seines baldigen Todes konfrontieren soll.

Der Streit um die Lösung dieses Konfliktes nimmt in einschlägigen Veröffentlichungen und Diskussionen zuweilen die Form von Glaubensbekenntnissen an.

Schematische Lösungen können dem individuellen Schicksal nicht gerecht werden: wenn beispielsweise eine Altenpflegerin subjektiv davon überzeugt ist, dass grundsätzlich jedem Menschen die uneingeschränkte Wahrheit über seinen Zustand gesagt werden müsse, so erspart ihr diese Einstellung ein Eingehen auf die jeweils individuelle Situation.

In der Sterbebegleitung erfahrene Ärzte und Altenpflegerinnen weisen jedoch darauf hin, dass es „die" Wahrheit und „die" Patentlösung nicht gibt. Es besteht ein Unterschied zwischen der „objektiven Wahrheit" und dem, was ein Mensch in der konkreten Situation und von seiner Persönlichkeit her als „subjektive Wahrheit" verkraften kann. Übereinstimmend wird ausgesagt, dass dem Sterbenden eine helfende Wahrheit vermittelt werden muss, selbst wenn sein Zustand objektiv hoffnungslos ist. Damit ist nicht ein „um den heißen Brei herumreden" oder ein Täuschungsmanöver gemeint, da auf diese Weise bei den Betroffenen – die aller Erfahrung nach selbst am besten den nahenden Tod spüren – das Gefühl des Alleingelassenwerdens und des Nichtverstehens noch verstärkt werden würde.

Die meisten Menschen wollen über ihre tatsächliche Situation informiert werden, allerdings nicht mit einer kalten sachlichen Aufklärung, die keinen Hoffnungsspielraum mehr lässt.

Die Frage: „Muss ich jetzt sterben?" heißt nicht immer, die „schonungslose Wahrheit" hören zu wollen. Vielmehr beinhaltet sie die Bitte um eine Hilfestellung zur Bewältigung der bereits geahnten Situation.

Sterbeforscher betonen, dass jeder Mensch grundsätzlich Anspruch auf umfassende Information hat. Es geht also nicht um die Frage: Wahrheit oder Täuschung, sondern um das „wie" der Information, das auf den Betroffenen und seine momentane Verfassung (vergleiche Phasenmodell) abgestellt sein muss.

Es wäre falsch, aus dem grundsätzlichen Wahrheitsanspruch ableiten zu wollen, man könne jeden Menschen unvorbereitet mit der objektiven Wahrheit konfrontieren. Ein solches Vorgehen kann zum totalen psychischen Zusammenbruch führen und eine weitere Sterbebegleitung unmöglich machen.

Besonders zu beachten ist, dass die Aufklärung kein einmaliges Ereignis, sondern **ein schrittweiser Prozess** ist, dessen Ablauf sich an der individuellen Persönlichkeit des sterbenden Menschen orientieren und normaler Bestandteil der täglichen Interaktion sein sollte.

Der erfahrene Sterbehelfer versucht aus den Andeutungen oder nonverbalen Zeichen des Sterbenden den Zeitpunkt zu erkennen, wo dieser den nächsten

Schritt zur Verarbeitung seiner bedrohlichen Situation gehen und das nächste Stückchen Wahrheit hören möchte.

Hilfreich für die Bewältigung dieser Problematik ist das stützende Team, das dem Sterbebegleiter bei der Bewältigung seiner eigenen Unsicherheit mittels der Entwicklung angemessener Verhaltensweisen zur Seite steht.

Ausdrucksformen Sterbender

„Die 92-jährige alte Frau war zu Beginn meiner Tätigkeit im Altenheim noch sehr mobil und auch geistig kaum verwirrt; sie strickte sogar noch. Eines Tages aber wollte sie nichts mehr essen und nahm nur noch mit gutem Zureden etwas zu sich. Mit der Zeit aber wurde sie so schwach, dass sie nicht mehr aufstehen konnte; Nahrung verweigerte sie jetzt gänzlich. Ihr Sohn und dessen Frau besuchten sie sehr häufig, was ihr sichtlich gut tat. Jedesmal, wenn ich bei ihr am Bett saß und ihre Hand hielt, lächelte sie. Auf die Bitte, doch etwas zu essen, antwortete sie: ,Warum denn? Es geht dem Ende zu und ich brauche nichts mehr.'

Als es auf den Tod zuging und ich an ihrem Bett saß, drückte sie meine Hände und blickte mich mit angsterfüllten Augen an. Ich merkte, dass sie sich mit ihrem Sterben noch nicht abgefunden bzw. Angst davor hatte. Mir war's schwer ums Herz, sie so in ihrer Angst daliegen und auf den Tod warten zu sehen."

Die Analyse dieses Ausschnittes aus dem Praktikumsbericht einer angehenden Altenpflegerin ergibt, dass eine Kommunikation auf zwei unterschiedlichen Zeichenebenen erfolgt:

Solange die sterbende Frau noch die Kraft aufbrachte, teilte sie ihre Gedanken und Wünsche *in Worten* mit. Sie selbst bringt das Thema vor und entscheidet über ihr weiteres Verhalten. Mit dem begleitenden Lächeln signalisiert sie außerdem, dass das Gesagte ihrem Gefühl entspricht.

In dieser Phase des Sterbens scheint die alte Frau keine besondere Todesangst (mehr) zu haben.

Ganz anders zu einem späteren Zeitpunkt:
Ihre zunehmende Angst vor dem eigenen Tod kann sie der Sterbebegleiterin zwar nicht mehr in Form von Worten mitteilen, auf der Ebene des *nonverbalen Kommunikationssystems* gelingt jedoch ein Verständnis beider Gesprächspartner.

Ein großer Teil der Kommunikation verläuft gerade in Begegnungen mit Personen, die sich in schwierigen oder bedrohlichen Situationen befinden, eher nonverbal als mittels langer Gespräche. Es gilt also auf die „Zeichen" des Gegenüber zu achten: die Altenpflegerin unseres Beispiels hat den Händedruck und den Augenausdruck als Bitte um Beistand in der Todesangst verstanden, weil sie für diese Signale eine Antenne besitzt. Sie kann nun auf dieser Signalebene reagieren und beispielsweise mit einem Lächeln, einem Streicheln oder durch Handhalten der Sterbenden signalisieren, dass sie nicht allein gelassen wird.

Zuweilen bedienen sich Sterbende, besonders wenn sie unter intensiver Angst und Hilflosigkeit leiden, auch der sogenannten *symbolisch-verbalen Sprache*, mittels derer die eigentliche Botschaft „verschlüsselt" weitergegeben wird. Der erfahrene Sterbebegleiter wird solche „Andeutungen" als Wunsch nach einer Aussprache erkennen und entsprechend handeln. Symbolcharakter in diesem Sinne könnte etwa das plötzliche Erzählen über Reisepläne haben, obwohl die Situation ganz offensichtlich aussichtslos ist.

„Wenn wir zu unseren Sterbenden kommen, dann müssen wir damit rechnen, dass diese uns ganz einfach sagen, was sie jetzt nötig haben. Sie werden dies aber nur tun, wenn wir selbst fähig sind, die gezeigten Reaktionen nicht zu verneinen, wenn wir uns also bewusst sind, dass wir selbst Angst haben. Wenn wir in ein Krankenzimmer hineinkommen und dann so ehrlich sind und den Mut haben zu sagen: ‚Ich habe auch Angst, und ich weiß die Antwort nicht, aber ich will sie nicht verlassen, wir machen das zusammen, damit sie wenigstens nicht allein sind' – dann wird der Kranke uns helfen!"

(P. Becker, Arzt und Sterbebegleiter)

7.8 Loslassen – Abschiednehmen – (Über-)leben

„Tod-sicher" wird jede Altenpflegerin in ihrem Beruf immer wieder Menschen begleiten, die loslassen, abschiednehmen und sterben müssen. Dazu gehören auch die „kleinen Tode" wie der Verlust von Lebensabschnitten, Räumen, geliebten Menschen, von Lebensmöglichkeiten, von Gesundheit und anderen vermeintlichen Selbstverständlichkeiten.
Die Antwort auf Verluste ist Trauer. Für die Altenpflegerin ist es daher beruflich überlebenswichtig, mit Trauerprozessen bei anderen Menschen (Alte, Angehörige, Kolleginnen) und bei sich selbst heilsam umgehen zu können. Ansonsten ist die Zündschnur zum Burnout schon gelegt.
Was Altenpflegerinnen brauchen, wird aus den im folgenden zitierten Antworten auf die beiden Einstiegsfragen in einem meiner Seminare zum Thema Abschiednehmen deutlich:

1. Was brauchst du für den Umgang mit Sterbenden und
2. Woran wirst du erkennen, dass dieses Seminar für dich hilfreich war?

> Lernen, mit dem Tod umzugehen.
> Bessere Verarbeitung meiner Hilflosigkeit: Sterben und Angehörige.
> Wenn ich selbst konkrete Dinge (Menschen) loslassen kann.
> Will gerne aus den Erfahrungen der Kollegen lernen.
> Wenn ich mit Sterben und Tod besser umgehen kann und dadurch besser lebe.
> Gute Aufklärung. Die eigene Angst und Ungewissheit werden weniger sein.

- Besserer Eigenschutz.
- Gelassener Umgang mit den Angehörigen und Kollegen.
- Bessere Vorbereitung auf das Sterben.
- Gelassener mit der Situation umgehe.
- Auf meine Gefühle achte und negative Gefühle wie Schmerz zulasse.
- Mit der Sterbebegleitung den Bedürfnissen des Menschen besser gerecht zu werden.
- Besser mit meinen eigenen Gefühlen klar komme, wenn jemand stirbt oder gestorben ist.
- Den Tod besser akzeptieren.
- Wie gehe ich mit den Angehörigen um?
- Verlust und Schmerz akzeptieren lernen.
- Leben und Sterben liegen eng beieinander. Der Tod ist oft auch ein Beginn und nicht unbedingt ein Ende.
- Abschied ist Teil meines Lebens und meiner Arbeit, betrifft mich als ganzen Menschen.

Und was brauchen Sie für sich ...?

Trauerprozesse lassen sich in Phasen unterteilen, für die dasselbe gilt wie beim Phasenmodell des Sterbeprozesses: es handelt sich nicht um ein starres Schema („der trauert falsch, weil er die Phase drei auslässt"), sondern um Anhaltspunkte zum besseren Verständnis der ganz individuell ablaufenden Trauerverarbeitung.

Vielleicht hilft Ihnen folgendes Bild: Betrachten Sie die Trauerphasen wie verschiedene Räume eines Hauses, die wir betreten, gestalten, bewohnen und auch wieder verlassen können. Und so, wie wir Vorlieben für bestimmte Räume haben, verweilen wir möglicherweise in unserem individuellen „Trauerhaus" in dem einen Raum lieber und länger als in dem anderen.

7.8.1 Vier-Phasen-Modell des Trauerns

Nach Verena Kast (1987) sowie Lander und Zohner (1992) kann man bei Trauerprozessen vier Phasen unterscheiden:

Die Phase des Nicht-wahrhaben-Wollens

Besonders bei aktuellen und plötzlichen Verlusten lässt sich eine Phase der Betäubung und Empfindungslosigkeit beobachten, die zwischen wenigen Stunden und mehreren Tagen anhalten kann. Die Betroffenen wirken emotional erstarrt, wie unter Schock und sind unfähig, die Wahrheit wahrzunehmen und das Ausmaß des Verlustes zu begreifen. Ausbrüche extrem starken Schmerzes und fassungsloser Wut können die vorherrschende Empfindungslosigkeit unterbrechen. Die bekannten Abwehrmechanismen aus dem unbewussten Selbstschutzprogramm des Ich (hier die Leugnung und Verdrängung), dienen zum Aushalten eines nicht aushaltbaren Gefühls.

Roboterhafte Handlungen, gegebenenfalls gekoppelt mit Überaktivität und Reizbarkeit, werden als Bewältigungsversuche eingesetzt.

Dies erinnert mich an die routinierten „Verrichtungen" besonders „cool" wirkender Altenpflegerinnen, die sich angesichts des Todes zunächst vor den unweigerlichen Angst-, Hilflosigkeits- und Schuldgefühlen auf das sichere Terrain pflegerischer Versorgungshandlungen retten müssen. Es geht nicht darum, dass jeder gestorbene alte Mensch, den Sie gepflegt haben, wie ein naher Angehöriger betrauert werden müsste. Für Ihr eigenes gesundes Weiterleben brauchen Sie jedoch hilfreiche Rituale des Abschiednehmens.

Untergründige Altlasten, wie verdrängte und nicht wahrgenommene Gefühle, summieren sich nämlich auf und vergiften ihr seelisches Grundwasser, legen sich wie ein Schleier über ihre Seele.

Die Phase der aufbrechenden chaotischen Gefühle

Damit der Wahrnehmungsprozess in Gang kommt und die Verzweiflung als der Lebenssituation angemessen anerkannt werden kann, brauchen die Trauernden den Mut, sich gehenzulassen, den Emotionen Raum zu geben. Dies geht nur, wenn sie Vertrauen in die soziale Umwelt haben, da sie nicht wissen, wo der Zusammenbruch endet.

Diese Phase ist gekennzeichnet durch: eine Minderung des Selbstwertgefühls und der Selbstachtung, innere Vereinsamung, Depression, Gefühle der Demütigung und der Wertlosigkeit, Ohnmacht, tiefe Verzweiflung, Leid, Gefühle der Sinnlosigkeit, Schuldgefühle, Angst, Schmerz, Wut, Zorn, Anklage, feindliche Gefühle gegen die Umwelt.

Wut und Zorn können mit tiefer Niedergeschlagenheit wechseln.

Ein Aspekt der Wut ist, dass sie personalisiert wird, dass eine Person für den Verlust verantwortlich gemacht wird. Auch Ärzte und Altenpflegerinnen können so zur Zielscheibe des Schmerzes von Angehörigen werden. Wut und Anklage können sich aber auch direkt gegen die verlorene Person richten („warum hast du mich verlassen?"). Dieses Verhalten dient der Abwehr unbewusster Schuldgefühle, die Dinge betreffend, die in der Beziehung nicht aufgegangen sind. Angehörige empfinden vielleicht, zu wenig getan und manches nicht geklärt zu haben. „Ich kann es mir nicht verzeihen, dass ich meine Mutter so geschimpft habe" könnte der quälende Selbstvorwurf einer pflegenden Tochter lauten. Pflegekräfte machen sich vielleicht Vorwürfe wie „Hätte ich es nicht organisieren können, mehr für sie da zu sein?", „Hab' ich ihm die Hilfe gegeben, die er gebraucht hat?"

In manchen Kulturen haben die Klageweiber die Aufgabe – stellvertretend für die Trauernden – alle Gefühle auszudrücken, eben auch solche der Anklage und Wut auf den Verstorbenen, was in unseren Trauerritualen verpönt ist.

Jorgos Canacakis beschreibt die heilsame Funktion solcher Trauerrituale sehr anschaulich in seinem Buch „Ich sehe Deine Tränen" (1991).

Die beschriebenen heftigen Trauerreaktionen wirken oft befremdlich und lassen den Betroffenen vielleicht wie ver-rückt erscheinen, weil er die Kontrolle über sich verloren zu haben scheint.

Das Leben des Zurückbleibenden, des Hinter-bliebenen, ist durch den Verlust ja tatsächlich existenziell erschüttert und ver-rückt worden und erst später wird er die Kraft finden, es wieder zurecht zu rücken.

Die Phase des Suchens und Sich-Trennens

Zusammenstoß mit der Alltagsrealität. Das Suchen und Sich-Trennen-Müssen wirft den Trauernden auf sich zurück und legt auch nahe, Eigenschaften und Fähigkeiten, die man an den Verstorbenen delegiert hatte, zurückzunehmen. Für Angehörige, die einen Elternteil verloren haben, bedeutet dies, endgültig Abschied zu nehmen von der Kindheit. Je nach der persönlichen familiären Lebensgeschichte kann dies ein befreiender Schritt hin zum Erwachsenwerden oder ein Gefangenbleiben in alten, ungelösten Konfliktmustern sein.
Es geht nicht mehr darum, den Verlust ungeschehen zu machen, sondern loszulassen.
Pflegende Angehörige, die oft ihre ganze Tagesplanung auf die Pflege aus-gerichtet haben, fallen aus maximaler Anspannung plötzlich in eine Leere und sind durch den Trostspruch „Es ist doch für alle eine Erlösung" kaum zu errei-chen. Alte Gewohnheiten werden in Frage gestellt, Veränderungen müssen eingeleitet werden. Das Suchverhalten bereitet den Menschen darauf vor, den Verlust als Realität anzuerkennen und sich selbst verändert ins Leben zu integrieren. Es geht um die Rücknahme der Delegationen und Projektionen und die Anerkennung dessen, was bleibt.
Das Sich-Trennen bedarf der Aggression im Sinne des Voranschreitens – was Aggression in seiner wörtlichen Übersetzung auch bedeutet. Die Aggression wird wichtig, um Distanz zu schaffen, sich abzugrenzen und seine eigenen Bedürfnisse anzumelden.

Die Phase des neuen Selbst- und Weltbezugs

Je besser der Trauernde sich in die neuen Rollen und Herausforderungen hineinfindet, die das Leben von ihm verlangt, um so eher gewinnt er sein Selbstvertrauen und seine Selbstachtung wieder. Für pflegende Angehörige ist es in dieser Phase wichtig, soziale Beziehungen (besonders zum Freundes-kreis) wiederzubeleben und neue Kontakte zu knüpfen. Eine weitergehende Unterstützung kann beispielsweise im Rahmen einer Selbsthilfegruppe trau-ernder Menschen erfahren werden.
Es wird dann wieder möglich, Freude am Leben zu haben und eigenen Inter-essen den erforderlichen Raum zu geben.

Wie solche Trauerprozesse verlaufen, ist von vielen Dingen abhängig:
- von der umgebenden Kultur mit ihren Normen, Bräuchen und Werten,
- von religiösen Vorstellungen und Einflüssen,
- von familiären Strukturen und Bindungen, harmonischen oder konflikt-haften Beziehungen,
- von der eigenen Lebensgeschichte,

➤ von der Art und Situation der Trennung: ob Abschied zu nehmen ist von Personen, materiellen Dingen, Elternhaus, Land, Gesundheit, Lebensmöglichkeiten.

Im Lebensfluss tauchen immer wieder neue Situationen auf, in denen ein Mensch loslassen und Abschied nehmen muss. Jeder erwirbt sich dabei ein Verhaltensrepertoire, auf das er in solchen Situationen zurückgreift.

Altenpflegerinnen erleben auch solche alte Menschen, die sich mit Abschieden (von der eigenen Jugendzeit, von der eigenen Wohnung, von der körperlichen Gesundheit usw.) sehr schwer tun und verbittert bis bösartig reagieren können. In Seminaren berichten Altenpflegerinnen von Aggressivität, Eigensinn und Sturheit, Unzufriedenheit, Depressionen oder regressivem Verhalten, Anklammern an die Altenpflegerinnen und Angehörigen und von Schuldzuweisungen. Oft sind es mitgeschleppte „Altlasten" aus früheren Krisensituationen, die unzureichend gelöst wurden. Dieses „Hängenbleiben" an alten und untauglichen Lösungsversuchen hat massive Auswirkungen auf die Beziehung des alten Menschen zu sich selbst, zu den Altenpflegerinnen und den Angehörigen.

Sehr belastend empfinden es Altenpflegerinnen, wenn sie, trotz aller Beziehungspflege, zuschauen müssen, wie ein Mensch nur mit Verbitterung auf sein gelebtes Leben blickt und unversöhnlich stirbt.

Als Altenpflegerin muss ich wissen, dass mich eigene ungelebte Trauer, Festklammern an längst Verlorenem oder Unversöhnlichkeit anfälliger machen für eine „Ansteckung" – im Sinne einer besonderen Ablehnung oder Zuwendung gegenüber bestimmten alten Menschen, die in ihrer Biografie ähnliche Krisen wie ich erlebt haben (Übertragung und Gegenübertragung).

7.8.2 Hilfreiche Rituale (wieder-)finden und erfinden

Trauerprozesse sind immer Übergangssituationen, sowohl der gesamte Prozess als auch die einzelnen Phasen. Wir verlassen die eine Situation, um zu einer anderen zu gehen:
➤ beim Auszug aus dem Elternhaus vom behüteten Nest zur Selbständigkeit,
➤ beim Umzug von der vertrauten Umgebung in eine un-„gewohnte" Fremde,
➤ im Falle einer Scheidung von der Lebensgemeinschaft zum Alleinleben,
➤ beim Tod naher Menschen vom Miteinander zum Zurückbleiben.

Am auffälligsten können wir dies bei Beerdigungszeremonien, aber auch bei Aufnahmeriten in eine Gemeinschaft (z.B. Konfirmation, Kommunion, Jugendweihe etc.) und bei Geburten oder Hochzeiten sehen. In manchen Gegenden trägt der Bräutigam die Braut über die Schwelle des Hauses. Es gibt auch verschiedene Bräuche, wie ein toter Mensch über die Schwelle seiner Wohnung nach draußen gebracht wird.

Schwelle kann sein eine Türe, ein Holzbalken als Teil des Türrahmens oder auch ein Fluss, der in Märchen und Sagen oft die Grenzlinie am Übergang zwischen der Welt der Lebenden und dem „Totenreich" symbolisiert.

Der Tod und der Gänsehirt *(eine Geschichte von Janosch)*

Einmal kam der Tod über den Fluss, wo die Welt beginnt. Dort lebte ein armer Hirt, der eine Herde weißer Gänse hütete.
„Du weißt, wer ich bin, Kamerad?" fragte der Tod.
„Ich weiß, du bist der Tod. Ich habe dich auf der anderen Seite hinter dem Fluss oft gesehen."
„Du weißt, dass ich hier bin, um dich zu holen und dich mitzunehmen auf die andere Seite des Flusses?"
„Ich weiß. Aber das wird noch lange sein."
„Oder wird nicht lange sein. Sag, fürchtest du dich nicht?"
„Nein", sagte der Hirt. „Ich habe immer über den Fluss geschaut, seit ich hier bin, ich weiß, wie es dort ist."
„Gibt es nichts, was du mitnehmen möchtest?"
„Nichts, denn ich habe nichts."
„Nichts, worauf du hier noch wartest?"
„Nichts, denn ich warte auf nichts."
„Dann werde ich jetzt weitergehen und dich auf dem Rückweg holen. Brauchst du noch etwas, wünschst du dir noch was?"
„Brauche nichts, hab' alles." sagte der Hirt. „Ich habe eine Hose und ein Hemd und ein Paar Winterschuhe und eine Mütze. Ich kann Flöte spielen, das macht lustig. Meine Gänse verstehen nicht viel von Musik."
Als dann der Tod nach langer Zeit wiederkam, gingen viel hinter ihm her, die er mitgebracht hatte, um sie über den Fluss zu führen. Da war ein reicher dabei, ein Geizhals, der Zeit seines Lebens wertvolles und wertloses Zeug an sich gerafft hatte: Klamotten, auch Gold und Aktien und fünf Häuser mit etlichen Etagen. Der Mann jammerte und zeterte: „Noch fünf Jahre, nur noch fünf Jahre hätte ich gebraucht und ich hätte noch fünf Häuser mehr gehabt. So ein Unglück, so ein Unglück, verfluchtes!" Das war schlimm für ihn.
Ein Rennfahrer war unter ihnen, der zeit seines Lebens trainiert hatte, um den großen Preis zu gewinnen. Fünf Minuten hätte er noch gebraucht bis zum Sieg. Da erwischte ihn der Tod.
Ein Berühmter war dabei, dem ein Orden gefehlt hatte, nur ein einziger Orden, für den er Jahre aufgewendet hatte, da holte ihn der Bruder Tod, das war schlimm für ihn.
Dann war da ein junger Mann, der hatte an seiner Braut gehangen, denn sie waren ein Liebespaar gewesen und keiner konnte ohne den anderen leben.
Ein schönes Fräulein war dabei mit langen Haaren. Und viele Reiche, die jetzt nichts mehr besaßen, und noch mehr Arme, die jetzt auch nicht das besaßen, was sie gerne hätten haben wollen.

Ein alter Mann war freiwillig mitgegangen. Aber auch er war nicht froh, denn siebzig Jahre waren vergangen, ohne dass er das bekommen hatte, was er hatte haben wollen. Schlimm für sie alle.
Als sie an den Fluss kamen, wo die Welt aufhört, saß dort der Hirt. Und als ihm der Tod die Hand auf die Schulter legte, stand er auf, ging er mit über den Fluss, als wäre nichts, und die andere Seite hinter dem Fluss war ihm nicht fremd. Er hatte Zeit genug gehabt, hinüberzuschauen, er kannte sich hier aus, und die Töne waren noch da, die er immer auf der Flöte gespielt hatte: Er war sehr fröhlich. Das war schön für ihn.
Was mit den Gänsen geschah? Ein neuer Hirt kam.

In manchen Kulturen finden wir reich bemalte, geschmückte Türen, Eingänge und Türrahmen. Solche künstlerische Gestaltung ist nicht nur Verzierung, sondern signalisiert: In Übergangssituationen sind Rituale hilfreich „Hier ist ein besonderer Kraft- und Schutzort".

Trauerprozesse sind also machtvolle Schwellen-Situationen am Übergang in neue Lebensräume, die entdeckt und gestaltet werden können.

Und wir wissen aus unserer Lebenserfahrung, dass wir einen solchen Prozess in der Regel nicht ohne Blessuren und Narben überleben. Es gibt einen indianischen Mythos, der davon erzählt, dass ein Mensch mit vielen Narben auf der Himmelsleiter hoch hinaufsteigt und der Hüter des Himmels die Narben wegfrisst.

Im jüdisch-christlichen Kulturraum können wir die alttestamentarische Geschichte des Buches Hiob symbolisch als Trauerprozess eines vom Schicksal hart geprüften Menschen verstehen. Dieser Mensch bekam „doppelt so viel wie er gehabt hatte" geschenkt, gerade weil er seine Trauer in all ihren Erscheinungsformen leidenschaftlich ausgelebt hat. „Und Hiob starb alt und lebenssatt".

In allen Übergangssituationen sind Rituale hilfreich:
Ritual kommt vom lateinischen Wort Ritus, was heiliger Brauch, religiöse Satzung; Gebrauch, Brauch, Sitte bedeutet.
Unter Ritual versteht man ein vorgegebenes formales Verhalten, das bewusst gestaltet wird. Es ist wirksam, wenn die Beteiligten dahinterstehen.
In einem Workshop erarbeiteten die Teilnehmerinnen folgende als heilsam erlebte **Rituale in Abschiedssituationen:**

Heilsame Rituale beim Abschiednehmen und Loslassen eigener Möglichkeiten
- Ringe in einen Fluss werfen
- Ringe verkaufen oder einschmelzen für neuen Anfang
- Bilder verbrennen
- Dinge, die dem anderen und mir sehr viel Wert sind, zerstören.
- Koffer vor die Tür stellen.
- Wohnung räumen und umziehen.
- Mich bis zur Erschöpfung „Auspowern" in einer Art rituellem Tanz.
- Tagebuch schreiben.

Solche Rituale sind hilfreich, weil sie:

> stabilisieren,
> ordnen,
> Sicherheit im Verhalten vermitteln,
> entlasten,
> Geborgenheit geben,
> sinnen-voll gelebt werden können.

Als heilsame Rituale für die in der Altenpflege oft erlebte Schwelle zwischen Leben und Tod trugen die Teilnehmerinnen des Workshops folgendes aus ihrem Arbeitsalltag zusammen:

Für Ihre Lösungskiste

Heilsame Rituale an der Schwelle zwischen Leben und Tod

> Krankensalbung
> Sterbebegleitung: mit Kerzen, Musik, Aromaölen, Kreuz, durch leises Betreten des Raumes besondere Stimmung schaffen.
> Einen Kreis bilden, sich an den Händen fassen und den Sterbenden mit einbeziehen.
> Lebenslicht aufstellen und anzünden.
> Gedichte oder aus der Bibel vorlesen
> Lieblingslied singen
> Abschiednehmen vom Toten:
> Rosenkranz beten, mich verneigen, Besinnung, eine Rose aufs Bett legen, andere Heimbewohner sich verabschieden lassen.
> Abtransport des Sarges durch den Haupteingang des Heimes.
> Beerdigungsritual vorher selbst bestimmen lassen.

(Er-)finden Sie noch weitere Rituale für einen heilsamen Umgang mit Sterben, Tod und Trauer in der Altenpflege.

Versöhnung ist ein Zauberwort für die Trauerarbeit. Ob es die Klärung der Beziehung zu einem nahestehenden toten Menschen, zu einem geschiedenen Partner oder in einer anderen Trennungssituation anbelangt.
Der Familientherapeut Bert Hellinger hat in seinem Buch „Ordnungen der Liebe" einige lösungsorientierte und versöhnliche Sätze beschrieben.
Finden Sie einen hilfreichen Satz für sich selbst?

Versöhnliche Sätze und Lösungssätze

> ich hab dir noch was zu sagen
> bitte vergib mir
> ich verzeihe dir
> ich kann dir noch nicht verzeihen

- ich bewahre das in meinem Herzen
- ich nehme mit Schmerzen Abschied
- meine Wut ist verflogen
- ich danke dir
- ich habe überlebt
- jetzt bin ich erwachsen
- ich übernehme Verantwortung für mein Leben
- ich bin kein Kind mehr
- ich bin stark genug, ich kann überleben
- Du bist tot, ich lebe noch ein bisschen, dann sterbe ich auch
- Ich verzeihe mir

Altenpflegerinnen müssen in ihrem Beruf immer wieder aushalten, dass alte Menschen, die sie jahrelang gepflegt haben, sterben. Dies macht ja einen wesentlichen Unterschied zur Krankenpflege aus.

Für das (Über-) Leben im Beruf ist daher ein heilsames Umgehen mit den „letzten Dingen" von großer Bedeutung.

Kapitel 8

Gerontopsychiatrisches Grundwissen für Altenpflegerinnen

8.1 Grund-Haltungen im Umgang mit psychisch kranken alten Menschen

„Die Frau sollte nach drei Wochen Krankenhausaufenthalt entlassen werden. Wegen Pankreasbeschwerden war sie eingeliefert worden. Am Morgen des Entlassungstages sagte sie plötzlich, sie sei der Teufel. Vor etwa fünfzehn Jahren habe sie etwas mit einem Mann gehabt; dieser sei der Teufel gewesen. Alles habe er ihr genommen: ihre Schönheit, ihre blonden Haare (jetzt braun), ihre kleinen Füße und Hände (jetzt größer). Sie ließ sich von diesem Gedanken nicht mehr abbringen und behauptete, dass ihr bald Hörner wachsen würden. Der Pfarrer war schockiert (,Eine Unchristliche'). Ihr Bruder wurde verständigt und erwirkte eine gerichtliche Verfügung, um sie in ein Nervenkrankenhaus einzuliefern. Noch vor dem Mittagessen wurde sie fortgebracht; als man sie abholte, schrie und weinte sie."

Situationsbericht einer Altenpflegerin

Die Beurteilung scheint klar: diese Frau ist offensichtlich in einer psychischen Verfassung, die im herkömmlichen Sprachgebrauch als verrückt, geisteskrank, wahnsinnig, spinnert oder irre bezeichnet wird. Beim Lesen dieser Situationsschilderung empfinden wir Mitleid mit der weinenden und schreienden alten Dame. Zudem mag ein Hauch von Belustigung spürbar werden, da die Szene mit Teufel und Pfarrer nicht eines tragikomischen Zuges entbehrt.

Ob wir uns nun lustig machen über das absonderliche Verhalten oder Mitleid empfinden, auf jeden Fall sind wir irritiert. Wir können uns kaum vorstellen, wie wir reagieren sollten, wenn wir uns im Alltag plötzlich einer solchen Situation konfrontiert sähen. Wenn sich ein erwachsener Mensch für den Teufel hält, dann wirkt dieses Verhalten nicht nur völlig unverständlich auf uns, es bekommt schon fast einen unheimlichen Anstrich. Da kann einem schon die Angst hochkommen: die Angst vor solchen Menschen („Sind Geisteskranke nicht unberechenbar?"), aber auch die Angst davor, selbst einmal von einer solchen Erkrankung betroffen zu werden. Üblicherweise reagieren wir auf unsere eigene Angst und Hilflosigkeit, indem wir möglichst rasch derart belastenden Situationen zu entkommen suchen. Dies kann durch ein überhebliches „Sich lustig machen" geschehen. Das erlaubt mir Abstand, denn der andere Mensch spinnt ja und verhält sich irrsinnig, während ich selbst voll bei Verstand und normal bin. Eine andere Möglichkeit der Abwehr stellt der Rückzug hinter eine wissenschaftliche Diagnose mit klingendem lateinischen Namen dar: ich selbst brauche mich dann nicht mehr näher mit dem betroffenen Menschen zu befassen, denn dafür sind dann die Spezialisten im Nervenkrankenhaus zuständig. Gerade in Krankenhäusern und Heimen hängen den alten Menschen die ärztlichen Diagnosen wie Erkennungsmarken um den Hals oder kleben wie Etiketten an deren Persönlichkeit („Die ist schizophren"; „Der ist dement"). Die Sichtweise vom anderen verengt sich auf die Wahrnehmung der kranken Anteile seiner Persönlichkeit und lässt seine ganze sonstige Persönlichkeit außer acht. Die Beziehung zueinander wird ebenso wenig reflektiert wie die eigenen Gefühle (Angst, Unsicherheit, Abscheu, Ärger usw.).

„Ein psychisch kranker Mensch ist jemand, der bei der Lösung seiner Lebensprobleme in eine Sackgasse geraten ist. Diese Sackgassen nennen wir Krankheit, Störung, Kränkung, Leiden oder Abweichung. Sie sind grundsätzlich allgemein-menschliche Möglichkeiten; d.h. sie sind für uns alle unter bestimmten Bedingungen Ausdrucksformen der Situation, so geht es nicht mehr weiter'. Daher sind sie uns allen grundsätzlich innerlich zugänglich" (Dörner, 1996).

Als gesunde Menschen können wir zwar nicht wirklich verstehen, was in der alten Dame unseres Fallbeispieles vor sich geht, wohl aber können wir uns in ihre panische Angst einfühlen. Was es wirklich heißt, wenn einem alten Menschen infolge einer Demenzerkrankung das kognitive Werkzeug des Gedächtnisses entgleitet, ist ebenfalls außerhalb unserer Vorstellung, die begleitenden Scham- und Angstgefühle jedoch nicht.

Die eigenen Gefühle sind der wichtigste Ansatzpunkt für die Entwicklung einer angemessenen Grundhaltung im Umgang mit Menschen, die an einer psychiatrischen Erkrankung leiden.

Für Sie als Altenpflegerin ist es daher wichtig, die eigenen Gefühle und Verhaltensweisen noch besser wahrzunehmen: Was löst bei Ihnen Angst aus, wodurch werden Sie traurig gestimmt, wie verhalten Sie sich in bedrohlichen Situationen, wie zeigen Sie anderen Menschen ihre Hilflosigkeit, was macht Sie ärgerlich, wem offenbaren Sie aufrichtig ihre Gefühle und Gedanken, wie schützen Sie sich in bedrohlichen Situationen?

Die Selbstwahrnehmung ermöglicht Ihnen, den kranken alten Menschen besser zu verstehen, da jedes Gefühl, das in ihm auftaucht, grundsätzlich auch von Ihnen empfunden werden kann. Wer hat nicht schon einmal in dunkler Nacht Schritte hinter sich gehört, sich aus einer unerfindlichen Angst heraus im Zimmer eingesperrt, unters Bett geschaut und ähnlich merkwürdige, unvernünftige Verhaltensweisen entwickelt?

Verstehen beinhaltet das Bemühen, den psychisch veränderten alten Menschen anders sein zu lassen und ihn so zu akzeptieren, wie er ist. Es heißt jedoch nicht, sich selbst und die eigenen Gefühle erdrücken zu lassen, sondern kann heißen, die eigenen Grenzen aufzeigen (vgl. Kapitel 9 Psychohygiene).

Ressourcen suchen. Eine wesentliche Grundhaltung liegt darin, nicht nur auf die kranken Anteile in der Persönlichkeit des alten Menschen den Blick zu richten, sondern seine Ressourcen zu suchen.

Als Altenpflegerin werden Sie sich außerdem nicht nur auf eine Verbesserung ihrer Selbstwahrnehmung beschränken können, sondern auch nach auslösenden, krankmachenden Umgebungsbedingungen Ausschau halten.

Hilfreiche Grundhaltungen sind also:
➤ Eigene Gefühle wahrnehmen und wertschätzen.
➤ Die Gefühle des psychisch kranken alten Menschen wahrnehmen und wertschätzen.
➤ Sich selbst und dem Kranken Schutz gewähren und Grenzen setzen.
➤ Den Blick auf Ressourcen bei sich und dem Kranken richten.
➤ Umgebungsbedingungen im Auge haben.

Diese Grundhaltungen lassen sich im Rahmen von gerontopsychiatrischen Weiterbildungen, Fallbesprechungen im Team der Kolleginnen und Supervision stetig weiterentwickeln.

8.2 Wer ist verrückt und wer normal?
Oder: Irren ist menschlich

Für gewöhnlich hat jeder von uns eine recht festgefügte, definitive Auffassung von dem, was „gesund" oder „krank" ist, und so pflegt man denn auch mit Urteilen auf diesem Gebiet recht schnell bei der Hand zu sein. Zeigt jemand ein auffälliges Verhalten, dann sind wir schnell mit der Meinung bei der Hand, dass in diesem Menschen irgendwelche Vorgänge ablaufen, die sein krankes und abnormes Verhalten hervorrufen.

8.2.1 Medizinisches Krankheitsmodell

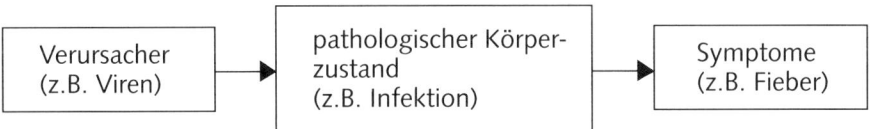

Nach diesem Modell sind die sichtbaren Krankheitszeichen und Beschwerden des erkrankten Menschen (die Symptome) der Ausdruck nicht beobachtbarer pathologischer Vorgänge im Organismus. Von den sichtbaren Symptomen (z.B. Fieber) wird darauf geschlossen, dass im Körper etwas „nicht stimmt", also vom „normalen" Gesundheitszustand abweicht. Man muss jetzt nur noch diagnostisch nachforschen, was genau „da drinnen" schief läuft und los ist, um die richtige Behandlung in die Wege zu leiten.
Übertragen wir jetzt dieses Modell auf die Beurteilung von Verhaltensstörungen und „abnormen" Reaktionen eines Menschen: die sichtbaren Verhaltensauffälligkeiten (Symptome) sind dann Ausdruck dafür, dass bei dem Betref-

fenden „innendrin", in seinem Kopf, seiner Psyche etwas nicht stimmt. Die nonverbale Geste, mit der wir das zum Ausdruck bringen, spricht Bände.

Die Anwendung dieses Krankheitsmodells auf die Beurteilung auffälligen Verhaltens ist zunächst einleuchtend, weil damit verschiedene Vorteile verbunden sind:

➤ Einfachheit des Modells: auffälliges Verhalten ist ein Hinweis auf einen zugrundeliegenden Krankheitsprozess
➤ Therapiegarantie: sobald man den „Krankheitserreger" gefunden hat, kann er in der Therapie beseitigt werden.
➤ Das auffällige Verhalten ist eine Eigentümlichkeit der betroffenen Person. Eine objektive Diagnose durch neutrale Beurteiler ist möglich.

Wer bestimmt nun aber, welches Verhalten als „krank/abnorm" bzw. als „gesund/normal" zu gelten hat? Wer sind die angeblich „neutralen" Beurteiler?

Zum einen delegieren wir diese Aufgabe auf die sogenannten Fachleute (Ärzte, Psychologen), zum anderen aber ist jeder von uns beteiligt und zwar geprägt von den eigenen Wertvorstellungen, Erfahrungen, dem Wissen oder seinen Interessen.

Diese Sichtweise hat zur Entwicklung des sozialwissenschaftlichen Krankheitsmodell geführt.

8.2.2 Sozialwissenschaftliches Krankheitsmodell

Im sozialwissenschaftlichen Krankheitsmodell werden auffällige Verhaltensweisen oder Persönlichkeitseigenschaften eines Menschen nicht nur als Zeichen dafür betrachtet, dass bei dem betreffenden „innen im Kopf" etwas nicht stimmt. Verhalten wird auch in seiner Wechselwirkung mit der jeweiligen sozialen Umwelt und deren Spielregeln und Normen gesehen. Ein Verhalten ist demnach nicht an sich abnorm, sondern wird erst durch die Abweichung von diesen gesellschaftlich gültigen Normen als abnorm definiert.

Die Definition für diese statistische Norm lautet:
Normal ist ein Verhalten, das in einer Bezugsgruppe am häufigsten vorkommt und im Mittelmaß liegt. Gestörtes Verhalten wird in den Extrembereichen angesiedelt. Abnorm ist demnach das unübliche Verhalten.
Was Sie daheim im stillen Kämmerlein wohl alles anstellen und für ganz vernünftig und normal halten? Wenn da jetzt ein anderer durchs Schlüsselloch gucken würde! Es braucht also nur einen zweiten Menschen, einen Beurteiler, der ihrem Verhalten das Etikett „abnorm" gibt und schon sind Sie abgestempelt.
Wenn Sie feststellen, dass ein anderer Mensch „spinnt", „abnorm" oder „verrückt" ist, dann treffen Sie diese Diagnose auf dem Hintergrund ihrer eigenen, gesellschaftlich bedingten Normvorstellungen. Er ist mit seinem Verhalten mehr oder weniger von ihrer Normallinie „ver-rückt". Verschiedene Gruppen, Gesellschaftsschichten, Völker und Kulturen besitzen zu verschie-

denen Zeiten verschiedene Wertvorstellungen. Beispielsweise empfinden wir Mitteleuropäer bestimmte Trauerreaktionen anderer Völker als abnorm, da sie nicht unserem „normalen" Verhalten bei Trauer entsprechen. Ein weiteres Beispiel: Furcht, gegenseitiges Misstrauen und Argwohn sind bei den Eingeborenen der malayischen Insel Dobu für die Gesamtgruppe charakteristisch. Aus ständiger Sorge, von anderen Stammesmitgliedern bestohlen, betrogen oder vergiftet zu werden, verbringen sie einen Großteil ihres Daseins damit, dem drohenden Unheil zuvorzukommen und entsprechende Vorsichtsmaßnahmen zu ergreifen. Gleiches Verhalten gilt dort als angepasst und normal, welches bei uns als schwer psychisch krank und behandlungsbedürftig empfunden würde („Der hat einen Verfolgungswahn").

Rocker, Punker und Gruftis kleiden sich „verrückt"; oder sind Anzug und Krawatte abnorm? Wenn sich junge Leute in der Öffentlichkeit küssen und umarmen, wird kaum jemand etwas dabei finden; warum wird das gleiche Verhalten als nicht normal, zumindest jedoch ungehörig empfunden, wenn alte Menschen es tun? Was ist daran „unnormal", wenn ein alter Mann partout mit zwei Pullovern ins Bett will oder eine demenzkranke Frau mit ihrer Lieblingspuppe spricht?

Schauen wir uns den Diagnose- oder Etikettierungsvorgang auf Seite 282 am Beispiel des Händewaschens einmal etwas genauer an. Wie oft ist es normal, dass sich ein Mensch, der in einem Büro arbeitet, am Tag die Hände wäscht? Beobachten Sie (als Person B) diesen Angestellten (Person A). Nehmen wir an, zumindest vor jedem Essen und nach jedem Toilettengang ist bei uns in Mitteleuropa normalerweise Händewaschen angesagt, also vielleicht so circa acht bis zehn mal am Tag. In der Abbildung entsprechen die Ergebnisse ihrer ersten Beobachtungstage dieser Annahme. In den weiteren Tagen wäscht er sich plötzlich zwölf bis fünfzehnmal die Hände. „Naja, Reinlichkeitsfanatiker" oder „Ein bisschen zwanghaft ist er schon" würden Sie sagen, wenn diese Zahl noch in ihrem kritischen Toleranzspielraum läge. Früher oder später – abhängig von ihren eigenen Gepflogenheiten beim Händewaschen – kommt der Zeitpunkt und die Zahl, bei der Sie sagen: „Das ist nicht normal", „Der ist zwangskrank" und die Schlussfolgerung: „Der braucht eine Therapie".

Merksätze zur Beurteilung abweichenden Verhaltens:
➤ Menschliches Verhalten kann nur in Beziehung zu den Normen der Bezugsgruppe beurteilt werden.
➤ Abweichendes Verhalten kann nicht als etwas Gegebenes entdeckt werden; es entsteht erst durch Zuordnung von Attributen wie krank, gestört usw. zu dem Verhalten.
➤ Kriterium für diese Zuordnung ist die Unter- bzw. Überschreitung des Standards der Bezugsgruppe.

Dieser kurze Ausflug in die Diskussion darüber, was normal und was verrückt ist, soll verdeutlichen, auf welch schwankendem Boden wir uns befinden, wenn wir Verhaltensweisen von Mitmenschen als abnorm bezeichnen und sie

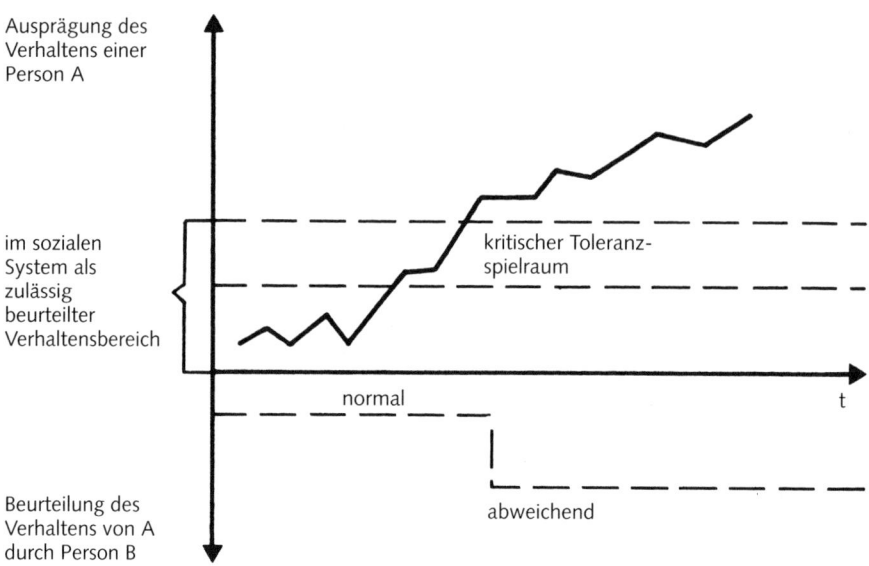

Ausprägung des
Verhaltens einer
Person A

im sozialen
System als
zulässig
beurteilter
Verhaltensbereich

kritischer Toleranz-
spielraum

normal

t

Beurteilung des
Verhaltens von A
durch Person B

abweichend

Abbildung 69: Der „Etikettierungsvorgang": Ab wann ist jemand „abnorm"?

auf diese Weise aus der Gruppe der „Normalen" ausschließen. Man sollte sich zumindest nicht mit der bloßen diagnostischen Feststellung begnügen, sondern immer das „Warum" eines Verhaltens, die auslösenden Bedingungen, zu verstehen versuchen.

Ausgehend von diesen Überlegungen und der großen Vielfalt möglicher individueller Verhaltensweisen, ist eine kritische Position und Selbstreflexion immer dann angezeigt, wenn Sie im Pflegealltag das Verhalten eines alten Menschen als „unmöglich" erleben und diesen in die „normale Spur" bringen wollen.

Das allerwichtigste dabei: Ihr Toleranzspielraum als Altenpflegerin, die Sie täglich mit den oft sehr verhaltensbunten und kreativ-chaotischen demenzkranken alten Menschen arbeiten, muss größer sein als der von „Otto Normalverbraucher".

Für Arbeitsteams bedeutet dies die Aufgabe, sich immer wieder mit folgenden Fragen auseinanderzusetzen:

➤ Was ist für uns bei Frau M. normal?
➤ Was wollen und können wir an abnormen Verhalten „aushalten"?
➤ Wo sind für uns die Grenzen, an denen wir aus Fürsorge und fachlicher Verantwortung „intolerant" werden müssen?
➤ Wie vertreten wir unsere Normalitätsstandards bei der Pflege Demenzkranker nach außen? Und wie beziehen wir dabei Angehörige mit ein?

Sie sollten beachten, dass es auch etwas mit Macht zu tun hat, nämlich mit Definitionsmacht, das Verhalten eines gepflegten alten Menschen zu bewerten. Mit dieser Macht sollten Sie professionell umgehen.

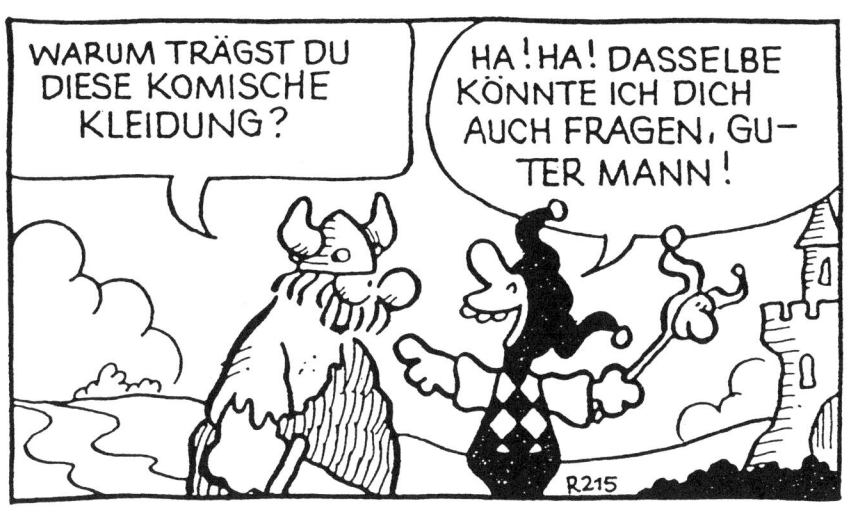

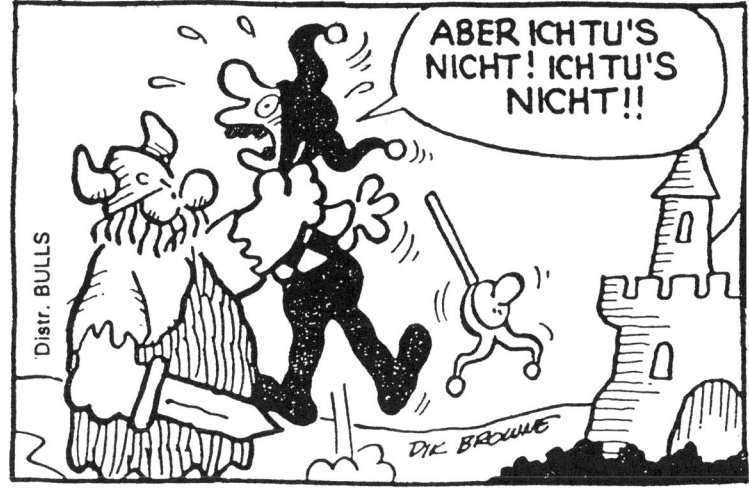

Aufgaben zum Nachdenken:

Überlegen Sie sich Beispiele aus ihrem Erfahrungsbereich, wo das gleiche Verhalten je nach Bezugsgruppe als normal beziehungsweise abnorm angesehen wird.
Lesen Sie sich die Situationsschilderung zu Beginn des ersten Kapitels noch einmal durch. Wodurch könnte das auffällige Verhalten der alten verrückten Dame ausgelöst worden sein? Welche Gefühle empfindet die alte Dame in dieser Situation? Was empfinden Sie? Wie könnte man sich angemessen verhalten?
Welche Erfahrungen haben Sie im Berufsalltag als Altenpflegerin damit gemacht, wie im Berufsalltag der Altenpflege mit Menschen umgegangen wird, die auffälliges Verhalten zeigen?

8.3 Verbreitung psychischer Erkrankungen bei alten Menschen

Die medizinischen und sozialen Probleme, die mit hohem Alter verbunden sind, haben während dieses Jahrhunderts in allen entwickelten Ländern, als Ergebnis der sich wandelnden Altersstruktur ihrer Bevölkerung, an Bedeutung zugenommen. Die Statistiken einer Reihe von Ländern zeigen, dass für diese Altersgruppe die psychiatrischen Konsultationsraten am höchsten und die Dauer der Krankenhausaufenthalte am längsten sind. Trotz der relativ großen Anzahl alter Menschen in psychiatrischen Einrichtungen gibt es Hinweise darauf, dass sie nur einen kleinen Anteil derjenigen darstellen, die an psychischen Störungen leiden. Nach vorliegenden epidemiologischen Untersuchungen kann vielmehr angenommen werden, dass insgesamt 25–30% der über 65-jährigen Bevölkerung an leichteren bis schweren psychischen Störungen leiden.

Unter den altersabhängigen sozialen Faktoren, die im Zusammenhang mit psychischen Störungen bei alten Menschen gefunden werden, nimmt die *soziale Isolation* eine herausragende Stellung ein. Alte Menschen neigen aus einer Vielfalt von Gründen dazu, von ihren sozialen Gruppen isoliert zu werden. Die Kinder ziehen weg. Die Pensionierung bedeutet einen unvermeidlichen Verlust von sozialen Kontakten. Krankheit, körperliche Gebrechlichkeit und reduzierte finanzielle Mittel können zu einer Einschränkung von Freizeitaktivitäten und damit von sozialen Begegnungen führen. Der Tod des Partners lässt den alten Menschen alleinlebend zurück.

Diese situativen Bedingungen werden in wissenschaftlichen Untersuchungen als mögliche Ursachen für die Häufigkeit psychischer Störungen unter den älteren Menschen genannt. Von Depressionen im höheren Lebensalter sind, nach verschiedenen Studien, in unserem Kulturkreis zwischen 10 und 20% dieser Menschen betroffen. Die Suizidrate der Menschen über 65 Jahren ist nahezu doppelt so hoch wie die der jüngeren Erwachsenen.

An einer Verbesserung der sozialen Situation – durch ambulante Dienste, Freizeitangebote, Selbsthilfegruppen der alten Menschen – müssten Bemühungen zur Prävention psychischer Störungen in erster Linie ansetzen.

Tabelle 6: Anteil der Demenzerkrankten nach Alter (nach Rückert, 1993)

Alter	Prozentualer Anteil der Demenzkranken
65–70	3,75%
70–75	7,2%
75–80	11,0%
80–90	22,1%
> 90	30,0%

Das einschneidenste Problem ist jedoch die Tatsache der mit zunehmendem Alter deutlich ansteigenden Wahrscheinlichkeit des Risikos einer Demenzerkrankung.

Die senile Demenz vom Alzheimer-Typ (SDAT) macht ca. 60% der Demenzerkrankungen aus, ca. 20% entfallen auf gefäßbedingte Demenzen (überwiegend Multi-Infarkt-Demenz) und der Rest auf Mischformen.

Im Moment rechnet man für das Gebiet der alten Bundesländer mit einer Zahl von 1 Million demenzkranker Menschen.

Die Ergebnisse der Berliner Altersstudie und einer kanadischen Untersuchung zeichnen ein noch düstereres Bild:

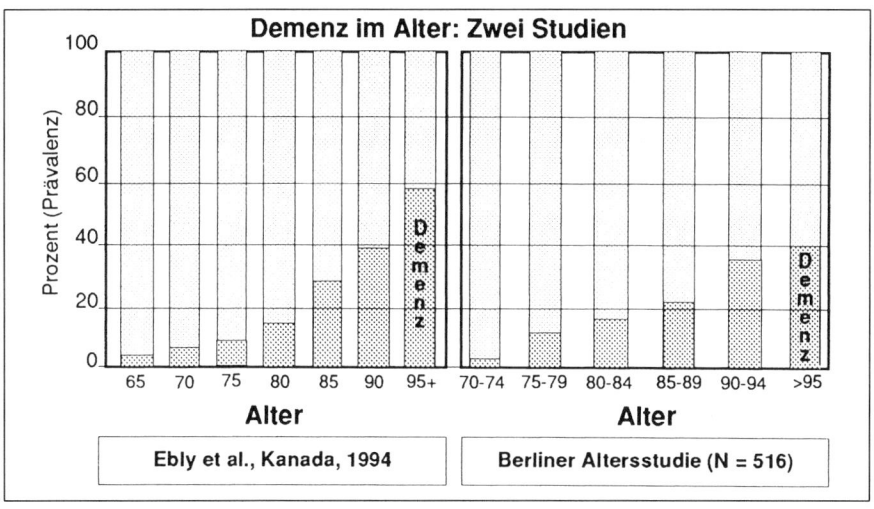

Abbildung 70: Demenz im Alter: Zwei Studien (aus Baltes, 1995)

Was dies für die Altenheime bedeutet, wird daran deutlich, dass nach Klein (1994) mehr als 12% der über 80-jährigen und mehr als 35% der über 90-jährigen in Heimen der Altenhilfe leben.

1994 betrug die Anzahl von über 65-jährigen in Bayern circa 1,8 Millionen Menschen. Bei einer gleichbleibenden Bevölkerungszahl von 11,9 Millionen Einwohnern wird für das Jahr 2010 mit ca. 2,4 Millionen Menschen in dieser Altersgruppe gerechnet.

Der Verband der Bayerischen Bezirke (1998) ist in nüchterner Einschätzung der Situation der Meinung, dass „die Altenheime in die Rolle quasi klinisch-gerontopsychiatrischer Pflegeeinrichtungen hineingedrängt werden ... und in zahlreichen Einrichtungen der stationären Altenpflege mit ebensoviel Engagement wie Kreativität innovative Konzepte entwickelt und erprobt (werden), die nicht nur in die Zukunft weisen, sondern darüber hinaus nicht selten auch für die gerontopsychiatrischen Kliniken beispielhaft sind ...". Und weiter wird festgestellt: „Die Entwicklung der Altersstruktur der Bevölkerung stellt eine enorme Herausforderung für das künftige gerontopsychiatrische

Versorgungssystem dar. Es gilt vorrangig ambulante und teilstationäre Versorgungsstrukturen aufzubauen, um vollstationäre Heimaufnahmen künftig soweit als irgend möglich zu vermeiden. Hierfür sprechen auch finanzielle Erwägungen. Angesichts der dramatischen demographischen Entwicklung müssen die ambulanten und teilstationären Versorgungsangebote kurz- bis mittelfristig geschaffen werden."

Gurka (1996) hat mit seiner Arbeitsgruppe an der Universität Innsbruck folgende Demenzprognose für die Region Innsbruck erstellt, die eine ähnlich dramatische Entwicklung aufzeigt:

Tabelle 7: Demenzprognose für die Region Innsbruck (nach Gurka, 1996)

	1996		2016		2031	
Alter	Bevölkerung	Demenz	Bevölkerung	Demenz	Bevölkerung	Demenz
65–69	10.600	148,4	16.200	226,8	23.600	330,4
70–74	9.600	393,6	14.000	574	18.200	746,2
75–79	6.400	364,8	11.300	644,1	13.200	752,4
80–84	5.400	702	6.300	819	10.300	1.339
85–89	3.100	609,6	3.800	820,8	6.000	1.296
90–94	1.000	322	1.600	515,2	2.700	869,4
> 95	200	69,4	300	104,1	400	138,8
Summe gerundet	30.900	**2.670**	53.500	**3.704**	74.400	**5.472**

8.4 Typische Kränkungen im Alter und ihre Folgen: Konfliktreaktionen und abnorme Erlebnisreaktionen

Verwirrte Verhaltensweisen alter Menschen treten nicht allein als Folge einer Erkrankung des Gehirns auf, weshalb eine grundliche medizinische Diagnostik erforderlich ist.

Andere körperliche Erkrankungen wie Infektionen, Herzinsuffizienz oder Erkrankungen der Atemwege können verwirrtes Verhalten ebenso hervorrufen. Auch *Medikamentennebenwirkungen* (besonders Antiparkinson-Mittel, Digitalis-Vergiftung oder Missbrauch von Schlaf- und Beruhigungsmitteln) können Verwirrtheitszustände auslösen. Alte Menschen sind aufgrund der altersbedingten Veränderungen des Stoffwechsels und der Hirnmorphologie für die erwünschten und unerwünschten Wirkungen von Medikamenten besonders empfänglich. In manchen Fällen genügen eine andere Dosierung der vielfältigen Medikamente und eine ausreichende Flüssigkeitszufuhr, um aus verwirrten alten Menschen wieder „normale" alte Menschen zu machen.

Auch psycho-soziale Belastungssituationen können bei alten Menschen erhebliche Verwirrungen herbeiführen. Psychische Auffälligkeiten und Verhaltensstörungen alter Menschen haben also nicht immer eine organische Ursache: „Alt zu sein ist für die psychische Gesundheit riskant. Nicht so sehr jedoch, weil man alt ist, sondern weil man mit mehr Problemen zu tun hat, die man auch in der Jugend nicht sehr gut verkraftet hätte" (Dörner, 1996).

Solche Kränkungen (vgl. auch Kapitel 5) sind:
➤ Einsamkeit und soziale Isolation, mit dem Gefühl unerwünscht zu sein.
➤ Langeweile und Ziellosigkeit, mit dem Gefühl nutzlos zu sein.
➤ Körperliche Gebrechlichkeit, mit der Folge einer massiven Einschränkung der Lebensgestaltung.
➤ Plötzliche Veränderungen der Lebensumstände ohne Gewöhnungszeit (z.B. Heimeinweisung, Tod eines Menschen).
➤ Das unausweichliche Näherkommen des eigenen Todes.

Gelingt es den betroffenen alten Menschen nicht, diese äußeren Belastungen und inneren Konfliktsituationen so zu verarbeiten, dass sie damit gesund weiterleben können, ist der Nährboden für die Entwicklung von psychischen Störungen gelegt. Diese Verhaltensauffälligkeiten, die keine organische Ursache haben, werden als Konfliktreaktionen und abnorme Erlebnisreaktionen bezeichnet.

Ist die Ich-Identität so stark bedroht, dass der betroffene Mensch keine adäquaten Lösungsmöglichkeiten mehr sieht, kann es zu den unterschiedlichsten Symptombildungen (= Reaktionen) kommen:
➤ **Leistungs- und Arbeitsstörungen:**
Konzentrationsstörungen, Erschöpfungszustände, Müdigkeit, Gedächtnisausfall
➤ **Funktionelle und vegetative Beschwerden im Körperbereich:**
Schlafstörungen, Herzrhythmusstörungen, Schweißausbrüche, Zittern, Verdauungsstörungen (Durchfall, Obstipation), Appetitlosigkeit, Schwindelgefühle, Kopfdruck, Kreislaufstörungen usw.
Diese körperlichen Beschwerden drücken also die psychische Notlage psychosomatisch verschlüsselt aus.
➤ **Verstimmungs- und Affektreaktionen:**
Die Verhaltensstörungen im Bereich des Gefühlslebens werden als abnorme Erlebnisreaktionen bezeichnet und drücken sich hauptsächlich in zwei Leitgefühlen aus:

1. Reaktive Depression
Depressionen im Alter können als Versuch gedeutet werden, eingetretene Verluste von Menschen, Fähigkeiten, Möglichkeiten und Besitz nicht akzeptieren und „verschmerzen" zu müssen.
Folgende Symtome lassen auf eine Depression schließen:
– Schuld- und Versündigungsgefühle
– Die Gedanken sind nur auf das auslösende Erlebnis gerichtet
– Das Leben ist in ein vorher und nachher eingeteilt

- Neigung zum Weinen
- Manchmal Dämmerzustände oder Bilder und Rufen eines Toten, häufige psychogene Körperstörungen (s.o.)
- Extrem langsames Handeln
- Interessenverlust, vor allem an Kontakten mit der Umwelt
- Der mimische Ausdruck geht verloren
- Neigung zu Suizid und zum Gebrauch von Alkohol oder Schlafmitteln.

Nicht immer sind Depressionen so offensichtlich in ihrer Symptomatik erkennbar, manchmal kommen sie auch im Gewand von körperlichen Missstimmungen, von vielfältigen Schmerzzuständen oder von Problemen mit dem Essen, der Zahnprothese oder dem Stuhlgang daher.
Altenpflegerinnen versuchen zunächst „Licht ins Dunkel zu bringen", versuchen Mut zu machen, aufzuheitern und eigene positive Energie „rüber" zubringen. Diese Energien verschwinden aber nicht selten in einem schwarzen Loch. Nach einer Phase von noch mehr Zuwendung und Anstrengung entstehen bei den Altenpflegerinnen Gefühle von Hilflosigkeit, Ärger und auch Wut („Jetzt reißen Sie sich doch einmal zusammen"). Eine Reaktion auf „den sich und andere niederschlagenden Menschen", wie Dörner die Depression umschreibt (1996).
Es besteht zudem die Gefahr einer Ansteckung: Manche Altenpflegerinnen „zieht es runter", sie fühlen sich nach der Begegnung mit depressiven Menschen niedergedrückt, schlapp und kraftlos. Zum Selbstschutz retten sie sich dann in eine „coole" Distanz und vermeiden innigen Kontakt.

Für Ihre pflegerisch-therapeutischen Interventionen sind besonders die Möglichkeiten der „leibhaftigen" Kommunikation empfehlenswert:
- Körperliche Berührungen z.B. über Massagen und Krankengymnastik
- Lieblingsspeisen gemeinsam zubereiten und essen
- Lieblingskleidung und -düfte
- In Bewegung kommen durch Spaziergänge
- Abendrituale wie Einreibungen, Knöchelmassage.

2. *Angst und Furcht* vor echten oder vermeintlichen Bedrohungen mit folgenden Symptomen:
- Illusionäre Verkennung harmloser Dinge (z.B. Kratzer am Türschloss bedeuten, dass die Verwandten durch Ausbau des Türschlosses den Zugang zur eigenen Wohnung verhindern und dadurch die Heimeinweisung herbeiführen wollen)
- Dämmerzustände
- Paranoide Reaktionen, besonders wenn panikartige Ängste vor unmittelbarer Bedrohung durch andere Menschen auftreten.
- Psychogene Körperstörungen mit dem Zweckeinschlag „weg von der Gefahr": Sprachverlust, Lähmungen,
- Ohnmacht, Krämpfe etc.

Diese abnormen Erlebnisreaktionen werden häufig mit anderen psychischen Erkrankungen verwechselt, da die oben genannten Symptome teilweise denen von Demenzerkrankungen und funktionellen Psychosen ähneln. Zu Beginn dementieller Erkrankungsprozesse lassen sich deren organische Ursachen nur schwer durch neurologische Untersuchungen nachweisen. In der gerontologischen Psychodiagnostik wird daher mittels spezieller Testverfahren eine Einschätzung versucht, ob es sich bei kognitiven Störungen um Folgen einer Depression oder einer Demenz handelt.

Als Altenpflegerin sollten Sie auffällige Verhaltensweisen alter Menschen immer daraufhin überprüfen, ob und in welchem Zusammenhang diese eventuell mit vorausgegangenen einschneidenden Erlebnissen zu sehen sind. Dies müssen nicht immer aktuelle Erlebnisse sein; traumatische Erlebnisse der Vergangenheit, die nie richtig verarbeitet worden sind (Krieg, Vertreibung, Hungersnot usw.) können bei einer bestimmten Stärke des innerseelischen Konfliktes ebenfalls ans Tageslicht drängen.

Eine Aufgabe zum Nachdenken

Die Aufzählung von belastenden Situationen am Anfang dieses Kapitels ist natürlich unvollständig und soll nur zur Nachdenklichkeit anregen.
Welche Situationen (äußere Ereignisse oder innere Konflikte) könnten ihrer Erfahrung oder ihrer Meinung nach bei alten Menschen zu abnormen Erlebnisreaktionen führen?

8.5 Organisch bedingte psychische Störungen und Syndrome

... Weglaufen, sich verirren, Sammelleidenschaften, immerzu die gleichen Wörter sagen, Räumaktionen, Putzaktionen, Verwahrlosung, Verkennung von Personen, ständiges Jammern, Gewalt: tätlich und verbal, andere des Diebstahls bezichtigen, Angehörige nicht erkennen, ständig schreien, nachts umhergeistern, sexuelle Belästigungen, Ausscheidungen verstecken, Kot schmieren oder essen, Tiere sehen, immer nach Uhrzeit und Tag fragen, in der Vergangenheit leben, Zeitungen zerreißen, Immer um Hilfe schreien, Essen sammeln, sich ständig ausziehen, Windeln zerpflücken, Verfolgungswahn, An- und Ausziehen verweigern, Angst, vergiftet zu werden, Zimmer umräumen, ständig läuten, nach Hause gehen wollen, wirres Zeug reden, ununterbrochen sprechen, ständig das Bett abziehen, Geräusche machen, z.B. auf Tisch klopfen, sich selbst Schmerzen zufügen, Sparen, z.B. schmutzige Wäsche wieder anziehen, Waschzwang, Verstummen, Nahrungsverweigerung, motorische Unruhe, Teilnahmslosigkeit, Selbstgespräche führen, Pflegepersonen nicht mehr kennen, immer auf den Boden legen, um sich schlagen, Geld verstecken, in Tieren und Puppen Bekannte sehen, sich ins Bett einer anderen legen, Verweigerung

zum Toilettengang: „eine Oberin braucht nur einmal im Jahr", Kissen wegtragen, Blumen ausreißen und essen, alles mögliche sammeln und horten, ständig schimpfen, Misstrauen, Schrank ein- und ausräumen, nesteln, rascheln ...

(Gesammelt in einem Seminar über den Umgang mit Verwirrung
und Verrücktheit)

Diese Liste von Verhaltensauffälligkeiten können Sie sicherlich um weitere bunte und außergewöhnliche Varianten bereichern, wenn Sie in ihrem altenpflegerischen Erfahrungsschatz kramen.

Es handelt sich nicht um „Bösartigkeiten" der alten Menschen, sondern in den meisten Fällen um Ausdrucksformen einer erheblichen psychoorganischen Beeinträchtigung.

In den Pflegedokumentationen findet sich für solche Verhaltensauffälligkeiten eine Fülle von medizinischen Diagnosen, vor allem:

Verwirrtheitszustand, Hirnorganisches Psychosyndrom (HOPS), Psychoorganisches Syndrom (POS), Senile Demenz, Senile Demenz Alzheimer Typ (SDAT), Demenz Alzheimer Typ (DAT), Multiinfarkt-Demenz (MID), eventuell auch Akut-organisches Psychosyndrom (AOP) oder Chronisch-organisches Psychosyndrom (COP), Psychoorganisches Durchgangssyndrom.

HOPS und die anderen Abkürzungen mit H (für Hirn), O (für Organisch), P (für Psycho) und S (für Syndrom) stehen synonym für das üblicherweise zu beobachtende Symptombündel, wenn hirnorganisch etwas nicht mehr stimmt:

> *Gedächtnisstörungen:* diese sind je nach Ort und Zeit starken Schwankungen unterworfen. Besonders betroffen ist das Kurzzeitgedächtnis.

> *Orientierungsstörungen:* vor allem zeitliche und örtliche Desorientierung. Die Erkrankten wissen nicht mehr die zeitlichen Bezüge, finden sich nicht mehr zurecht, verkennen Personen.

> *Auffassungs- und Denkstörungen:* Das Denken der Erkrankten verlangsamt sich; es kommt zu ständigen Wiederholungen. Mit Begriffsbildung, Urteilsfähigkeit, Kritik-, Unterscheidungs-, Bewertungs- und Schlussfolgerungsvermögen schwächen sich die Voraussetzungen für den sinnvollen Zusammenhang von Wahrnehmen, Erkennen und Handeln ab.

> *Affektstörungen:* Charakteristisch für vaskulär (MID) bedingte Psychosyndrome ist die Affektinkontinenz, d.h. nachlassende Fähigkeit zur Kontrolle der Gefühle. Die Erkrankten beginnen plötzlich zu weinen, oder zu lachen, oder brechen in Zorn aus. Das auslösende Ereignis lässt zwar die Art der Reaktion verständlich erscheinen, jedoch nicht die Stärke und Dauer.

> *Motorische Störungen:* Trippelschritt, periorale Unruhe (ständige Mundbewegungen), Tremor (Zittern), Automatismen wie Nesteln, Zupfen, „Geldzähl-Tremor". Diese Symptome finden sich ebenfalls besonders häufig bei vaskulären Demenzen.

Lassen Sie sich nicht davon verwirren, mit welcher medizinischen Hauptdiagnose die Verwirrung und Ver-rücktheit bezeichnet wird. Für ihre Pflegediagnose und Pflegeplanung ist primär wichtig zu wissen, ob es sich um einen akuten und reversiblen Zustand oder um den Ausdruck einer chronischen Krankheitsentwicklung handelt. Für ihre beziehungspflegerische Kontaktaufnahme mit dem betroffenen alten Menschen spielt die medizinische Differenzialdiagnose sogar nur eine untergeordnete Rolle: hier kommt es auf die eingangs dieses Teiles beschriebenen Grundhaltungen an, um angemessen auf die psychischen Verhaltensauffälligkeiten reagieren zu können.

Die Verwirrung mit der Verwirrung lässt sich etwas entwirren, wenn man weiß, dass „Verwirrtheit" fälschlicherweise oft mit „Demenzerkrankung" gleichgesetzt wird, was so aber nicht korrekt ist. Denn: Verwirrtheit ist ein Zustandsbild, ein Bündel von Symptomen, das im Zusammenhang mit Erkrankungen auftritt, nicht aber ein Krankheitsbegriff ist. Dieses Symptombündel ist für Demenzerkrankungen allerdings besonders charakteristisch. Gerade akute Verwirrtheitszustände können oft andere Ursachen haben:

8.5.1 Akute organische Psychosyndrome (Delir, Verwirrtheit)

Akute psychische Störungen und Demenzsymptome können sich sowohl bei direkter (primärer) organischer Schädigung des Gehirns entwickeln, wie auch als indirekte (sekundäre) Beeinträchtigung der Gehirnfunktionen durch andere Erkrankungen:

➤ *Gehirnverletzungen und Gehirnkrankheiten (primär):* Hierher gehören die sogenannten psychoorganischen Durchgangssyndrome nach Unfällen oder Schaganfällen, aber auch akute Verwirrtheitszustände bei Demenz.
➤ *Infektionen:* Hirnhautentzündung, Hirnentzündung (Delir), Lungenentzündung (Fieberdelir mit Halluzinationen), Typhus und Flecktyphus (Benommenheit, Delir, Dämmerzustand).
➤ *Stoffwechselstörungen:* Harnstoffvergiftung bei Nierenversagen, perniziöse Anämie oder Ikterus können je nach Schwere der Erkrankung zu Erregung, Krämpfen, Benommenheit usw. führen.
➤ *Störungen der endokrinen Drüsen:* Basedow (Überfunktion der Schilddrüse) kann mit hochgradiger Nervosität, Stimmungsschwankungen und Wahnvorstellungen einhergehen. Bei Unterfunktion der Schilddrüse kommt es dagegen zu einer affektiven Stumpfheit und allgemeinen Verlangsamung. Diabetes mellitus (gestörte Funktion der Bauchspeicheldrüse) kann im akuten Koma zu Angstzuständen, Zittern und Bewusstseinsstörungen führen.
➤ *Vergiftungen:* Alkohol, Rauschgifte oder Medikamente können bei Überdosierung zu schweren psychotischen Erscheinungsbildern führen.

Das obligate, also immer anzutreffende Symptom bei akuten organischen Psychosyndromen ist die Bewusstseinstrübung.

Abhängig vom Ort der Erkrankungen oder der Persönlichkeit des Erkrankten treten Verwirrtheit, Denkstörungen, Delirien, motorische Unruhe, Halluzinationen und Personenverkennungen auf.

Bei akuten Verwirrtheitszuständen lässt sich in den meisten Fällen eine körperlich tief empfundene Angst, Beunruhigung und Verunsicherung des betroffenen Menschen, seine Hilf- und Ratlosigkeit empfinden. Als Reaktion auf diese Angst kann neben einem krampfhaften Anklammern an gewohnte Verhaltensmuster, über illusionäre Verkennungen der realen Situation, bis hin zu aggressivem Verhalten gegen vermeintliche Angriffe (auch von Seiten der Pflegekraft) eine Vielfalt auffälligen Verhaltens entstehen. Wenn in solchen Situationen allein mit „Niederspritzen" oder „chemischer Keule" reagiert wird (beachte die Gegenaggression, die sich allein schon im „Fachjargon" ausdrückt), dann ist man von der oben beschriebenen Grundhaltung sicherlich sehr weit entfernt.

Natürlich ist der Einsatz von Medikamenten oft notwendig und hilfreich, weil dadurch vielfach erst die zusätzlich notwendigen beziehungspflegerischen Maßnahmen – hauptsächlich Beruhigung – ermöglicht werden.

Sie sehen also, dass akute Verwirrtheitszustände nicht auf die leichte Schulter zu nehmen sind und sogar Ausdruck eines lebensbedrohlichen Zustandes sein können. Bei entsprechender Behandlung gibt es gute Chancen darauf, dass die Symptome der Verwirrung und Demenz reversibel sind, soweit kein chronischer hirnorganischer Erkrankungsprozess vorliegt.

8.5.2 Chronische organische Psychosyndrome

Bei jedem Menschen stellt sich im höheren Lebensalter – als ganz normaler Alterungsprozess seines Gehirns – eine Verminderung von Hirnvolumen und Hirngewicht ein. Dies führt nicht notwendigerweise zu Funktionsausfällen, weil unser Gehirn über eine außergewöhnlich große Kompensationsfähigkeit verfügt.

Es ist daher fachlich falsch, psychische Störungen und Verhaltensauffälligkeiten alter Menschen als „senil" abzutun und nach dem Motto „normaler Altersabbau" ohne Differentialdiagnose auf sich beruhen zu lassen. So lässt sich bei einem Teil der Multi-Infarkt-Demenzkranken durch operative und medikamentöse Behandlungsformen das Fortschreiten der Erkrankung aufhalten oder zumindest abbremsen. Vorausgesetzt, es erfolgt eine entsprechende Diagnostik.

Je nach Ursache der Demenz werden vaskuläre (= gefäßbedingte) und degenerative (= abbaubedingte) Demenzen unterschieden.

Das Wort Demenz kommt aus dem Lateinischen und bedeutet wörtlich übersetzt: de = weg; mens = Denkvermögen, Verstand, denkender Geist, also „Abbau des Denkvermögens und Verstandes".

In einem vereinfachten Schema lassen sich die Formen von chronischer Demenz folgendermaßen darstellen:

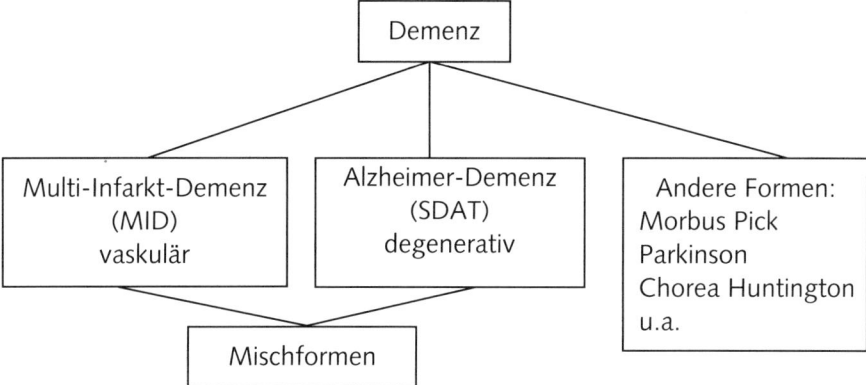

Nach der ICD-10 (International Classification of Diseases) wird Demenz folgendermaßen definiert:

„Das demenzielle Syndrom, als Folge einer Erkrankung des Gehirns, verläuft gewöhnlich fortschreitend, unter Beeinträchtigung vieler höherer kortikaler Funktionen, einschließlich Gedächtnis, Denken, Orientierung, Auffassung, Rechnen, Lernfähigkeit, Sprache und Urteilsvermögen. Das Bewusstsein ist quantitativ nicht gestört. Die kognitiven Beeinträchtigungen sind meist begleitet von Verschlechterung der emotionalen Kontrolle, des Sozialverhaltens oder der Motivation. Dieses Syndrom kommt bei Alzheimer'scher Erkrankung, bei zerebrovaskulärer Erkrankung und bei anderen Zustandsbildern vor, die primär oder sekundär das Gehirn betreffen."

8.5.2.1 Vaskuläre Demenz oder Multi-Infarkt-Demenz (MID)

Synonym taucht der Begriff arteriosklerotische Demenz auf, der jedoch nicht mehr so gebräuchlich wie früher ist.

Als vaskulär werden die Demenzerkrankungen bezeichnet, die infolge der Schädigung von Blutgefäßen durch arteriosklerotische Prozesse (= Verkalkung der Arterien, Bluthochdruck) auftreten.

Gemeint ist hier nicht der Apoplex (= Schlaganfall) mit seinen Symptomen der Halbseitenlähmung und Sprachstörung, die in vielen Fällen gut rehabilitierbar sind. Selten führt ein solcher einziger schwerer Schlaganfall jedoch sofort zu einer Demenz, vielmehr ist es die Häufung kleinerer „Schlagerl", die zu einem Absterben der betroffenen Hirnteile führt und als <u>M</u>ulti (= häufig)-Infarkt (= Schlaganfall) -<u>D</u>emenz (MID) bezeichnet wird.

Folgende körperliche Symptome können die Vorboten eines Infarktes sein:
- Schlaflosigkeit,
- Kopfdruck,
- Kopfschmerzen mit großen Schwankungen,
- Schwindelanfälle,
- Ohrensausen,

- Flimmern vor den Augen,
- Sprachstörungen,
- motorische Ausfälle.

Die Multi-Infarkt-Demenz unterscheidet sich durch folgende Merkmale charakteristisch von der Alzheimer-Demenz:
- Der Beginn ist, in Verbindung mit dem Infarktgeschehen, eher plötzlich.
- Der Verlauf ist durch einen „treppenartigen" Abbau der Hirnleistung gekennzeichnet, wobei es manchmal vorübergehend wieder eine Stufe aufwärts gehen kann.
- Es treten häufiger neurologische Symptome wie Zittern, Gleichgewichts- und Gangstörungen, Störungen von Reflexen (z.B. Schluckreflex) auf.
- Tagsüber Stimmungsschwankungen (Affektlabilität), nachts Unruhe und Verwirrtheit; ein Zusammenhang mit dem Blutdruckgeschehen wird vermutet.
- Die Krankheitseinsicht ist zunächst stärker vorhanden, was mit entsprechenden psychischen Verarbeitungsmustern einhergeht.

Die Behandlung kann zu Beginn der Erkrankung medikamentös durch blutdruck- und blutflussregulierende Präparate erfolgen, deren Wirksamkeit jedoch strittig ist. In manchen Fällen lässt sich durch eine operative Beseitigung von Durchblutungshindernissen der Krankheitsverlauf positiv beeinflussen. Ganz wesentlich ist eine Regulierung der ganzen Lebensweise: fettarme und vitaminreiche Kost, Gewichtsreduktion und Nikotineinschränkung (falls dies nicht die letzte Freude am Leben nimmt!), Aktivierung durch Gymnastik und sinnvolle Beschäftigung.

8.5.2.2 Senile Demenz vom Alzheimer Typ (SDAT)

Die meisten alten Menschen mit der Diagnose „Demenz", die von Altenpflegerinnen betreut werden, sind an dieser Verlaufsform der Demenz erkrankt. Synonym werden auch die Bezeichnungen „Morbus Alzheimer", „Alzheimer'sche Krankheit", „Primär degenerative Demenz vom Typ Alzheimer" gebraucht.

Zunächst ein grundsätzlicher Überblick:
- Es handelt sich um eine progressive Krankheit (progressiv = voranschreitend) mit allmählichem Beginn und zunehmendem Persönlichkeitszerfall. „Lautlos wie ein Raubtier, das sich nachts an seine Beute heranschleicht, ergreift die Krankheit von ihrem Opfer Besitz" (Buijssen, 1994).
- Organisch lassen sich Veränderungen und Zerstörung von Hirngewebe sowie ein Rückgang der biochemischen Botenstoffe im Gehirn (Neurotransmitter) nachweisen.
  Es finden sich Verklumpungen feinster Nervenfasern, degenerierte Nervenfortsätze und Zellkernveränderungen.
- Die Auslöser und Ursachen sind bislang noch nicht sicher entdeckt. Diskutiert werden als Ursachen eine zu hohe Aluminiumkonzentration im Gehirn, ein chromosomaler Defekt oder eine Viruserkrankung (ähnlich wie bei der Jakob-Creutzfeld-Erkrankung).

A) Nachweisbare Beeinträchtigung des Kurz- und Langzeitgedächtnisses. Beeinträchtigung des Kurzzeitgedächtnisses (Unfähigkeit, neue Informationen zu lernen) kann in der Unfähigkeit zum Ausdruck kommen, sich nach 5 Minuten an drei Gegenstände zu erinnern. Beeinträchtigung des Langzeitgedächtnisses (Unfähigkeit, Informationen, die früher gewusst wurden, zu erinnern) kann sich in dem Unvermögen zeigen, sich an persönliche Lebensdaten zu erinnern (z.B. was gestern geschah, Geburtsort, Beruf) oder Fakten des Allgemeinwissens (z.B. frühere Bundeskanzler, allgemein bekannte Daten) richtig wiederzugeben.

B) Mindestens eines der folgenden Merkmale:
   (1) Beeinträchtigung des abstrakten Denkens, erkennbar z.B. an der Unfähigkeit, Ähnlichkeiten und Unterschiede zwischen verwandten Begriffen herauszufinden, an der Schwierigkeit, den Sinngehalt von Worten und Begriffen zu definieren sowie an anderen ähnlichen Aufgaben.
   (2) Beeinträchtigtes Urteilsvermögen, erkennbar an der Unfähigkeit, die Bewältigung persönlicher, familiärer und arbeitsbezogener Probleme und Aufgaben vernünftig zu planen.
   (3) Andere Beeinträchtigungen der höheren kortikalen Funktionen wie Aphasie (Störung der Sprache). Apraxie (Unfähigkeit, motorische Aktivitäten auszuüben, trotz Verständnis und intakter Motorik), Agnosie (Unfähigkeit, Gegenstände wiederzuerkennen oder zu identifizieren, trotz intakter sensorischer Funktionen) und Probleme bei konstruktiven Aufgaben (z.B. Unfähigkeit, dreidimensionale Figuren nachzuzeichnen, Blöcke zusammenzusetzen oder Streichhölzer zu bestimmten Figuren zu legen).
   (4) Persönlichkeitsveränderungen, z.B. Änderung oder Akzentuierung prämorbider Persönlichkeitszüge.

C) Die Störung von A) und B) ist so schwer, dass hierdurch die Arbeit, soziale Alltagsaktivitäten oder persönliche Beziehungen zu anderen Menschen deutlich beeinträchtigt werden.

D) Die Störung darf nicht nur während eines Delirs vorhanden sein.

E) Entweder (1) oder (2):
   (1) Es gibt aufgrund der Anamnese, der körperlichen Befunderhebung oder technischer Zusatzuntersuchungen Hinweise auf einen spezifischen organischen Faktor (oder Faktoren), der einen ätiologischen Zusammenhang mit der Störung nahelegt.
   (2) Beim Fehlen derartiger Hinweise kann ein ätiologischer organischer Faktor angenommen werden, wenn eine nicht organisch bedingte psychische Störung, wie z.B. eine Major Depression mit kognitiver Beeinträchtigung, ausgeschlossen werden konnte.

Kriterien für den Schweregrad einer Demenz:

Leicht: Obwohl Arbeit und soziale Aktivitäten deutlich beeinträchtigt sind, bleibt die Fähigkeit, unabhängig zu leben mit entsprechender persönlicher Hygiene und intaktem Urteilsvermögen, erhalten.

Mittel: Eine selbständige Lebensführung ist mit Schwierigkeiten möglich, und ein gewisses Ausmaß an Aufsicht ist erforderlich.

Schwer: Die Aktivitäten des täglichen Lebens sind derart beeinträchtigt, dass eine kontinuierliche Aufsicht benötigt wird, z.B. besteht Unfähigkeit, minimale persönliche Hygiene aufrechtzuerhalten, es bestehen weitgehende Inkohärenz oder Mutismus.

Diagnostische Kriterien der Primär Degenerativen Demenz vom Alzheimer Typus

A) Demenz (s. S. 145).

B) Schleichender Beginn mit meist progredientem Verlauf und allmählicher Verschlechterung.

C) Ausschluss aller anderen spezifischen Ursachen einer Demenz durch Anamnese, körperlichen Befund und technische Zusatzuntersuchungen.

Beachte: Die Alzheimersche Erkrankung soll auf Achse III unter der Ziffer 331.00 kodiert werden.

Abbildung 71: Diagnostische Kriterien für Alzheimer Demenz nach DSM-IV (aus: Diagnostisches und Statistisches Manual Psychischer Störungen, S. 145 u. 162)

➤ Eine ursächliche Behandlung ist daher zur Zeit noch nicht möglich.

➤ Die Erkrankung ist „demokratisch", d.h., sie trifft den Präsidenten (Ronald Reagan) genauso wie den einfachen Hilfsarbeiter. Zusammenhänge mit der Schichtzugehörigkeit, der Intelligenz oder der beruflichen Qualifikation konnten bislang nicht nachgewiesen werden.

➤ Vier Stadien des Krankheitsverlaufs werden unterschieden. Es gibt jedoch große individuelle Unterschiede der Symptome und des Verlaufs bei den betroffenen Menschen

➤ Die Durchschnittsdauer der Erkrankung vom Beginn bis zum Tod beträgt sieben bis zehn Jahre. Tritt die Erkrankung schon vor dem Senium (also vor dem 60. Lebensjahr) als präsenile Demenz (prä = vor) auf, führt sie im Allgemeinen zu einem schnelleren Verfall.

➤ Der geistige Abbau erfolgt schneller als der körperliche. Daraus resultiert eine langjährige Pflegebedürftigkeit. Für pflegende Angehörige und deren

Familien bedeuten die verheerenden Persönlichkeitsveränderungen der Betroffenen eine erhebliche Belastung, weshalb man auch von einer „Familienkrankheit" spricht.

Die Alzheimer-Demenz entwickelt sich in vier Stadien:
1. Das *erste Stadium* ist durch ausgeprägte Gedächtnisstörungen im Bereich des Kurzzeitgedächtnisses und räumliche Desorientiertheit (s. Psychoorganisches Syndrom) gekennzeichnet.
2. Das *zweite Stadium* ist besonders durch Sprachstörungen gekennzeichnet: Häufiges taktmäßiges Wiederholen der selben tonlosen Silben, unwillkürliche Wiederholung von Satzteilen (Echolalie), Wortfindungsstörungen, schließlich ist völliges Verstummen möglich.
3. Das *dritte Stadium* ist durch motorische Störungen gekennzeichnet: Störungen des Bewegungsablaufes (Rigor, Tremor), die Gehen und Stehen unmöglich machen können. Schwierigkeiten beim Anziehen, Waschen, Essen, Toilettengang usw.
4. Das *vierte Stadium* ist durch die völlige Hilflosigkeit und Inkontinenz der erkrankten alten Menschen gekennzeichnet. In sämtlichen AEDL-Bereichen besteht ein besonderer Hilfe- und Pflegebedarf.
   Im weiteren Verlauf kommt es zu Kräfteschwund, schließlich zur Auszehrung (Kachexie) und zum Tod.

8.5.2.3 Andere chronische Hirnerkrankungen

Eine Vielzahl anderer Hirnerkrankungen kann zu einem demenziellen Abbau führen. Beispielhaft seien folgende drei Krankheiten etwas näher beschrieben:

Pick'sche Erkrankung

Eine progressive Demenz mit Beginn schon ab dem vierten Lebensjahrzehnt ist die Pick'sche Erkrankung.
Es finden sich ausgeprägte Hirnatrophien, jedoch nicht die Nervenverklumpungen der Alzheimer'schen Demenz
Die Hirnschädigung betrifft bei dieser Demenzform vor allem die entwicklungsgeschichtlich jüngsten, also spezifisch menschlichen Hirnareale. Charakteristisch sind die frühzeitig auftauchenden und langsam fortschreitenden Charakterveränderungen sowie der Verlust sozialer Fähigkeiten.
Bei *Stirnhirnatrophie* kommt es zu Enthemmung und Taktlosigkeit; den Erkrankten ergreift eine „triebhafte" Unruhe, später Antriebsverlust und Abstumpfung. Die Betroffenen werden sorglos, schlampig, schmutzig; sie können Handlungen begehen, die zu ihren früheren moralischen Wertvorstellungen in krassem Widerspruch stehen.
Bei *Schläfenhirnatrophie* stehen Sprachstörungen in Form von Sprachzerfall, stereotypen Wiederholungen usw. (s. Alzheimer zweites Stadium) im Vordergrund.

Parkinson-Erkrankung

Durch einen bevorzugt im sechsten Lebensjahrzehnt, gelegentlich auch schon früher einsetzenden Hirngewebsschwund im Bereich der Substantia nigra kommt es zu Störungen im komplexen Regelkreissystem des Stammhirns. Die Krankheit ist teilweise erblich bedingt und beruht auf einem Dopaminmangel (Ansatzpunkt der modernen medikamentösen Therapie). Der Verlauf ist langsam fortschreitend, ohne wesentliche Verkürzung der Lebensdauer. Betroffen sind vor allem die Regulierung automatischer Bewegungsabläufe und des Muskeltonus.

Körperliche Symptome:
➤ Bewegungsverarmung mit starrer Mimik und seltenem Lidschlag, kleinschrittiger Gang, verkleinertes Schriftbild, leise und monotone Sprechweise, Gleichgewichtsstörungen.
➤ Beugehaltung des Rumpfes und der Gliedmaßen (z.B. wird im Liegen der Kopf in der Luft gehalten) und zähflüssiger Widerstand gegen passive Bewegung; bedingt durch eine Zunahme des extrapyramidalen Muskeltonus.
➤ Rhythmisches Zittern der Finger und Beine in Ruhehaltung, weniger bei Anspannung und zielgerichteten Bewegungen.

Zentral-vegetative Symptome: Hitzewallungen, Zunahme des Speichelflusses, vermehrte Schweiß- und Talgsekretion bis hin zum „Salbengesicht".

Psychische Symptome:
Psychopathologisch entwickelt sich nur bei einem Teil der Betroffenen eine demenzielle Persönlichkeitsveränderung als unmittelbarer Ausdruck eines hirnlokalen Psychosyndroms: Antriebsminderung, Verlangsamung, Gleichgültigkeit, gelegentliche Drangzustände und Halluzinationen.

Das Erlebnis der schweren Bewegungsstörungen, die sich einer willkürlichen Kontrolle weitgehend entziehen, und die erhebliche Einengung des motorischen Lebensspielraumes, führt bei den Betroffenen zu einer je nach Ausgangspersönlichkeit mehr oder weniger gravierend sich darstellenden Beeinträchtigung der psychischen Verfassung. Hinzu kommt, dass die Betroffenen nach außen hin eine schwerkranke, hilflose und abgebaut wirkende Erscheinung abgeben, die entsprechende Reaktionen der Umgebung (Erschrecken, Mitleid, Bedauern) hervorruft. Auftretende depressive Verstimmungszustände, Ängste und Selbstunsicherheit (man ist sich wegen der unbeeinflussbaren Bewegungsstörungen seines „Selbst" nicht mehr sicher) sind daher in überwiegendem Umfang Anzeichen für die hilflosen Versuche der Betroffenen, die Krankheit mit ihren das Ich bedrohenden Auswirkungen zu verarbeiten.

Die betroffenen alten Menschen bedürfen deshalb gerade bei der Bewältigung der krankheitsbedingt veränderten Lebenssituation einer besonderen psychischen Betreuung, die ihnen wieder zu mehr Selbstvertrauen und Eigenaktivität verhilft. Weitere Kernstücke der notwendigen therapeutischen Bemühungen sind eine entsprechende Medikamentierung und krankengymnastisches Training.

Die Symptome des Parkinson-Syndroms können durch längere Gabe von Neuroleptika (z.B. Haldol®) hervorgerufen werden, die auch in Altenheimen zur Ruhigstellung motorisch unruhiger und halluzinierender alter Menschen Anwendung finden. Ein sorgfältiger Umgang mit solchen Medikamenten durch die Pflegekräfte und strenge ärztliche Kontrolle sind unerlässlich, will man nicht leichtfertigerweise schwere neurologische Ausfälle hervorrufen.

Multiple Sklerose (Enzephalomyelitis disseminata)

Die Multiple Sklerose, deren genaue Ursachen noch nicht bekannt sind – eventuell spielen Viren eine Rolle –, gehört zu den entzündlichen Hirnkrankheiten. Es kommt zu ausgedehnten Entmarkungsschäden im gesamten zentralen Nervensystem, die sich schubweise ausbreiten und einen chronischen Verlauf nehmen.

Die Erkrankung beginnt um das dritte Lebensjahrzehnt, hat also mit den alterstypischen Hirnerkrankungen dieses Kapitels nichts zu tun. Die Aufnahme einer kurzen Beschreibung ist jedoch notwendig, da diese Patienten trotz ihres jugendlichen Alters aus pflegetechnischen Gründen nicht selten in Altersheimen untergebracht werden.

Körperliche Symptome:
Anfangs Empfindungsstörungen (z.B. in den Extremitäten), Schwäche bis hin zur spastischen Lähmung der Beine, Sehschwäche, Intentionstremor, Blasen-, Mastdarmstörungen.

Psychische Symptome:
Wesensveränderungen in Richtung von Unselbstständigkeit und Oberflächlichkeit; euphorische, hysterische und überschwängliche Gefühlsäußerungen.

Die psychischen Symptome zeigen, dass die Betroffenen bevorzugt mit dem Abwehrmechanismus der Verleugnung auf die Krankheit reagieren. Ebenso wie beim Parkinson Syndrom kommt daher der psychischen Betreuung eine besonders wichtige Rolle für den weiteren Krankheitsverlauf zu. Die Kranken müssen lernen, mit der Krankheit zu leben, und eine Lebenshaltung entwickeln, die einen geregelten Tagesablauf und ein sinnvolles Gleichgewicht zwischen Ruhe und Aktivität gestattet. Nachdem von solchen äußeren Bedingungen ganz wesentlich die therapeutische Beeinflussbarkeit abhängt, ist die Abschiebung solcher Kranker in Altenheime eine sicherlich mehr als kritisch zu betrachtende Maßnahme.

8.6 Demenz als Werkzeugverlust: ein Vier-Stufen-Modell für die Pflegepraxis

Dieses Vier-Stufen-Modell macht auf einen Blick deutlich, dass die als „verwirrt" etikettierten Verhaltensweisen demenzkranker Menschen überwiegend keine Symptome der Erkrankung als vielmehr ganz logische und nachvollziehbare Lösungsversuche sind.

Demenz als Werkzeugverlust: Ein hilfreiches Modell für die Pflegepraxis

Stufe 1: Abbauprozess

Der hirnorganische Abbauprozess bewirkt den zunehmenden Verlust
folgender Werkzeuge:
Werkzeug Gedächtnis
Werkzeug Sprache
Werkzeug Verstand
Werkzeug Bewegung

⇓

Stufe 2: Kognitive Folgen

Die erkrankten Menschen
– verstehen die Welt nicht mehr
– kennen sich nicht mehr (aus)
– können sich nicht mehr verständlich machen
– verlieren den vertrauten Boden unter den Füßen

⇓

Stufe 3: Emotionale Folgen

Die erkrankten Menschen
– haben deshalb Angst
– werden unsicher
– fühlen sich hilflos
– sind desorientiert und verwirrt
– werden unruhig
– schämen sich
– trauern um den Verlust
– werden wütend

⇓

Stufe 4: Lösungsversuche

Ganz „normale" Versuche der Weltvergewisserung sind:
 sicheren Boden suchen:
– durch Weglaufen
– durch Rückzug und Verstummen
– durch „immer das gleiche machen, sagen, fragen"
– durch Anklammern an Vertrautes
– durch Abtauchen in die Vergangenheit
➤ sich verteidigen und angreifen
➤ sich bemerkbar machen (z.B. durch Krach schlagen)
➤ um Hilfe rufen

© Kurt Wirsing

Abbildung 72: Demenz als Werkzeugverlust: Vier-Stufen-Modell

Ganz normales Altern ist mit unausweichlichen körperlichen Einschränkungen im Bereich der meisten Organsysteme verbunden; erinnert sei hier an die bereits beschriebene Multimorbidität. Die „Antennen" zur Außenwelt, unsere Sinnesorgane, lassen in ihrer Leistungsfähigkeit besonders nach. Die Gewissheit über das, was „wirklich" wahrgenommen wird, kann dadurch schon bei psychisch gesunden alten Menschen erschüttert werden:

➤ Sehen:
  Katarakte in den Linsen führen zu gebrochenem Licht. Ein wehender Vorhang wird dadurch vielleicht als eine Gestalt wahrgenommen und löst Ängste aus. „Hat sich da eben nicht etwas bewegt?"

➤ Hören:
  Einschränkungen des Gehörs führen zu Misstrauen: „Hat da jemand über mich geredet?"

➤ Riechen:
  Unangenehme Gerüche wie Kot und Urin werden nicht mehr frühzeitig genug wahrgenommen. „Dezente" Hinweise der Umgebung führen zu starker Verunsicherung.

➤ Muskeln und Bewegung:
  Durch Bewegung werden Endorphine freigesetzt, was bekanntlich bei manchem Jogger die Sucht nach „mehr" auslöst. Auch Angstabbau, Stimmungsverbesserung, Schmerzminderung und Stärkung des Immunsystems sind damit verbunden. Mit den altersbedingten Einschränkungen des Bewegungsapparates sind daher diese Bereiche ebenfalls betroffen.

Zu diesen Einschränkungen der körperlichen Leistungsfähigkeit treten bei der Demenzerkrankung die oben beschriebenen hirnorganischen Veränderungen – mit den damit verbundenen geistigen Einschränkungen – hinzu und verschlimmern die Kränkung.

Besonders tragisch ist bei der Demenz der Abbau unseres wichtigsten Basiswerkzeuges, des Gedächntisses.

Buijssen (1994) bietet mit seinen zwei „Demenz-Gesetzen" einen sehr anschaulichen Zugang zum Verständnis der Zusammenhänge zwischen den verrückten Verhaltensweiser demenzkranker alter Menschen und den zugrundeliegenden hirnorganischen Veränderungsprozessen. Sie sollten sich die schematische Darstellung der Gedächtnisfunktion wieder ins Gedächtnis rufen oder – durch einen Blick zurück auf S. 18 – wieder vor Augen führen, um sich diesen Prozess zu veranschaulichen.

Das erste Demenz-Gesetz: Gestörte Einprägung

Die Brücke zwischen Kurzzeitgedächtnis und Langzeitgedächtnis ist ge-/zerstört.

Es gelingt demenzkranken alten Menschen daher zunehmend weniger, sich Informationen einzuprägen, also in das Langzeitgedächtnis weiterzuleiten und zu speichern.

Was diese Menschen nicht gespeichert haben, können sie auch nicht erinnern. Eigentlich ist es also kein Vorgang der Vergesslichkeit, sondern des gar nicht erst Merken-könnens.

Ausgenommen sind Informationen, die mit starken Emotionen verbunden sind oder kontinuierlich wiederholt werden. Diese Ausnahmeregel machen sich beispielsweise Gedächtnistrainings zunutze.

Die Symptome des Anfangsstadiums einer Demenz können Sie viel besser verstehen, wenn Sie sich die Folgen einer gestörten Einprägung klar machen. Die Betroffenen:

> verlieren die zeitliche und räumliche Orientierung:
  sie verirren sich in unbekanntem Gelände, finden nicht mehr nach Hause, fragen häufig nach Zeit und Tag, erkennen Personen nicht wieder, mit denen sie erst seit kurzem zu tun haben,
> überraschen ihre Umgebung mit Stimmungsschwankungen, weil sich ihnen der Anlass für Freude oder Ärger nicht einprägt,
> verlieren den Faden im Gespräch und wechseln daher ständig das Thema,
> stellen immer wieder die gleichen Fragen,
> vermissen und suchen häufig Gegenstände.

Besonders die von einer Multi-Infarkt-Demenz betroffenen Menschen sind sich anfangs der stumpfer werdenden Werkzeuge, der Fehler, Aussetzer und Leistungsdefizite bewusst. Sie spüren: irgendetwas bedrohliches geht in mir vor und raubt mir die Gewissheit, Herr meiner selbst zu sein. Solche selbstverständlichen Werkzeuge wie das Gedächtnis, auf die ich mich mein Leben lang verlassen konnte, lassen mich im Stich, entgleiten meiner Kontrolle.

Das löst immer Angst aus, bei jedem Menschen. Die Versuche zur Bewältigung dieser Bedrohung zeigen dann jedoch individuell unterschiedliche Gesichter, je nach Charakterzügen und lebensgeschichtlich erworbenen Reaktionsmustern:

> Rückzug, nach dem Motto: Wenn ich mich von der Welt fern halte, dann kann ich mich nicht blamieren.
> Fassade aufrechterhalten: Wenn ich den Faden verliere, dann lieber irgendwie weiterreden, anstatt mir eine Blöße zu geben.
> Misstrauen: Wer nimmt mir meine Sachen weg?
> Aggression: Ich lasse mir das nicht mehr gefallen.
> Depression: Ich schaff's nicht mehr.

Als Altenpflegerin können Sie eine Fülle weiterer Reaktionsmöglichkeiten beobachten wie beispielsweise hamstern, nur noch essen oder rauchen, in die Regression abgleiten.

Das zweite Demenz-Gesetz: Gedächtnisabbau

Mit Fortschreiten der Demenz fängt auch das Langzeitgedächtnis an abzubröckeln.

Die gespeicherten Informationen verschwinden nach und nach in chronologischer Reihenfolge. „Das Gedächtnis wird wie ein Wollknäuel abgewickelt.

Zuerst verschwinden die Tagebücher der letzten zehn Jahre, später die der letzten zwanzig, dann die letzten dreißig usw. Schließlich bleiben nur noch Reste der Erinnerungen aus frühester Jugend übrig. Als ob eine Armee von Bücherwürmern in die Gedächtnisbibliothek eingedrungen wäre und zunächst die frischesten, sprich: neuesten Tagebücher gefressen hätte, woraufhin sie sich kollektiv auf die weniger frischen stürzte. Allmählich verblasst alles, was die demente Person jemals in ihrem Leben gelernt hat." (Buijssen, 1999).

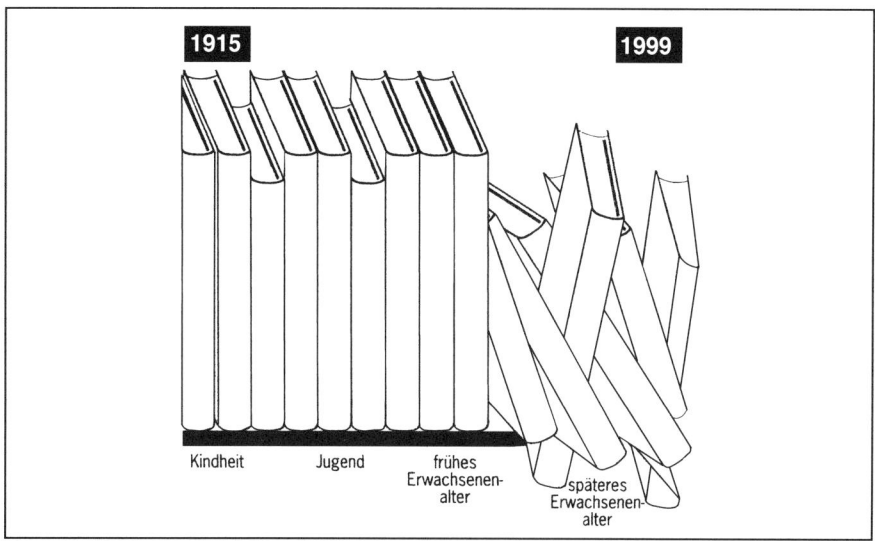

Abbildung 73: Gedächtnisabbau: Löschung der Tagebücher

Ein schönes Bild: das Gedächtnis als Bibliothek von Tagebüchern, in denen wir im Laufe unseres Lebens alles für uns wichtige notieren. Wir gewinnen damit einen praktikablen Zugang, um die Verhaltensauffälligkeiten demenzkranker Menschen in späteren Stadien der Erkrankung verstehen zu können. Auch wenn es nach den Ergebnissen der modernen Hirnforschung nicht so ganz den neuropsychologischen Funktionsmustern entspricht.

Was sind nun die Folgen dieser schleichenden Löschung der Tagebücher des Gedächtnisses?

- Instrumentale Fertigkeiten wie die Bedienung einer Kaffeemaschine, der Waschmaschine, des Autos oder sonstiger moderner Gerätschaften gehen verloren.
- Lebenspraktische Fertigkeiten wie sie im Zusammenhang mit der Körperpflege und der Bekleidung tagtäglich erforderlich sind, werden zunehmend vergessen.
- Durch Abbau des Sprachgedächtnisses kommt es zu Wortfindungsstörungen und einem zunehmenden Verlust des Wortschatzes. Die Verständigung wird einsilbig und reduziert sich schließlich auf Laute und nonverbale Zeichen.

> Soziale Fertigkeiten gehen verloren, die Betroffenen vergessen die gesell-
schaftsüblichen Spielregeln. Sie machen alles das, „was sich nicht gehört":
dazu gehören deftige Schimpfwörter, furzen, rülpsen, sexuelle Anzüglich-
keiten u.ä.

> Bekannte Menschen wie die eigenen Kinder, der Partner oder die Alten-
pflegerin werden zu Fremden, sogar das eigene Spiegelbild wird nicht
mehr erkannt beziehungsweise im zerbrochenen Zeitraster verkannt: „Das
ist meine Mutter".
Tote, insbesondere die eigenen Eltern, tauchen wieder auf.

> Die demenzkranken Menschen wollen zur Arbeit gehen oder „nach Hause",
warten auf die aus der Schule kommenden Kinder, je nachdem wie weit
die „Tagebücher" schon verschwunden sind.

Als Altenpflegerin haben Sie mit dem Werkzeugverlust-Modell und den Demenz-Gesetzen zwei Instrumente zur Hand, die es Ihnen in der bunten Welt
von Verrücktheit und Verwirrung ermöglichen, professionell Standpunkt zu
beziehen. In dem Ausmaß, wie Ihnen ein absonderliches Verhalten nicht bedrohlich fremd und unverständlich ist, können Sie sich validierend einfühlen.
Und da, wo erforderlich, einen Schritt zurücktreten und sich schützen.

8.7 Lösungsorientierte Grundhaltungen
im Umgang mit demenzkranken alten Menschen

Altenpflegerinnen erleben sich in der Betreuung demenzkranker alter Menschen oft als hilflos und überfordert. Die Psychologie bietet als Hilfe eine Fülle
von lösungsorientierten Grundhaltungen und Reaktionsmöglichkeiten an,
jedoch keine einfachen „Kochbuchrezepte", die je nach Bedarf aus der Schublade gezogen werden könnten. Allein schon deshalb, weil es neben der ganz
individuellen Persönlichkeit des demenzkranken Menschen auch auf situative
Bedingungen und – ganz wesentlich – auf Sie selbst und ihre ganze Persönlichkeit als Altenpflegerin ankommt.
Die Suchhaltung bei sich selbst gehört zu diesen hilfreichen Basisvoraussetzun-
gen: wie reagieren Sie selbst in bedrohlichen Situationen, in denen Sie überfordert und ängstlich sind, und wie fühlen Sie sich in solchen Momenten?
Zur inneren Welt von Menschen mit *chronischen Verwirrtheitszuständen* finden Sie am ehesten Kontakt, wenn Sie deren Verhalten unter dem Blickwinkel der vier Stufen des Werkzeuverlust-Modells zu verstehen versuchen.
Sie werden feststellen, dass ein zunächst unvernünftig erscheinendes Verhalten auf dem Hintergrund der „realen Innenwelt" des Betroffenen sehr wohl
vernünftig sein kann. Beispielhaft sei hier das Horten von Lebensmitteln
angeführt, welches lebensgeschichtlich in die Angst vor (bereits einmal erlebten) Hunger- und Kriegszeiten eingebettet sein kann. Ein Verständnis
dafür ist Ihnen jedoch nur dann möglich, wenn Sie sich tatsächlich mit
der Lebensgeschichte eines solchen Menschen auseinandersetzen (Biografiearbeit).

Falls Sie es als Altenpflegerin mit geistig erheblich abgebauten (dementen) Menschen zu tun haben, mit denen Sie aufgrund deren fortgeschrittener Hirnschädigung kaum mehr „vernünftig" kommunizieren können, so ist es wichtig, sich auch der eigenen Ängste („hoffentlich geht es mir nicht auch einmal so") bewusst zu werden, um die Problemsituation angemessen verarbeiten zu können und den anderen als Menschen zu akzeptieren, der ein langes Leben gelebt hat.

Extreme Pflegefälle einmal ausgenommen, ist es erstaunlich, wie selbst sogenannte schwere Pflegefälle und Menschen mit erheblichen Persönlichkeitsveränderungen durch gezielte Beziehungspflege und Rehabilitationsmaßnahmen wieder eine Fülle von Leistungssteigerungen und Lebensfreude gewinnen können.

Der nachstehende Bericht einer Altenpflegerin (im Anerkennungsjahr) verdeutlicht, dass eine wertschätzende Grundhaltung und positive Einstellung zur Rehabilitationspflege nicht bei allen Altenpflegerinnen zu finden ist:

Ich kam, wie jeden Tag, so gegen 8.00 Uhr zu Frau K. auf die Pflegestation. Da ich etwas in Zeitnot war, legte ich ihr die Kleidungsstücke hin und sagte: „Versuchen Sie es doch einmal alleine, ich helfe Ihnen dabei." Sie sah mich erstaunt an und meinte: „Das kann ich doch nicht." Nach ermunterndem Zureden – das allerdings mehr Zeit in Anspruch nahm, als wenn ich sie gleich selbst angezogen hätte – versuchte sie es doch. Ich musste ihr nur dabei helfen, den Pullover über den Kopf zu ziehen, die Strümpfe hochzuziehen und den Reißverschluss zuzumachen.

Nach einigen Tagen merkte ich, wie sich Frau K. immer freute, wenn ich morgens kam und sie sich allein anziehen durfte. Ich spürte, dass sie ein Stück Selbstwertgefühl dazugewonnen hatte.

Als ich wieder einmal bei ihr im Zimmer war, Betten machte, aufräumte und ihr kleine Hilfestellungen gab, kam die Stationsschwester herein. Sie schimpfte los: „Warum ziehen Sie Frau K. nicht an, wozu sind Sie denn da!" Ich sagte: „Aber sie kann es doch ganz gut alleine."

Darauf die Stationsschwester: „Wir sind hier auf der Pflegestation, die Frau kann sich nicht alleine anziehen!"

Frau K. sah mich ängstlich an, und ich vermied es in den nächsten Tagen bei ihr im Zimmer Dienst zu machen, weil ich mich irgendwie schämte und Angst hatte.

Ich finde, die Stationsschwester hätte mir das auch unter vier Augen sagen können. Außerdem glaube ich, dass sie das bisschen, was ich bei der Frau wieder aufgerichtet habe, ganz kaputt gemacht hat. Ich wollte mich ja nicht vor der Arbeit drücken, aber ich hörte irgendwann einmal im Unterricht, wir sollen die alten Menschen animieren, selbst etwas zu tun ...

Rehabilitationspflege heißt, über die notwendige Grund- und Behandlungspflege hinaus, im demenzkranken alten Menschen die gesunden Persönlichkeitsanteile zu stärken.

Als **Zielsetzungen** stehen bei der Pflegeplanung im Vordergrund:

➤ Akzeptanz der unwiederbringlich verlorenen Fähigkeiten und Fertigkeiten.
➤ Erhaltung oder Wiederherstellung von größtmöglicher Eigenständigkeit.
➤ Befähigung zu aktiver Teilnahme am Leben in der Gemeinschaft des Heimes bzw. der Familie.

Als konkrete Teilziele ergeben sich:

➤ Selbständige Körperpflege und Abbau inkontinenten Verhaltens (soweit Körperbehinderungen oder hirnorganische Schädigungen es zulassen).
➤ Sicheres Zurechtfinden in der Lebensumwelt (wenigstens im eigenen Zimmer oder der unmittelbaren Umgebung).
➤ Schärfung der Wahrnehmung und Zuwachs an Selbstbewusstsein durch Aktivierung der „Fünf Sinne".
➤ Verbesserung sozialer Fertigkeiten (z.B. Befähigung zur Kontaktaufnahme mit Mitbewohnern usw.).

Wenn auch keine Verhaltensrezepte gegeben werden können, so haben sich doch einige Verhaltensregeln, an denen man sich orientieren kann, als hilfreich für den Umgang mit verwirrten alten Menschen erwiesen.
Zunächst einige allgemeine Grundsätze (nach Dörner, 1992):

➤ **Herstellung eines verlässlichen Milieus**

Wenn der alte Mensch sich schon nicht mehr auf sich selbst verlassen kann, so muss wenigstens die Umgebung einigermaßen konstant und berechenbar sein. Dazu gehören ein klar strukturierter Tagesplan (ohne Monotonie) mit einem mittleren Reizangebot (also keine plötzliche Überflutung mit gutgemeinten Aktivitäten) und größtmögliche Zurückhaltung mit irgendwelchen Veränderungen der Situation (z.B. nur im Notfall Verlegung in ein anderes Zimmer).

➤ **Vertrauensvolle Atmosphäre**

Eine solche vertrauensvolle Atmosphäre kann sich nur entwickeln, wenn keine ständige Personalfluktuation den Aufbau gefühlsmäßiger Bindungen zwischen den Altenpflegerinnen und den pflegebedürftigen alten Menschen verhindert.
Solche Beziehungen sind die unabdingbar notwendige Voraussetzung dafür, dass überhaupt erfolgreich neue Leistungsanforderungen an demenzkranke alte Menschen herangetragen werden können. Hierin liegt die Stärke der Altenpflegerinnen gegenüber externen Fachkräften begründet.

➤ **Einfache Kommunikation**

Wer verwirrt ist, den verwirrt man mit umständlichen und langschweifigen Erklärungen noch mehr. Wichtig sind daher kurze, prägnante Sätze, möglichst der Gebrauch der Worte des Kranken und – am allerbesten wirksam – gemeinsames Tun (z.B. gemeinsames Betrachten einer Zeitung, Saubermachen oder Basteln).
Es muss vermieden werden, den verwirrten Menschen zu drängen; vielmehr ist es wichtig, sich Zeit zu nehmen. Ansonsten ist man schnell wieder im Fahrwasser der Geringschätzung und erledigt dann doch alles gleich lieber wieder

selbst, nachdem der andere „ja sowieso nichts mehr begreift". Wichtig ist auch die nonverbale Kommunikation, weil durch sie besonders Signale auf der Beziehungsebene ausgetauscht werden. Neben Händedruck und Streicheln wird vor allem durch Blickkontakt menschliche Nähe signalisiert und empfunden.

Unbedingte Verlässlichkeit

Für einen Menschen, der darunter leidet, dass er sich nicht mehr auf sich selbst, seine eigenen Fähigkeiten verlassen kann, muss es eine schlimme Erfahrung sein, wenn auf wichtige Personen seiner Umgebung kein Verlass ist. Es ist daher unbedingt notwendig, dass Versprechungen, die man als Pflegekraft gegenüber einem solchen Menschen macht, tatsächlich eingehalten werden. Ein gravierendes Fehlverhalten wäre die Auffassung: „Da kommt es sowieso nicht mehr darauf an, der ist ja verwirrt und merkt das nicht mehr". Schon eine einmalige Enttäuschung kann zu einem weitgehenden Vertrauensverlust und darüber hinaus zur Entstehung von Verhaltensauffälligkeiten (z.B. Sich-plötzlich-Zurückziehen, An-Aktivitäten-nicht-mehr-Teilnehmen usw.) führen.

Ziele und Reihenfolge einzelner Pflegeschritte vereinbaren

Geplante Änderungen (z.B. in Richtung mehr eigenständiger Aktivitäten bei der Körperpflege) sollten zunächst besprochen und möglichst in der Vorstellung durchgespielt werden. Es ist darauf zu achten, dass, vom momentanen Leistungsstand ausgehend, das Ziel in kleinen Schritten und Teiletappen angegangen wird. Geduldiges Wiederholen ist gerade bei demenzkranken Menschen zur Festigung neuen Verhaltens von besonderer Bedeutung. Hilfreich ist die Orientierung an lernpsychologischen Gesetzmäßigkeiten (vgl. Kapitel 3).

Jede wiedergewonnene Fähigkeit, mag sie auch noch so unbedeutend erscheinen, bedeutet einen Zuwachs an Verantwortung und Selbstverwirklichung, letztendlich an Lebensfreude.

Schwierigkeiten akzeptieren lernen

Hierzu gehört ganz wesentlich, sich von Rückschlägen nicht entmutigen zu lassen. Wenn ein mühevoll erreichter Lernfortschritt plötzlich wieder längst überwunden geglaubten Verhaltensauffälligkeiten weicht, müssen die vielleicht auftretenden Gefühle der Enttäuschung oder Hoffnungslosigkeit im Team bearbeitet werden. Ein Rückschlag darf nicht zur Zurückweisung des demenzkranken Menschen führen.

Erfahrungsgemäß wird es immer wieder notwendig sein, sich mit Selbstunterforderung wie auch Selbstüberforderung alter Menschen auseinanderzusetzen. Während dem einen dabei geholfen werden muss, einen ersten kleinen Schritt in Richtung der gewünschten Verhaltensänderung zu wagen, muss der seine Leistungsfähigkeit überschätzende Mensch seine Grenzen akzeptieren lernen, um sich Misserfolgserlebnisse und Demütigungen zu ersparen.

Positive Körpergefühle schaffen

Gerade in der Altenpflege kann beobachtet werden, wie eine positive Einstellung zum eigenen Körper wesentlicher Bestandteil eines positiven Selbstgefühls ist. Genausogut wird oft aber auch deutlich, wie ein Mensch seine Selbstaufgabe dadurch ausdrückt, dass er seinem Körper und seinem Äußeren keine Beachtung mehr schenkt.

Zur Rehabilitationspflege gehören daher, neben dem Baden, die Durchführung gymnastischer Übungen, die Anwendung einfacher Massagetechniken, Haarpflege und nicht zuletzt eine geschmackvolle Bekleidungsauswahl. Über Geschmack lässt sich bekanntlich zwischen Altenpflegerinnen, demenzkranken alten Menschen und deren Angehörigen streiten.

Holen wir uns jetzt den Pflegealltag mit einigen drastischen Situationsschilderungen aus der Feder von Altenpflegeschülerinnen hier in das Buch herein, um weitere hilfreiche Blickwinkel und Grundhaltungen zu erarbeiten, die Sie in ihre Arbeit mitnehmen können.

„Unglaublich, wie sich diese Altenpflegerin verhält", „Ich habe noch nie zu einem alten Menschen solche Worte gesagt", „Mir macht es nichts aus, wenn alte Menschen sich mir gegenüber komisch verhalten" werden Sie sich denken. Hand aufs Herz: Wenn Sie hinter die eigene „Abwehr" blicken, entdecken Sie dann nicht auch bei sich gelegentlich Aggressionsgefühle gegenüber alten Menschen oder Kolleginnen, obwohl Sie das nicht wollen und das pflegerische Ideal solche Gefühle nicht vorsieht? Oder, dass Sie manche alten Menschen mehr als andere mögen, sich vor manchen ekeln, sich persönlich angegriffen fühlen – alles Gefühle, die nach Idealnorm eigentlich nicht dasein dürften? Erst dann, wenn Sie solche Gefühle bei sich selbst erkennen und zugeben können, ist ein lösungsorientiertes Umgehen mit solchen Herausforderungen im Praxisalltag möglich.

Fallschilderung: Eine alte Frau verhält sich desorientiert und verwirrt

„Frau W. ist desorientiert und verwirrt. Vor ihrem Schlaganfall war sie sehr unternehmenslustig und viel unterwegs. Danach war sie plötzlich ans Bett gefesselt. Mit dieser Situation wird sie aber nicht fertig. Sie versucht aus dem Bett zu steigen, obwohl sie weder stehen noch gehen kann. An ihrem Bett sind daher links und rechts Bettgitter angebracht und zusätzlich wird sie noch bei großer Unruhe mit einer Schutzdecke fixiert. An manchen Tagen schreit sie ständig um Hilfe. Jedesmal, wenn man dann ins Zimmer kommt und sie nach ihren Wünschen fragt, möchte sie aufstehen: ,Ich muss zur Bank, helfen Sie mir doch bitte', oder ,Ich muss zum Telefonieren' waren ihre gebräuchlichsten Antworten.
Einmal bin ich dann doch ungeduldig geworden und war etwas barsch zu ihr. Da wurde sie ganz traurig und sagte: ,Jetzt werden Sie auch schon so grantig wie die anderen, wo Sie doch sonst immer so nett waren'.
Ich bin sehr erschrocken, dass sie das trotz ihrer Verwirrtheit mitgekriegt hatte. Ab diesem Tag habe ich mich bemüht, immer freundlich und geduldig mit ihr zu sein, was sie mir auch gedankt hat."

Ein sehr häufig und mit weitreichenden Folgen für die Beziehung zwischen dem pflegebedürftigen alten Menschen und der Altenpflegerin anzutreffender Irrtum ist der, dass jemand, der nicht mehr ganz „bei Verstand" ist, grundsätzlich in seiner Fähigkeit zur Wahrnehmung des Umweltgeschehens beeinträchtigt sei. Dahinter steckt natürlich auch, dass ein Mensch mit solchen Ausfallserscheinungen nicht mehr als ebenbürtiger Gesprächspartner angesehen wird, demgegenüber die üblicherweise im Umgang mit Erwachsenen selbstverständliche Selbstkontrolle gebraucht werden müsste.

Die Beobachtung des Verlustes der zeitlichen, räumlichen oder personenbezogenen Orientierung bei einem anderen Menschen lässt uns offenbar die „gesunden" Anteile von dessen Gesamtpersönlichkeit aus den Augen verlieren. Die Sensibilität dieser Menschen für gefühlsmäßige Reaktionen wichtiger Bezugspersonen – die Altenpflegerin unseres Beispieles gehört zweifelsohne zu den wenigen verbliebenen Bezugspersonen der ans Bett gefesselten alten Frau – ist durch einen Schlaganfall keineswegs außer Kraft gesetzt, sie kann sich sogar bis hin zu einer besonderen Empfindlichkeit verfeinern.

Für Ihre Lösungskiste

➣ Versetzen Sie sich in die Lage des anderen hinein: Wie fühlen Sie sich, wenn Sie etwas Wichtiges erledigen möchten, daran aber gehindert werden? Können Sie sich vorstellen, was es bedeutet, plötzlich nicht mehr stehen und gehen zu können?

➣ Nehmen Sie den kranken alten Menschen „für voll" und sehen Sie nicht nur seine kranken Anteile.

➣ Reflektieren Sie Ihre eigenen Gefühle und deren Ausdruck (Tonfall, Mimik, Gestik usw.) und fragen Sie sich nach deren Ursachen: Wollen Sie sich vielleicht aus Zeitdruck mit dem anderen nicht einlassen? Fühlen Sie Ärger, weil Ihre bisherigen Bemühungen nicht richtig anerkannt werden?

Fallschilderung: Eingetretene und drohende Veränderung der Lebensumstände

„Umlegung einer Patientin von einem Vier-Bett- in ein Zwei-Bettzimmer auf einer anderen Station. Sie leidet an Sprachstörungen und Verfolgungswahn. Ich ging zu ihr und erklärte ihr langsam, dass sie in ein anderes Zimmer kommt. Ich bat sie mitzukommen und das neue Zimmer zu besichtigen. Erst nahm sie alles ruhig, wie mir schien, auf. Inzwischen brachten meine Kolleginnen aber schon die Patientin, die nun den Platz von Frau F. einnehmen sollte. Frau F. fing daraufhin zu weinen und zu schreien an, sie bebte am ganzen Körper und schrie: ‚Warum werde ich verhaftet, ich darf doch mein Zimmer nicht verlassen' und ‚Jetzt werde ich geköpft'. Sie hörte auch meine beruhigenden Worte nicht mehr, es war nur noch die Angst, schreckliche Angst, in ihr.
Ich nahm sie mit aufs Schwesternzimmer, bat eine andere Heimbewohnerin, ihr eine Tasse Tee zu holen, und gab ihr ein leichtes Beruhigungsmittel. Ich wartete, bis die Erregung abflachte und führte Frau F. dann in ihr neues Zimmer. Sie war immer noch so verängstigt, dass sie es nicht wagte, sich auf einen Stuhl zu setzen.
Meiner Meinung nach hätten wir Frau F. viel länger auf die neue Situation vorbereiten sollen."

Diese Situationsschilderung führt beispielhaft vor Augen, welche enorme Bedeutung plötzliche Veränderungen des gewohnten Lebensrhythmus für die psychische Verfassung gewinnen. Einschneidende Änderungen, wie sie infolge körperlicher Behinderung eintreten können (man braucht sich nur die von heute auf morgen durch den Schlaganfall ans Bett gefesselte Frau vorzustellen), Umzug ins Altersheim, Einlieferung ins oder Entlassung aus dem Krankenhaus, oder auch die Verlegung von einem Zimmer der Pflegestation ins andere, können zu massiven psychischen Auffälligkeiten führen. Erregungszustände, Verwirrtheit und paranoide Verhaltensweisen können Ihnen als Reaktionen auf solche Situationen begegnen. Bei schon bestehenden Wahnvorstellungen, wie dem Verfolgungswahn der alten Frau, kann eine Verschlimmerung der Symptomatik und ein akut krisenhafter Verlauf eintreten.

Besonders betroffen sind Menschen mit Demenzerkrankungen, da deren Umstellfähigkeit deutlich eingeschränkt ist. In manchen Fällen wird das Vorliegen solcher Erkrankungen erst durch die psychopathologischen Reaktionen auf ungewohnte Ereignisse oder Veränderungen der gewohnten Lebensumstände offenbar.

Für Ihre Lösungskiste

➤ Erregungszustände, Verwirrtheit und paranoide Verhaltensweisen sollten Sie in solchen Situationen als Möglichkeiten des erkrankten Menschen sehen, auf die bedrohlichen Veränderungen zu reagieren und seine Ängste zu signalisieren.

➤ Neben den Möglichkeiten der medikamentösen Intervention ist ihre psychologische Begleitung – durch Akzeptieren und Mittragen der Befürchtungen des Betroffenen – besonders wichtig. Der Versuch, jemandem wahnhafte Verkennungen oder Wahnideen ausreden zu wollen ist häufig gut gemeint, bewirkt jedoch anstelle der erhofften Beruhigung allenfalls eine Steigerung vorhandener Ängste, da sich der Betroffene unverstanden sieht.

➤ Unnötige Veränderungen der gewohnten sozialen und räumlichen Umgebung sollten Sie vermeiden. Auf notwendige Veränderungen können Sie durch Gespräche und schrittweises Heranführen an die neue Situation behutsam vorbereiten.

Fallschilderung: Paranoides Verhalten

„Eine Patientin vermisste ihren Geldbeutel. Sie glaubte, dass nur ich ihren Geldbeutel gestohlen haben konnte, weil ich die einzige war, die häufiger ihr Zimmer betrat und manchmal aufräumte. Da ich meine Unschuld nicht beweisen konnte, hatte ich natürlich ein ungutes Gefühl dieser Frau gegenüber. Ich sprach mit der Stationsschwester darüber, die der Frau ins Gewissen redete – ohne Erfolg. Ein paar Tage später habe ich beim Aufräumen unter der Sofadecke den Geldbeutel gefunden. Die Patientin war sehr froh, als ich ihr den Geldbeutel gab, hat sich aber weder bei mir wegen der falschen Verdächtigungen entschuldigt noch irgendwie mit mir darüber gesprochen."

Das Nachlassen der Gedächtnisfunktionen, insbesondere des Kurzzeitgedächtnisses, stellt eine der Kränkungen dar, die von vielen alten Menschen verkraftet werden muss. Gedächtnisstörungen gehören auch zu den wesentlichen psychischen Symptomen der Demenzerkrankungen.

Nachdem unser Gedächtnis das eigentliche Werkzeug zur Erfahrung und Bewahrung der Erlebniskontinuität im Zeitgitter von Vergangenheit, Gegenwart und Zukunft ausmacht, gefährden Störungen dieses Leistungsbereiches sehr massiv die persönliche Identität.

Wenn man sich auf sein Gedächtnis nicht mehr verlassen kann, wird man unsicher, traut sich vielleicht nicht mehr mitzureden, zieht sich zurück. Die Betroffenen begegnen den massiven Einschränkungen einer so elementaren Funktion des eigenen Ich, auf die man zeitlebens zur Orientierung zuverlässig zurückgreifen konnte, mit „Hilfskonstruktionen", die zusätzliche Konflikte mit der Umgebung provozieren:

➤ Gedächtnislücken werden durch „Konfabulieren", d.h. mit spontanen Einfällen und Geschichten ausgefüllt, um die Schwäche zu vertuschen.

➤ Alte Menschen, die infolge ihrer Merkschwäche Sachen verlegen oder ihr Geld nicht wiederfinden, fühlen sich häufig von Personen der nächsten Umgebung – hier der Altenpflegerin – bestohlen. Das nicht akzeptierbare eigene Versagen wird also dadurch vom Ich abgewehrt, dass andere Personen verdächtigt werden. Dies kann bis zur Entwicklung von Wahnideen, z.B. eines Verfolgungswahns, eskalieren.

Wenn Sie sich ungerechtfertigten Anschuldigungen ausgesetzt sehen und diese nicht als krankheitsbedingt erkennen, werden Sie gekränkt sein und sich mit heftigen Zurückweisungen, eventuell mit „Gegenangriffen" verteidigen. Dem anderen „ins Gewissen reden" ist dabei auch eine Art von Verteidigung.

Das Beispiel zeigt deutlich, dass die Verdächtigung der Altenpflegerin dem alten Menschen einen unterbewusst wirksamen Ausweg zur Bewältigung der das Selbstkonzept bedrohenden Merkschwäche bietet. Die Bedrohung der Ich-Identität wird abgewehrt, da die „diebische" Altenpflegerin und nicht eigenes Versagen für das Verschwinden des Geldbeutels verantwortlich ist. Die Beschuldigung ist demnach kein bewusster und böswilliger Angriff gegen die Person der Altenpflegerin, sondern eine Art Selbstschutzmaßnahme. Deshalb ist es nur konsequent, wenn sich, trotz offensichtlich erwiesener „Unschuld" der Altenpflegerin, die Patientin keineswegs zu einer „Entschuldigung" genötigt sieht. Eine Entschuldigung würde ja ein Eingeständnis des eigenen Versagens voraussetzen und damit den mühsam aufgebauten Schutzschild zerbrechen lassen. Über den Vorfall wird nicht mehr gesprochen, es ist als ob er nicht geschehen sei – die Realität wird verdrängt und verleugnet.

Für Ihre Lösungskiste

➤ Interpretieren Sie paranoide Verhaltensweisen, Verdächtigungen und Beschuldigungen nicht als persönlichen Angriff, sondern als krankheitsbedingte Selbstschutzmaßnahmen.

> Nehmen Sie keine moralischen Wertungen wie „ungerecht, undankbar, unschuldig" vor, da paranoide Handlungen nicht dem freien Willen unterliegen. Auf die moralische Einsicht abzielende Maßnahmen wie „ins Gewissen reden" helfen daher nicht weiter, machen den kranken alten Menschen allenfalls noch misstrauischer („Alle haben sich gegen mich verschworen").

> Unterstützen Sie geduldig den alten Menschen bei der Suche nach verschwundenen Gegenständen, wobei nicht der Nachweis der eigenen „Unschuld" im Vordergrund stehen sollte, sondern das Bestreben, ihm aus der belastenden Situation herauszuhelfen.

Im Folgenden habe ich einige weitere Angebote für ihre Lösungskiste, zur Einstimmung vorab aber noch eine therapeutische Geschichte.

Fallschilderung: Der geheilte Wahn

Der Herrscher glaubte, er sei eine Kuh, und hatte völlig vergessen, dass er ein Mensch war. Deshalb brüllte er wie ein Rind und flehte: „Kommt, nehmt mich mit, schlachtet mich und macht von meinem Fleisch Gebrauch." Er aß nichts und schickte alle ihm gereichten Speisen zurück. „Warum führt ihr mich nicht auf die grüne Wiese, dass ich dort fressen kann, wie es einer Kuh zukommt?" Da er nicht mehr aß, nahm er ständig ab und war schließlich nur noch ein Gerippe.
Da alle Methoden und Medikamente nicht halfen, zog man Avicena zu Rate. Dieser ließ dem König mitteilen, ein Metzger käme, um ihn zu schlachten, sein Fleisch zu zerlegen und es den Menschen zu essen zu geben. Als der Kranke das erfuhr, war er über alle Maßen glücklich und wartete mit Sehnsucht auf den seinen Tod. An dem vereinbarten Tag trat Avicena vor den König. Er schwang das Schlachtermesser und schrie mit fürchterlicher Stimme: „Wo ist die Kuh, damit ich sie endlich schlachten kann." Der König gab ein verzücktes Muhen von sich, damit der Metzger wisse, wo das Opfer sei. Avicena befahl laut: „Bringt das Schlachtvieh her, fesselt es, damit ich ihm den Kopf vom Rumpf trennen kann." Doch bevor er zuschlug, prüfte er, wie Metzger es gewöhnlich tun, die Lenden und den Bauch des Schlachtopfer auf Fleisch und Fett und rief laut aus: „Nein, nein, diese Kuh ist noch nicht reif zum Schlachten. Sie ist sehr mager. Nehmt sie mit und gebt ihr zu fressen. Wenn sie das richtige Gewicht hat, komme ich wieder." Der Kranke aß in seiner Hoffnung, bald geschlachtet zu werden, jede Speise, die man ihm brachte. Er nahm zu, sein Befinden besserte sich zusehends, und er genas unter der Pflege Avicenas.

Orientalische Geschichte
aus: Der Kaufmann und der Papagei

✓ **Mit Spinnern mitspinnen :**

In einem Seminar erzählte eine Altenpflegerin mit humorvoll blitzenden Augen von einer demenzkranken alten Frau, deren „Spezialität" es war, sich hinfallen zu lassen und jammernd am Boden zu liegen. Was tun? Eine verrückte Idee half weiter: Sie legte sich, wie selbstverständlich, einige Male dazu und plauderte von Gott und der Welt. Mit dem Effekt, dass sie selbst sich nicht mehr so genervt fühlte und die alte Frau – sichtlich verblüfft – weniger oft „hinfiel".

Haben Sie, liebe Leserin, für manche „Spinnerei" ebenfalls eine Portion Humor und Verrücktheit übrig?

✓ **Mitgehen ... mitgehen ... führen:**

Dies kann wörtlich genommen bedeuten, dass Sie einen demenzkranken Menschen, der über den Flur irrt und nach Hause will anstelle ins Badezimmer, ein Stück seines Wegs begleiten. Sie schwingen sich in seine Stimmung ein und geben ihm Sicherheit, wenn Sie „in seinen Mokassins" gehen und schaffen dadurch die Beziehungsbasis, um ihn beherzt und unmissverständlich zu führen – eben ins Badezimmer. Eine andere Situation: „Ich muss Essen kochen für meine Kinder", sagt unruhevoll eine alte Frau. Was tun? Antworten, dass ihre Kinder schon groß sind? Gehen Sie lieber in ihrer Gedankenwelt einige Schritte mit und fragen Sie danach, was es geben soll und welche Lieblingsspeisen die Kinder essen. Führen Sie dann wieder zu einem Thema, das aus der Unruhe herausführt.

Mitgehen ... mitgehen ... führen kann auch heißen, mit einem alten demenzkranken Mann eine Zeit lang beim Essen im Teller herumzurühren und dann seine Hand mit dem Löffel zum Mund zu führen.

✓ **Verhalten spiegeln**

„Spiegeln" ist in erster Linie eine therapeutische Methode, um sich in das Verhalten eines anderen Menschen einfühlen zu können. Daneben ist es eine Möglichkeit zur direkten nonverbalen Kommunikation. Ein Beispiel:

Dürfen Altenpflegerinnen beißen? Natürlich nicht. Müssen sich Altenpflegerinnen beißen lassen? Natürlich nicht.

Was tun? Wie sich gegenüber dem demenzkranken alten Menschen verständlich machen, wenn er krankheitsbedingt die Erwachsenensprache nicht mehr verstehen kann?

Nutzen Sie die reduzierten Kommunikationsmöglichkeiten, die vor allem im nonverbalen Bereich noch vorhanden sind. Wenn Sie gebissen werden, können Sie „Spiegeln" und mit einer angedeuteten Beißmimik signalisieren („Zähne fletschen"): Ich möchte nicht gebissen werden. Noch besser ist es für Sie, geschickt einen Schritt zurückzutreten.

Schützendorf (1996) hat für Altenpflegerinnen noch einige sinnen-volle Tipps parat, die das (Über-)Leben im „Meer der Ver-rücktheit" erleichtern helfen. Altbekannte und neuartige – selbst etwas ver-rückt erscheinende – Survival-techniken nennt er Rettungsringe, Rettungsboote, Inseln und Schleusen.

Typische Rettungsringe und Rettungsboote, um es als Altenpflegerin in der Welt der Verwirrten und Ver-rückten auszuhalten, sind die Verwendung der funktionalen Sprache des „normalen Erwachsenen" – auch wenn man damit den demenzkranken alten Menschen nicht mehr wirklich erreicht –, das Erledigen nützlicher Tätigkeiten (Bettenbeziehen, Waschbecken reinigen) und von Standardaufgaben der Grund- und Behandlungspflege (Überprüfung des Katheders) oder das „vernünftige" Gespräch mit der Kollegin so schnell mal zwischendrin.

Einen Rückzug auf Inseln der Normalität ermöglichen Organisationsaufgaben für die Station (z.B. frische Wäsche holen), die Pflegedokumentation, das Herrichten von Medikamenten oder die Kaffee- und Zigarettenpause im Kreis der Kolleginnen. Die Hauptinsel im Archipel ist dabei das Stationszimmer, weshalb alle möglichen Abschottungsmaßnahmen ergriffen werden, damit das Meer nicht auch noch in diesen Schutzraum überschwappt. Es muss ja nicht gleich ein riesengroßes Stop-Schild sein, wie es mich kürzlich als Besucher in einer Krankenhausstation empfangen und mir einiges an Selbstsicherheit abverlangt hat, um nach dem Zimmer einer Patientin zu fragen. Der Schleusencharakter kann durch die Gestaltung des Stationszimmers als eine „andere Welt" geschaffen werden: durch einen Vorhang, eine Duftschale, Fundstücke aus der Natur (ein Stein, ein bizarres Stück Holz), Klangstäbe oder durch Bilder.

„Kein ‚großer Erwachsener', von dem man erwartet, dass er auf Abruf funktioniert, ist in der Lage, einem ver-rückenden Menschen über einen längeren Zeitraum (ununterbrochen) zu geben, was dieser braucht. Die meisten schaffen das nur wenige Sekunden oder Minuten. Zwar wissen fast alle funktionierenden Erwachsenen, was den nicht mehr funktionierenden Alten guttäte. Sie können es ihnen aber nach kurzer und kürzester Zeit nicht mehr geben, zum Beispiel Trost, Nähe, Stille, Geborgenheit. Sie müssen dann auftauchen und Luft holen, Kraft schöpfen und sich an ihrer Normalität ausrichten, die von Funktionalität, Logik, Rationalität, Nützlichkeit, Schnelligkeit, Plan- und Berechenbarkeit, Ordnung, Reinheit, Ökonomie und Schönheit bestimmt ist."

Schauen Sie sich die Schleusensammlung von Schützendorf einmal genauer daraufhin an, welche Schleusen Sie selbst und die Kolleginnen bevorzugen. Wie wär's denn, wenn Sie von den selten genutzten Schleusen eine ausprobieren und in Ihr Selbstschutzprogramm übernehmen oder gar weitere hilfreiche Schleusen erfinden würden?

Etwas ver-rückter hören sich die Schleusenideen von Schützendorf an, die das „Eintauchen" von der sogenannten normalen Welt in die ver-rückte Welt erleichtern sollen: er empfiehlt Matschecken, Spiel- und Kaputtmachecken als Schleusen, um durch Selbsterfahrung an die Welt der Dementen besser an-

Schleusen aus ver-rückten Welten	
Schimpfschleusen	Nachäffen, Wutausbrüche, Lästern, Beschimpfen
Suchtschleusen	Kaffee, Nikotin, Süßigkeiten, Alkohol, Medikamente
Krankheitsschleusen	„Ich kann heute nicht" „Ich hatte die ganze Nacht Durchfall" „Mir ist so schlecht" „Mein Rücken"
Harmonieschleusen	Blumengestecke, Obstschalen, Bilder, Mobiles; Sprache: schön lieb sein, schön schlafen, schön essen, schön aufstehen
Musikschleusen	Die diensthabenden Pflegerinnen stellen den Radiosender ihrer Wahl ein
Sprachschleusen	Sprache als Mittel der Funktionalität und Rationalität, z.B.: Wohin-, Wieso-, Warum-, Weshalb-, Wieviel-Fragen Sprich-und-sag-die-Wahrheit-Sätze
Gesprächsschleusen	Pflegende verständigen sich mit funktionierenden Erwachsenen. Sie tun dies ähnlich wie Mütter kleiner Kinder. Auch diese nutzen jede Gelegenheit, dem Gebrabbel der Kinder zu entkommen und sich mit anderen Müttern zu verständigen.
Funktionsschleusen	Der Blick auf die Uhr, um zu sehen, ob man noch richtig „tickt". Der Lauf zum klingelnden Telefon. Die Besorgung von Material. Ausfüllen der Pflegedokumentation.
Selten genutzte Schleusen	
Belobigungs-schleusen	Sich und anderen etwas Schönes sagen. Aufschreiben, was man alles kann.
Entspannungs-schleusen	Phantasiereisen, Autogenes Training, die Sinne verwöhnen
Rückzugsschleusen	Pausen, Aus-Zeiten für sich nutzen. Die Toilette wird zwar als „stilles Örtchen" genutzt, aber ihre Ausstattung lädt selten zum wohligen Verweilen ein.

Abbildung 74: Schleusen aus ver-rückten Welten (aus Schützendorf, 1996, S. 263)

docken zu können. Selbst einmal Zeitungen genüsslich in kleine Fetzen zerreißen, mit Rasierschaum, Creme und Fingerfarben matscheln, Bauklötze aufbauen und umschmeißen – lassen Sie sich einfach durch die demenzkranken alten Menschen anregen und erlegen Sie Ihrer Phantasie keine Grenzen auf. Sehr wichtig ist zudem die „Umstellung von der Schnelligkeit und Effizienz auf die Langsamkeit und Ergebnislosigkeit". Die Entdeckung der Langsamkeit und das (Wieder-)Entdecken und Zulassen spielerischer Impulse aus dem

Kindheits-Ich ebnen den Königsweg für kreative Lösungen, die manchmal eine Er-Lösung aus verbissenem Machtkampf und „Normalitätstraining" bedeuten. Der spontane oder bewusst geplante Einsatz der beziehungspflegerischen Methoden, die Sie schon als „Mit Spinnern spinnen", „Spiegeln" und „Mitgehen ... mitgehen ... führen" kennengelernt haben, erfordert von Ihnen als Altenpflegerin eine höhere Toleranz für närrisches Verhalten (bei sich und bei anderen). Zugleich die Fähigkeit, sich professionell als Grenzgängerin zwischen den beiden Welten bewegen zu können und den Mut, es Besuchern und Angehörigen zuzumuten, dass es in der Welt der demenzkranken alten Menschen mit anderen Spielregeln zugeht.

Überlegenswert ist es, den Eingangsbereich in ein Altenpflegeheim schon so zu gestalten, dass die „etwas anderen" Spielregeln den Eintretenden sofort transparent werden.

8.8 Orientierungshilfen: Wer bin ich, wo bin ich, und was geschieht um mich herum?

Menschen, die zeitlich oder örtlich desorientiert sind, brauchen einen gleichmäßigen, aber nicht gleichförmigen Lebensrhythmus in einer Umgebung, die ihnen Halt und Orientierung bietet.

Verlässlichen sozialen Beziehungen zu Mitbewohnern und vor allem auch zu den betreuenden Altenpflegerinnen und Altenpflegern kommt eine hervorragende Stabilisierungsfunktion zu, weil nur dadurch ein Klima der Geborgenheit entstehen kann. Beim Personaleinsatz sind daher gewachsene Beziehungen zu beachten und eine unnötige Fluktuation zu vermeiden. In der momentanen Euphorie kostensparender Überlegungen wird dabei übersehen, dass auch die Reinigungskräfte einen ganz wesentlichen Part in der Heimumgebung spielen. Wird diese Dienstleistung also „outgesourct" und an eine Fremdreinigungsfirma vergeben, deren Mitarbeiter oft wechseln und keine Ahnung von den Besonderheiten demenzkranker Menschen haben, kann man sich die Verunsicherung – auf beiden Seiten – leicht ausmalen.

Neben einer stabilen sozialen Umwelt fußt die Rehabilitationspflege auf einer übersichtlich gestalteten räumlichen Umgebung. Es gilt also nicht nur die Menschen zu pflegen, sondern deren Lebensumwelt so zu gestalten, dass sie sich trotz ihrer Verwirrtheit darin zurechtfinden.

Wie dies in der Praxis aussehen kann, zeigen einige Beispiele aus dem Realitäts-Orientierungs-Training.

8.8.1 ROT (Realitäts-Orientierungs-Training)

Im Anfangsstadium einer Demenzerkrankung lässt sich der Abbau kognitiver Funktionen, wie zum Beispiel des Gedächtnisses, durch gezieltes Training verlangsamen, was die Lebensqualität verbessert. Der Abbau lässt sich dadurch aber nicht aufhalten. Neben kognitiven Trainings spielen beim ROT kompensatorische Maßnahmen (Gedächtnis- und Orientierungsstützen) eine wichtige Rolle.

➤ Dem verwirrten Menschen werden bei möglichst vielen Gelegenheiten *Informationen über Zeit und Raum* gegeben. Beispiel einer morgendlichen Begrüßung: „Guten Morgen Frau Müller, heute ist Montag, der 5. Februar, jetzt ist es 8.00 Uhr und Zeit zum Frühstücken". Im Falle der personenbezogenen Desorientiertheit stellen sich die Altenpflegerinnen immer wieder kurz mit Namen vor. Diese Informationen zur Orientierung werden nicht roboterhaft abgespult, sondern sozusagen nebenbei und situationsangepasst übermittelt.

➤ Die Umgebung ist mit möglichst vielen *Orientierungshilfen* ausgestattet: große Wandkalender, große Uhren, besondere Wegezeichen, farblich je nach Funktion unterschiedliche Räume. Beispielsweise kann das Badezimmer, über die Schriftzeichen hinaus, durch eine Visualisierung der für den Raumzweck typischen Gegenstände (z.B. Fotografie einer Badewanne) noch prägnanter gekennzeichnet werden. Einschlägige Unternehmen für Pflegebedarf- und Heimeinrichtungen bieten entsprechend gestaltete Materialien an. Maßnahmen zur Verbesserung des Realitätssinnes und der geistigen sowie körperlichen Beweglichkeit schließen die Umwelt außerhalb des Heimes mit ein: Erinnerungsfahrten in die Umgebung (frühere Wohnorte, markante Ausflugsziele wie Tierpark) erweitern das „Weltbild", schaffen Freude des Wiedererkennens und wirken geistig anregend.

➤ *Gruppensitzungen* der Bewohner bieten einen Rahmen, um die soziale Orientierung wieder zu verbessern. Gespräche über wichtige Zeiten im Leben der alten Menschen, die am ehesten erinnert werden, ermöglichen nicht nur ein besseres Verständnis des aktuellen Verhaltens, sondern zudem einen Brückenschlag ins Heute.

Solche Aktivitäten stellen gleichzeitig ein Training der verbliebenen geistigen Möglichkeiten dar. Durch die Beschäftigung mit einem konkreten Thema (z.B. die momentane Jahreszeit) kann unter Verwendung konkreten Anschauungsmaterials (z.B. Dia-Serie über Herbststimmungen, Basteln mit Blättern, Ausflug in die Umgebung) ebenfalls eine geistige Anregung erfolgen.

Viel wichtiger als das Wissen um die momentane Jahreszeit ist allerdings das Dabeisein und Aufgenommensein in einer Gruppe anderer Menschen. Es stellt sich nämlich die Frage, wie wichtig es für die Lebensqualität eines demenzkranken Menschen ist, eine Frage zur Jahreszeit korrekt zu beantworten oder die Uhrzeit und das Datum zu wissen. Ist es nicht ein Stück gewonnener Freiheit, wenn diese Dinge nicht mehr wichtig sind? Denken Sie doch an manche zeitvergessenen Urlaubstage, als Ihnen auf entspannende Weise Tag und Datum entglitten sind.

Die **Kritik am ROT** setzt hauptsächlich daran an, dass sich die Trainingsprogramme und Maßnahmen an den Vorstellungen von Realität orientieren, die unserer „normalen" Weltsicht angemessen sind, und die Kranken dadurch überfordert werden. Die innere Realität der betroffenen alten Menschen entspringt jedoch mehr und mehr dem Altgedächtnis und ist von der unseren ver-rückt.

In seinem Buch „Die närrischen Alten" meint Guggenbühl-Craig (1986) dazu recht provokativ: „Der alte Narr ist kein Trottel, sondern ein freier Mensch. Die Freiheit, nach der junge Leute sich sehnen, welche versuchen sozial auszuscheren, indem sie sich als Sennen auf Alpen flüchten oder sinnlos in der Welt herumreisen, ist sein. Er kann sich kleiden, wie es ihm passt: altmodisch, neumodisch, schön, hässlich. Er kann reden, wie er will, Zuneigung und Abneigung, Unverständnis und Verständnis zeigen, wie es ihm gerade liegt. Er muss nicht fit bleiben – weder körperlich noch geistig –, außer er falle wohlmeinenden Altersbetreuern in die Hände, die ihn nach ihren eigenen Vorstellungen integrieren, normalisieren und aktivieren wollen."

Bei zunehmendem Abbau der kognitiven Funktionen lässt sich der tagesstrukturierende Teil des ROT weiter nutzen, man muss sich jedoch als Altenpflegerin vom Mythos der Trainierbarkeit kognitiver Funktionen verabschieden. Manchmal ein schmerzhafter Prozess.

Wichtiger werden dann pflegerische Haltungen und Maßnahmen, die den demenzkranken Menschen in diesem Stadium noch erreichen, wie die „Sinnen-Pflege", die Validation oder die Milieutherapie.

Die sinnenvoll-körperbezogenen Angebote gewinnen in späteren Stadien der Demenz gegenüber den kognitiv-kopfigen an Gewicht. Die im Rahmen der beschäftigungstherapeutischen Grundausbildung in der Altenpflegeschule/im Fachseminar erworbenen Kenntnisse und Fertigkeiten, können bei solchen beziehungspflegerischen Aktivitäten praktisch angewandt werden. Das gleiche gilt für Bewegungsübungen, die bei ansprechender Durchführung, z.B. mit Musik im Gemeinschaftsraum der Station, auch demenzkranken Menschen viel Lebensfreude vermitteln.

Auf spielerische Art und Weise kann in der Gruppe die Wahrnehmungsfähigkeit der alten Menschen belebt werden, ohne dass es um „richtig" oder „falsch" geht. Über Anreize für die „Fünf Sinne" wird die Vielfalt der Welt wieder bewusster erfahren.

Sie erinnern sich an das Leibgedächtnis? Nein? Dann schauen Sie doch noch einmal in Kapitel 7.

Einige Beispiele zum *Sehen:*
➤ Unterschiedliche farbliche Gestaltung der Räume (auch als Orientierungshilfe);
➤ Ausstattung der Zimmer mit Pflanzen (möglichst solche, die man essen kann, ohne sich zu vergiften, vielleicht schön blühende Kräuter), Aufstellung eines Aquariums im Gemeinschaftsraum;
➤ Auflockerung der Zimmerwände durch Bilder (möglichst gemeinsam mit den alten Menschen aussuchen);

➤ Aufstellen bzw. Aufhängen von Familienbildern oder Erinnerungsstücken. Dadurch ergeben sich Anknüpfungspunkte für Gespräche im Rahmen des Reminiszierens.
Besonders bei bettlägerigen alten Menschen sollte die Lebensumwelt nicht nur aus weißen Wänden, Decken, Bettgestellen und Bettlaken bestehen.

Einige Beispiele zum *Hören:*
➤ wechselndes Musikangebot (Radio, Kassetten usw.); „Erinnerungstraining" durch Ratespiele: z.B. Geräusche aus der Natur oder der Umwelt einspielen und raten lassen;
➤ gemeinsames Singen von Liedern;
➤ mit verschiedenen Materialien Geräusche selber produzieren, mit einfachen Instrumenten (z.B. Orff-Instrumentarium) musizieren;
➤ Hören und Sehen werden auch durch Fernsehen oder Kinofilme angeregt.

Einige Beispiele zum *Tast-, Geruchs- und Geschmackssinn:*
➤ spielerisch mit verbundenen Augen alltägliche Gegenstände durch „Begreifen" erkennen lassen;
➤ Spielerisch Gewürze oder Zutaten erraten lassen, mit denen das Essen zubereitet wurde.

Alles Aktivitäten, bei denen sich die Betroffenen nicht blamieren können, bei denen es aufs mitmachen, aufs riechen, sehen und hören und nicht aufs richtig machen ankommt.

8.8.2 Validation

Naomi Feil (1993) entwickelte mit dem Konzept der Validation ein bahnbrechendes Instrumentarium für die Altenpflegepraxis. Ihr gebührt der Verdienst, therapeutische Ansätze aus der Tiefenpsychologie, der Gesprächs-, Gestalt- und Familientherapie sowie dem Neurolinguistischen Programmieren (NLP) praxisnah für einen wertschätzenden und (er-)lösungsorientierten Umgang mit demenzkranken alten Menschen verschmolzen zu haben. Wer sie live bei ihren Vorträgen erlebt hat, der weiß, wie beseelt sie von ihrem Validationsmodell ist.
Kritische Stimmen sehen sie allerdings zu sehr auf der tiefenpsychologischen Seite, wenn sie die Verhaltensweisen demenzkranker Menschen überwiegend als Folgen unbewältigter Lebensaufgaben betrachtet (erinnern Sie sich an das entwicklungspsychologische Modell von Erik Erikson, S. 81 ff.). Für die Altenpflegerinnen, die nach der ersten Begeisterung gemerkt hatten, dass sie mit dem ROT-Modell noch nicht die Lösung für ihr Leben und ihre Arbeit mit demenzkranken alten Menschen gefunden hatten, brachte sie jedoch den Durchbruch zu der **Grundhaltung: akzeptiere das Unabänderliche.** Jetzt ging es nicht mehr nur darum, mit allen pflegerischen Mitteln gegen das Gespenst des demenziellen Abbaus kämpfen zu müssen. Die Symptome der Demenz bekamen plötzlich ihren Sinn, konnten als „valid (engl.) = gültig, wertvoll"

wahrgenommen werden. Die betroffenen alten Menschen müssen nicht mehr „verbessert" und die Symptome nicht behoben werden. Vielmehr kommt es darauf an, den demenzkranken alten Menschen in seiner gerade aktuellen Gefühlswelt und seinen Lösungsversuchen wertschätzend zu begleiten.

Folgende „Techniken" der Validation werden von Feil empfohlen:

➤ **Zentrieren**
Gemeint ist damit, dass Sie als Altenpflegerin erst „Zu-sich-Kommen" sollten – durch Konzentration auf Ihren Atem, durch „Ausschnaufen" eigener negativer Gefühle wie Ärger und Frustration –, bevor Sie sich einfühlend auf den demenzkranken Menschen einlassen.

➤ **Verwenden Sie eindeutige, nicht wertende Wörter, um Vertrauen herzustellen**
Feil ist der Auffassung, dass demenzkranke Menschen sich nicht für das „Warum" ihrer Gefühle und ihres Verhaltens interessieren. Konfrontiert man sie mit Warum-Fragen, ziehen sie sich zurück, es kommt kein echter Kontakt zustande. Stattdessen sollten Sie mit den eher sachbetonten Wörtern „wer, was, wo, wann, wie" nachfragen.

➤ **Wiederholen**
Ebenso wie das Vermeiden von Warum-Fragen bei emotionalen Erlebnisinhalten, stammt die Gesprächstechnik des Wiederholens aus der nondirektiven Gesprächstherapie. Sie wird dort als Reverbalisieren bezeichnet und bedeutet, dass Sie den Sinngehalt dessen, was der Gesprächspartner sagt, wiederholen und dabei möglichst die selben Schlüsselwörter verwenden. Dies signalisiert dem anderen, dass Sie ihn verstanden haben.

➤ **„Extreme einsetzen"** und **„Sich das Gegenteil vorstellen"** sind zwei Techniken aus dem Repertoire der systemischen Therapie und des Neurolinguistischen Programmierens (NLP). Sie dienen dazu, das vom Gesprächspartner Gesagte in einen anderen „Rahmen" (Reframing) zu setzen und dadurch dem Gespräch einen „Dreh" zu geben. Beschwert sich jemand über das Essen, könnten Sie beispielsweise fragen: „Ist es das schlechteste Essen, das Sie jemals gegessen haben?" Oder Sie fragen: „Gibt es ein Essen, das sehr gut schmeckt?"

➤ **Ehrlichen, engen Augenkontakt halten**
Die Augen sind der „Spiegel der Seele", auch wenn wir manchmal das Gefühl haben, dass Demenzkranke einen seltsam leeren Blick haben oder durch uns hindurchschauen. Wir tun uns daher schwer, in deren Augen zu lesen, was in ihnen gerade vorgeht. Diese Menschen spüren jedoch den direkten und liebevollen Blick, mit dem eine Altenpflegerin Kontakt aufnimmt.

➤ **„Mehrdeutigkeit"**
Setzen Sie unbestimmte Fürwörter ein, die mehrere Lösungen zulassen: Demenzkranke Menschen erfinden manchmal Wörter, die Sie als Altenpflegerin nicht verstehen. Wie sich dann verständigen und in Kontakt

kommen? Feil schlägt vor, Mehrdeutigkeit zuzulassen. Schreit jemand beispielsweise: „Diese Katagänge tun mir furchtbar weh", könnten Sie folgendermaßen reagieren: „Wo tun sie weh". Das Wörtchen „sie" ersetzt das unbekannte Wort und schon kann die Kommunikation weitergehen. Die Wörter „er", „sie", „es", „jemand" und „etwas" ersetzen die unverständlichen Wortschöpfungen.

Klar, sanft und liebevoll sprechen

Auch in der Kommunikation mit demenzkranken alten Menschen macht der Ton die Musik. Es ist oft sogar viel entscheidender, wie Sie etwas sagen als das, was sie sagen. Diese Menschen haben ein besonderes Ohr für Stimmungen und reagieren auf einen ungeduldigen oder unfreundlichen Tonfall mit einem Verhalten, das noch mehr „Stress" als zuvor entstehen lässt.

Beobachten und dann die Bewegungen der Person spiegeln

Dies ist eine Kommunikationstechnik, die besonders beim NLP als „Pacing" angewandt wird. Sie bedeutet „Einschwingen" in den Gesprächspartner, um einen guten Kontakt herzustellen. Indem Sie beispielsweise eine ähnliche Körperhaltung wie der andere einnehmen, seine Art der Atmung (Frequenz, Tiefe) aufgreifen, sich wie er bewegen, seine Mimik zeigen.

Setzen Sie das Verhalten in Beziehung zu jenem menschlichen Grundbedürfnis, das nicht erfüllt wird

Feil geht davon aus, dass sich die auffälligen Verhaltensweisen demenzkranker alter Menschen zu drei menschlichen Grundbedürfnissen in Beziehung setzen lassen und uns signalisieren: „Mir fehlt etwas, hilf mir." Nämlich das Bedürfnis nach Liebe, das Bedürfnis nützlich zu sein (z.B. Wiederaufnehmen von Bewegungen, die mit der früheren Arbeit verbunden sind) und das Bedürfnis eigene Gefühle auszudrücken und Anteilnahme zu spüren.

Das bevorzugte Sinnesorgan erkennen und einsetzen

Diese Kommunikationstechnik hat Feil ebenfalls aus der Methodenkiste des NLP entlehnt. Die meisten Menschen bevorzugen ein Sinnesorgan bei der „Welterfassung". Beim einen sind es die Augen, er wird also eine bildhafte Sprache bevorzugen und besonders auf Wörter reagieren, die mit dem „Gesehenen" zu tun haben. Beim anderen sind es die Ohren und das Hören („das klingt aber nicht gut") oder das Spüren („ich fühle mich furchtbar"). Sie erreichen einen anderen Menschen besonders gut, wenn Sie die Schlüsselwörter seines bevorzugten Sinnesorganes benutzen.

Berühren

Wenn wir von einem Erlebnis emotional besonders erreicht worden sind, dann fühlen wir uns „berührt" und „angerührt". Verwirrte und desorientierte Menschen bekommen durch Berührungen Informationen über die Gegenwart und Nähe eines anderen Menschen. Feil stellt fest, dass angenehme Erinnerungen an die frühe Kindheit durch eine Berührung wieder auftauchen können. Im Anfangsstadium der Demenzerkrankung, der Phase der unglücklichen Orientierung, wollen die Betroffenen oft nicht berührt werden. In der späteren Phase der Zeitverwirrtheit scheinen Berührungen hingegen eine sehr beruhigende und sicherheitsstiftende Kommunikationsmöglichkeit zu sein.

➤ **Musik einsetzen**
Die Erfahrung im Umgang mit Demenzkranken, die bereits große Teile der Sprachfähigkeit verloren haben, lehrt, dass diese Menschen über Musik gut erreichbar sind. Tonfolgen von Kinderliedern, Kirchenliedern (bei religiösen Menschen) und früheren „Gassenhauern" werden erstaunlich gut erinnert und bieten dadurch einen Weg in deren Welt.

Die demenzkranken Menschen durchlaufen nach Feil **vier Aufarbeitungsphasen des Lebens**, denen sie jeweils einige der Validationstechniken als besonders angemessen und hilfreich zuordnet.

➤ Die Phase der mangelhaften/unglücklichen Orientierung
➤ Die Phase der Zeitverwirrtheit
➤ Die Phase der sich wiederholenden Bewegungen
➤ Die Phase des Vegetieren/Vor-sich-hin-Dämmerns

Die Techniken der Validation sollen in Form täglicher kurzer Validationssitzungen angewandt werden.
Ein Ansatzpunkt für die Frage: Kann es im Pflegealltag darum gehen, irgendwelche Techniken anzuwenden, sich kurz zu zentrieren und jemanden fünf Minuten zu validieren? Oder hat Naomi Feil mit dem Modell der Validation den Altenpflegerinnen und den demenzkranken alten Menschen nicht vielmehr eine zutiefst menschliche Grundhaltung der Akzeptanz dieser Erkrankung geschenkt?

Die **zentrale Frage** ist nicht, was ist besser: ROT oder Validation oder Basale Stimulation oder ...? Sondern: **Ist es Ihnen als Altenpflegerin gelungen, in Kontakt zu kommen und an die Welt des demenzkranken Menschen „anzudocken"?** Hat der alte Mensch das erfahren und gespürt, was Sie ihm angeboten haben, womit Sie ihn erreichen wollten?

8.8.3 Milieutherapeutischer Ansatz in der Betreuung demenzkranker alter Menschen

Mit „Milieu" werden die Lebensumstände und das soziale Umfeld eines Menschen bezeichnet. Die Lebenszufriedenheit von uns gesunden Menschen und die von demenzkranken alten Menschen wird wesentlich beeinflusst durch:

➤ die Gestaltung der Räume, in denen wir leben,
➤ die Strukturierung unseres Tagesablaufs,
➤ die Gestaltung der zwischenmenschlichen Interaktion.

Wir Gesunde sind zwar auch oft „Opfer" unserer Verhältnisse, haben jedoch als selbstbewusst erwachsene Menschen eine Vielzahl von Möglichkeiten, unsere Lebensräume so zu gestalten, dass wir uns darin wohlfühlen.

Anders die Demenzkranken, denen ihre „weltgestaltenden" Werkzeuge (Denken, Gedächtnis, Sprechen, motorische Fähigkeiten) zunehmend entgleiten und letztlich verlorengehen.

Sie sind darauf angewiesen, dass ihr Lebensumfeld „demenzgerecht" gestaltet wird und die sie betreuenden Menschen, gleichsam stellvertretend, immer mehr Ich-Funktionen übernehmen, je weiter der Krankheitsprozess voranschreitet.

Der milieutherapeutische Ansatz setzt an der emotionalen Ebene an, da der demenzkranke alte Mensch nur dann seine verbliebenen Fähigkeiten entfalten kann, wenn er sich wohlfühlt.

Zielsetzungen sind:

➤ Die Stabilisierung des Ichs und des Selbstwertgefühls durch Schaffung eines dementengerechten Milieus.

➤ Den demenzkranken alten Menschen nicht mit seinen Defiziten zu konfrontieren, sondern diese durch „Prothesen" für die eingeschränkten kognitiven Werkzeuge zu kompensieren.

➤ Schaffung einer lebendigen Lebensraum-Mitte für Menschen, die krankheitsbedingt ihre innere Mitte verlieren: z.B. im Tageszentrum eine große Küche, in der sich alles abspielt, oder im stationären Bereich ein zentraler Raum in jeder Wohngruppe, in dem viele Aktivitäten stattfinden.

Nach den bisherigen praktischen Erfahrungen sind zur Schaffung eines heilsamen Milieus für demenzkranke alte Menschen folgende Gesichtspunkte zu beachten:

Gestaltung des Raumes

➤ **Endloswege**, die es den Kranken ermöglichen, ihren Bewegungsdrang ungehindert auszuleben, was zugleich die Altenpflegerinnen entlastet. Hinzu kommt als positiver Effekt, dass – wie bereits beschrieben – durch Bewegung die Endorphinausschüttung angeregt und dadurch die emotionale Stimmung positiv beeinflusst wird.

➤ **Geschütztes Außengelände** mit Endloswegen.

➤ Breite Durchgänge und genügend große Verkehrsfläche.

➤ Ständige optische und akustische Erreichbarkeit einer gesunden Person.

➤ **Gute Beleuchtung**, da Demenzkranke auf Halbdunkel mit Halluzinationen reagieren können. Eine Beleuchtungsstärke von 500 Lux wird empfohlen, da sie anregend ist und den Tag-Nacht-Rhythmus erleichtert.

➤ **Gestaltung der Fußböden** ohne Karos oder ähnliche Muster, da dies Wahrnehmungstäuschungen hervorrufen kann. Solche Muster können als Stufen wahrgenommen werden.

➤ Schaffung von geschützten **Rückzugsmöglichkeiten.**

➤ Einrichtung eines **zentralen Lebensraumes**, in dem die meisten Aktivitäten stattfinden.

> **Wohngruppenprinzip**: circa zwölf demenzkranke Menschen aller Krankheitsstufen leben zusammen – unter Einbeziehung mithelfender Angehöriger (Vorstellung der Deutschen Alzheimergesellschaft zur Zukunft der Altenheime).

Gestaltung der Tagesstruktur

Erfahrungsgemäß scheitern wohlmeinende Altenpflegerinnen oft mit ihren engagiert ausgearbeiteten Plänen für den Tagesablauf, weil die Demenzkranken krankheitsbedingt sehr spontan und „planlos" (?) das tun, was sie gerade wollen. Und, weil die Kranken umso „verrückter" reagieren, je mehr wir ihnen gegenüber unsere geplante Struktur durchsetzen wollen. Für ordnungsliebende Menschen sind die demenzkranken Menschen vielleicht deshalb so bedrohlich, weil sie uns „Normalen" den „Spiegel der Anarchie" vorhalten?

Was ist daher für die Kranken, wie auch für die Altenpflegerinnen hilfreich?

> Als Strukturierungshilfe hat sich ein **„Thema der Woche"** bewährt. Das Pflegeteam muss allerdings durch sensible Beobachtung der Kranken „das, was jetzt ist" aufgreifen und die aktuellen Aktivitäten begleiten (vgl. auch Validation). Wer meint, beim Kuchenbacken müsse immer – neben dem „Matscheln" mit Teig und Eiern – wirklich ein essbarer Kuchen herauskommen, dem (und den alten Leuten) wird mancher Frust blühen.

> **Standardaktivitäten**, wie Singen, Haushaltsarbeiten u.ä. (unter Beachtung biografischer Aspekte) sowie Anregungen des Körpergedächtnisses durch Stimulation der Sinne tragen ebenfalls zu einer Tagesstrukturierung bei.

> **Rituale**, wie ein Anfangslied oder immer die gleiche Begrüßungszeremonie, können als Signale für „das, was jetzt gleich geschieht" dienen. Sie setzen Orientierungspunkte und ermöglichen eine „sanfte" Strukturierung. Mit Musik geht überhaupt vieles leichter. Dazu ein kreatives Beispiel aus der Praxis: in einem gerontopsychiatrischen Weiterbildungsseminar „gestand" eine Altenpflegerin beim Erfahrungsaustausch etwas verschämt, dass sie sich mit einer demenzkranken alten Frau dadurch am besten verständigen kann, wenn sie ihre Sätze in die Melodie von Kinderliedern verpackt. Klingt ein bisschen verrückt, ist in diesem Fall aber offenbar ein gut funktionierender Weg, um in wirklichen Kontakt zu kommen. Also: auf zum „singing and swinging nursing".
> Über eine zentrale Musikanlage lassen sich Klangteppiche zur Stimmungsbeeinflussung auslegen. Im Rahmen der Biografiearbeit können individuelle Musikprofile für jeden Bewohner erarbeitet werden. Eine musiktherapeutische Beratung ist dazu empfehlenswert.

> **Flohmarkt**: Gegenstände zum Hantieren, zum Hin- und Hertragen – für sogenannte „leere Aktivitäten", die nach unserem „gesunden" Weltverständnis sinnlos sind (nur: handeln wir immer sinnvoll?) – gehören ebenfalls zu einer dementengerechten Umwelt. Handfeger, Kleidungsstücke

zum Sortieren oder Herumnesteln etc. (auch hier spielt die Biografie eine Rolle) sollten also herumliegen und bei ihrer Verwendung gebührend bekräftigt werden. Eine gewisse Flohmarktatmosphäre ist daher normaler als sterile Ordnung (wessen Ordnung?).

Gestaltung der zwischenmenschlichen Interaktion

Die Art und Weise, wie Sie mit demenzkranken alten Menschen in Beziehung treten, ist sicherlich entscheidend für deren Lebensqualität – und ihre Berufszufriedenheit.

Das Wachsen eines heilsamen Milieus können Sie durch einige grundsätzliche Einstellungen fördern:

➤ Eine tiefe Achtung der Menschenwürde und des gelebten Lebens jedes demenzkranken alten Menschens.
➤ Interesse und Sympathie für verwirrte alte Menschen und ihre (manchmal auch ziemlich nervigen) Absonderlichkeiten und Eigenarten.
➤ Validation, also „einschwingen" in die Innenwelt des Kranken und herstellen einer akzeptierenden Atmosphäre. Hierzu gehört der Versuch zu verstehen, was ein demenzkranker alter Mensch warum jetzt gerade tut.
➤ Nutzung der „Floskelsprache" der Demenzkranken und der „Gnade des Gedächtnisverlustes", indem krankheitbedingte Erregungszustände umgeleitet werden: Beispielsweise durch so richtig vom Herzen kommende Bestätigung des aktuellen emotionalen Zustandes. Mit einem herzhaften „Unglaublich, was die mit einer alten Frau machen!" könnten Sie auf eine laut vor sich hin schimpfende alte Frau reagieren und schnell zu einem anderen Thema überleiten. Dazu sind natürlich biografische Kenntnisse sehr wichtig.
➤ Kein ROT (Realitäts-Orientierungs-Training) in fortgeschrittenem Krankheitszustand.
Denn: Szenen aus dem Altgedächtnis werden aktuell im hier und jetzt erlebt und ermöglichen die Ortung: „Ich weiß, wer ich bin". Eine massive Konfrontation mit der Realität (Was ist für wen Realität?) führt eher zu Zorn oder Depression, als zur „Einsicht", dass man z.B. nicht mehr eine verliebte Zwanzigjährige, sondern eine pflegebedürftige alte Frau ist.

Der Nachweis, dass geronto-psychologische Erkenntnisse auch bei demenzkranken alten Menschen – im Sinne einer Verbesserung der Lebensqualität – erfolgreich angewandt werden können, ist vielfach erbracht. Im Zusammenwirken der Phantasie engagierter Pflegeteams, der in den Alteninstitutionen lebenden alten Menschen und mutiger Führungskräfte, ergibt sich ein großer Spielraum für die Verbesserung der Wohn- und Lebenssituation.
Vieles ist, bei gutem Willen, ohne großen Zeit- und Kostenaufwand in die Tat umzusetzen.
Auf die Frage „Woran mangelt es im Pflegealltag am meisten?" erhalte ich mit ziemlicher Sicherheit die Antwort „an Zeit". Altenpflegerinnen empfinden

sehr stark, zu wenig Zeit für die einzelne Bewohnerin zu haben. Verbunden sind damit häufig Schuldgefühle wie „Ich gebe dem alten Menschen nicht das, was er an Zuwendung braucht. "

Aus eigener Erfahrung habe ich kürzlich in einem Krankenhaus erlebt, wie die Pflegekräfte Zuwendungen, die nicht ausdrücklich vom „normalen" Patienten eingefordert werden, buchstäblich aus dem Weg gehen. Schon die Frage „Na, wie geht es Ihnen denn heute" wird von manchen Pflegekräften vermieden, weil sie offenbar befürchten, damit eine Lawine an Kontakt- und Mitteilungsbedürfnis loszutreten. Bei dem chronisch empfundenen Zeitmangel nachvollziehbar. Wer sagt aber, dass ich zur Stillung von Bedürfnissen nach Zuwendung quasi in eine Biografiearbeit einsteigen oder mir lange Jammergeschichten anhören muss?

Natürlich gibt es im Pflegealltag mit demenzkranken alten Menschen solche Momente, in denen Sie unter Zeitdruck sind. Dieses Gefühl, jetzt gerade für jemanden keine Zeit zu haben, dürfen Sie sich erlauben. Und Sie dürfen dieses Gefühl ihrem Gegenüber zeigen und zumuten. Und: Sie können den bedürftigen Menschen liebevoll berühren, ihm ein Wort und Lächeln schenken und ...

Sie müssen allerdings eines gelernt haben: in einen Kontakt mit einem demenzkranken alten Menschen ebenso ein- wie auch aussteigen zu können. Vorausgesetzt, Sie vertrauen seiner Fähigkeit, auch unter den aktuellen Heimbedingungen für sich sorgen und in seinem aktuellen Lebensraum (über-)leben zu können.

Selbst bei ungünstigen äußeren Umständen (zu wenig Pflegepersonal) können Sie als einzelne Altenpflegerin auf vielfältige Weise das eine oder andere aus ihrer wohlgefüllten Lösungskiste in die tägliche Arbeit mit den demenzkranken alten Menschen einbringen.

Wegweiser für den Umgang mit demenzkranken alten Menschen
(formuliert von der Alzheimergesellschaft Hamburg)

- Jeder Mensch möchte mit Respekt und Würde behandelt werden.
- Verwirrte ältere Menschen sind immer erwachsene Menschen.
- Ein demenziell erkrankter Mensch merkt, was gesagt wird, auch wenn das Verstehen fehlt; es ist weder fair noch günstig, über den Kopf hinweg zu reden, als wäre niemand da, oder über auffallende, für uns unangemessene Reaktionen zu lachen.
- Ihr Verhalten können verwirrte Menschen im Allgemeinen nicht steuern; sie verhalten sich nicht absichtlich schwierig – es ist die Krankheit, die sie so werden lässt.
- Verständnis für ihre Situation, z.B. die eigene Arbeitsbelastung, werden Sie kaum oder nicht finden. Ein demenziell erkrankter Mensch hat genug damit zu tun, sich in seiner Welt zurechtzufinden.
- Die Kommunikation mit verwirrten Menschen braucht viel Zeit und Geduld.

- Hilfreich ist es, jede Anforderung oder Aktivität soweit als möglich zu vereinfachen. Sie können schrittweise vorgehen und dabei mit einfachen Worten erklären, was Sie tun.
- Die Erfahrung hat gezeigt, dass es günstiger ist, demenziell erkrankte Menschen möglichst immer von vorne anzusprechen, und zwar in kurzen, einfachen Sätzen und mit ruhiger, freundlicher Stimme.
- Gesten und bildhafte Zeichen sind Hilfen, um das deutlich zu machen, was Sie mitteilen wollen; Ihr Gesichtsausdruck ist dabei ebenso wichtig wie der Inhalt der Worte.
- Quizfragen, wie „Wer war denn eben da? Welchen Tag haben wir denn heute?" können den demenziell Erkrankten in eine verzweifelte Suche nach richtigen Antworten bringen. Die Folgen sind zunehmende Ängste und nicht selten Aggressionen. Besser ist es, die notwendigen Informationen direkt zu geben: „Heute kommt Ihr Sohn Klaus".
- Die Wahrnehmung der Welt ist eine andere: oft sind „Lügen" nur Versuche, Löcher in der Erinnerung auszufüllen und die eigene Welt mit Logik zu versehen, die für uns schwer verständlich erscheint. Denken Sie an die dahinter verborgenen Gefühle von Angst und verlorener Sicherheit.
- Überforderungssituationen führen leicht zu Katastrophenreaktionen. Durch Ablenkung – mit behutsamen Worten begleitet – lassen sich solche Eskalationen vermeiden. Die Vergesslichkeit wird nach einem Themen- oder Ortswechsel möglicherweise eine bessere Ausgangslage schaffen.
- Schwierig sind Situationen, in denen demenziell Erkrankte unfreundliche, taktlose oder gar boshafte Bemerkungen über ihre pflegenden Angehörigen machen. Verwirrte Menschen schätzen Dinge oft falsch ein und sind übermäßig misstrauisch. Der Abbauprozess im Gehirn kann auch vergessen machen, was als „gutes Benehmen" gilt.
- Diskussionen mit verwirrten Menschen bedeuten immer einen Machtkampf, in dem letztlich Sie die Überlegenen sind; dem Kranken bleibt in der Regel nur die Verweigerung.
- Verwirrte Menschen können die Fähigkeit verlieren, den Ablauf von Zeit richtig einzuschätzen; so können schon wenige Minuten des Alleinseins ein Gefühl von Verlassenheit provozieren. In diesem Punkt sollte soviel Sicherheit wie möglich vermittelt werden.
- Eine ausgeglichene Umgebung ist wichtig; Veränderungen können ebenso Verwirrung auslösen wie irritierende Geräusche und hektische Betriebsamkeit.
- Unruhige Menschen sind oft ausgeglichener, wenn sie z.B. regelmäßige Spaziergänge in ruhiger Umgebung machen. Ausreichende Bewegung sollte Teil der täglichen Routine sein.

Kapitel 9

Psychohygiene: Pflege deinen Nächsten wie dich selbst

Die gebratene Ameise oder der Arbeitsspaß

Bei den fleißigen Ameisen herrscht eine sonderbare Sitte: Die Ameise, die in acht Tagen am meisten gearbeitet hat, wird am neunten Tag feierlich gebraten und von den Ameisen ihres Stammes gemeinschaftlich verspeist.
Die Ameisen glauben, dass durch dieses Gericht der Arbeitsgeist der Fleißigsten auf die Essenden übergehe.
Und es ist für eine Ameise eine ganz außerordentliche Ehre, feierlich am neunten Tag gebraten und verspeist zu werden. Aber trotzdem ist es einmal vorgekommen, dass eine der fleißigsten Ameisen kurz vor'm Gebratenwerden noch folgende kleine Rede hielt: „Meine lieben Brüder und Schwestern! Es ist mir ja ungemein angenehm, dass ihr mich so ehren wollt! Ich muss euch aber gestehen, dass es mir noch angenehmer sein würde, wenn ich nicht die Fleißigste gewesen wäre. Man lebt doch nicht bloß, um sich totzuschuften!"
„Wozu denn?" schrien die Ameisen ihres Stammes – und sie schmissen die große Rednerin schnell in die Bratpfanne, sonst hätte dieses dumme Tier noch mehr geredet.

(Eine Fabel von Paul Scheerbart, 1902)

In diesem Teil werfen wir einen Blick auf die berufsspezifischen Herausforderungen in der Altenpflege und auf Lösungswege, die in die richtige Richtung führen: zur Seelen- (= Psycho) Gesundheit (= Hygiene) sowohl für Sie als Altenpflegerin und ihre Angehörigen, wie auch für die von ihnen gepflegten alten Menschen und deren Angehörige.

9.1 Das berufliche Rollenverständnis von Altenpflegerinnen

9.1.1 Was ist eine soziale Rolle?

Jeder Mensch lernt im Laufe seines Lebens verschiedene soziale Rollen zu übernehmen: beispielsweise die Rolle des Kindes, der Schülerin, der Mutter, des Vereinsvorstandes, der Altenheimbewohnerin und auch eine berufliche Rolle wie die der Altenpflegerin.

Rollenerwartungen. Die soziale Rolle repräsentiert das durch Erwartungen gesteuerte Verhalten, welches der Rolleninhaber (z.B. Altenpflegerin) in einer bestimmten Situation (z.B. Grundpflege) zu zeigen hat.

Bezogen auf den Altenpflegeberuf könnten solche verhaltenssteuernden Normen sein:

➤ „Oberstes Gebot ist die absolute Sauberkeit des Pflegezimmers" oder
➤ „Alten Menschen muss man selbstlos helfen" oder
➤ „Die medizinisch-pflegerische Versorgung ist das Wichtigste beim Altenpflegeberuf"

In der beruflichen *Position* der Altenpflegerin stehen Sie im Schnittpunkt vielfältiger, zum Teil gegensätzlicher Forderungen und Erwartungen an ihr Rollenverhalten: von ihren Vorgesetzten, den Kolleginnen, den Angehörigen und auch von Seiten der von ihnen betreuten alten Menschen.

Erwartungen der Heimleitung/ Verwaltung	Erwartungen der alten Menschen im Pflegeheim
z.B. kostensparender Einsatz von Pflegematerial, z.B. Verzicht auf personalintensive Maßnahmen der Aktivierungspflege	z.B. für ihn „ganz" da zu sein z.B. menschliche Zuwendung im Gespräch, z.B. Unterhaltung
ALTENPFLEGERIN	
Erwartungen der Angehörigen:	Erwartungen der Kollegen:
z.B. möglichst aus der eigenen Pflicht genommen zu werden z.B. besondere Zuwendung zu ihrem Angehörigen	z.B. ein Verhalten, das sich an deren eigenen Rollenselbstbildern orientiert

Abbildung 75: Die Altenpflegerin im Schnittpunkt verschiedener Rollenerwartungen

Diese verschiedenen Erwartungen anderer Menschen an das Verhalten eines Rollenträgers können sich für diesen zu einem Konflikt auswachsen: man unterscheidet Intrarollenkonflikte und Interrollenkonflikte.

Intrarollenkonflikt

Beispiel:

Die angehende Altenpflegerin wird beim Hineinwachsen in ihre Berufsrolle von der Vorstellung geleitet, dass sie ihrer neuen Rolle nur dann gerecht wird, wenn sie, neben der medizinisch-pflegerischen Arbeit, besonderen Wert auf die Beziehungspflege sowie auf eine Aktivierung der alten Menschen und eine Stärkung deren Selbstvertrauens legt. Der ihr während des Praktikums vorgesetzte Heimleiter andererseits mag von seinem Rollenverständnis her nur jemanden als gute Altenpflegerin betrachten, die zugunsten einer raschen Erledigung der grundpflegerischen Arbeit die psychische Betreuung eher hintanstellt.
Es handelt sich hierbei um einen sehr häufig beobachtbaren Intrarollenkonflikt bei Altenpflegerinnen, ganz besonders bei Altenpflegeschülerinnen, deren Rollenselbstbild sich gerade erst entwickelt:

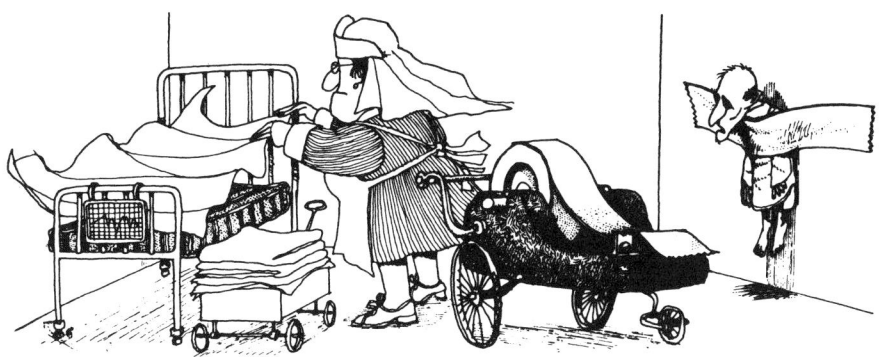

Abbildung 76: Wie hat wohl diese Schwester den Intrarollenkonflikt gelöst?

Auf der einen Seite die Erfahrung einer Praxis, deren Erwartungen sich sehr stark an der optimalen Erledigung medizinisch-pflegerischer und hygienischer Tätigkeit orientiert. Auf der anderen Seite eine schulische Ausbildung, die daneben den sozial-pflegerischen und ganzheitlichen Aspekt der Betreuung alter Menschen betont.

Interrollenkonflikt

Ein solcher liegt vor, wenn Erwartungen an zwei oder mehrere Rollen, die ein Mensch innehat, miteinander konkurrieren.
Beispiel:
Die Berufsrolle als Altenpflegerin und die Privatrolle als Mutter geraten dann miteinander in Konflikt, wenn eine pflegebedürftige alte Dame von der Altenpflegerin kurz vor Dienstschluss noch eine aufwendige pflegerische Versorgung erwartet, sich andererseits aber zu Hause der Sohn dieser Pflegerin bereits auf den vereinbarten gemeinsamen Kinobesuch freut.

Rollenselbstbild

Daneben besitzt jede Altenpflegerin auch ein Rollenselbstbild, das heißt, konkrete Vorstellungen davon, wie eine gute Altenpflegerin sein sollte. Sie muss also ihre Rolle nicht immer und zwangsläufig so „spielen", wie es andere von ihr erwarten, sondern kann im „Drehbuch" zum Teil auch eigene Schwerpunkte setzen. Langfristig gesehen bestimmen daher auch die Altenpflegekräfte selbst darüber mit, ob sich andere von ihrer Berufsgruppe überwiegend medizinisch-pflegerische Leistungen oder eine umfassendere psychosoziale Versorgung erwarten.

9.1.2 Rollenerwartungen in der Altenpflege: Medizinische oder sozialpflegerische Grund- und Behandlungspflege

Berufsgruppen in der Altenpflege. Im Arbeitsfeld „Altenhilfe" arbeiten hinsichtlich Ausbildung, tariflicher Eingruppierung und gesellschaftlicher Anerkennung recht unterschiedliche Berufsgruppen miteinander, nicht selten aber auch in einem wenig abgestimmten und von Kompetenzkonflikten begleiteten Nebeneinander.

Neben Hauswirtschafterinnen, Verwaltungskräften, Ärzten, Theologen, Sozial-pädagogen, Pädagogen und Psychologen, stellen die Angehörigen der soge-nannten *nichtärztlichen Gesundheitsberufe* das größte Personalkontingent:

a) *Pflegepersonal*
> Krankenschwestern
> Krankenpflegehelferinnen
> Altenpflegerinnen
> Altenpflegehelferinnen

Die Fachkraftquote entspricht in einzelnen Einrichtungen jedoch keinesfalls den Erfordernissen. Kühnert und Schnabel (1996) stellten bei ihrer Untersu-chung für das Land Bayern in der ambulanten Altenpflege einen Fachkräfte-anteil von unter 50% fest. Der Anteil von Altenpflegerinnen betrug lediglich 13%. Für das Land Schleswig-Holstein wird in der Pflegeberichterstattung für das Jahr 1993 festgestellt, dass im stationären Bereich 17% der wöchentlich geleisteten Arbeitszeit von examiniertem Personal, 36,9% von Pflegehelfe-rinnen und 46,6% von Hilfskräften geleistet werden.

Das Kuratorium Deutsche Altershilfe stellt in einer Pressemitteilung (März 1999) fest: „Im Pflegebereich von Heimen halten wir eine Fachkraftquote von mindestens 60% für erforderlich, bei ambulanten Diensten müsste der Anteil qualifizierter Pflegekräfte noch höher sein."

b) *Therapeutische Berufe*
> Ergotherapeuten
> Masseure und medizinische Bademeister
> Physiotherapeuten
> Altentherapeuten
> Musiktherapeuten
> und andere

c) *Diätassistenten und Ernährungsberater*
Sowinski, Gennrich und Schmitt (1999) legen ein umfangreiches Konzept von Stellenbeschreibungen und Anforderungsprofilen für Tätigkeiten in der Alten-pflege vor, die den Unternehmen wie auch den Mitarbeiterinnen mehr Trans-parenz und Handlungssicherheit ermöglichen.

An den unterschiedlichen Ausbildungsschwerpunkten der Berufsgruppen lassen sich zwei Rollenselbstbilder beschreiben, die man im Berufsfeld Alten-hilfe überwiegend vorfindet:
„Die Altenpflegeausbildung zeigt im Vergleich zur Krankenpflege- und Kran-kenpflegehelferausbildung erhebliche Unterschiede. Die Altenpflegeausbildung hat sehr viel stärker betonte psychologische, soziologische und sozialkundliche Inhalte sowie eine stärkere Betonung der Beschäftigungs-, Bewegungs- und Gruppentherapie im Vergleich zu beiden anderen zu betrachtenden Ausbil-dungsgängen. Damit ist der Altenpfleger besser gerüstet für die Kooperation mit therapeutischen Berufsgruppen und er ist besser informiert über die Rah-

menbedingungen, in die alte Menschen gestellt sind ebenso wie über Grund-tatsachen des Alterns.

Die Altenpflegeausbildung ist mehr auf Verständnis und Einfühlen im Ver-hältnis zu dem älteren Patienten abgestellt, die Krankenpflegeausbildung betont stärker funktionale Aspekte des menschlichen Körpers. Auch hauswirt-schaftliches Wissen findet sich alleine bei den Altenpflegern.

Bei den Krankenpflegern werden stärker betont die allgemeine Hygiene und Gesundheitserziehung, die Arzneimittellehre, Anatomie und Physiologie so-wie Biologie, Krankheitslehre, Krankenpflege und Unfallverhütung sowie Erste Hilfe. Allerdings: Die erheblichen Unterschiede beschränken sich auf die stär-kere Betonung der Gesundheitserziehung und Hygiene und auf die Krank-heitslehre.

Aufgrund der kürzeren Ausbildungszeit erfährt der Krankenpflegehelfer in seiner Ausbildung in allen Fächern weniger Unterricht als der Altenpfleger. Die Betonung der Ausbildungsinhalte folgt dem Schema der Krankenpflege."
(DZA: Altwerden in der Bundesrepublik Deutschland, Band 2).

Von ihrer Ausbildung her entwickelt daher die Altenpflegerin ein Rollen-selbstbild, welches schwerpunktmäßig auf die Erledigung sozialpflegerischer und psychosozialer Aufgaben (vgl. auch die Blätter zur Berufskunde der Bundesanstalt für Arbeit, 1988) ausgerichtet ist, während die im Pflegeheim neben ihr arbeitende Krankenschwester ein eher medizinisch-pflegerisches Rollenselbstbild mitbringen dürfte.

Im Vergleich zwischen Kranken- und Altenpflegeberufen ergeben sich noch mehr Widersprüchlichkeiten:

- Krankenpflegeschüler haben den Status von Angestellten mit tariflicher Bezahlung, Altenpflegeschülerinnen haben den Status von Schülern und müssen in der Regel sogar Schulgeld bezahlen.
- Die Zugangsvoraussetzung für den Besuch einer Fachschule für Altenpflege sind zwar vom geforderten Bildungsabschluss her (Hauptschule) formal niedriger; in der Realität bevorzugen aber viele Fachschulen bereits Be-werber mit Realschulabschluss. Zudem wird eine mindestens einjährige Praxiserfahrung im sozialen Bereich verlangt.
- Die Altenpflegerinnen sind die einzige Berufsgruppe, die von ihrer Ausbil-dung her auf die Pflege von und den Umgang mit alten Menschen spe-zialisiert ist.

Seit dem ersten Erscheinen dieses Lehrbuches (1984) haben sich jedoch die Tätigkeitsprofile und Rollenerwartungen insbesondere in der stationären Altenpflege massiv verändert: Als hauptsächliche Kundengruppe erwarten hochbetagte Menschen mit vielfältigen körperlichen Gebrechen und psychia-trischen Störungen eine sowohl medizinisch-pflegerisch wie gerontopsychia-trisch-beziehungspflegerisch gleichermaßen kompetente Pflege. Dies erfor-dert von Altenpflegerinnen, die früher mit der Erwartung eines deutlich höheren sozial-betreuerischen Anteils diesen Beruf gewählt haben, sich von diesen Erwartungen zu verabschieden und ein neues berufliches Rollenselbstbild zu erarbeiten.

Die Diskussion über eine gemeinsame Grundausbildung der Pflegeberufe wird von den Berufsverbänden derzeit engagiert geführt. Barbara Meifort und Gisela Mettin vom Bundesinstitut für Berufsbildung (1998) schlagen sogar vor, einen neuen Ausbildungsgang „Gesundheitspflege" im Rahmen des dualen Berufsbildungsgesetzes zu etablieren. Die aktuellste Entwicklung besteht jedoch in der Initiative der Bundesregierung, die ein Altenpflegegesetz mit der bundesweit einheitlichen Regelung einer dreijährigen Altenpflegeausbildung ins Gesetzgebungsverfahren eingebracht hat (1999).

Unabhängig von der jeweiligen Vorbildung, stehen die Beschäftigten in der Altenpflege, in dieser sich verändernden Berufswelt, nicht selten unter einer qualitativen und quantitativen Rollenüberlastung, die manche engagierte Altenpflegerin zu Ausstiegsgedanken veranlasst.

Befragt wurde der gesamte Examensjahrgang 1992 von mehr als 300 westdeutschen Altenpflegeschulen.

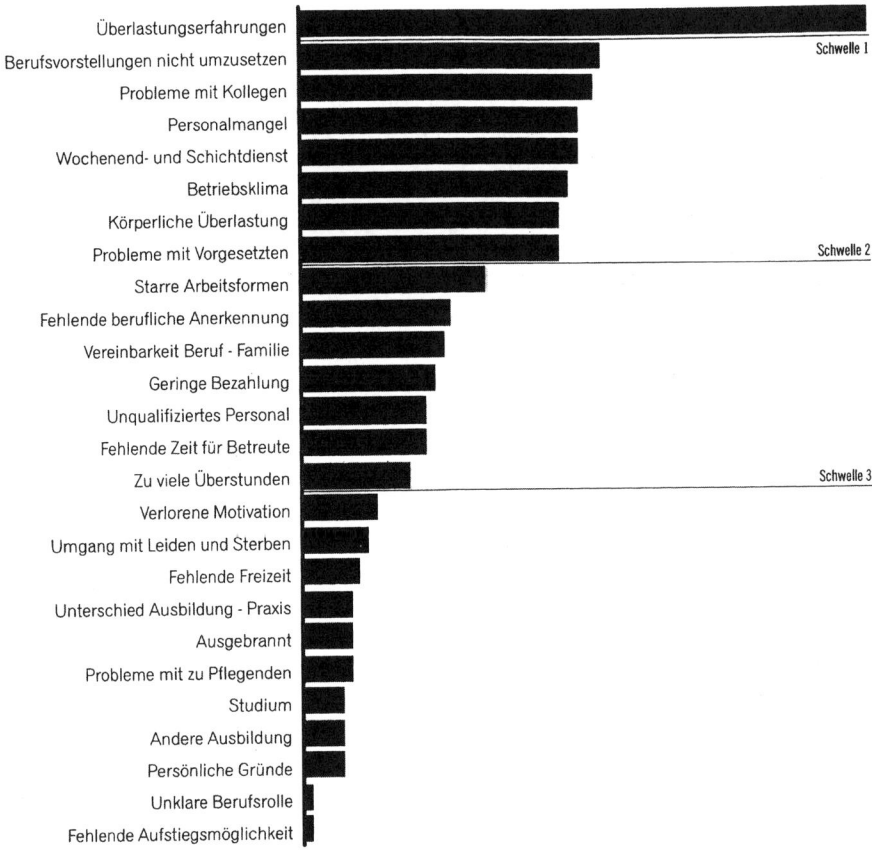

Abbildung 77: Beweggründe für den erwogenen Berufsausstieg (aus: Beckert & Meifart, 1997)

Die Überlastungserfahrungen speisen sich dabei vermutlich aus dem gesamten Spektrum der aufgezählten Belastungsquellen. Vergleichen Sie doch einmal mit ihren Erfahrungen im Berufsfeld Altenpflege.

9.1.3 Ausländische Mitbürgerinnen als Pflegekräfte

Infolge des Arbeitskräftemangels in der Alten- und Krankenpflege sind – wie in anderen Berufsfeldern auch – schon seit Jahrzehnten Menschen mit ausländischer Nationalität beschäftigt, entweder als angelernte Helferinnen oder mit einer Pflegeausbildung aus ihren jeweiligen Herkunftsländern.
Früher kamen diese Menschen häufig aus fernöstlichen Ländern, in den letzten Jahren vermehrt aus Osteuropa.
Diese Pflegekräfte sind herausgefordert, auf dem Hintergrund ihrer jeweiligen Herkunftskultur und deren Pflegetraditionen, ihr berufliches Rollenselbstbild in der für sie zunächst fremden Kultur zu entwickeln. Sprachliche Verständigungsschwierigkeiten bilden dabei eine zusätzliche Hürde, vor allem wenn es um das Verstehen von unterschwelligen Botschaften und von unausgesprochenen, aber im sprachlichen Ausdruck mitschwingenden Bedeutungen geht. Kommunikationsprobleme mit Kolleginnen, Angehörigen, Vorgesetzten und pflegebedürftigen alten Menschen – mit der Folge von Missverständnissen, Kränkungen, Resignation und Rückzug – müssen bewältigt werden. In einem Modellprojekt des hessischen Ministeriums für Familie und Gesundheit werden, zusammen mit wichtigen sprachlichen Feinheiten wie beispielsweise den Höflichkeits- und Beschwerdeformen, auch kulturelle Aspekte der Pflege vermittelt.
Im interkulturellen Austausch bringen diese Pflegekräfte aus ihren Traditionen manches Geschenk mit- vielleicht eine andere Berührungskultur, einen anderen Blickwinkel aufs Alter?
Nicht immer wird ihnen ihr Engagement allerdings mit dem Geschenk der Gastfreundschaft und Akzeptanz vergolten, sondern sie bekommen manchmal Ressentiments, bis hin zu verbalen Attacken zu spüren.
Problematisch wird dies dann, wenn alte Menschen nationalistische Indoktrinationen aus ihrer Jugendzeit wieder aufleben lassen oder gar nicht erst überwunden haben.
Noch schwerer, so wird von Altenpflegerinnen berichtet, sei es zu ertragen, wenn alte Männer infolge eines krankheitsbedingten Abbaus der Schamgrenzen bislang verdrängte Beteiligungen an Kriegsgreueln zu erzählen beginnen. Die Fähigkeit zu validierender Biografiearbeit wird hier schon arg strapaziert.
Eine andere Problematik aus dem Thema Biografiearbeit: In einem meiner Seminare zur Qualifizierung in gerontopsychiatrischer Altenpflege wurde kürzlich der Fall vorgetragen, dass eine alte demenzkranke Dame, die offenbar in den Wirren des letzten Weltkrieges traumatische Erlebnisse hatte, in Panikreaktionen verfällt, wenn sie von einer Pflegerin mit slawischem Akzent angesprochen wird.

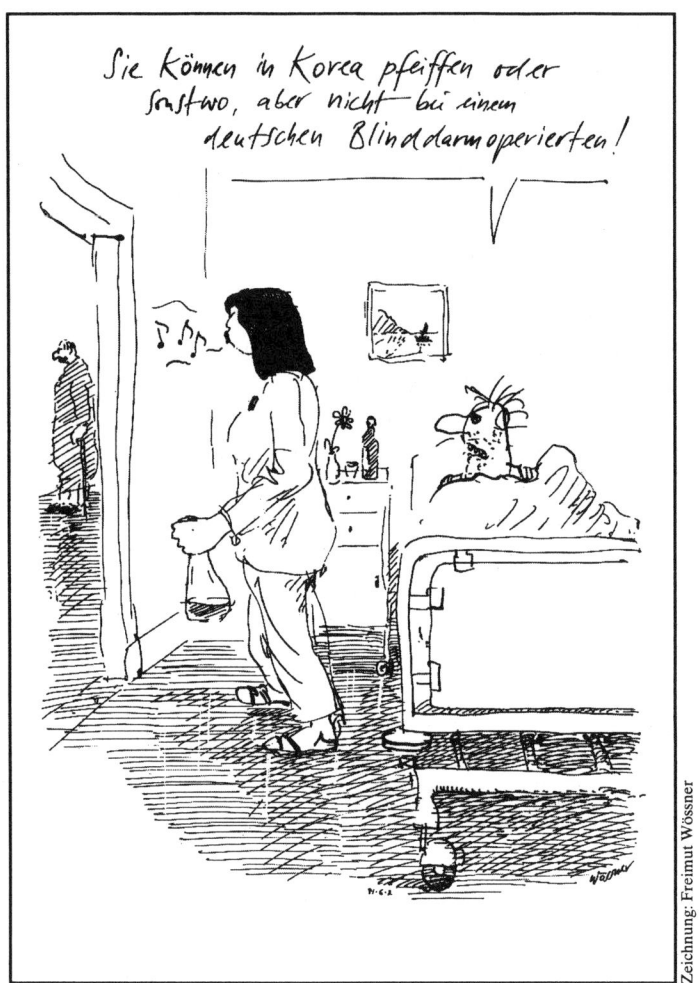

Zeichnung: Freimut Wössner

(aus: ötv-report, 1996)

Wie Sie sehen, ist die Begegnung von Menschen unterschiedlicher Herkunft und Geschichte in der Altenpflege – ob deutscher oder anderer Nationalität – eine ständige Herausforderung.

9.2 Burnout: Wenn die Liebe zum Beruf erkaltet

Was ist das Meer?

Es war einmal ein Salzmännchen,
das durch warme Gegenden und Wüsten gewandert und ans Meer gekommen war.
Plötzlich entdeckte es das Meer.
Es hatte es nie vorher gesehen und verstand es deshalb nicht.

„Wer bist du?" fragte das Männchen.
„Ich bin das Meer", antwortete das Meer.
„Aber was ist das Meer?" bohrte das Salzmännchen weiter.
„Ich", entgegnete das Meer.
„Ich verstehe es nicht", murmelte das Männchen traurig vor sich hin.
„Aber wie nur könnte ich dich verstehen? Ich wünsche es so sehnlich!"
„Berühr' mich", sagte das Meer.
Und scheu berührte das Salzmännchen mit seinen Zehenspitzen das Meer.
Und es begann, das Geheimnis des Meeres zu verstehen!
Aber sehr schnell merkte es, dass seine Zehenspitzen verschwunden waren.
„Was hast du gemacht, Meer?"
„Du hast etwas gegeben, um mich verstehen zu können", sagte das Meer.
Und das Salzmännchen begann, sich langsam und sanft im Meer aufzulösen,
wie jemand, der den wichtigsten Akt seines Pilgerlebens verwirklicht.
In dem Maß, wie es ins Meer eintauchte, wurde es Stück für Stück dünner.
Aber im gleichen Maß hatte es den Eindruck, das Meer besser zu verstehen.
Das Männchen wurde immer dünner und fragte sich weiter: „Was ist das
Meer?"
Bis eine letzte Welle es ganz aufzehrte.
Aber in diesem Augenblick konnte es noch die Antwort des Meeres
Zu seiner eigenen machen und sagen: „Ich bin das Meer."

Ein antikes Gleichnis

Sie leiden unter der Kombination von Ermüdung und Schlafschwierigkeiten?
Sie haben häufig das Gefühl, von Ihrer Energie nichts mehr an andere abgeben zu können? Sie empfinden die gepflegten alten Menschen nur noch als Last?
Dann sollten bei Ihnen die Alarmglocken läuten, denn es handelt sich um einige typische Warnzeichen für Burnout (= Ausbrennen).

9.2.1 Warnzeichen für Burnout

Körperliche Erschöpfung
- Energiemangel
- Chronische Ermüdung
- Häufige Kopfschmerzen
- Verspannungen der Hals- und Schultermuskulatur
- Rückenschmerzen
- Häufige Kopfschmerzen
- Erhöhte Anfälligkeit für Krankheiten
- Kombination von Ermüdung und Schlafschwierigkeiten
- Zusätzliche Gefährdung: Einnahme von Beruhigungs- und Aufputschmitteln oder Alkohol.

Emotionale Erschöpfung

➤ Gefühle der Niedergeschlagenheit, des Ausgeliefertseins, der Hoffnungslosigkeit
➤ Es macht sich das Gefühl breit, alle emotionale Energie reiche gerade noch zur Bewältigung der Lebensroutine: Man könne nichts mehr an andere abgeben.
➤ Häufiges Versagen der ansonsten bewährten Bewältigungsversuche bei Arbeitsbelastung
➤ Wunsch, in Ruhe gelassen zu werden
➤ Selbst die Familie und Freunde bedeuten keine Kraftquelle mehr, sondern werden als Belastung und weitere Anforderung erlebt
➤ Gefühl der inneren Leere
➤ Erhöhte Reizbarkeit und Nervosität
➤ Zufriedenheit im Beruf und Lebenszufriedenheit nimmt ab.

Geistige Erschöpfung

➤ Entwicklung negativer Einstellungen gegenüber der eigenen Leistungsfähigkeit: Man fühlt sich den Anforderungen nicht mehr gewachsen
➤ Entwicklung negativer Einstellungen gegenüber den Kolleginnen: Streit und ein mieses Arbeitsklima sind die Folge, ebenso verschlechtert sich die Dienstleistungsqualität
➤ Die Fähigkeit, sich in die alten Menschen und deren Angehörige einzufühlen nimmt ab: Es fällt immer schwerer, sie als hilfsbedürftige Mitmenschen wahrzunehmen
➤ Die gepflegten kranken Menschen werden nur noch als jemand wahrgenommen, der einem wieder Probleme und Arbeit macht
➤ Aggressive Gedankenimpulse tauchen auf.

Wohl jeder von uns wird das eine oder andere der aufgezählten Burnout-Warnzeichen gelegentlich schon bei sich selbst bemerkt haben. So lodernd kann die Flamme der Berufsbegeisterung gar nicht brennen, als dass sie nicht hin und wieder etwas an Leuchtkraft verlöre. Es gibt ein ganz normales auf und ab der Berufszufriedenheit, ohne dass gleich das Gespenst des Burnout an die Wand gemalt werden muss.
Burnout ist kein klar abgrenzbares Symptombild, das man „hat oder nicht hat", sondern ein Prozess, dessen erste Phasen wahrscheinlich auch Sie und ich in unserem beruflichen Leben schon kennengelernt haben.

9.2.2 Entwicklung und Prophylaxe von Burnout

Fengler (1996) beschreibt in zehn Stufen eine Entwicklung, die langsam aber sicher im Burnout gipfelt, wenn keine lösungsorientierte Richtungsänderung erfolgt:

1. Freundlichkeit und Idealismus
2. Überforderung
3. Geringer werdende Freundlichkeit
4. Schuldgefühle darüber
5. Vermehrte Anstrengung, tüchtig und freundlich zu sein
6. Erfolglosigkeit
7. Hilflosigkeit
8. Hoffnungslosigkeit („Ein Fass ohne Boden")
9. Erschöpfung, Abneigung gegen Klienten, Apathie, Aufbäumen, Wut
10. Burnout: Selbstbeschuldigung, Flucht, Zynismus, Sarkasmus, psychosomatische Reaktionen, Fehlzeiten, große Geldausgaben, Unfälle, Dienst nach Vorschrift, hastige Liebschaften ohne Liebe, plötzliche Kündigung, Aus-dem-Tritt-kommen usw.

Überforderung droht im Berufsfeld der Altenpflege aus zweierlei berufstypischen Besonderheiten zu erwachsen.

▷ Zum einen aus den **emotionalen Leistungsanforderungen** an Altenpflegerinnen:
  - Sie werden häufig mit Grenzsituationen der menschlichen Existenz (Sterben und Tod, schwerstem körperlichen oder geistigen Verfall, Aggressionen, sexuellen Grenzverletzungen) konfrontiert.
  - Sie überschreiten tagtäglich die natürliche intime Distanz im hautnahen Kontakt mit den pflegebedürftigen alten Menschen.
  - Sie leisten in der Beziehungspflege „Gefühlsarbeit" an der Grenze zwischen Ich-Land und Du-Land: es sind Grenzen zu überschreiten und Grenzen aufzuzeigen.
  - Sie übernehmen in langjährigen Pflegebeziehungen die Rolle des Familienersatzes.

▷ Zum anderen aus den **institutionellen Rahmenbedingungen** in der Altenpflege:
  - Zeitnot und Hetze als Folge von Personalmangel gehören zu den in Befragungen von Altenpflegerinnen am meisten beklagten Belastungen. Es dominiert dadurch das Gefühl „Nie-fertig-zu-werden" und weder die selbst-, noch die fremdbestimmten Qualitätsstandards der pflegerischen Arbeit erfüllen zu können. Außerdem belastet der Konflikt, dem einen alten Menschen nur auf Kosten eines anderen gerecht werden zu können.
  - Altenpflegerinnen arbeiten an einer Systemgrenze: Sie stehen zwischen den Normen und Regeln der Organisation, deren Angestellte sie sind, und den Bedürfnissen der pflegebedürftigen alten Menschen.
  - Lediglich etwa 50% der Beschäftigten in der Altenpflege verfügen über eine pflegerische Vollausbildung und bringen somit die für eine Bewältigung der umfangreichen pflegerischen Herausforderungen erforderlichen fachlichen Kompetenzen mit.

Als Belastungsquellen kommen speziell in der Pflege demenzkranker alter Menschen noch weitere Faktoren hinzu:

➤ **Vom alten Menschen ausgehend:**
- Die Schwierigkeit bei der Einschätzung und Bewertung seines „abnormen" Verhaltens.
- Die Kommunikationsprobleme, die mit dem demenzbedingten Verlust der Werkzeuge Gedächtnis und sprachliche Ausdrucksfähigkeit einhergehen.
- Motorische Unruhe und damit verbundenes Weglaufen.

➤ **Von der Organisation ausgehend:**
- Schlechte Dienstplangestaltung.
- Ungünstige „Pflegekultur" durch unrealistische Normen und Ziele, unklare Erfolgskriterien und Konzeptionslosigkeit.
- Zu wenig Weiterbildungsmöglichkeiten und dadurch Wissensdefizite.
- Autoritärer Führungsstil, zu große Arbeitseinheiten, zu wenig Lob und Anerkennung.

➤ **Von der Pflegekraft ausgehend:**
- Abgrenzungsschwierigkeiten, Schuldgefühle, keine realistische Erfolgserwartung
- Überhöhte Ideale, Selbstwertprobleme.

Ruth Schwerdt (1993) fasste verschiedene theoretische Ansätze zu einem mulifaktoriellen Phasenmodell des Burnout bei Altenpflegerinnen zusammen:

---

1. Stadium: Idealistische Begeisterung
- ➤ hohe altruistische Berufsmotivation
- ➤ Allmachtsphantasien
- ➤ starke Überzeugung von der eigenen personalen und professionellen Kompetenz
- ➤ Tendenz zur Überidentifikation mit den Bedürfnissen der alten und pflegebedürftigen Menschen
- ➤ hoher Zeitaufwand für die Arbeit, die oft zum Lebensmittelpunkt wird

2. Stadium: Agitationsphase
- ➤ vermehrte Anstrengung im Kampf gegen qualitative und quantitative Überforderung
- ➤ Enttäuschung über Misserfolge, z.B. Ablehnung durch charakterlich „schwierige", resignierte oder passive BewohnerInnen sowie durch Mitglieder des Teams oder Angehörige
- ➤ zunehmender moralischer Stress aufgrund notwendiger Kompromisse mit den Arbeitsbedingungen
- ➤ zunehmende Erschöpfung emotionaler und körperlicher Ressourcen

---

3. **Stadium: Regressionsphase**
    - Erschöpfung emotionaler und körperlicher Ressourcen
    - Infragestellung eigener personaler und professioneller Kompetenz
    - Verunsicherung der beruflichen und persönlichen Identität
    - sozialer und emotionaler Rückzug
    - Neigung zu Drogenmissbrauch und Ausbildung von Psychosomatosen

4. **Stadium: Defensive Bewältigung (defensive coping)**
    - Schwinden des Selbstwertgefühles – erlernte Hilflosigkeit
    - Depression, Resignation
    - Dehumanisierung
    - Rigidität, Betriebsblindheit, Innovationsfeindlichkeit

5. **Stadium: Restitutionsphase oder maligne Dekompensation**
    A) Restitutionsphase
    - Ausbildung einer „professionellen Haltung" mit Anspannung-Entspannung-Gleichgewicht
    - Ergreifen beruflicher Alternativen wie Berufswechsel, Wechsel in eine andere Organisation o.ä.

    B) Maligne Dekompensation
    - Ausagieren angestauter Aggressionen und sadistischer Impulse vornehmlich gegen alten und pflegebedürftige Menschen, aber auch gegen KollegInnen sowie Familienangehörige oder LebenspartnerIn

Dieser Aspekt umfasst alle Formen körperlicher und psychischer Gewalt gegen die eigene Klientel, angefangen mit passiver und aktiver Vernachlässigung, Einschränkung des freien Willens, Einschüchterung, Isolierung, Immobilisierung, rohem Körperkontakt oder dessen Vermeidung und Strafen. Weiter ist zu denken an die bewusste Unterlassung von unmittelbar gesunderhaltenden oder lebensrettenden Maßnahmen (z.B. Unterlassen von Prophylaxen sowie Nichtweiterleiten von Beobachtungen an den zuständigen ärztlichen Dienst bei einer nahenden Pneumonie, einem Herzinfarkt oder Apoplex oder auch zunehmender Unruhe von dementen HeimbewohnerInnen mit Weglauftendenz). Die maligne Dekompensation kann sich weiterhin von der fahrlässigen Körperverletzung (z.B. unsorgfältige Eingabe von Flüssigkeit bei Bettlägerigen mit Schluckstörung) bis hin zur aktiven Einleitung des Sterbeprozesses von Pflegebefohlenen (vorsätzliche Tötung, z.B. durch Verabreichen von Flüssigkeit bei Schluckunfähigen oder von tödlichen Injektionslösungen wie Insulin oder Barbiturate) erstrecken.

Abbildung 78: Multifaktorielles Phasenmodell des Burnout bei Altenpflegerinnen nach Ruth Schwerdt (1994)

Wie ist dem Gespenst des Burnout nun wirksam beizukommen?

Der Königsweg, um die mit Burnout gleichermaßen für den Arbeitnehmer wie den Arbeitgeber verbunden „Unkosten", zu vermeiden, ist die **Prävention**. Dazu gehört die Selbstpflege im wahrsten Sinne des Wortes. Was liegt da näher als die Orientierung an den AEDL (nach Krohwinkel), dachten sich einige Mitarbeiterinnen im Team des Kuratoriums Deutsche Altershilfe (KDA) und entwickelten ein **Selbstpflegeblatt** (Sowinski, 1995). Dieses ergänzt die Dokumentation dessen, was Sie für die alten Menschen tun, mit der Dokumentation und Selbstreflexion, was Sie für sich selbst tun.

Für Ihre Lösungskiste

Eine Auswahl an Möglichkeiten, sich abzugrenzen

✓ Ich halte mich mehr raus
✓ Ich bespreche einen Problemfall im Team
✓ Ich zeige meine eigene Begrenztheit
✓ Ich teile meine Zeit besser ein
✓ Ich plane meine Arbeit besser
✓ Ich betrachte innere Warnsignale aufmerksamer
✓ Ich nutze Möglichkeiten zur Weiterbildung
✓ Ich delegiere Aufgaben
✓ Ich bilde mir Schwerpunkte in der eigenen Arbeit
✓ Ich nehme den Pflegebedürftigen nicht in Gedanken mit nach Hause
✓ Ich mache eine konstruktive Pause
✓ Ich sage öfter mal „Nein"
✓ Ich hinterfrage meinen Wunsch nach Bestätigung in der Arbeit
✓ Ich achte stärker auf mein eigenes Befinden
✓ Ich spreche aus, was ich empfinde
✓ Ich pflege Interessen außerhalb des Berufes
✓ Ich male Figuren aufs Papier
✓ Ich halte Arbeits- und Pausenzeiten ein
✓ Ich stelle meine eigenen Ziele nicht mehr hinten an
✓ Ich suche nach Ähnlichkeiten zwischen dem Pflegebedürftigen und mir
✓ Ich sage auch mal einen Termin ab
✓ Ich denke an etwas Schönes
✓ Ich nehme mir mehr Zeit für Neues
✓ Ich bereichere mein Privatleben
✓ Ich frage mich genau, für wen ich eigentlich verantwortlich bin
✓ Ich mache Entspannungsübungen
✓ Ich gestehe mir ein, wenn ich auf dem Helfer-Trip bin
✓ Ich gehe bewusster mit eigenen Wünschen und Grenzen um
✓ Ich suche eigene Kraftquellen, die Freude machen
✓ Ich nehme das Ganze mit Humor und Lachen
✓ Ich verschönere mein Stationszimmer
✓ ....

(nach: Fengler, 1996)

Besonders wichtig ist außerdem eine realistische Vorstellung der Berufswähler und der Altenpflegeschülerinnen von den tatsächlichen Herausforderungen des Berufsfeldes. Einen Praxisschock aufgrund enttäuschter Erwartungen darf es eigentlich nicht geben.

Supervision und Weiterbildung helfen **Ich-Stärke** entwickeln.

9.3 Stressbewältigung: Herausforderungen in der Altenpflege meistern

Nicht die Dinge sind es,
die uns beunruhigen,
sondern die Meinungen,
die wir von den Dingen haben

Epiktet (100 n.Chr.)

„Total stressig" lautet ein nahezu geflügeltes Wort in der Altenpflege. Wer die Arbeitsbedingungen kennt, der weiß warum. Der Begriff „Stress" stammt aus dem Englischen und bedeutet eigentlich „Druck, Kraft". Er bezeichnet im technischen Bereich die Belastung, der ein Werkstoff durch übermäßige Beanspruchung ausgesetzt ist.

Auf Sie als Altenpflegerin wirken im Arbeitsalltag ebenfalls Belastungen ein, die einen mehr oder weniger hohen Beanspruchungsgrad erreichen können.

Kruse und Schmitt (1999) haben Mitarbeiterinnen in der stationären Altenpflege interviewt und folgende Belastungsfaktoren herausgefunden (s. Tabelle 8).

Altenpflegerinnen, die im ambulanten Bereich tätig sind, würden die Liste vermutlich folgendermaßen ergänzen:

➤ Stress und Gefährdung im Straßenverkehr,
➤ Bei Konflikten und in brenzligen Situationen allein auf sich gestellt sein,
➤ Erwartung hauswirtschaftlicher Dienstleistungen, die nicht eingelöst werden können,
➤ Beratungsbedarf pflegender Angehöriger, für den zu wenig Zeit bleibt.

9.3.1 Was ist Stress?

Der Stressforscher Selye (1977) versteht unter Stress eine unspezifische Reaktion des Organismus auf eine Anforderung. Es entsteht ein körperlich-physiologischer und psychischer Aktivierungs- und Erregungszustand, der sich messbar im Bereich der Pulsfrequenz, des Blutdruckes und der hormonellen Ausschüttung (Adrenalin/Noradrenalin) niederschlägt.

Diese angeborenen Reaktionen sind noch ein Erbe aus der Frühzeit der Menschheitsentwicklung und lassen sich auf die beiden Grundmuster „Achtung Gefahr" und „Achtung Beute" zurückführen. In beiden Fällen muss schnell,

Tabelle 8: Erlebte Belastungen der Mitarbeiterinnen in Heimen (nach Kruse & Schmitt, 1999)

Belastungen, die mit der gesellschaftlichen Anerkennung des Berufs zu tun haben	➤ Schlechtes Image des Berufs ➤ Geringe Bezahlung
Belastungen durch die Pflegetätigkeit	➤ Gefühl der Überforderung ➤ Konflikt zwischen den eigenen Ansprüchen und dem Machbaren ➤ Physische Belastung
Belastungen im Umgang mit Bewohner/innen	➤ Erwartungen an die Versorgung der Bewohner/innen, die nicht eingelöst werden können ➤ Konfrontation mit Tod und Sterben ➤ Schwierigkeiten im persönlichen Kontakt ➤ Unsicherheit im Umgang mit verwirrten und depressiven Bewohner/innen ➤ Wenig Erfolgserlebnisse
Belastungen im Umgang mit Mitarbeiterinnen	➤ Unterschiedliche Auffassungen von angemessener Altenpflege, unzureichende Berufsauffassung ➤ Fehlzeiten ➤ Schwierigkeiten im persönlichen Kontakt/ Antipathie
Belastungen im Umgang mit Angehörigen der Bewohner/innen	➤ Erwartungen an die Versorgung der Bewohner/innen, die nicht eingelöst werden können ➤ Desinteresse ➤ Aggressionen ➤ Ungeduld ➤ Jammern
Belastungen im privaten Bereich, die auf die berufliche Tätigkeit zurückgeführt werden	➤ Hohe zeitliche Beanspruchung und unzureichende Planungsmöglichkeiten ➤ Auswirkungen beruflicher Belastungen auf den privaten Bereich
Belastungen, die mit der Einrichtung zusammenhängen	➤ Ungesicherte Zukunft der Einrichtung und den Erhalt des eigenen Arbeitsplatzes ➤ Veränderte Alters- und Pflegestruktur ➤ Reglementierung, Personalknappheit ➤ Bauliche Mängel und unzureichende Ausstattung ➤ Fehlende Möglichkeiten zur Supervision ➤ Fehlende Möglichkeiten zur Fort- und Weiterbildung

kraftvoll und ohne langes Nachdenken reagiert werden. Anders ausgedrückt, werden wir unter Stress auf die Verhaltensweisen Flucht oder Angriff eingestimmt, indem das vegetative Nervensystem den Sympathikus (zuständig für eine Steigerung der körperlichen Leistung) aktiviert und den Parasympathikus (zuständig für Ruhe, Erholung, Verdauung) drosselt. Zur Entladung ihres erhöhten Erregungsniveaus unter Stress, beispielsweise bei einem Konflikt mit einem Vorgesetzten, im Arbeitsteam oder mit einem alten Menschen, wäre es – rein physiologisch gesehen – also ganz normal „loszurennen oder draufzuhauen". Die Rücksichtnahme auf andere Menschen, gesellschaftliche Spielregeln und situative Faktoren verbieten ein ungezügeltes Ausagieren der physiologischen Anspannung. Oder steigen Sie – nach einer Schrecksituation im Straßenverkehr – mit zitternden Knien und Herzklopfen aus ihrem Auto, rennen dreimal um den nächsten Häuserblock herum und setzen dann ihre Fahrt, mit abgebauter Erregung, wieder entspannt fort? Als Ausweichmöglichkeit gibt es Entspannungsverfahren wie die Progressive Muskelentspannung nach Jacobsen; Bartmann (1989) schlägt sogar eine „Lauftherapie für Krankenpflegeberufe" vor, um durch Joggen die Stressfolgen abzubauen. Auch der „Urschrei" auf der Fahrt im Auto nach Hause wird von Altenpflegerinnen als hilfreiche Entladungstherapie genannt. Weitere Entspannungsverfahren sind das Autogene Training, Meditation und Yoga, die aber alle eines regelmäßigen Trainings bedürfen, um zuverlässig zu wirken.

Stress ist nicht von vorneherein etwas schlechtes, da ein Erregungsschub oder „Nervenkitzel" zu besonderen Leistungen befähigt. Stress kann jedoch zu Gesundheitsschäden führen, wenn:

- die einzelne Belastung zu stark ist,
- die Belastung zu lange anhält,
- zu viele Belastungen hintereinander in kurzer Abfolge auftreten.

Körperliche und „psychosomatische" Warnzeichen für Dauerstress können sein:

- Schlafstörungen,
- Kopf- und Magenschmerzen,
- Verspannungen der Nacken- und Schultermuskulatur,
- Zähneknirschen und Kiefergelenksbeschwerden,
- Bluthochdruck,
- Verdauungsstörungen,
- Infektanfälligkeit und
- sexuelle Störungen.
- Das Burnout-Syndrom gehört ebenfalls zu den negativen Beanspruchungsfolgen, wie sie gerade in den sozialen Berufen unter Dauerstress auftauchen.

Natürlich besteht der Alltag in der Altenpflege nicht überwiegend aus Belastungen, die ja nur die eine Seite der Medaille darstellen. Neben der materiellen Existenzsicherung gibt es eine Vielzahl an positiven Erfahrungen, an Heiterkeit und Anregungen, die von den alten Menschen ausgehen und den Beruf liebenswert machen.

Stress-Modell nach Lazarus

Situation ⟶ Meine Einschätzung

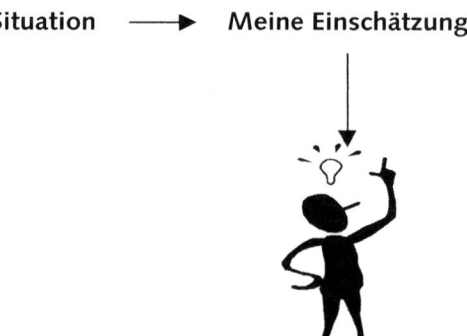

* Ohne Bedeutung für mich
* Positiv
* <u>Stressbereich</u>

Jetzt kommt es auf meine Bewertung an

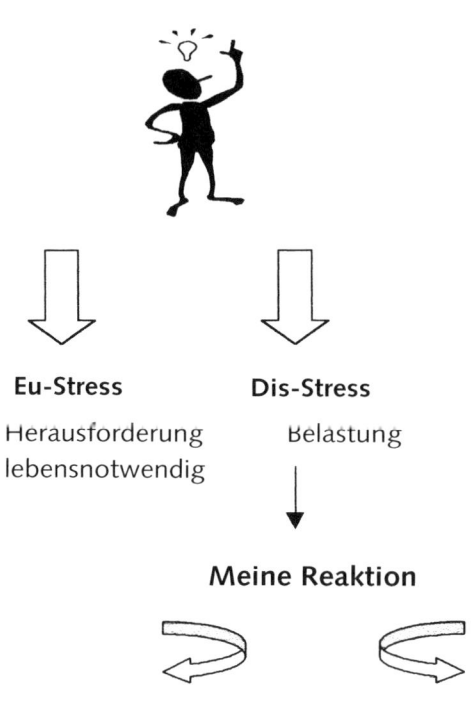

Eu-Stress   **Dis-Stress**

Herausforderung   Belastung
lebensnotwendig

Meine Reaktion

Problemorientierung   **Lösungsorientierung**

Abbildung 79: Transaktionales Stressmodell (nach Lazarus, 1981)

9.3.2 Das transaktionale Stressmodell

Auf ungewöhnlich bedrohliche oder fordernde Lebensbedingungen reagieren nicht alle Menschen gleich. Der eine empfindet das gleiche Ereignis als Stress-Situation und fühlt sich davon „überfordert", was den anderen allenfalls „herausfordert" und positiv stimuliert. Ein- und dieselbe Situation kann also eine physische und psychische Überlastung bewirken oder zur Mobilisierung neuer Kräfte und Aktivitäten führen. Wie kommt es dazu?

Es kommt auf die Bewertung des Ereignisses an, sagt Lazarus (1981) und knüpft damit an die uralte Weisheit des griechischen Philosophen Epiktet an.

In seinem anschaulichen Modell ist Stress eine Funktion der Bewertung durch den einzelnen Menschen, auf dem Hintergrund der Erfahrungen, Lebensgeschichte und Fähigkeiten.

Eine Situation wird noch während des Wahrnehmungsprozesses von Ihnen eingeschätzt als:
- ohne Bedeutung für mich,
- stressfrei positiv,
- oder stressreich.

Dann erfolgt die zweite Bewertung: Je nach ihren vorhandenen Ressourcen sowie Grundhaltungen zum Leben ganz allgemein und zur Arbeit im besonderen, wird der Stress als Eu-Stress (= „guter" Stress) und Herausforderung bewertet oder als Dis-Stress („schlechter" Stress) und Bedrohung.

Es kommt also darauf an, inwieweit Sie sich mit den Ihnen zur Verfügung stehenden Bewältigungsmöglichkeiten dieser Lebenssituation gewachsen fühlen.

9.3.3 Stressbewältigung

Wie Sie sich in Stresssituationen verhalten, welche „Psychotechniken" Sie bevorzugt einsetzen, hängt viel von ihrer aktuellen psychophysischen Verfassung und den „Mitbringseln" aus ihrer bisherigen Lebensgeschichte ab.

Sie werden vermutlich auf bewährte Verhaltensmuster zurückgreifen, mit denen Sie in früheren ähnlichen Situationen ganz gut und erfolgreich über die Runden gekommen sind (vgl. Wirksamkeit der Lerngesetze, Kapitel 3).

Daneben spielen die tiefenpsychologischen Abwehrmechanismen eine wichtige Rolle, die in Konfliktsituationen die Funktion eines Selbstschutzprogramms übernehmen (vgl. ebenfalls Kapitel 3).

Gefährliche Mittel zur Stressbewältigung sind das Entspannungsmittel Alkohol und die vielfältigen „Trösterchen", die in Form von Medikamenten in Griffnähe der Altenpflegerinnen liegen. Gerade im Zusammenhang mit den großen Belastungen in der Altenpflege ergibt sich eine nicht zu unterschätzende Suchtgefährdung.

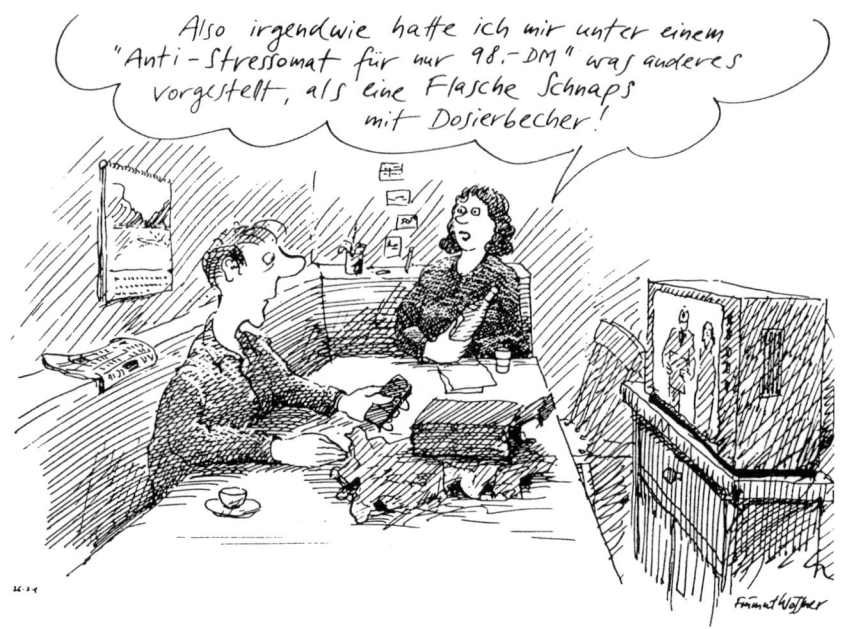

(aus: Zulassen – Rauslassen. Neue Satiren aus der Psychowelt, S. 113)

Thomae (1983) hat anhand der Analyse von Lebenslaufschilderungen und Verhaltensbeobachtungen verschiedene „Techniken" gefunden, die von Menschen zur Bewältigung ihres „Daseins" eingesetzt werden. Fünf Gruppen solcher **Daseins-Techniken** werden von ihm unterschieden:

➤ *Leistungsbezogene Techniken*
   Versuch der Umweltbeeinflussung durch verstärkten Leistungseinsatz, Kräftemobilisirung und Erhöhung der Anstrengungsbereitschaft.
➤ *Aggressive Techniken*
   Durchsetzen der eigenen Bedürfnisse und Standpunkte auf Kosten der Umwelt.
➤ *Defensive Techniken*
   Abwehrmechanismen wie Verdrängung und Regression.
➤ *Evasive Techniken*
   Sich zurückziehen, „aus dem Spannungsfeld gehen".
➤ *Anpassungstechniken*
   Veränderung des eigenen Verhaltens, um mit den Anforderungen der Umwelt wieder in Gleichklang zu kommen.
Welche Bewältigungsstrategien bevorzugen Sie?

Entscheidend werden ihre Reaktionen davon abhängen, ob Sie mit einem problem- oder lösungsorientierten Blickwinkel an den Konflikt, die Krise, das Lebensereignis herangehen.
Sie können sich entscheiden: Wollen Sie aus dem rechten oder aus dem linken Kreis auf die Situation schauen?

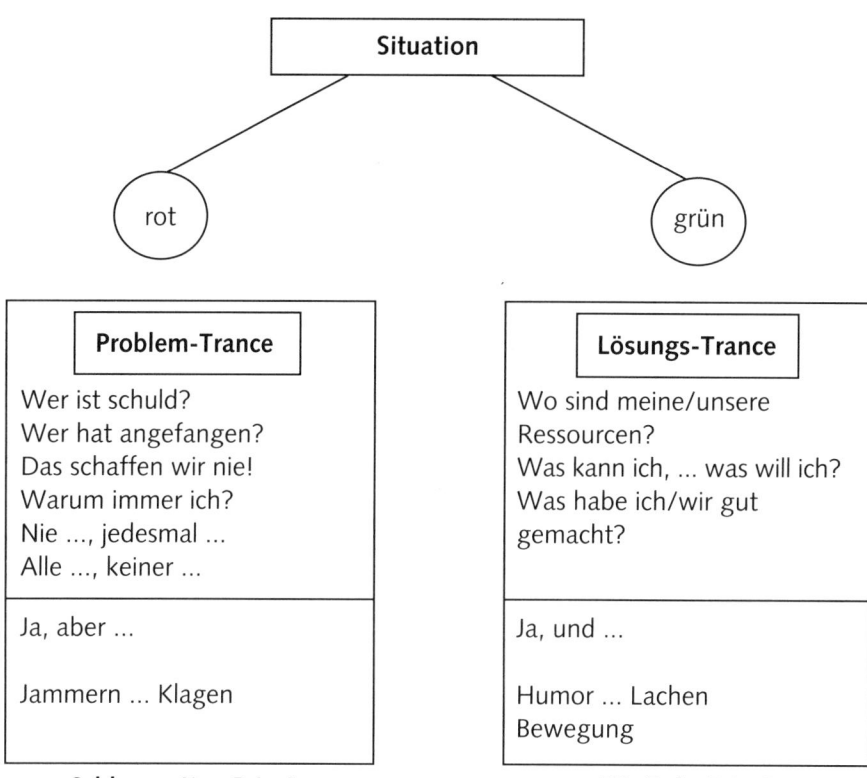

Schlange-Kaa-Prinzip   Bär-Balu-Prinzip

© Kurt Wirsing

Wenn es in einem Arbeitsteam oder gar in einem ganzen Altenpflegeheim ein „Problem-Trance-Klima" gibt, wird viel Zeit mit der Frage verbracht werden: „Wer ist schuld?"

Bei Grundeinstellungen wie: „Wir können eben nicht miteinander reden" oder „Es hat ja sowieso keinen Zweck" oder „Es ist immer wieder das gleiche", werden sich die Beteiligten im Problem festbeißen.

Ich nenne dies das „Schlange-Kaa-Prinzip", wenn sich ein Einzelner oder eine ganze Gruppe so richtig ins Problem hineinhypnotisieren und, nicht selten sogar ziemlich energie- und lustvoll, in der Jammerkiste sitzt. In Teams kann eine regelrechte Stress-Jammer-Kultur entstehen, bei der es zum guten Ton gehört, miteinander darum zu wetteifern, wem es am schlechtesten geht und auf keinen Fall nach praktikablen Lösungen zu suchen.

Das „Bär-Balu-Prinzip" steht hingegen für die „Lösungstrance": wenn eine Stimmung vorherrscht, die Lösungen zulässt und beweglich macht. Wesentliche Merkmale sind Humor und Experimentierfreude. Systemisch und lösungsorientierte Supervisoren setzen genau hier an und versuchen Teams dabei zu unterstützen, ihre Kraftquellen und Stärken (wieder) zu entdecken.

Durch Supervision können sich Arbeitsteams hilfreiche Impulse zur Bewältigung von Herausforderungen und aktuellen Krisensituationen holen.

Es gibt Fall-Supervisionen, bei denen der hauptsächliche Blickwinkel auf der Suche nach Lösungen für den Umgang mit schwierigen alten Menschen liegt. Von Team-Supervision wird gesprochen, wenn im Mittelpunkt der Supervision die Art der Zusammenarbeit im Team steht.

Empfehlenswert ist es, sich die Dienstleistung eines externen Supervisorseinzukaufen, der eine neutrale Moderatorenrolle einnehmen kann. Sehr wichtig ist es dabei, ganz am Anfang konkrete Vereinbarungen über die Spielregeln zu treffen.

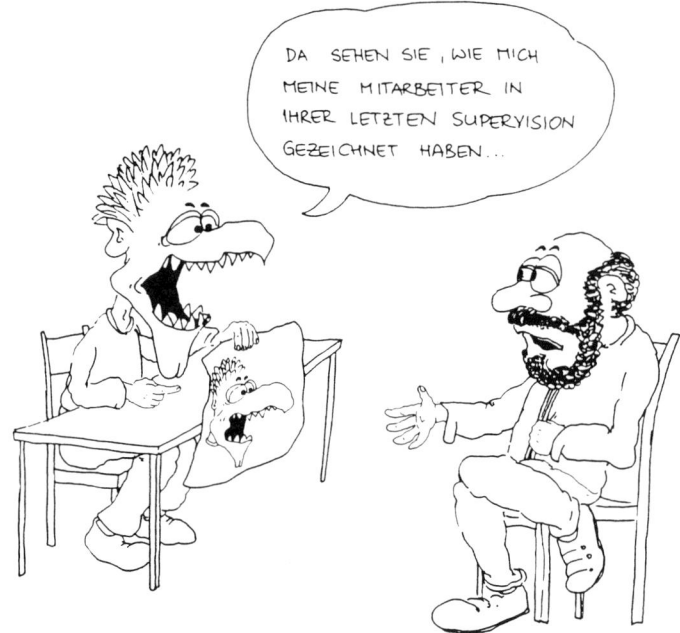

(aus: Brandau [1991]. Supervision aus systemischer Sicht. Salzburg: Otto Müller Verlag)

9.4 Das „Helfersyndrom": Die Bilanz von Geben und Nehmen muss stimmen

Im pflegerischen Berufsfeld gibt es die besondere Gefährdung, mit einer idealistischen Helfermotivation das erforderliche Maß an Nähe und Distanz zum Kunden im „Meer der Beziehungsarbeit" aus den Augen zu verlieren.

Der Psychoanalytiker Schmidbauer brachte mit seinem Buch „Die hilflosen Helfer" (1977) eine lebhafte Diskussion über das sogenannte „Helfersyndrom" in Gang, das sich in der Pflegeszene bereits als geflügeltes Wort etabliert hat. Welche Berufsmotivation treibt eigentlich jemanden zur Ergreifung eines sozialen Berufes? Geht es immer um selbstloses Aufopfern im Dienste der Nächstenliebe oder ziehen Helfer auch seelischen Profit aus ihrer Tätigkeit? Woher kommt es, wenn Helfer eigene Hilfsbedürftigkeit und Schwächen nicht akzeptieren können?

Es werden ausnahmsweise einmal nicht die Persönlichkeitsmerkmale der Patienten, sondern die der Helfer einer psychologischen Analyse unterzogen, wobei Schmidbauer dem „bemutternden Pflegecharakter" besonderes Augenmerk widmet.

9.4.1 Was ist ein Helfersyndrom und wie entsteht es?

Schmidbauer beschreibt eine Helfersyndrom-Persönlichkeit als „eine an einem hohen, starren Ich-Ideal orientierte soziale Fassade, deren Funktionieren vom Über-Ich überwacht wird. Eigene Schwäche und Hilfsbedürftigkeit werden verleugnet. Die Unfähigkeit, eigene Gefühle und Bedürfnisse zu äußern, verbunden mit einer scheinbar unangreifbaren Fassade psychosozialen Engagements wird zur charakterisierenden Persönlichkeitsstruktur."

Die Entstehung einer solchen Persönlichkeitsstruktur wird in frühen *Kindheitserfahrungen* gesehen: In der Entwicklungsphase, in der die Beziehung des Kleinkindes zu seinen Eltern durch Nähe und Abhängigkeit charakterisiert ist, bewirkt die Erfahrung, nur für Leistungen und gehorsame Anpassung und nicht um seiner selbst willen geliebt zu werden, eine tiefe Kränkung des Selbstwertgefühls.

Eine emotionale Verarbeitung dieser Konfliktsituation wird von Seiten des Kindes durch die *besonders starre Identifikation mit den anspruchsvollen elterlichen Normen* versucht.

Situationen, die Nähe und eigene Abhängigkeit bedeuten, wird ein Erwachsener mit solchen Kindheitserfahrungen wegen der seinerzeitigen narzistischen Kränkung zu vermeiden suchen beziehungsweise sich nur insoweit darauf einlassen, als die Abhängigkeit eines hilfsbedürftigen Kunden gegeben ist.

Das aus dem frühkindlichen Mangelerlebnis resultierende eigene Bedürfnis nach Zuneigung und Geborgenheit, das nicht akzeptiert wird, wird durch die Identifikation mit dem Idealbild einer „aufopferungsvollen Persönlichkeit" zu kompensieren versucht. Der Helfer sucht andere so zu behandeln, wie er selbst gerne behandelt werden möchte, ohne es sich offen einzugestehen.

Die Helfersyndrom-Persönlichkeit sucht dementsprechend gehäuft Kontakte (bedeutungsvoll auch für die Berufswahl) zu hilfsbedürftigen Menschen, deren einseitige Abhängigkeit ein „Ausleben" des Helfermotivs gewährleistet. Die Zuwendung zum Kunden erfolgt dabei überwiegend nur auf der Ebene der Pflege- und Hilfeleistungen, nicht um der Person des Betreuten willen (Analogie zur erlebten Mutter-Kind-Beziehung).

Das Verhalten von Helfersyndrom-Persönlichkeiten verstärkt nach Schmidbauer auch die Wirkung der institutionellen Regression, wie sie sich in stark reglementierten Heimen entwickelt: „In diesem Anpassungsprozess wird der Patient passiv, brav, ‚affektiv versandet'. Er folgt dem Reglement, regrediert, bettelt um Nachtische und um kleine Vergünstigungen, freut sich über die begrenzte Anerkennung die er für seine Rolle als ‚guter Patient' erhält. Zugleich vermittelt er in seiner Hilflosigkeit und Passivität den Helfern das Gefühl, unentbehrlich zu sein."

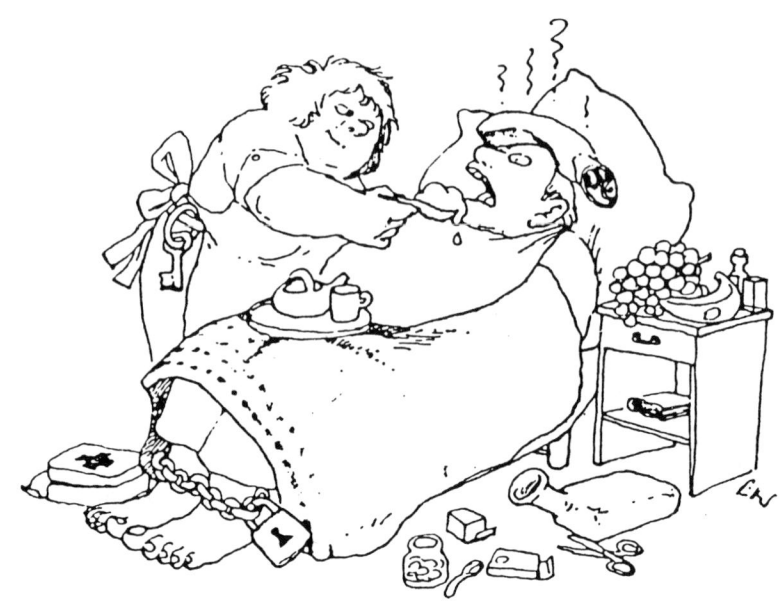

Abbildung 80: Wer braucht hier wen?

9.4.2 Die Helfersyndrom-Persönlichkeit und ihr Verhalten gegenüber Kollegen

Helfersyndrom-Persönlichkeiten können nicht nur in der Beziehung zum Patienten, sondern auch zu den Kollegen – wegen ihres hinter der Fassade steckenden Mangels an Einfühlungsvermögen und der Unfähigkeit zum Eingehen echter gegenseitiger Beziehungen – Konfliktsituationen heraufbeschwören (Schmidbauer):

➤ Verdeckte oder offene Aggressionen gegen „störende" Angehörige oder gegen Kollegen erlauben eine vom Über-Ich tolerierte Abfuhr der Aggressionen, die in der Beziehung zum Patienten auch vorhanden sind, jedoch verdrängt werden.

➤ Helfersyndrom-Helfer können ihren Allmachtsanspruch in der Beziehung zum Patienten dann besonders befriedigen, wenn sie zur wichtigsten Bezugsperson in dessen Leben werden. Zur Sicherung dieses Bedürfnisses werden rationale Notwendigkeiten des Pflegeablaufes usw. vorgeschoben, damit Angehörige und Kollegen den alleinigen Anspruch auf Dankbarkeit von Seiten des Patienten nicht gefährden.

➤ Helfersyndrom-Helfer leiden unter dem Gefühl, schlechter als die Kollegen wegzukommen (als Folge des Grundgefühls abgelehnt zu sein und nur aufgrund von Leistungen akzeptiert zu werden).

Daraus entwickelt sich eine Neigung zu misstrauischem, neidischem bzw. eifersüchtigem Verhalten gegenüber Kollegen. Eifersüchtig wird darüber gewacht, dass kein anderer „ihren" Patienten zu nahe kommt.

Nachdem das Über-Ich eine offene Zulassung solcher „nichtakzeptablen" Gefühle in der Regel verbietet, äußern sich diese indirekt, indem z.B. Patienten gegen Kollegen aufgebracht oder Kollegen bei Fehlern bloßgestellt werden.

Mit dem theoretischen Wissen um die Existenz und Entstehungsweise von Helfersyndrom-Verhalten ist es nicht getan. Aus- und Fortbildung in sozialen Berufen muss immer auch zum Ziel haben, dass der Einzelne sein möglicherweise vorhandenes ganz persönliches Helfersyndrom-Verhalten erkennt und in einer für die berufliche Tätigkeit produktiven Art und Weise verarbeiten kann.

9.4.3 Dem Helfersyndrom vorbeugen

Schmidbauer weist darauf hin, dass im Rahmen der Ausbildung eine starre Über-Ich-Identifizierung entweder verstärkt oder vermindert werden kann.
Eine *Verstärkung* erfolgt durch strenge, überfordernde Normen im Sinne der klassischen Rollenerwartungen an Pflegeberufe. Die Forderung nach jederzeitiger Einsatzbereitschaft, gleichmäßiger Freundlichkeit gegenüber allen betreuten Menschen, nach fehlerfreiem Arbeiten, und das damit verbundene Idealbild einer Pflegekraft, sind kaum in die Realität umzusetzen. Die eigene Unzulänglichkeit, die nicht eingestanden werden darf, wird dann durch Helfersyndrom-Verhalten kompensiert.
Eine *Verminderung* des Helfersyndrom-Verhaltens kann durch Aufarbeitung der emotionalen Herausforderungen, wie sie sich in jeder Helfertätigkeit ergeben (z.B. Aggression gegenüber alten Menschen, sich von Kolleginnen zurückgestoßen fühlen, Trauer, Hilflosigkeit) erfolgen.

Die Ausbildung muss sich auf drei Ebenen vollziehen:
1. Erkennen solcher emotionalen Herausforderungen durch Verbesserung der sozialen Wahrnehmung.
2. Ergänzung des Fachwissens durch konkrete Selbsterfahrung (welche Anzeichen für ein Helfersyndrom entdecke ich oder die Kollegen bei mir selbst?).
   Durch Rollenspiele, gruppendynamische Übungen und andere kreativspielerische Methoden kann bereits in der Ausbildung die grundsätzliche Bereitschaft für eine weitere Notwendigkeit geschaffen werden, nämlich:
3. die praxisbegleitende Supervision über die gesamte berufliche Tätigkeit hinweg.

Der folgende Fragebogen soll Ihnen dazu dienen, sich einiger „Knackpunkte" ihres Helferverhaltens noch besser bewusst zu werden und wahrzunehmen, wo Sie vielleicht zu wenig für sich sorgen.
Füllen Sie ihn für sich in Ruhe aus und nutzen Sie die Chance, ihre Ergebnisse mit Kolleginnen auszutauschen und gemeinsam nach Wegen zu einem gesunden Maß von Fürsorge für Andere und Selbstpflege zu suchen.

Fragebogen „Falsche Fürsorge" in Partnerschaft, Familie und Beruf
(Hambrecht, 1987)

Die Fragen sind als Hilfe zur Selbsterforschung des Helferverhaltens gedacht. Statt „der andere" kann man einsetzen: mein Partner, mein Kollege, der Pflegebedürftige:

1. Haben Sie oft besser als der andere gewusst, was gut für ihn ist?
   ❑ ja   ❑ nein

2. Machen Sie sich häufig Sorgen über den anderen?
   ❑ ja   ❑ nein

3. Getrauen Sie sich oft nicht zu zeigen, wenn es Ihnen schlecht geht?
   ❑ ja   ❑ nein

4. Haben Sie manchmal das Gefühl, alles könnte zusammenbrechen, wenn Sie es nicht zusammenhalten?
   ❑ ja   ❑ nein

5. Haben Sie sich manchmal so sehr mit dem Verhalten des anderen befasst, dass Sie nur noch wenig Aufmerksamkeit für sich selbst hatten?
   ❑ ja   ❑ nein

6. Empfinden Sie Verantwortung für die Probleme des anderen?
   ❑ ja   ❑ nein

7. Versuchen Sie, auf den anderen Optimismus auszustrahlen?
   ❑ ja   ❑ nein

8. Haben Sie manchmal Ihre ganze Energie darauf verwandt, jemand anderen ändern zu wollen?
   ❑ ja   ❑ nein

9. Machen Sie dem anderen häufig Vorwürfe?
   ❑ ja   ❑ nein

10. Gebrauchen Sie bisweilen Notlügen, um dem anderen zu helfen?
    ❑ ja   ❑ nein

11. Haben Sie Ihre eigenen Ziele häufig hintangestellt?
    ❑ ja   ❑ nein

12. Haben Sie schon oft den Wunsch verspürt, sich einfach auch einmal gehen lassen zu können?
    ❑ ja   ❑ nein

13. Hoffen Sie manchmal, dass der andere sich Ihnen zuliebe ändert?
    ❑ ja   ❑ nein

14. Haben Freunde schon manchmal zu Ihnen gesagt: „Jetzt denk auch mal an dich!"?
    ❑ ja   ❑ nein

15. Versuchen Sie öfter, dem anderen negative Konsequenzen seines Tuns zu ersparen und selbst auf sich zu nehmen?
    ❑ ja   ❑ nein

16. Ist es für Sie riskant, sich offen und frei auszudrücken, wenn Sie die Reaktionen des anderen fürchten?
    ❑ ja   ❑ nein

17. Wenn Sie nach Ihren eigenen Wünschen und Bedürfnissen fragen, fällt Ihnen dann wenig ein, was Sie nur für sich möchten?
    ❑ ja   ❑ nein

18. Neigen Sie dazu, die Probleme von anderen zu Ihren eigenen zu machen?
    ❑ ja   ❑ nein

9.5 Ich – im Team – in der Altenpflege

Im Berufsfeld der Alten- und Krankenpflege ist viel vom Team die Rede, von Teamarbeit, Teambesprechungen und anderen Teambegriffen, ohne dass eigentlich so recht klar ist: „Was ist denn ein Team?"
Werfen wir zur Klärung dieser Frage einen Blick auf dieses Thema unter dem Blickwinkel der Arbeits- und Organisationspsychologie.

9.5.1 Die Arbeitsgruppe im Unternehmen Altenheim und ambulanter Dienst

Die Dienstleistung Altenpflege wird in der Regel nicht von selbständigen Einzelgängerinnen, sondern von Mitarbeiterinnen einer Arbeitsgruppe erbracht. Diese ist wiederum in eine größere Organisation eingebettet, welche die Unternehmensziele und konkreten Rahmenbedingungen für die Aufgabenerledigung definiert. Das kann ein kleiner alternativer Pflegeverein genauso sein wie ein großer sozialer Dienstleistungsverband.
Wenn es in einer Arbeitsgruppe nicht klappt und dicke Luft herrscht, Intrigen und Eifersüchteleien das Arbeitsklima vergiften, dann wird dies schnell an einzelnen Personen festgemacht, die „schuld" sind. Aus systemischer Sicht ist der präsentierte „Sündenbock" aber oft nur der „Griff der heißen Problempfanne", an der sich unter Umständen schon mancher Berater und Supervisor die Finger verbrannt hat. Ein zentraler Lehrsatz der sytemischen Beratung lautet daher:

Es gibt keine Schuldigen, sondern nur Beteiligte.

Das, was in einer Arbeitsgruppe zwischen den Mitarbeiterinnen abläuft, lässt sich besser verstehen, wenn man das ganze Unternehmen mit seinen aktuellen Entwicklungen, seinen Traditionen, Möglichkeiten und Grenzen ins Blickfeld nimmt. Dazu gehören die Organisationsstruktur, Informationswege, Karrierewege, Beurteilunssysteme und Leitbilder, kurz gesagt die ganze Unternehmenskultur – oder auf neudeutsch: die corporate identity.
Eine Arbeitsgruppe ist nicht nur eine Mehrzahl von zufällig zusammenarbeitenden Menschen, sondern entsteht erst durch die spezielle innere Struktur der Beziehungen zwischen diesen Menschen. Deren Rollen, Normen, Rangpositionen und Kommunikationswege sind personenübergreifend, eben typisch für diese Gruppe geregelt. Solche Regelungen sind teils formell von außen bestimmt und in schriftlichen Weisungen festgehalten, teils informell zwischen den Gruppenmitgliedern entstanden und unausgesprochen tradiert.
Formelle Normen können sein:
Die Regelungen des Pflegegesetzes, das Unternehmensleitbild, der Schichtplan, das Qualitätshandbuch, die Hausordnung, die Schweigepflicht, die Pflegestandards.

Eine Gruppe zeigt ihre unverwechselbare Identität durch die Art, wie sie
> sich von anderen Gruppen abgrenzt.
> sie die Aufnahme neuer Mitglieder gestaltet
> ihr Wir-Gefühl sichert: z.B. gemeinsames Feiern von Geburtstagen, gemeinsames Erzählen von „Kriegsgeschichten" („wisst ihr noch, wie wir seinerzeit ..."), gemeinsame Kaffeepause.
> Symbole der Zugehörigkeit gestaltet: gruppentypische Sprachregelungen, Gestaltung der Arbeitsräume, Ähnlichkeiten in der Kleidung und im Auftreten.
> Normen und Spielregeln entwickelt und durchsetzt:
Ungeschriebene „Gesetze", die stillschweigend gültig sind, können z.B. sein:
Altenpflegerinnen duzen sich, Pflegedienstleitung und Heimleitung werden gesiezt; Essen, das übrig ist, kann gegessen werden; es gibt ein Raucherzimmer für die Rauchpausen; alle im Frühdienst machen gemeinsam Frühstückspause; bei der Übergabe wird Kaffee getrunken.
Wer gegen solche Spielregeln verstößt bekommt Ärger. Abweichler müssen darauf gefasst sein, dass die restlichen Gruppenmitglieder sie unter Druck setzen: Es gibt „Aussprachen", bei denen klargemacht wird, wo es in dieser Gruppe langgeht; Gerüchte werden „angesetzt und aufgekocht"; ignorieren und links liegen lassen; Abfuhr, kalte Dusche, Drohung; an Vorgesetzte „verpetzen". Das alles sind uralte Mechanismen, heute werden sie Mobbing genannt und wirken dadurch irgendwie noch gravierender und problematischer.

In der Organisationslehre werden (nach Chrobok, 1996) Arbeitsgruppen und Teams unterschiedlich definiert:

Eine **Arbeitsgruppe** ist eine Gruppe von Menschen
➤ mit Ausführungsaufgaben,
➤ zwischen denen unmittelbare Arbeitsbeziehungen bestehen,
➤ die von einem Gruppenleiter (Vertreter der untersten Instanz einer Hierarchie) unmittelbar geführt werden,
➤ die zum Team werden kann.
➤ Charakteristisches Merkmal ist die **gemeinsame Aufgabenorientierung**.

Ein **Team** ist eine Gruppe von Menschen,
➤ deren Fähigkeiten einander ergänzen,
➤ die sich für einen gemeinsamen Zweck,
   gemeinsame Leistungsziele
   und einen gemeinsamen Arbeitseinsatz engagieren,
➤ die gemeinsam Verantwortung tragen,
➤ die Abläufe und Aufgabenverteilungen innerhalb von Vorgaben selbstverantwortlich regeln.
Charakteristisches Merkmal ist die **gemeinsame Leistungsverantwortung**.
Ein Team ist also die besondere Form einer Arbeitsgruppe.

Um eine Arbeitsgruppe zu einem Team zusammenwachsen und Teamgeist entstehen zu lassen, müssen demnach seitens der Organisation die oben beschriebenen Rahmenbedingungen geschaffen werden und zugleich alle Mitarbeiterinnen an der Teamentwicklung mitwirken. Dies setzt die Bereitschaft voraus, ein „Teamspieler" zu sein sowie ein Mindestmaß an Anschlussfähigkeit der jeweiligen professionellen Grundhaltungen und persönlichen Eigenheiten.

Wenn wir die Arbeitsorganisation im Berufsfeld der Altenpflege betrachten, so werden die Merkmale der Teamarbeit im Sinne der obigen Definition nur selten zu finden sein.

Überwiegend handelt es sich sogar um Einzelarbeit, die in Arbeitsgruppen und in Schichten durchgeführt wird. In der ambulanten Altenpflege ist es am offensichtlichsten, dass die Altenpflegerin quasi einen Einzelarbeitsplatz ausfüllt, mit kurzen Übergabezeiten an die nächste Schichtkollegin und gelegentlichen „Teambesprechungen". Auch in den Heimen arbeiten die einzelnen Berufsgruppen (examinierte Kräfte, Helferinnen, Therapeuten, Ärzte, Zivildienstleistende u.a.) eher nebeneinander her und selten in multiprofessioneller Teamarbeit.

Meifort (1995) berichtet von ihren Forschungsergebnissen: „Teamarbeit als praktisch eingelöster Anspruch an gemeinsame Arbeitsgestaltung, eine handlungsorientierte, auf Pflegeinhalte oder -methoden bezogene Abstimmung oder sogar unmittelbare fachliche Kooperation bei der Versorgung von Pflegebedürftigen „am Bett" findet – dies belegen jedenfalls die Untersuchungen in der stationären Altenpflege – nicht oder nur in Ausnahmefällen (etwa bei der

körperlich beanspruchenden Versorgung schwerstpflegebedürftiger Heimbewohnerinnen) statt ... für eine Teamarbeit, die mehr beansprucht zu sein als
zeitlich gleichzeitiges Arbeiten während derselben Schicht, waren keine ab-
stimmungstauglichen Grundlagen zu erkennen ... Vielmehr zeigen die Untersuchungen,

➤ dass auch in dem Fall, in dem eine Pflegeplanung formal durchgeführt
   wird, diese für die tägliche Pflegearbeit keinerlei Relevanz hat, wenn sie
   nicht zum Gegenstand der Teambesprechungen gemacht wird ...
➤ Bemühungen derjenigen Pflegekräfte, die sich Förderungsziele setzen ...
   von Kolleginnen in anderen Schichten nicht nur nicht beachtet werden,
   sondern häufig sogar innerhalb der Kollegenschaft und gegenüber den
   Bewohnerinnen ins Lächerliche gezogen werden."

Solche Konflikte zwischen den Mitarbeiterinnen gehen zu einem großen Teil
auf strukturelle Gegebenheiten der Organisation/Einrichtung sowie unterschiedliche pflegefachliche Grundhaltungen und Toleranzmaßstäbe zurück.
Zu deren Klärung und Lösung sind Maßnahmen der Personal- und Organisationsentwicklung hilfreich, für die sich die Unternehmen zunehmend entscheiden werden, um ihre Ressourcen optimal auszuschöpfen.
Zu den wesentlichen Ressourcen eines Dienstleistungsunternehmens gehören
die Mitarbeiterinnen, deren Effizienz durch die Bildung echter Teamstrukturen
und durch Teamentwicklungen zu verbessern ist.
Arbeitsteams entstehen nicht dadurch, dass man sich Team nennt, sondern
durch die Bereitstellung entsprechender organisatorischer Strukturen durch
den Arbeitgeber.
Gutensohn (1999), Leiter des „Haus am Bendstich" in Meisenheim, sieht Unternehmen der Altenhilfe als lernende Organisationen, die ihre Mitarbeiter-
teams stärken. Neben dem Angebot einer stabilen Krisenintervention und der
emotionalen Verbundenheit der Mitarbeiterinnen sieht er erfolgreiches Team-
work im Schnittpunkt folgender Voraussetzungen:

	Dienstplangestaltung: individuell und familienorientiert	
Identifikation mit Konzeption und Philosophie	**Teamwork**	Interne und externe Fortbildung. Facharzt
	Mitbestimmung im Pflegeprozess. Austausch miteinander	Eigenverantwortliche Aufgabenbereiche der Mitarbeiter

Teams entwickeln sich zudem nach den oben beschriebenen Gruppenregeln.

Die **Team-Entwicklungs-Uhr** bietet ein anschauliches Modell für die einzelnen Phasen dieses gruppendynamischen Prozesses:

Die Team-Entwicklungs-Uhr

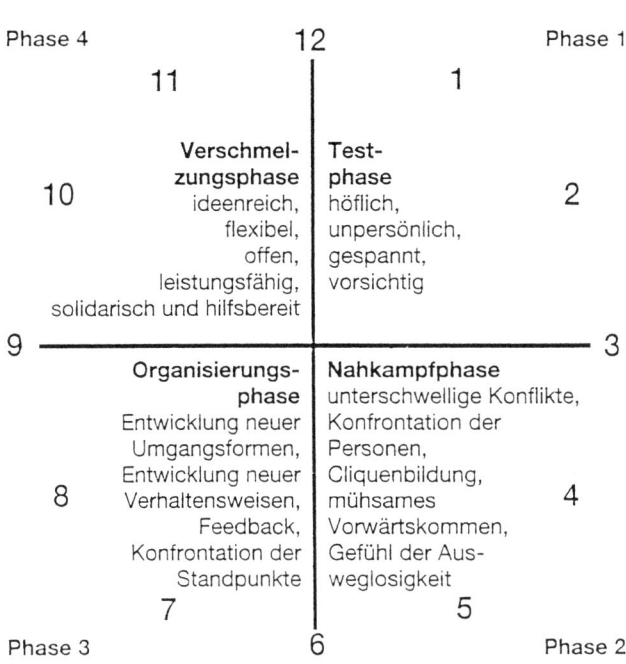

Abbildung 81: Team-Entwicklungs-Uhr (aus Francis & Young, 1996)

Diese Phasen laufen nicht schematisch nacheinander ab, sondern können in einer Arbeitsgruppe immer wieder in alle Richtungen durchlaufen werden. Für die Ortsbestimmung dessen, was gerade im Team abläuft, stellen sie einen guten Orientierungsrahmen dar.

Es ist außerdem tröstlich zu wissen, dass manches „ganz normal" und sogar für eine echte Teamentwicklung erforderlich ist, was gerade im harmoniebedürftigen Umfeld der sozialen Berufe auf den ersten Blick als „besonders schlimm" empfunden wird.

> In welcher Phase befindet sich derzeit ihr „Klassen-Team" in der Fachschule/im Fachseminar oder ihr Arbeitsteam?
> Vorschlag: Zeichnen Sie die Team-Entwicklungs-Uhr auf ein Flipchartpapier. Jede Kollegin punktet (mit Klebepunkten oder mit Farbstift) ihre persönliche Einschätzung. Sie können das ganze auch anonym machen.
> Diskutieren Sie das Gesamtbild ihrer momentanen Gruppenuhrzeit und wie sich der Zeiger in die richtige Richtung weiterdrehen könnte.

> Tauschen Sie sich in der Arbeitsgruppe mit ihren Praxiserfahrungen in der Altenpflege im Bereich der Gruppendynamik und Teamentwicklung aus:
> Welche verschiedenen Rollen beobachten Sie in Arbeitsteams?
> Welche Rolle wird Ihnen erfahrungsgemäß zugeschrieben?
> Welche festgelegten Normen regeln die Zusammenarbeit innerhalb und zwischen den bestehenden Arbeitsteams (gibt es schriftliche Anweisungen etc.?)
> Welche „ungeschriebenen" Spielregeln gelten außerdem noch in den verschiedenen Teams? („Bei uns ...")
> Wie machen Teams „Abweichlern" klar, welche Spielregeln gelten?
> Wie grenzen sich Teams von anderen Teams ab?
> Wie machen Teams „Neulingen" deutlich, dass sie noch nicht dazugehören?
> Wie „pflegen" Teams ihre Beziehungen untereinander?

9.5.2 Lösungsorientierte Kommunikation im Arbeitsteam

Für die Entwicklung eines Arbeitsteams spielt die Art der Kommunikation der Gruppenmitglieder untereinander eine wesentliche Rolle. Da es sich um einen kontinuierlichen Entwicklungsprozess handelt, lassen sich die hilfreichen Spielregeln nicht in einer Sitzung festlegen, gefragt ist vielmehr die Fähigkeit zu einem laufenden „Aushandeln" der gemeinsamen fachlichen und zwischenmenschlichen Standards.

Ein sehr brauchbares Kommunikationsmodell für lösungsorientiertes Handeln im Arbeitsteam stellt die Themenzentrierte Interaktion (TZI) von Ruth Cohen zur Verfügung.

Dieses Modell basiert auf der Grundannahme, dass jede Interaktion im Arbeitsteam durch **drei Faktoren** bestimmt wird:

1. Das **Thema** (= Arbeitsziel).
2. Das **Ich** des einzelnen Mitarbeiters.
3. Das **Wir** der Gruppe.

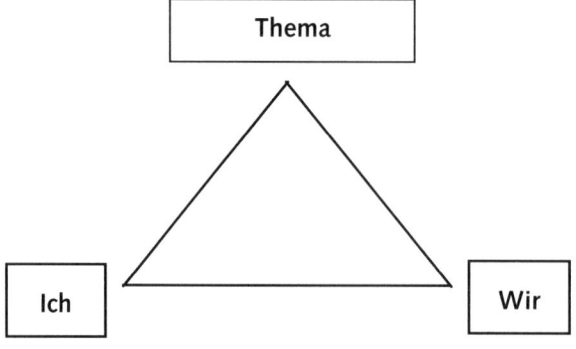

Abbildung 82: Modell der Themenzentrierten Interaktion

Für ein gutes Zusammenspiel im Team ist es wichtig, dass alle drei Faktoren zu ihrem Recht kommen und zwischen Thema-Ich-Wir eine Balance hergestellt wird.

Acht Regeln sind für ein fruchtbares Miteinander, für den Zusammenhalt und die Aufgabenerledigung im Arbeitsteam, hilfreich. Sie dienen zudem ihrer ganz persönlichen Weiterentwicklung und Stärkung.

1. **Sei dein eigener Chef**

   Übernimm die Verantwortung für dich selbst. Bestimme deinen eigenen Standpunkt in Bezug auf die Arbeit und deine Beziehung zu anderen. Rede, wenn du reden willst, schweige, wenn du schweigen willst. Richte dich nach deinen Bedürfnissen im Hinblick auf das Thema und alles, was sonst für dich wichtig ist. Sag deine Meinung und deine Wünsche, die anderen sind ihre eigenen Chefs und werden dir mitteilen, wenn sie etwas anderes wollen als du.

   Schau also nach innen und nach außen. Nach innen, um dich selbstbewusst wahrzunehmen, deine Ideen, Gedanken, Phantasien und Gefühle.

   Nach außen, um die anderen und die gemeinsame Aufgabe im Blick zu haben. Nur das zweifache Hinschauen verhindert Egoismus, bei dem du die anderen vergisst und eine Helferhaltung, bei der du dich selbst vergisst.

2. **Experimentiere mit deinem Verhalten**

   Versuche häufiger einmal, neues Verhalten auszuprobieren und riskiere dabei das kleine Kribbeln, das dabei auftauchen kann. Frage dich öfter, ob du dein Verhalten zeigst, weil du es wirklich willst. Oder ob du dich eigentlich anderes verhalten willst, es aber nicht tust, weil es dir Angst macht.

3. **Steh zu dir selbst**

   Sage „ich" und nicht „wir" oder „man". Verallgemeinernde Wendungen wie etwa „wir glauben", „man tut" etc. sind fast immer persönliche „Versteckspiele". du übernimmst dann nicht die volle Verantwortung für das, was du sagst.

   Außerdem sprichst du in „Man"- oder „Wir"-Sätzen für andere mit, von denen du gar nicht weißt, ob sie das wünschen.

4. **Werde dir klar, was bei dir aktuell im Vordergrund steht**

   Sprich es aus, wenn du im Moment blockiert bist und nicht richtig teilnehmen kannst, z.B. weil du dich ärgerst, dich um etwas anderes sorgst oder dich aus einem sonstigen Grund nicht auf das Thema oder das Team konzentrieren kannst.

   Manchmal hält dieses Vorgehen im Moment den Arbeitsablauf auf, oft genug bringt es das Team in seinem Zusammenhalt und in seiner Arbeit auch voran. Besonders dann, wenn unterschwellige Stimmungen in der Gruppe, die auch andere unausgesprochen so empfinden, an die Oberfläche kommen.

5. **Beachte deine Körpersignale**
   Vertraue der Sprache deines Körpers. Er kann dir oft mehr über deine Gefühle und Bedürfnisse erzählen als dein Kopf.

6. **Stelle Fragen, wenn du ein Informationsbedürfnis hat**
   Sag, warum du sie stellst und eröffne den anderen deine Vermutungen und Bewegggründe. Fragen können oft verhörend wirken, suggestiv sein und bedrängen. Sie können Teile von Vermeidungsspielen und Machtkämpfen sein.

7. **Sprich direkt**
   Wenn du jemandem aus dem Team etwas mitteilen willst, sprich ihn direkt an und zeige ihm durch Blickkontakt, dass du ihn meinst.

8. **Nur einer zur gleichen Zeit**
   Um sich auf die Äußerungen der anderen Teammitglieder konzentrieren zu können, müssen sie nacheinander erfolgen. Das konzentrierte Interesse füreinander ist wesentliches Merkmal des Teamzusammenhaltes.

Klingt alles sehr einleuchtend, werden Sie sich denken, aber leichter gedacht als getan.
Sie haben recht. Lösungsorientierte Kommunikation im Arbeitsteam ist nicht per Beschluss einfach da, sondern will geübt sein. Als ein Hilfsmittel hat sich in der Praxis bewährt, die Kommunikationsregeln eine Zeit lang im Besprechungszimmer gut sichtbar aufzuhängen und eine Moderatorin zu bestimmen, die an deren Einhaltung erinnert, wenn Gespräche wieder ins alte Fahrwasser abzugleiten drohen.

Fragen zur Vertiefung

Welche dieser Regeln haben Sie in ihrer beruflichen Praxis als besonders hilfreich erlebt?

Gibt's auch Negativbeispiele, wo von diesen hilfreichen Kommunikationsregeln weit und breit nichts zu spüren war? Wie läuft`s in einem solchen Arbeitsteam?

Was lässt sich aus dem TZI-Modell gerade für die Teamarbeit in der Altenpflege besonders gut anwenden?

Wie kann man Arbeitsteams davon überzeugen, es mal mit diesen Spielregeln zu probieren?

Was brauchen Sie persönlich an Unterstützung, um es mit einigen dieser Regeln im Arbeitsalltag mal praktisch zu versuchen ?

Ergänzen Sie gegebenenfalls die Kommunikationsregeln um weitere hilfreiche Verhaltensweisen.

9.6 Führung und Qualitätsmanagement in der Altenpflege

Jedes Unternehmen, auch im sogenannten Non-Profit-Bereich der Altenpflege, ist in mehreren komplexen und instabilen „Welten" tätig und muss mit unsicheren Informationen, unklar definierten und widersprüchlichen Zielen der Beteiligten zurechtkommen. Dazu gehören die Personal-, Finanz-, Kunden- und ebenso die Gesetzeswelt, wobei letztere gerade die Unternehmen im Pflegebereich in gehörige Turbulenzen bringt. Durch die Gesundheitsreform und die Pflegeversicherung werden die Betriebe der Altenpflege in einen Prozess des Veränderungsmanagements involviert, der mit einer zunehmenden Konkurrenz zu anderen Non-Profit-Organisationen des gleichen Marktsegmentes einhergeht.

Weil sich die externen Bedingungen fortwährend verändern, braucht man intern ebenfalls Flexibilität, um das „Unternehmensschiff" beweglich und reaktionsschnell auf Kurs halten zu können. Dafür sind jedoch ein Leitbild, starke Führungskräfte und verlässliche Regeln – also Stabilität – erforderlich, um der Mannschaft eine hohe Identifikation mit „der Firma" zu ermöglichen.

Das zentrale Problem jeder Organisation ist es, zugleich Stabilität und Wandel zu ermöglichen. Dabei ist die alte Managementeinsicht hilfreich, dass eine Ordnung nur dann perfekt ist, wenn in ihr Platz für Unordung ist. (Könnte dieser Spruch nicht ebenfalls von einem demenzkranken alter Menschen stammen, der mit kreativ-chaotischem Verhalten sowohl die einzelne Altenpflegerin wie auch die ganze Organisation auf Trab hält?)

Um beim Beispiel des Unternehmensschiffes zu bleiben: Kapitän und Führungskräfte sind für die Navigation, für die Kursbestimmung und für die erforderlichen Ressourcen an Mannschaft und Treibstoff verantwortlich.

Aber, was ist ein Kapitän ohne seine Mannschaft?

Er muss sie gewinnen, ihre optimale Leistung für ein „volle Kraft voraus" des Unternehmensschiffes zu entfalten.

Der Führungsstil entscheidet darüber, wie die Kommunikation an dieser wichtigen Schnittstelle zwischen Führung und Arbeitsteams läuft.

9.6.1 Führungsstil und Mitarbeitermotivation

Eine sehr populäre Methode zur Einschätzung der Führungsstile in Unternehmen ist das sogenannte **Managementgitter**.

Es handelt sich um ein einfaches und anschauliches Modell zur raschen „Kurzanalyse" der Führung und solcher betrieblicher Probleme, die mit dem praktizierten Führungsstil zusammenhängen können.

Diese **fünf Führungsstile** findet man in der Realität eines Betriebes natürlich selten „reinrassig" in ihren extremen Ausprägungsformen, Vorgesetzte neigen jedoch zu einem „Hauptstil".

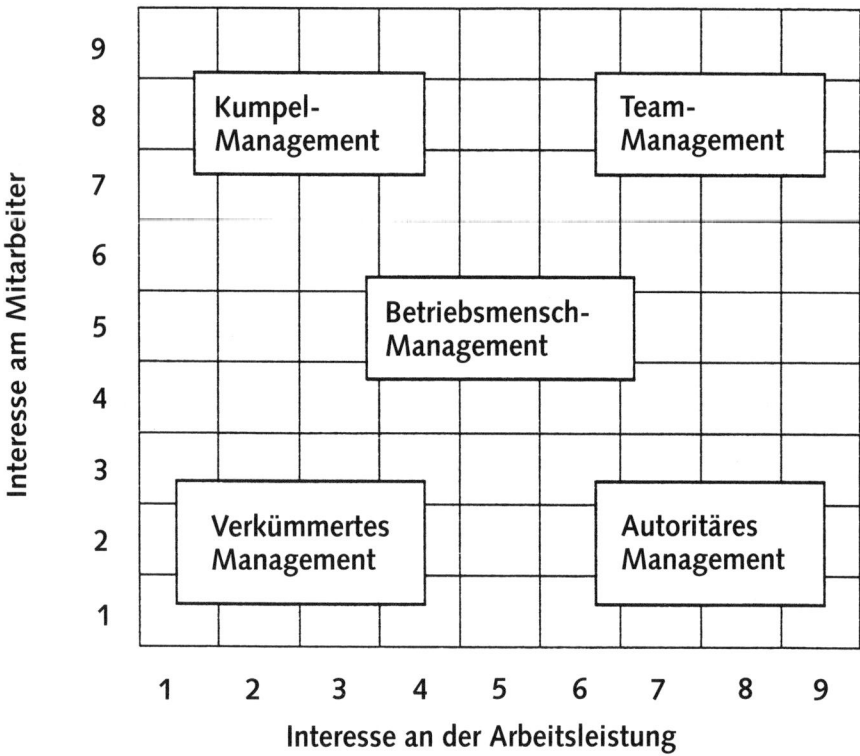

Es werden fünf Hauptstile des Managements unterschieden, die durch ihre Koordinaten im Managementgitter bezeichnet werden:

1, 1 Verkümmertes Management
1, 9 Kumpel-Management
5, 5 Betriebsmensch-Management
9, 1 Autoritäres Management
9, 9 Team-Management

Die ersten vier Stile gehen von einem grundsätzlichen Konflikt zwischen dem Interesse des Vorgesetzten am Mitarbeiter einerseits und seinem Interesse an dessen Arbeitsleistung andererseits aus. Beim Team-Management spielt dieser Konflikt nur eine untergeordnete Rolle.

Der 1,1-Vorgesetzte nimmt seine Führungsaufgabe eigentlich gar nicht wahr. Er „seilt" sich lieber ab und stiehlt sich aus der Verantwortung. Seinen MitarbeiterInnen sagt er: „Kommt mir nicht mit euren Problemen"; auf Fragen und Entscheidungswünsche antwortet er: „Fragt mich nicht, ich arbeite auch nur hier". Er vermeidet Konflikte, indem er sich und anderen sagt: „Halt dich da lieber raus".

Der 1,9-Vorgesetzte hat sehr viel mehr Interesse an seinem Mitarbeiter und dessen Zufriedenheit als an der Arbeitsleistung. Er führt als „guter Kumpel" und ist hauptsächlich an einem harmonischen zwischenmenschlichen Klima interessiert. Konflikte scheut er. Seine Grundhaltung ist: Lieber Frieden und geringere Leistung als konkrete Auseinandersetzung und bessere Produktivität. Er wird von Mitarbeitern als „Weichei" angesehen und gerne ausgenutzt.

Der **5,5-Vorgesetzte** ist der Betriebsmensch: den Zielen des Unternehmens verpflichtet, aber oft sehr zurückhaltend, wenn es darum geht, die anscheinend widersprüchlichen Anforderungen des Interesses für die Arbeitserledigung und des Interesses für den Mitarbeiter in Einklang zu bringen. Für ihn heißt die Devise stets „Kompromiss", eine gesicherte Existenz in gemäßigter mittlerer Position ist sein Ziel.

Der **9,1-Vorgesetzte** sieht nur die „Produktion": Menschen funktionieren genau wie Maschinen, man muss sie nur richtig einstellen und trimmen. Konflikte lassen sich aus seiner Sicht immer am besten durch Druck und Zwang beherrschen. Kontrolle ist seine oberste Devise, genauso wie der Versuch, mit Zuckerbrot und Peitsche zu führen. Vorschläge von Untergebenen betrachtet er als persönliche Kritik und bügelt sie ab.

Der **9,9-Vorgesetzte** arbeitet als Führer eines Teams. Er gewinnt die Hilfe der Mitarbeiter bei der Erfüllung der Arbeitsziele. Ziele werden gemeinsam erarbeitet (Zielvereinbarungen), die Untergebenen sind am Entscheidungsprozess beteiligt. Er empfindet keinen echten Konflikt zwischen Interesse am Mitarbeiter als Menschen und Interesse an einer optimalen Arbeitsleistung; für ihn ist es keine Sache des „entweder – oder", sondern des „sowohl – als auch". Wenn zwischenmenschliche Konflikte auftauchen, werden sie offen und lösungsorientiert behandelt.

Zur Vertiefung des Themas Führungsstile empfehle ich Ihnen, sich in ihrer Lerngruppe oder Arbeitsgruppe anhand der folgenden Leitfragen mit den unterschiedlichen Führungsstilen, die Sie im Verlauf ihrer Ausbildung oder ihres Arbeitslebens schon „am eigenen Leib" verspürt haben, noch ausführlicher zu beschäftigen:

Zeichnen Sie das Managementgitter auf ein Flipchartpapier und punkten Sie in ihrer Arbeits- oder Seminargruppe – ähnlich wie bei der Team-Entwicklungsuhr – ihre individuellen Einschätzungen des erlebten Führungsstils. Ergibt sich ein Trend?

Wie wirken sich bestimmte Führungsstile auf die Aufgabenerledigung aus? Welches Verhalten von Vorgesetzten ermuntert Sie zu mehr Leistung, welches ist der Entwicklung von Eigenmotivation und Eigenverantwortung eher abträglich?

Wie hängen Führungsstil und Teamklima zusammen?

Welche offenen oder auch heimlichen Widerstandsformen entwickeln Sie gegenüber nicht akzeptierten Vorgesetzten?

Welches Führungsmodell würden Sie praktizieren, um sowohl eine gute Arbeitsleistung wie auch Arbeitszufriedenheit zu erreichen?

Wie wirken sich „Machtkämpfe" und Rivalitäten zwischen Führungskräften auf das Arbeitsteam aus?

Hier noch einige Tipps für Führungskräfte, zur Optimierung ungünstigen Führungsverhaltens in Veränderungsprozessen – mit Augenzwinkern zu lesen:

1. Habe keine Vorstellungen davon, wo es mit deinem Altenheim oder ambulanten Dienst zukünftig hingehen soll.
2. Optimiere nur das Bestehende, aber keinesfalls über das Maß hinaus, in dem der Prozess vorhersehbar beherrscht werden kann.
3. Beziehe im Veränderungsprozess nie erkennbar so richtig Position.
4. Beteilige niemanden an deinen geheimen Vorstellungen, die du im Kopf hast.
5. Überlasse Veränderungsansätze möglichst sich selbst, ohne die Initiatoren wertzuschätzen.
6. Bleibe bei deiner Meinung, dass sich Veränderungen für den Einzelnen nicht zu lohnen brauchen.
7. Betrachte die Personalvertretung und alle Mitarbeiter mit eigenen Meinungen und Ideen als deine persönlichen Gegner.
8. Bekenne dich niemals mit einer klaren Aussage zum Stand des Veränderungsprozesses
9. Berufe möglichst viele Projektgruppen und Qualitätszirkel ein, deren Ergebnisse du nicht umsetzt.
10. Informiere die Mitarbeiterinnen nur eingeschränkt und horte Veränderungswissen, um deine Machtbasis zu stärken.
11. Betrachte Teamentwicklung, Lernen und Weiterbildung als zeitraubende und kostenintensive Angelegenheiten.

9.6.2 Qualitätsmanagement: Qualitätsverbesserung und Qualitätssicherung

Professionelle Altenpflege kann man als ein vom Kunden eingekauftes und bezahltes Dienstleistungsprodukt eines Unternehmens der Altenhilfe (Altenheim, Servicezentrum, ambulanter Dienst, Hauspflegegemeinschaft o.ä.) sehen. Nach meinen Erfahrungen in zwanzig Jahren Aus- und Weiterbildung von Altenpflegerinnen ist es schon immer das mit sehr großem Engagement und Herz verfolgte Ziel der allermeisten Altenpflegerinnen, diese Dienstleistung qualitativ hochwertig zu erbringen. Das Thema Qualität ist deshalb nichts Neues in der Altenpflege, wird jetzt aber durch Methoden der Qualitätssicherung, wie sie in gewerblichen Unternehmen schon länger üblich sind, systematisiert. Hier scheiden sich die Geister in der Beurteilung der Frage, ob eine Orientierung an DIN ISO-Normen (DIN = Deutsche Industrie Norm/ISO

= Internationale Organisation für Standardisierung) für eine Verbesserung der Qualität in der Altenpflege tauglich ist, oder ob diesen Normen nicht ein zu stark technokratisches Verständnis von Qualitätssicherung zugrunde liegt.

Eine unternehmensinterne Qualitätssicherung, ergänzt durch externe Qualitätsprüfungen (MdK/Pflegekassen, Heimaufsicht, Audits im Rahmen von Zertifizierungen) wird selbstverständlicher Standard werden.

Durch das Pflegeversicherungsgesetz, insbesondere den § 80 „Qualitätssicherung" werden die Unternehmen der Altenpflege ausdrücklich zu Maßnahmen des Qualitätsmanagements verpflichtet.

Im Qualitätsmanagement werden die Faktoren, die für das Zustandekommen der Qualität einer Dienstleistung bedeutsam sind, üblicherweise nach Struktur-, Prozess- und Ergebnisqualität unterschieden:

> **Strukturqualität:**
> Ganz umfassend gehören zur Strukturqualität in der Altenpflege alle Bedingungen, unter denen eine Pflegeleistung erbracht wird.
> Den weitesten Rahmen bilden die Vorgaben der Sozial- und Gesundheitspolitik, die zur Verfügung stehenden finanziellen Ressourcen und die geltenden juristischen Regelungen. Es folgen die räumliche, technische und personelle Ausstattung des Unternehmens, das Leitbild und Pflegekonzept, die Qualifikationen der Führung und der Pflegenden sowie die Möglichkeiten der Weiterbildung und Supervision.
> Wie Sie in Kapitel 6 kennengelernt haben, sind strukturelle Defizite für manche Probleme in der Altenpflege verantwortlich (Stichwort: strukturelle Gewalt).

> **Prozessqualität:**
> Die Prozessqualität umfasst die Elemente des Ablaufs der pflegerischen Dienstleistung. Dazu gehören alle Phasen des Pflegeprozesses, die Standardisierung pflegerischer Handlungen sowie die Dokumentation.

> **Produktqualität/Ergebnisqualität:**
> In der Ergebnisqualität drückt sich das Resultat der Pflege aus. Hierher gehören der gesundheitliche Zustand und das Befinden des gepflegten alten Menschen, seine Zufriedenheit und die der beratenen Angehörigen.

In allen drei Bereichen setzen Maßnahmen zur Verbesserung und Sicherung der Pflegequalität an. Solche Maßnahmen können unter anderem die Einrichtung von Qualitätszirkeln und die Bestimmung eines Qualitätsbeauftragten sein.

Qualitätszirkel (QZ) ermöglichen den Mitarbeiterinnen eines Unternehmens der Altenpflege, eigene Ideen zur Verbesserung der Dienstleistung systematisch zu entwickeln, offiziell einzubringen und dadurch den Prozess der Qualitätsverbesserung mitzugestalten. Anders ist eine Qualitätsverbesserung auch nicht erreichbar, denn ein Standardsatz des Qualitätsmanagements lautet:

Qualität kann man nicht kontrollieren, sondern nur produzieren.

Aus arbeitspsychologischer Sicht hakt es bei von oben verordneten „Checklisten" und Leitbildern genau an dieser Stelle, was häufig zu mehr oder weniger kreativen Widerstandsformen der Betroffenen führt. Selbst erarbeitete Standards werden hingegen nicht als fremdbestimmte Kontrollinstrumente, sondern als praktikable und nützliche Hilfsmittel zum eigenverantwortlichen Management der Prozess- und Ergebnisqualität empfunden. Damit wird einem weiteren Standardsatz der Organisationsentwicklung entsprochen:

Betroffene Mitarbeiter zu Beteiligten machen.

Eine Verbesserung der Mitarbeiterzufriedenheit ist die Folge, was wiederum die Burnoutgefahr reduziert und die Qualität pflegerischen Handelns verbessert.

Außerdem werden in QZ die Zusammenhänge zwischen Struktur-, Prozess- und Ergebnisqualität deutlich, so dass bestehende Probleme auf die Ebene transportiert werden können, wo sie angesiedelt und zu lösen sind (z.B. auf die Ebene der Strukturqualität).

QZ fördern die Kommunikation untereinander und dadurch das Wir-Gefühl der Beteiligten.

Im „Qualitätshandbuch Wohnen im Heim" des Kuratoriums Deutsche Altershilfe (1998) lassen sich vielerlei Themenfelder und Anregungen für die betriebsinterne Arbeit im Rahmen von QZ finden. Üblicherweise haben die Mitarbeiterinnen so viel am Herzen, wo sich etwas verbessern sollte, dass sich Themen für QZ-Arbeit in Hülle und Fülle finden lassen.

QZ sind aber nur erfolgreich, wenn sie von der Führung und den Mitarbeiterinnen als Instrument der Qualitätsentwicklung akzeptiert werden und eine qualifizierte **Moderation** durch eine entsprechend ausgebildete Mitarbeiterin gewährleistet ist. Das muss keine Führungskraft sein.

Ein umfassendes Instrument, mit dem ein ganzes Altenheim unter die Qualitätslupe genommen werden kann, ist **SIESTA** (Standardisiertes Instrumentarium zur Evaluation von Einrichtungen der stationären Altenhilfe, Berger u.a., 1997). Zentraler Baustein für die Erstellung der Qualitätsdiagnose ist die Einbeziehung der „Expertinnen vor Ort" in Form der Mitarbeiterbefragung. Betriebe und Träger können mit solchen und ähnlichen wissenschaftlich erprobten Instrumenten die erforderlichen Informationen zur Einschatzung des Ist-Zustandes ihrer Einrichtungen gewinnen und konkrete Maßnahmen zur Qualitätsverbesserung planen.

Stellt sich ein Heim einem solchen Veränderungsprozess, auf neudeutsch „Change Management" genannt, setzt dies bei den Beteiligten – Führung wie Mitarbeiterinnen – eine Menge an Unsicherheiten und Befürchtungen frei. Der gewohnte Zustand ist vielleicht nicht optimal, aber doch allemal vertraut. Die Führung mag also Kontrollverlust über die entstehenden Teamprozesse in der Mannschaft befürchten, wenn sie das Unternehmensschiff auf neuem Kurs in unbekanntes Gewässer steuern soll. Die Mitarbeiterinnen ihrerseits mögen vor ungewohnten Handlungsspielräumen und Verantwortlichkeiten zurückschrecken.

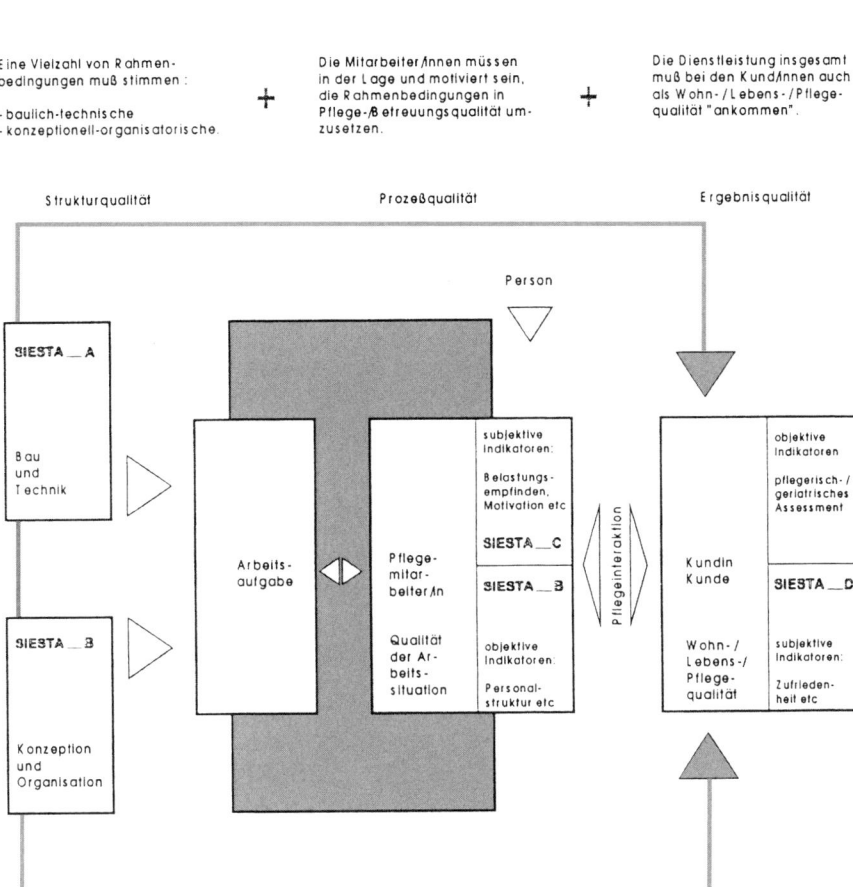

Abbildung 83: SIESTA (aus: Berger, 1999)

In den nächsten Jahren werden Sie sich als Altenpflegerin in ihrem beruflichen Tätigkeitsfeld ganz sicher vielfältigen Veränderungen und Entwicklungsprozessen gegenübersehen.

Der Straßenfeger Beppo hat für Sie persönlich und für Organisationsentwicklungen im allgemeinen, den folgenden hilfreichen Tipp, mit dem ich mich von Ihnen verabschieden möchte:

Schritt für Schritt

„Siehst Du, Momo, es ist so:
Manchmal hat man eine sehr lange Straße vor sich. Man denkt, die ist so schrecklich lang, dass man das niemals schaffen kann. Und dann –"
„Ja, Beppo?"

„Dann fängt man an sich zu eilen und man eilt sich immer mehr. Jedesmal wenn man aufblickt, sieht man, dass es gar nicht weniger wird was noch vor einem liegt. Und man strengt sich noch mehr an. Man kriegt es mit der Angst und zum Schluss ist man ganz außer Puste und kann nicht mehr.
und die Straße liegt immer noch vor einem.
So darf man es nicht machen.
Man darf nie an die ganze Straße auf einmal denken.
Verstehst Du?"
„Ja, Beppo!"
„Man muss nur an den nächsten Schritt denken.
An den nächsten Besenstrich und immer wieder nur an den nächsten.
Dann macht es Freude! Das ist wichtig.
Dann macht man seine Sache gut.
Auf einmal merkt man, dass man Schritt für Schritt die ganze Straße gemacht hat.
Man hat gar nicht gemerkt wie.
Und man ist nicht aus der Puste.
Das ist wichtig!"

(Michael Ende: Momo)

Literatur

Angermeier, W.-F., Bednorz, P. & Schuster, M. (1991). Lernpsychologie. Stuttgart: UTB.
Arbeitsgruppe Alternsforschung Bonn (1976). Altern – psychologisch gesehen. Braun-schweig: Westermann.
Argyle, M. (1972). Soziale Interaktion. Köln: Kiepenheuer & Witsch.
Argyle, M. & Trower, P. (1981). Signale von Mensch zu Mensch. Die Wege der Verständi-gung. Weinheim: Beltz.
Asanger, R. & Wenninger, G. (Hrsg.) (1999). Handwörterbuch der Psychologie (6. Auflage). Weinheim: Psychologie Verlags Union.
Baltes, P.B. & Danish, S.J. (1979). Gerontologische Intervention auf der Grundlage einer Entwicklungspsychologie des Lebenslaufs. Probleme und Konzepte. Zeitschrift für Ent-wicklungspsychologie und Pädagogische Psychologie, 11, 112–140.
Baltes, P.B. & Mittelstraß, J. (Hrsg.) (1992). Zukunft des Alterns und gesellschaftliche Ent-wicklung. Berlin: Walter de Gruyter.
Bandler, R., Grinder, J. & Satir, V. (1987). Mit Familien reden. Gesprächsmuster und thera-peutische Veränderung. München: Pfeiffer.
Bartenwerfer, H. & Raatz, U. (1979). Einführung in die Psychologie. Band 6: Methoden der Psychologie. Bern: Huber.
Bartmann, U. (1989). Lauftherapie bei Krankenpflegepersonal. Eine empirische Studie. Heidelberg: Asanger:
Baumann, H. & Leye, M. (Hrsg.) (1995). Das SIMA-Projekt. Psychomotorisches Training. Ein Programm für Seniorengruppen. Göttingen: Hogrefe.
Beauvoir, S. de (1977). Das Alter. Reinbek: rororo.
Becker, P. Menschlich sterben im Krankenhaus? Aus den Erfahrungen eines Klinik-arztes. Teil I u. II. Zeitschrift für präklinische Geriatrie, Heft 11, S. 486–489, Heft 12, S. 520–527.
Becker, W. & Meifort, B. (1995). Pflegen als Beruf – ein Berufsfeld in der Entwicklung. Berichte zur beruflichen Bildung, Heft 169. Berlin: BiBB.
Becker, W. & Meifort, B. (1997). Altenpflege – (k)ein Beruf für's Leben? Berlin: Bundes-institut für Berufsbildung.
Berger, G. (1999). Die Erfassung der Arbeitssituation im Rahmen einer Qualitätsdiagnose von Alten- und Pflegeheimen. In A. Zimber & S. Weyerer (Hrsg.), Arbeitsbelastung in der Altenpflege (S. 147). Göttingen: Verlag für Angewandte Psychologie.
Berne, E. (1980). Spiele der Erwachsenen. Reinbek: Rowohlt.
Betz, G. (1991). Wenn der Menschlichkeit die Luft ausgeht. Eine biblische Therapie gegen den Notstand in Krankendienst und Altenpflege. Freiburg: Herder.
Bienstein, C. & Fröhlich, A. (1997). Basale Stimulation in der Pflege. Pflegerische Möglich-keiten zur Förderung von wahrnehmungsbeeinträchtigten Menschen. Düsseldorf: Verlag Selbstbestimmtes Leben.
Blimlinger, E., Ertl, A. et al. (1994). Lebensgeschichten. Biographiearbeit mit alten Men-schen. Hannover: Vincentz Verlag.
Böger, J. & Kanowski, S. (1979). Gerontologie und Geriatrie für Krankenpflegeberufe. Stuttgart: Thieme.
Böhm. E. (1990). Verwirrt nicht die Verwirrten. Neue Ansätze geriatrischer Krankenpflege. Bonn: Psychiatrie-Verlag.
Böhm, E. (1991). Alte verstehen. Grundlagen und Praxis der Pflegediagnose. Bonn: Psych-iatrie-Verlag.
Borchert, M. (Hrsg.) (1980). Un-Ruhestand. Bewusst älter werden. Aktiv im Alter. Reinbek: rororo.
Borker, S. (1996). Essenreichen in der Pflege. Stuttgart: Urban & Fischer.
Brandau, H. (Hrsg.) (1991). Supervision aus systemischer Sicht. Salzburg: Otto Müller Verlag.
Buber, M. (1992). Das Dialogische Prinzip. Gerlingen: Lambert Schneider.

Buijssen, H. (1994). Senile Demenz. Eine praktische Anleitung für den Umgang mit Alzheimer-Patienten. Weinheim: Psychologie Verlags Union.

Buijssen, H. (1997). Die Beratung von pflegenden Angehörigen. Weinheim: Psychologie Verlags Union.

Burton, G. (1977). Praktische Psychologie für Krankepflegeberufe. München: Urban & Schwarzenberg.

Canacakis, J. (1991). Ich sehe Deine Tränen. Trauern, Klagen, Leben können. Stuttgart: Kreuz Verlag.

Chrobok, R. (1996). Grundbegriffe der Organisation. Stuttgart: Schäffer Verlag.

Cooper, C.L. (1981). Stressbewältigung. Person, Familie, Beruf. München: Urban & Schwarzenberg.

Curtin, S. (1976). Niemand stirbt am Alter. München: Trikont.

De Shazer, S. (1993). Der Dreh. Überraschende Wendungen und Lösungen in der Kurzzeittherapie. Heidelberg, Carl-Auer.

Deutsches Zentrum für Altersfragen (Hrsg.) (1982). Fachbericht zur Situation älterer Menschen in der Bundesrepublik Deutschland. Berlin: DZA.

Deutsches Zentrum für Altersfragen (Hrsg.) (1982). Altwerden in der Bundesrepublik Deutschland. Geschichte – Situationen – Perspektiven Bd. I–III. Berlin: DZA.

Die Bibel (1985). Nach der Übersetzung Martin Luthers. Stuttgart: Deutsche Bibelgesellschaft.

Dietrisch, H. (1996). Aktuelle Befunde zur Arbeitsmarkt- und Berufssituation in der sozialen Arbeit. Nachrichten des Deutschen Vereins (NDV), 1, 11ff.

Dilling, H., Mombour, W. & Schmidt, M.H. (Hrsg.) (1991). Internationale Klassifikation psychischer Störungen. ICD-10. Bern: Huber.

Dörner, K. & Plog, U. (1978). Irren ist menschlich. Oder Lehrbuch der Psychiatrie/Psychotherapie. Wunstdorf: Psychiatrieverlag.

Eisenbach, M. (1977). Psychologie in der Altenarbeit. Freiburg: Lambertus.

Eitner, S. et al. (Hrsg.) (1975). Praktische Gerohygiene. Handbuch der komplexen Betreuung im Alter. Dresden: Steinkopf.

Engelke, E. et al. (Hrsg.) (1979). Sterbebeistand bei Kindern und Erwachsenen. Stuttgart: Enke.

Ehrhardt, Th. & Plattner, U. (1999). Verhaltenstherapie bei Morbus Alzheimer. Göttingen: Hogrefe.

Ende, M. (1973). Momo. Stuttgart: Thienemann.

Falck, J. (Hrsg.) (1980). Sterbebegleitung älterer Menschen – Ergebnisse einer Arbeitstagung der Deutschen Gesellschaft für Gerontologie im November 1979 in Berlin. Berlin: Deutsches Zentrum für Altersfragen.

Feil, N. (1992). Validation. Ein neuer Weg zum Verständnis alter Menschen. Wien: Altern und Kultur.

Feil, N. (1993). Ausbruch in die Menschenwürde. Wien: Altern und Kultur.

Feldmann, L. (1992). Leben mit der Alzheimer-Krankheit. München: Piper.

Fengler, I. (1996). Helfen macht müde. München: Pfeiffer.

Fiske, M. (1982). Mittel-Alter. Wenn die Jugend in die Jahre kommt. Weinheim: Beltz.

Fittkau, H.M. et al. (1977). Kommunizieren lernen (und umlernen). Braunschweig: Westermann.

Foppa, K. (1965). Lernen, Gedächtnis, Verhalten. Ergebnisse und Probleme der Lernpsychologie. Köln: Kiepenhauer & Witsch.

Francis, D. & Young, D. (1996). Mehr Erfolg im Team. Hamburg: Windmühle GmbH.

Frey, R. et al. (Hrsg.) (1976). Psychische Führung am Krankenbett. Stuttgart: Fischer.

Friedrich-Ebert-Stiftung (1995). Die neue Beweglichkeit des Alters. Bonn: Friedrich-Ebert-Stiftung.

Frielingsdorf, K. (1999). Aggression stiftet Beziehung. Mainz: Matthias-Grünewald-Verlag.

Garms-Homolova, V. (1977). Situation und Tendenzen in der Altenpflegeausbildung. Berlin: Deutsches Zentrum für Altersfragen.

Garnier, J.-P. (1965). Nasreddin Hodscha. München: Heimeran Verlag.

Gibran, K. (1972). Der Prophet. Freiburg: Walter-Verlag.

Görres, S., Luckey, K. & Stabbenbeck, J. (1997). Qualitätszirkel in der Alten- und Krankenpflege. Bern: Huber.

Gordon, Th. (1972). Familienkonferenz. Die Lösung von Konflikten zwischen Eltern und
Kind. Hamburg: Hoffmann & Campe

Gräßel, E. (1998). Belastung und gesundheitliche Situation der Pflegenden. Querschnitts-
untersuchung zur häuslichen Pflege bei chronischem Hilfs- oder Pflegebedarf im Alter.
Egelsbach: Hänsel-Hohenhausen.

Grond, E. (1996). Die Pflege verwirrter alter Menschen. Freiburg: Lambertus.

Gronemeyer, R. (1995). Die Entfernung vom Wolfsrudel. Über den drohenden Krieg der
Jungen gegen die Alten. Frankfurt a.M.: Fischer.

Gronemeyer, R. et al. (1979). Niemand ist zu alt. Selbsthilfe und Alten-Initiativen. Frankfurt: Fischer Taschenbuch Verlag.

Gregory, R.L. (1966). Auge und Gehirn. Zur Psychophysiologie des Sehens. München:
Kindlers Universitäts Bibliothek.

Griese, H.M. (Hrsg.) (1979). Sozialisation im Erwachsenenalter (Reader). Weinheim: Beltz.

Gröning, K. (1998). Entweihung und Scham. Grenzsituationen in der Pflege alter Menschen. Frankfurt: Mabuse Verlag.

Gümmer, M. & Döring, J. (1994). Im Labyrinth des Vergessens. Hilfen für Altersverwirrte
und Alzheimerkranke. Bonn: Psychiatrie-Verlag.

Guggenbühl-Craig, A. (1986). Die närrischen Alten. Betrachtungen über moderne Mythen.
Zürich: Schweizer Spiegel Verlag.

Guilford, J. (1964). Persönlichkeit. Weinheim: Beltz.

Gurka, P. (1996). Vortrag auf Aloys Alzheimer Symposium. Würzburg.

Hedtke-Becker, A. (1990). Die Pflegenden pflegen. Eine Arbeitshilfe für Gesprächsgruppen.
Freiburg: Lambertus.

Heeg, S. (Hrsg.) (1995). „Pflegeheimat" – Ideen für das Pflegeheim von morgen. Reihe
thema. Köln: Kuratorium Deutsche Altershilfe.

Heidlindemann, T. (1993). Der Praxisbezug von Alternsmodellen. Unterrichtseinheit in der
Altenpflegeausbildung. Reihe Thema. Köln: Kuratorium Deutsche Altershilfe.

Hell, D. (Hrsg.) (1993). Die Depression des alten Menschen. Heidelberg: Asanger.

Hellinger, B. (1995). Ordnungen der Liebe. Heidelberg: Carl-Auer.

Hemker, L. (1998). Bilder statt Worte. Altenpflege, 3, 35–36.

Hennenhofer, G. & Heil, K. (1973). Angst überwinden. Selbstbefreiung durch Verhalten-
straining. Stuttgart: Deutsche Verlagsanstalt.

Hirsch, R.D. (Hrsg.) (1990). Psychotherapie im Alter. Bern: Huber.

Hobmair, H. et al. (Hrsg.) (1994). Psychologie für Fachoberschulen. Köln-München: Stam
Verlag.

Hoffmann H. (Hrsg.) (1988). Jugendwahn und Altersangst. Frankfurt a.M.: Athenäum
Verlag.

Hoffmann-Gabel, B. (1999). Besser verstehen lernen. Kommunikation in helfenden Berufen.
Hannover: Vincentz Verlag.

Hoogers, K. (1993). Inkontinenz verstehen. München: Reinhardt.

Hornung, R. & Lächler, J. (1999). Psychologisches und soziologisches Grundwissen für
Krankenpflegeberufe. Ein praktisches Lehrbuch (8. Auflage). Weinheim: Psychologie
Verlags Union.

Howe, J. et al. (Hrsg.) (1991). Lehrbuch der psychologischen und sozialen Alternswissen-
schaft. Bd. 1–3. Heidelberg: Asanger.

Huber, G. (1976). Psychiatrie. Systematischer Lehrtext für Studenten und Ärzte. Stuttgart:
Schattauer.

Jacob, J. & Jacob, R. (1981). Einige Aspekte der Pflege Sterbender. Zeitschrift für Heilberufe.
Heft 5.

James, M. & Jongeward, D. (1974). Spontan leben. Übungen zur Selbstverwirklichung.
Reinbek: rororo.

Kast, V. (1987). Trauern. Phasen und Chancen des psychischen Prozesses. Stuttgart: Kreuz
Verlag.

Kasten, E., Schmid, G. & Eder, R. (Hrsg) (1998). Effektive neuropsychologische Behand-
lungsmethoden. Bonn: Deutscher Psychologen Verlag.

Kastenbaum, R. (1980). Leben im Alter. Jahre der Erfüllung. Weinheim: Beltz.

Klessmann, E. (1992). Wenn Eltern Kinder werden und doch die Eltern bleiben. Die Doppelbotschaft der Altersdemenz. Bern: Huber.

Knopf, R. (1980). Modellprogramm „Weiterbildung älterer Menschen". Zweiter Zwischenbericht. Berlin: Deutsches Zentrum für Altersfragen.

König, W. (1978). Psychologie im Gesundheitswesen. Lehrbuch für die medizinische Fachschulausbildung. Berlin: VEB Volk und Gesundheit.

Kolominski, J. (1979). Geheimnisse der Psyche. Leipzig, Jena, Berlin: Urania-Verlag.

Knobling, C. (1999). Konfliktsituationen im Altenheim. Eine Bewährungsprobe für das Pflegepersonal. Freiburg: Lambertus.

König, E. & Volmer, G. (1996). Systemische Organisationsberatung. Grundlagen und Methoden. Weinheim: Deutscher Studien Verlag.

Köther, I. & Gnamm, E. (1993). Altenpflege in Ausbildung und Praxis. Stuttgart: Georg Thieme Verlag.

Krech, D. & Crutchfield, R. (1992). Grundlagen der Psychologie (Studienausgabe). Weinheim: Psychologie Verlags Union.

Kruse, A. & Schmitt, E. (1999). Konfliktsituationen in Alten- und Altenpflegeheimen. In: A. Zimber & S. Weyerer (Hrsg.), Arbeitsbelastungen in der Altenpflege. Göttingen: Hogrefe.

Kruse, A. & Schmitz-Scherzer, R. (Hrsg,) (1995). Psychologie der Lebensalter. Darmstadt: Steinkopff.

Kübler-Ross, E. (1977). Interviews mit Sterbenden. Stuttgart: Kreuz.

Kühnert, S. (Hrsg.) (1995). Qualifizierung und Professionalisierung in der Altenarbeit. Dortmunder Beiträge zur angewandten Gerontologie Bd. 3. Hannover: Vincentz.

Kühnert, S. & Schnabel, E. (1996). Gegenwärtige Personalsituation und Qualifizierungserfordernisse in der Pflege. Zeitschrift für Gerontologie und Geriatrie, 30, 109–115.

Kunz, E. & Lehning, W. (1979). Seniorenarbeit alternativ. Heidelberg: Quelle & Meyer.

Lander, H.-M. & Zohner, M.-R. (1992). Trauer und Abschied. Ritual und Tanz für die Arbeit mit Gruppen. Mainz: Matthias Grünewald.

Legewie, H. & Ehlers, W. (1972). Knaurs moderne Psychologie. München: Droemer.

Lehr, U. (Hrsg.) (1979). Interventionsgerontologie. Praxis der Sozialpsychologie, Bd. 11. Darmstadt: Steinkopf.

Lehr, U. (1996). Psychologie des Alterns (8. Auflage). Wiesbaden: Quelle und Meyer.

Lehrl, S. et al. (1992). Gehirnjogging. Geist und Gedächtnis erfolgreich trainieren. Wehrheim: Mediteg.

Löwe, H. (1978). Leben ist Lernen. Leipzig, Jena, Berlin: Urania.

Lorenz, K. & Leyhausen, P. (1968). Antriebe tierischen und menschlichen Verhaltens. München: Piper.

Lumma, K. (1994). Die Teamfibel. Hamburg: Windmühle GmbH.

Mayer, K.-U. & Baltes, P.B. (1996). Die Berliner Altersstudie. Berlin: Akademie Verlag.

Meifort, B. & Mettin, G. (1998). Gesundheitspflege. Überlegungen zu einem BBiG-Pflegeberuf. Bielefeld: Bertelsmann.

Mitterer, F. (1992). Sibirien. Ein Monolog. Innsbruck: Haymon.

Moeller, M.L. (1978). Selbsthilfegruppen. Reinbek: Rowohlt.

Müller, D. & Schesny-Hartkorn, H: (1998). Biographiegestützte Arbeit mit alten verwirrten Menschen. Köln: Kuratorium Deutsche Altershilfe (KDA).

Müller, R. et al. (1980). Verhaltensmodifikation in der Praxis. München: Reinhard.

Naegele, G. & Tews, H.P. (Hrsg.) (1993). Lebenslagen im Strukturwandel des Alters. Wiesbaden: Westdeutscher Verlag.

Nemetschek, P. (1998). Das Lebensflussmodell. Unveröffentl. Ausbildungsunterlagen zur Familientherapie und systemischen Organisationsentwicklung. München.

Nickel, H. (1972). Entwicklungspsychologie des Kindes- und Jugendalters. Bd. I u. Bd. II. Bern: Huber.

Ochs, D.Ch. (1991). Hörst Du meine Hände. Gedichte aus der Altenpflege. Hamburg: HAFA, Hamburger Arbeitsgemeinschaft für Fortbildung in der Altenhilfe.

Oesterreich, K. (1975). Psychiatrie des Alterns (UTB 496). Heidelberg: Quelle & Meyer.

Oswald, W. & Fleischmann, U. (Hrsg.) (1981). Experimentelle Gerontopsychologie. Weinheim: Beltz.

Oswald, W.D. & Gunzelmann, T. (Hrsg.) (1995). Das SIMA-Projekt. Kompetenztraining. Ein Programm für Seniorengruppen. Göttingen: Hogrefe.

Oswald, W.D. & Rödel G. (Hrsg.) (1995). Das SIMA-Projekt. Gedächtnistraining. Ein Programm für Seniorengruppen. Göttingen: Hogrefe.

Peick, P.A. & Klawe, W. (1981). Selbsthilfe für Helfer. Kontrolle des beruflichen Handelns. Grundlagen, Beispiele, Übungen. München: Kösel.

Pera, H. (1997). Sterbende verstehen. Ein praktischer Leitfaden zur Sterbebegleitung. Freiburg: Herder.

Peseschkian, N. (1991). Der Kaufmann und der Papgei. Orientalische Geschichten als Medien in der Psychotherapie. Frankfurt: Fischer Taschenbuch Verlag.

Petzold, H. (1985). Psychodrama-Therapie. Theorie, Methoden, Anwendung in der Arbeit mit alten Menschen. Paderborn: Jungfermann Verlag.

Pickenhain, L. & Ries, W. (1988). Das Alter. Kleine Enzyklopädie. Leipzig: Bibliographisches Institut.

Pinding, A. (Hrsg.) (1972). Krankenpflege in unserer Gesellschaft. Stuttgart: Enke.

Radebold, H. et al. (1973). Psychosoziale Arbeit mit älteren Menschen. Theoretische und methodische Aspekte. Falldarstellungen. Freiburg: Lambertus.

Rasehorn, H. & Rasehorn, E. (1991). Ich weiß nicht, was soll es bedeuten. Für ein anderes Verständnis von Verwirrtheit im Alter. Hannover: Vincentz.

Reedijk, L. (1991). Als ich die Mutter meiner Mutter wurde. Heilbronn: Salzer.

Remschmidt, H. (1977). Psychologie für Krankenpflegeberufe. Stuttgart: Thieme.

Rönnecke, B. & Junkers, G. (1982). Psychologen im Dienste alter Menschen. Handbuch der angewandten Psychologie, Bd. II. München: Moderne Industrie.

Rosenmayr, L. (1978). Die menschlichen Lebensalter. München: Piper.

Ruch, F.L. & Zimbardo, P.G. (1974). Lehrbuch der Psychologie. Berlin: Springer.

Rückerl, Th. (1994). NLP in Stichworten. Ein Überblick für Einsteiger und Fortgeschrittene. Paderborn: Junfernmann.

Rückert, W. (1993). Demographie der Supportsysteme in der Altersversorgung. In C. Kuhlenkampff & S. Kanaowski (Hrsg.), Die Versorgung psychisch kranker alter Menschen. Köln: Rheinland-Verlag.

Ruhe, H.G. (1998). Methoden der Biographiearbeit. Weinheim: Beltz Edition Sozial.

Ruthemann, U. (1993). Aggression und Gewalt im Altenheim. Verständnishilfen und Lösungswege für die Praxis. Basel: Recom.

Schlippe, A. v. & Schweitzer J. (1996). Lehrbuch der systemischen Therapie und Beratung. Göttingen: Vandenhoeck und Ruprecht.

Schmidbauer, W. (1977). Die hilflosen Helfer. Über die seelische Problematik der helfenden Berufe. Reinbek: Rowohlt.

Schmidt, R. & Thiele, A. (Hrsg) (1998). Konturen der neuen Pflegelandschaft. Positionen, Widersprüche, Konsequenzen. Regensburg: Transfer Verlag.

Schmidt-Hackenberg, U. (1996). Wahrnehmen und Motivieren. Die 10-Minuten-Aktivierung für die Begleitung Hochbetagter. Hannover: Vincentz.

Schneider, H.-D. (1991). Sexualität. In W. Oswald u.a. (Hrsg.), Gerontologie. Stuttgart: Kohlhammer.

Schraml, W.J. (1975). Psychologie im Krankenhaus: Ein Leitfaden für Schwestern, Pfleger und verwandte Berufe. Bern: Huber.

Schröck, R. & Drerup, E. (Hrsg.) (1997). Pflegetheorien in Praxis, Forschung und Lehre. Freiburg: Lambertus.

Schroeter, K. & Prahl, H.-W. (1999). Soziologisches Grundwissen für Altenhilfeberufe. Ein Lehrbuch für die Fach (hoch) schule. Weinheim: Beltz.

Schulz von Thun, F. (1977). Psychologische Vorgänge in der zwischenmenschlichen Kommunikation. In H.M. Fittkau et al. (Hrsg.), Kommunizieren lernen (und umlernen) (S. 9–100). Braunschweig: Westermann.

Schulz von Thun, F. (1991). Miteinander reden Bd. 1–3. Reinbek: Rowohlt.

Schütz, R.-M., Kuhlmeyer, A. & Tews, H.P. (Hrsg.) (1992). Altern in Deutschland.

Schützendorf, E. (1996). Enttabuisierung des Pflegealltags. In Gero Care Report 5/96. Köln: KDA.

Schützendorf, E. (1997). Das Recht der Alten auf Eigensinn. Ein notwendiges Lesebuch für Angehörige und Pflegende. München: Reinhardt.

Schützendorf, E. & Wallrafen-Dreisow, H. (1991). In Ruhe verrückt werden dürfen. Für ein anderes Denken in der Altenpflege. Frankfurt a.M.: Fischer.

Schwerdt, R. (1994). Ausgebrannt. Forum Altenpflege, 2, 4, Hannover: Vincentz.

Severijns, R. (1995). Wie einen Stein ins Wasser werfen. Ein Leitfaden für die Methode des Qualitätszirkels in der stationären Altenhilfe. Frankfurt a.M.: Eigenverlag des Deutschen Vereins für öffentliche und private Fürsorge.

Sittler, E. & Kruft, M. (1997). Pflegeleitfaden Altenpflege. München: Urban & Schwarzenberg.

Sowinski, C. (1996). Grenzsituationen in der Pflege: Nähe und Distanz, Schamgefühl und Ekel. In Gero Care Report 5/96. Köln: KDA.

Sowinski, C., Gennrich, R. & Schmitt, B. (1999). Organisation und Stellenbeschreibungen in der Altenplege. Planungshilfen für ambulante Dienste, Hausgemeinschaften, teilstationäre und stationäre Einrichtungen (Forum 36). Köln: Kuratorium Deutsche Altershilfe.

Stiftung Volkswagenwerk (Hrsg.) (1981). Altersforschung. Berichte zu einem Förderungsschwerpunkt. Göttingen: Vandenhoeck u. Ruprecht.

Student, J.-Ch. (Hrsg.) (1991). Das Hospiz-Buch. Freiburg: Lambertus.

Sydow, K. v. (1994). Die Lust auf Liebe bei älteren Menschen. München: Ernst Reinhardt.

Teegen, F. (1988). Ganzheitliche Gesundheit. Der sanfte Umgang mit uns selbst. Reinbek: Rowohlt.

Tews, H.P. (1991). Altersbilder. Über Wandel und Beeinflussung von Vorstellungen vom und Einstellungen zum Alter (Reihe Forum). Köln: KDA.

Thomae, H. (1983). Alternsstile und Altersschicksale. Ein Beitrag zur Differentiellen Gerontologie. Bern: Huber.

Thomas, K. (1979). Abriss der Entwicklungspsychologie. Die Lebensphasen des Menschen von der Zeugung bis zum Sterben. Freiburg: Herder.

Trenkle, B. (1994). Das Ha-Handbuch der Psychotherapie. Witze – ganz im Ernst. Heidelberg: Carl Auer.

Tschirner, K. (1997). Den Schatz der Erinnerung heben. Altenpflege, 4, 43–45.

Verband der Bayerischen Bezirke. Weiterentwicklung der gerontopsychiatrischen Versorgung in Bayern (1998). Rahmenkonzept. München.

Vinzelberg-Sommer, M. (1978). Unbehandelte psychische Erkrankungen in einer Altersbevölkerung: Vorläufige Ergebnisse einer epidemiologischen Feldstudie. Unveröffentl. Bericht des Sonderforschungsbereichs 116. Mannheim: Zentralinstitut für seelische Gesundheit.

Watzlawik, P. (1997). Anleitung zum Unglücklichsein. München: Piper.

Watzlawick, P. et al. (1974). Menschliche Kommunikation. Formen, Störungen, Paradoxien. Bern: Huber.

Welmer, E.G. (1980). Einführung in die empirische Psychologie. Stuttgart: Kohlhammer.

Westphal, G. et al. (1978). Endstation Pflegeheim oder die Zukunft der alten Menschen ist nicht der Tod. Photo-Reportage.

Whitbourne, S. & Weinstock, C. (1982). Die mittlere Lebensspanne. Entwicklungspsychologie des Erwachsenenalters. München: Urban & Schwarzenberg.

Wittkowsky, J. (1978). Tod und Sterben, Ergebnisse der Thanatopsychologie (UTB 766). Heidelberg: Quelle & Meyer.

Zerfaß, R. (1992). Lebensnerv Caritas – Helfer brauchen Rückhalt. Freiburg. Herder.

Sachregister

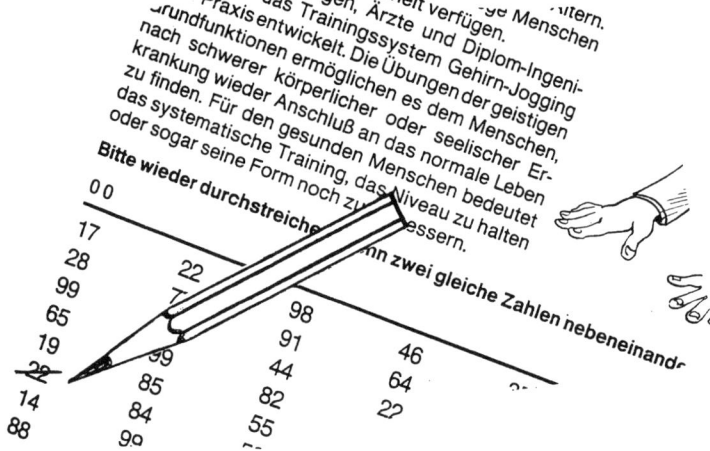